혈관조영 및 인터벤션 영상기술학 제2판

대한인터벤션영상기술학회 편

정문각 JMK

추천사

‘혈관조영 및 인터벤션 영상기술학’의 전문 학술서적이 나오게 됨을 진심으로 축하드립니다. 인터벤션 영상의학은 각종 영상장비를 이용하여 최소 침습적인 방법으로 환자를 치료하는 영상의학의 한 분야로 지난 수십 년간 시술의 종류가 다양해졌고 적극적으로 환자를 치료하는 병원에서는 그 중요성이 날로 커지고 있습니다. 이러한 양질의 인터벤션 진료를 위해서는 시술하는 의사 외에도 좋은 의료영상을 제공하고, 성공적인 시술이 될 수 있도록 함께 협력하는 방사선사의 역할도 매우 중요하다 생각하고 있습니다.

혈관조영 및 인터벤션 분야에 입문하는 방사선사들이 본 교재를 사용하여 학습함으로써 관련 인터벤션 시술을 보다 쉽게 이해하여 환자의 치료에 참여하여 양질의 의료 서비스를 제공하는 업무에 큰 보람을 느낄 것이라 확신합니다. 또한 방사선학 전공을 목표로 하는 학생들에게도 훌륭한 길잡이가 될 것이라 생각됩니다.

본 교재는 새롭게 시행되는 혈관조영 검사와 인터벤션 시술을 교육할 수 있도록 다양한 내용이 집필되었고, 더욱 정성스럽게 편집되어 관련 분야를 공부하는 독자들에게 실질적인 도움이 될 것이라 기대됩니다.

마지막으로 이 책의 기획, 편집 및 발간을 위해 바쁜 시간을 쪼개어 수고하신 대한인터벤션영상기술학회 조원홍 회장님과 임원들, 그리고 여러 저자분들의 수고에 감사드립니다.

2018년 2월
울산의대 서울아산병원 영상의학과 교수
신지훈

추천사

처음 '혈관조영술 및 중재적시술'이란 제목으로 2002년 12월 펴냄 홍에서 초판이 발행되었을 때는 심장혈관계가 배제되어 아쉬움을 남기게 되었고, 2번째 "인터벤션 영상기술학"이 군자출판사에서 2011년 초에 심장혈관계 및 통증인터벤션이 포함되었으나 이 또한 시술 과정을 나열한 느낌으로 학생들의 교재로 채택하기에는 아쉬움이 있었습니다. 이번에 JMK 출판사에서 새롭게 출판한 "혈관조영 및 인터벤션 영상기술학"은 그동안 출간된 교재의 아쉬운 점들을 채워줄 수 있는 완벽에 가까운 교재라고 확신합니다.

요즘에는 방사선사가 아이디어를 동원하여 새로운 장비나 시술 재료 등을 직접 개발하여 임상에 적용하고 있으며, 각종 의료장비의 발전으로 역량이 강화되어 시술 과정이나 보험급여의 인정여부 또한 다양화로 회원들 간에 서로 공유를 하지 않으면 안 되는 상황에 이르렀습니다. 이러한 상황에서 이번에 출간되는 본 교재야말로 학생, 전공의, 간호사와 방사선사에게 많은 도움이 될 것으로 생각됩니다.

최근에는 환자나 보호자들이 비침습적인 시술을 원하는 경우가 대다수라서 우리 인터벤션 시술들이 더욱더 발전할 수 있을 것이라 생각됩니다. 이러한 기회를 적극 활용하여 회원 간의 교류를 통하여 더욱 발전하는 전문방사선사가 되기를 기대합니다.

본 교재를 사용하여 공부하는 회원들 그리고 학생들에게 많은 도움이 되기를 바라고, 평범한 방사선사가 아닌 실력을 갖춘 인터벤션 전문방사선사를 기대합니다. 마지막으로 이 책을 발행하기 위해 수고하신 역대회장님들과 집필진, 대한인터벤션영상기술학회 회장과 편집위원장 및 임원진, 그리고 JMK 출판사의 철두철미한 마무리 작업에 다시 한 번 감사의 말씀을 드립니다.

2018년 2월

대한인터벤션영상기술학회 명예회장

고중석

머리말

인터벤션 영상의학은 어느 한 질병에 국한된 치료방법이 아니며 혈관조영장비를 이용하여 비침습적인 방법으로 여러 질병을 진단 및 치료하는 전문의료 분야입니다. 최근에는 소프트웨어의 눈부신 발전과 최소 침습의 장점으로 임상에서 그 분야가 넓어지고 급속히 발전하고 있습니다. 우리 인터벤션영상기술학회는 1996년 12월에 대한방사선사협회 전국대의원총회에서 대한심맥관중재기술학회라는 이름으로 전문학회의 승인을 받았으며, 2009년 5월, 대한인터벤션영상기술학회로 이름을 변경한 후 22년 12월 현재는 전국 11개 지회에 4,482명의 학회 회원들이 임상과 학계에서 끊임없는 연구와 노력으로 담당업무를 수행하고 있습니다.

인터벤션 분야는 시술하는 의사를 중심으로 방사선사, 간호사 등의 전문 인력들이 협업을 통해 환자에게 최고의 결과를 돌출할 수 있도록 최선의 노력으로 팀 의료를 하는 분야 입니다. 그러기에 인터벤션실에서 근무하는 방사선사는 영상의학의 기초 아래 관련 임상의학과 의공학 등의 첨단 응용학문을 숙지하고 전문 기술인으로써 새로운 시술법과 시술 재료에 대한 이해와 숙달이 절실히 요구되고 있습니다. 이와 같이 변화하는 학문 분야를 접근할 수 있는 체계적인 교육의 필요성이 대두되어 그에 적합한 교재 발간이 절실히 요구되고 있습니다.

이에 본 교재는 인터벤션을 처음 접하는 입문자와 인터벤션 전문방사선사를 준비하는 임상의 방사선사, 대학에서 공부하는 재학생을 대상으로 영상(기술)학을 공부한 사람이면 누구나가 쉽게 이해하고 교육할 수 있는 교재를 제공하기 위하여 발간되었습니다. 교재의 기본 구성은 기초 해부생리, 그림 설명과 임상의 검사 및 시술 과정을 서술하였으며, 임상과 학계에서 15년 이상의 임상실무와 연구경험을 갖춘 집필진들에 의해 전문 분야를 나누어 집필하였습니다.

본 교재의 특징은 심장 및 혈관계, 비혈관계를 포함한 조영술 및 인터벤션과 통증관리, 척추계 인터벤션의 내용을 기술하여 관련 분야의 포괄적이고 전문적인 내용을 수록하였으며, 최근 국가시험에서 사용하고 있는 의학용어 제5판의 용어를 근간으로 신용어, 구용어, 영어용어의 순서로 병용하여 기술하였습니다. 이는 국가시험을 준비하는 수험생과 임상 회원들에게도 관련 분야의 신용어를 학습하고, 내용을 이해하는 데 많은 도움이되리라 생각됩니다. 또한 임상에 대한 내용이 깊은 것을 '심화'라고 표시하였으며 학생들의 이해를 돕기 위해 일부 파트에서 QR코드를 활용하여 동영상으로 볼 수 있도록 하였고, 가능한 기존 교재의 영상을 최신 영상으로 교체하려고 노력했으며 여러 부분의 내용을 수정,

보완하였습니다. 그리고 혈관조영장비의 정도관리에 대한 내용이 부록으로 수록되어 있던 부분을 정식 chapter로 편입하여 영상정도관리와 품질관리를 이해하는 데에 도움을 주어 임상의 회원들에게 실무의 업무 능력을 배가할 수 있는 학습 자료를 제시하였습니다.

교재의 수정판 발간을 앞두고, 그동안의 투자한 시간과 노력에 비하면 여전히 미진한 부분들이 있을 것으로 판단되어 매년 임상에 근무하는 선생님들과 학교에서 교육하는 교수님들을 모시고 부족한 부분이 있는지를 점검하여 회장의 임기가 바뀌고 새로 시작할 때마다 교재의 수정판이 발간되도록 하여 최신 임상의 트랜드가 반영되도록 편집위원회의 계획을 세우겠습니다.

끝으로, 교재의 내용을 꼼꼼히 감수해주신 울산의대 서울아산병원 신지훈 교수님, 교재 발간을 위해 조언을 아끼시지 않은 전임회장님과 임원 여러분, 좋은 교재 발간을 위해 도움을 주신 JMK 출판사 관계자분들의 노고에 감사를 드립니다. 마지막으로 코로나 팬데믹 상황 속에서 개인적인 일정과 휴일을 반납하고 집필에 헌신적으로 참여해주신 편집위원장님과 집필진에게 깊은 감사의 마음으로 발간사를 대신하고자 합니다.

2022년 12월

대한인터벤션영상기술학회 회장 정희동

교재 편집위원장 김승기

집필진

편집위원장 김승기
편 집 간 사 김재석
편 집 위 원 강병삼 백장현 이임범 안승원 안주용 정희동 (가나다 순)

강병삼 신구대학교
고인범 삼성서울병원
고중석 의정부을지대학교병원
김대용 서울대학교병원
김대호 한양대학교병원
김민태 제주한라대학교
김성룡 삼성서울병원
김승기 명지병원
김용완 남부대학교
김인수 동신대학교
김재광 서울대학교병원
김재석 대전보건대학교
김종덕 전남대학교병원
김종만 분당서울대학교병원
김창복 광주보건대학교
김태일 서울아산병원
김태형 강원대학교
남기철 전) 서울대학교병원
남기현 전) 서울성모병원
류명선 춘해보건대학교
민순기 대구가톨릭대학교병원
박경진 국민건강보험 일산병원
박성주 동국대학교일산병원
박영배 삼성서울병원
박종배 충북보건과학대학교
배석환 건양대학교
백장현 국민건강보험 일산병원
서경두 부산대학교병원
서정범 건국대학교병원
송요화 분당서울대학교병원
송원석 부산대학교병원
송창욱 서울대학교병원
안승원 분당서울대학교병원
안주용 서울성모병원
어기상 강릉아산병원
유신영 동강대학교
유제훈 전) 신촌세브란스병원
이동환 인천성모병원
이민석 서울아산병원
이선우 서울아산병원
이성영 아주대학교병원
이성우 중앙대학교병원
이우백 전) 대구가톨릭대학교병원
이임범 아주대학교병원
이재경 아주대학교병원
이종성 분당차병원
이창희 삼성서울병원
임재동 대원대학교
장영일 광주보건대학교
장용철 전) 서울아산병원
장현철 수성대학교
전용석 대전을지대학교병원
전용혁 신촌세브란스병원
전 혁 신촌세브란스병원
정동채 삼성서울병원
정지상 신촌세브란스병원
정창민 건양대학교병원
정희동 강동경희대학교병원
조원홍 삼성서울병원
조태흠 삼성서울병원
주영탁 중앙대학교병원
허영철 을지대학교
홍광표 전) 삼성서울병원
황선광 전) 강동경희대학교병원
황선문 서울아산병원

(가나다 순)

차례

제 06 장 팔·다리 혈관계조영술 및 인터벤션 • 287

제 07 장 간쓸개(간담도계) 인터벤션 • 339

제 08 장 소화기계 인터벤션 • 355

제 09 장 호흡기계 인터벤션 • 373

제 01 장 혈관조영술 및 인터벤션시술의 입문 (Introduction)

01 혈관조영술의 역사 및 원리(history and basic)

혈관조영술(angiography)은 X-선 투시장비와 조영제의 개발로 인해 기존의 단순 X-선 검사에서 확인되지는 않는 혈관과 같은 관강장기(luminal organ)의 검사를 위해 개발된 검사법이다. Luminal organ은 다른 조직과의 대조도 차를 나타낼 수 없기 때문에 보다 효과적으로 luminal organ을 검사하기 위해서 조영제를 사용하여야 한다. 이러한 시도는 17세기 말 Dutt에 의해 사체를 대상으로 황산칼륨($CaSO_4$)을 주입함으로써 시도되었으며, X-선이 발견된 다음해인 1896년에는 Dr. Haschek, Lindenthal 등이 사람의 손 혈관에 요오드 화합물인 Chamann's mixture를 주입하여 혈관을 관찰한 바 있으며, 1929년에는 Dr. Reynaldo Cid dos Santos에 의해 요추를 통한 배대동맥조영술(translumbar aortography)이 소개되었다. 이후로 카테터(도관, catheter)를 이용한 혈관 검사법(도관삽입, catheterization)이 Dr. Forsman(1930년대 말)과 Dr. Farinas(1941년)에 의해 시도되었다.

1950년대에 혈관조영술이 획기적으로 발전하게 된 두 계기가 있다. 1953년에는 스웨덴의 의사인 Dr. Sven-Ivar Seldinger에 의해 소개된 셀딩거법(seldinger technique)이 있다. 이는 기존의 피부절개로 직접 혈관을 천자(puncture)하는 검사 방법과는 달리 피부를 절개하지 않고 직접 천자하는 방법으로 기존의 검사 방법에 비해 비침습적(non-invasive)이고, 합병증이나 감염의 발생도 방지할 수 있는 장점 등이 있어 현재까지도 시행되는 방법이다(그림 1-1-1).

다른 계기는 영상증배관(image intensifier tube: I. I. Tube)과 고속연속촬영장치(rapid film changer)의 개발이다. 혈관과 같은 미세 병변을 확대 관찰할 수 있는 투시조영장치가 개발되어 혈관뿐만 아니라 체내의 여러 luminal organ의 검사에 유용하게 적용되었다. 또한, 혈관과 같은 흐름이 있는 luminal organ에서 그 흐름에 맞춰 연속 검사가 가능한 고속연속촬영장치는 기존 검사부위를 더 확대 적용할 수 있는 계기를 마련하였다. 1956년에는 혈관 검사에 사용되는 조영제의 주입량과 주입압력을 조절할 수 있는 조영제자동주입기(auto injector)가 개발되었다.

1964년에는 Dr. Charles Theodore Dotter는 그의 수습의사였던 Dr. Melvin P. Judkins와 함께 82세 여성 환자의 통증성 하지허혈과 괴저(painful leg ischemia and gangrene)를 치료하기 위하여 세계 최초

로 말초혈관을 대상으로 혈관성형술(percutaneous transcatheter angioplasty: PTA)과 스텐트설치술(stent insertion)의 치료법을 보고하였다. 당시, 환자는 외과적 절단술(amputation surgery) 치료를 거절하였고 이를 치료하기 위해 비침습적 검사와 시술인 PTA와 Stent insertion을 시행하여 효과적으로 치료한 사례를 보고하였다. 1970년 초에는 Dr. Stanley Baum과 Dr. Josef Rösch에 의해 위장관 출혈 환자를 치료하기 위한 선택적 동맥색전술(selective arterial embolization)이 소개되었고, 1970년대 중반에는 Dr. Anders Lundequist에 의해 경피적경간정맥류색전술(percutaneous transhepatic variceal embolization)이 소개되었다.

이와 같이, 혈관조영술에 필요한 다양한 검사법과 장비의 개발이 진행됨에 따라 영상의학 분야에서 검사와 시술을 병행할 수 있는 새로운 학문 분야가 시작되었다. 이것이 인터벤션(중재적 방사선학, interventional radiology)이며, 1967년 Dr. Alexander Margulis에 의해 "minimally invasive techniques"이란 의미로 정식 명명되었다. 국내에서도 학문의 도입 초기에는 "중재적 방사선학"이란 용어를 사용하였으나, 영어의 "Intervention"의 의미를 정확히 표현하는 데는 다소 부족함이 있어 현재는 "인터벤션"으로 명명하여 사용하고 있다.

인터벤션은 혈관조영술에 국한된 것이 아니라 다양한 영상의학 검사와 병행할 수 있고, 침습적인 외과적 수술을 대체하거나 보완할 수 있는 잠재적 장점을 가지고 있어 이와 관련된 환자 치료를 위한 연구와 시술 과정의 개발이 증가하고 있는 추세이다.

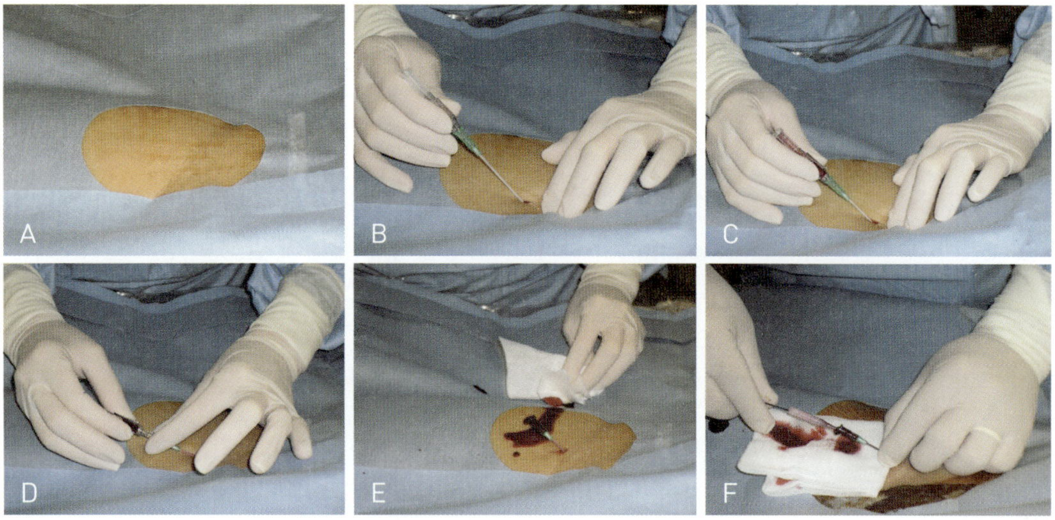

그림 1-1-1 Seldinger technique을 이용한 넙다리동맥(대퇴동맥, femoral artery) 천자

A. 동맥천자를 위해 오른쪽 샅굴(서혜, inguen) 인대부위를 제모하고(shaving) 시술포를 덮은 상태. B. 맥박이 가장 크게 느껴지는 곳을 왼손 검지나 중지로 눌러 동맥의 정확한 위치를 확인. C. 오른손 둘째, 셋째 손가락 사이에 Seldinger needle을 잡고 엄지를 중앙 stylet 위에 대고 조심스럽게 삽입시켜 바늘을 통하여 맥박을 느낀 후 힘을 주어서 바늘을 가능한 깊이 삽입. D. 오른손으로 stylet을 제거하고 다른 손으로는 cannula를 잡고 바늘을 아래로 누르면서 주사바늘을 통하여 피가 역류할 때까지 천천히 당김. E. 동맥피가 cannula를 통해 동맥으로부터 나오는 것을 확인. F. 안내철사(guide wire)를 Seldinger needle 내로 주입하면서 투시로 위치를 확인

02 디지털 혈관조영장치(digital angiography equipment)

1) 디지털 혈관조영술(digital angiography)의 개념

일반적인 디지털 혈관조영술(digital angiography)은 cone beam을 사용하여 인체를 투과한 X-선 광자를 영상증배관(image intensifier: I.I. Type)에서 빛으로 변환시킨 후 빛을 TV카메라로 보내고, 이곳에서 발생한 영상정보를 디지털로 처리한 후 모니터를 통해 눈에 보이는 영상으로 만드는 방법이다. Digital angiography 장치는 예전의 필름으로 영상을 직접 얻어내는 방법과는 달리, 조영제 주입 후의 영상을 조영제 주입 전의 영상으로 감산처리하여 조영제의 주행상태를 제외한 해부학적음영을 소거함으로써 혈관 대조도가 우수한 영상을 얻는 디지털 감산 혈관조영술(digital subtraction angiography: DSA)에 주로 사용되고 있으며 최근 들어 디지털 투시조영술(fluoroscopic radiography)로도 확대 적용되고 있다.

디지털 감산 혈관조영영상을 얻기 위해서는 조영제가 주입되기 전의 영상을 반전시켜 디지털 신호로 받아 프로세서 내 디지털 IC메모리에 마스크상(mask image)으로 기록, 저장한 후에 조영제가 주입된 대조도상(contrast image)을 저장된 마스크상과 연속적으로 감산처리한다. 디지털영상처리가 행해진 다음 최종적으로 TV모니터에 표시를 위해서는 영상이 다시 디지털/아날로그 변환기(D/A converter)를 거쳐 아날로그 신호로 변환되어야 한다. 연속적인 신호처리로 체내에 주입된 조영제가 혈류에 따라 이동하는 것이 감산처리된 영상으로 실시간 관찰(real time) 가능하다. 필요에 따라서 진단상 유효한 영상을 만들기 위하여 영상 후처리(post-image processing)를 시행한다. 만약 감산처리상에서 환자의 호흡이나 움직임에 의한 아티팩트(artifact)가 발생하였을 때는 mask image를 움직이는 Remasking(move mask) 방법과 mask image와 contrast image의 위치 설정이 어긋난 경우 이를 보정하기 위하여 화소이동방법(pixel shift, re-registration)이 사용된다. 그 후 영상의 대조도 처리(windowing), 흑백 반전처리, 공간 필터처리에 의한 특정 주파수 강조처리, 신호대잡음비(signal to noise ratio: SNR)의 개선을 목적으로 하는 시간 필터처리 등을 필요에 따라서 적용할 수 있다. 아울러 농도계측, 거리계측 그리고 심기능 해석 등의 영상처리는 개발된 소프트웨어를 사용하여 진단정보 가치가 높은 영상을 얻을 수 있다.

최종 처리 영상은 비디오 imager나 레이저 imager에 의해 필름으로 출력하거나 영상 저장 및 전송 체계(picture archiving and communicating system: PACS)를 통하여 기록, 관리 또는 보관된다. 또한 대용량의 DSA영상정보는 환자정보 및 검사정보와 함께 자기테이프(magnetic tape), 광디스크(optical disk), 또는 처리속도와 저렴한 가격이 장점인 콤팩트디스크(compact disc: CD)를 사용하여 보관된다.

재래식 형광체를 이용하는 투시방법은 투시영상의 질이 낮고 영상의 밝기가 어두워 사용에 많은 어려움이 있었으나 1950년대에 들어서 X-선 영상증배관이 개발됨으로써 기존의 증감지 방법보다 500배 이상의 밝은 투시영상을 얻을 수 있게 되었다. 이러한 영상증배관의 개발은 영상진단에 획기적인 발전을 가져다 주었고, 그 후 TV카메라가 개발되어 영상증배관을 통한 영상정보의 출력 부분에 사용되고 있다.

초기의 DSA에 사용하기 시작한 디지털 혈관조영시스템은 매우 간단한 구성을 보이고 있었으나 전

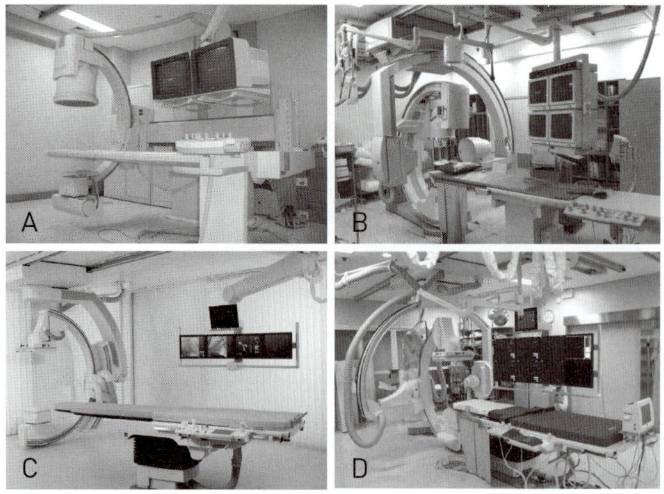

그림 1-2-1 Digital angiography equipment

A. 단면 투시장치(single-plane I.I. Type), B. 양면 투시장치(bi-plane I.I. Type), C. 단면 투시장치(single-plane FPD type), D. 양면 투시장치(bi-plane FPD type) (www.healthcare.siemens.com 인용)

자기술의 발전으로 인하여 디지털 혈관조영시스템이 고성능화, 고기능화되면서 많이 발전하게 되었다. 1980년대 들어 보급된 디지털 혈관조영장치의 단점으로 지적되던 요소들이 많이 개선되었는데 먼저 공간해상도(spatial resolution)의 저하는 영상의 매트릭스 수를 512×512×8 bit에서, 현재 1024×1024×10 bit를 사용함으로써 향상되었으며, 신속한 검사와 조영제의 사용량을 줄이기 위해 양면 조사가 가능한 양면투시(bi-plane)장비가 채택되었고, 영상증배관의 입력면을 현재 16 inch 정도의 큰 사이즈를 사용하여 조사야를 확대하였다. 초기 DSA의 임상 적용은 대동맥(aorta)과 그 주요 분지의 혈관성 병변(vascular lesion)을 진단하는 데 주된 목적이 있었지만, 그 후에 촬영장치의 발전과 컴퓨터 영상처리 기술의 발달로 복부, 흉부 및 심장은 물론 미세한 말초 혈관 부위까지 DSA가 이용되고 있다.

현재는 영상증배관 방식에서 영상판(화상판, imaging plate: IP)을 이용한 편평형 디지털 디텍터(flat panel detector: FPD Type)로 X-선 검출부가 변화되고 있다. 이로 인하여 영상을 구성하는 매트릭스 수가 2048×2048×16 bit 이상으로 증가하는 장비가 출시되었다.

X-선 고전압 발생장치는 연속 X-선의 조사가 가능하여야 하며 펄스 방사선을 사용하는 경우에는 X-선 출력이 안정되어야 휘도의 안정과 적절한 대조도영상을 얻을 수 있다. 일반적으로 1,000 KW 이상의 고주파 변환기 방식(high frequency convertor type)이 많이 사용되고 있고 최소 펄스가 0.1 ms 정도이며, 출력 고전압의 맥동률이 적은 3상전파 정류방식으로 시스템제어장치에서 X-선 조사에 따라 제어된다.

혈관조영 검사 시 연속촬영에 의해 연속부하와 중복부하가 많이 걸리기 때문에 양극의 최대 축적 열용량(heat unit: HU)이 높아야 하며 off-focal 방사선 발생이 적어야 한다. 또한 작은 직경의 혈관 관찰과 혈관 조영촬영의 대부분이 확대 촬영임을 감안할 때 X-선관과 영상증배관의 거리로 인한 영상의 왜곡을 최대한 줄이기 위하여 0.3~0.6 mm 정도의 소초점(small focus)의 X-선관이 필요하다. 일반적으로 X-선관의 초점은 보통 2개를 가지고 있는데 소초점 투시와 미세한 혈관의 촬영에 사용되며 그

외 부위의 촬영 시에는 1.0~1.2 mm 정도의 대초점(large focus)이 사용된다.

일반적인 X-선관은 음극과 양극의 2극을 많이 사용하고 있으나 최근에는 그리드(격자, grid)를 포함하는 3극관이 사용되고 있다. Grid를 사용하면 펄스폭을 줄일 수 있고 양극의 소초점을 더욱 작게 사용할 수도 있으며 환자선량을 줄이기 위한 펄스투시가 가능한 장점이 있다.

1895년 Gas ion tube가 개발된 이래 1904년부터 텅스텐이 target 물질로 사용되었고 1929년 회전양극 X-선관의 개발로 인하여 X-선 진단영역에서 단시간 조사와 소초점을 사용한 고선예도의 영상을 얻게 되었다. 1972년에는 흑연 화합물(graphite compound)을 양극에 사용함으로써 축열량이 1~3 MHU 이상으로 증대됨에 따라 신속한 디지털 혈관촬영 검사와 인터벤션 시술이 가능하게 되었으며, 1989년 들어 P사에서는 target을 회전시켜주는 회전자의 베어링을 Liquid spiral bearing으로 사용함으로써 X-선관의 수명을 더욱 연장시켰다.

1950년대 이후 사용되어온 몰리브덴(molybdenum, Mo) 양극이 1970년대 들어 흑연 화합물로 대체되었으며 1990년대에는 구슬(ball) 베어링 대신에 유체 베어링 기술을 적용하고 있음을 알 수 있다. 이는 나선형 홈에 구슬 베어링을 유체와 함께 채워 놓고 회전자 축 지지관 내에서 축이 회전하면 유체가 축과 축 지지관 사이에 유막을 형성하도록 하여 기계적 마찰 없이 회전할 수 있도록 한다. 또한 양극 축과 고정자 사이에 세라믹을 재질로 하여 절연성과 내마모성을 향상시키고 있다. 아울러 양극의 크기를 크게 하여 기존의 열복사와 열 축적 용량을 증가시키고 X-선 유리관도 금속 재질에서 세라믹으로 대체하고 있으며, 그림 1-2-2은 X-선관의 target물질과 유리관 재료 등의 변천 과정이다.

회전양극 X-선관에 사용되고 있는 재질은 제조사별로 약간 상이한 물질을 사용하고 있다. 대부분 X-선관의 Focal track은 텅스텐(tungsten, W)과 레늄(rhenium, Re)의 합금으로 코팅되어 있고 양극 물질은 Tungsten과 Molybdenum이 합금된 복합양극으로 만들어져 있으며, 양극의 디스크는 100 mm 이상의 직경을 가지고 있고 디스크 후면은 흑연 화합물로 싸여 있어 축열량과 열 배출 효율을 높이

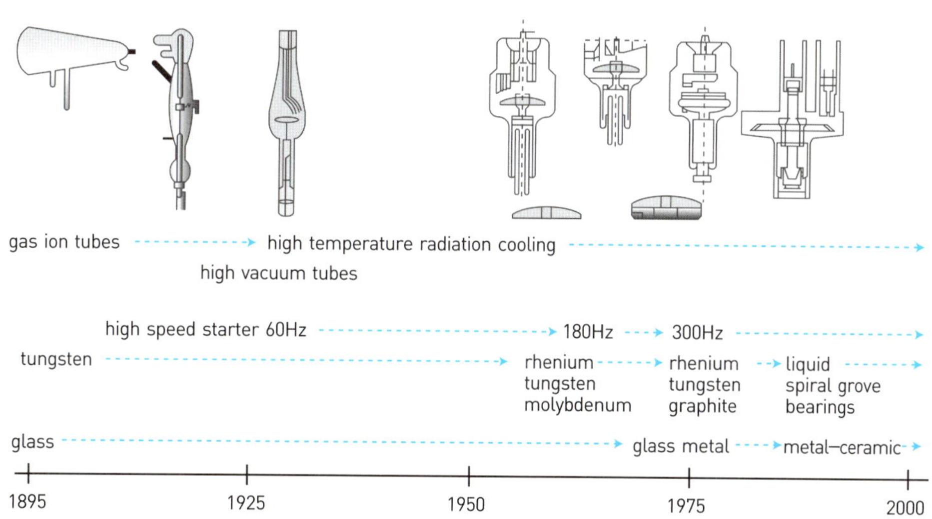

그림 1-2-2 X-선관의 target물질과 유리관 재료의 변천 과정

고 있다. 현재 많이 사용되고 있는 회전 양극 X-선관은 투시하에서 1,000~3,000 rpm, 촬영 시에는 7,000~10,000 rpm의 회전속도가 채택되고 있다(그림 1-2-3).

1회의 디지털조영촬영을 실시하였을 때 X-선관에 부하되는 열량을 다음의 방법을 통하여 알 수 있다. 예를 들어 3상전파 정류회로를 채택한 장치에서 70 kVp, 200 mA, 170 ms로 3 frame/3 sec + 2 frame/3 sec + 15 frame/sec로 간동맥조영술(hepatic arteriography)을 실시하였을 경우의 X-선관의 축열량은 다음과 같이 계산될 수 있다.

$$HU = 70 \times 200 \times 0.17 \times 30 = 71.4\ kHU,\ (1HU = 0.71Ws = 0.71J = 0.17cal)$$

마찬가지로 뇌동맥조영술(cerebral angiography)에서 노출조건 95 kVp, 320 mA, 60 msec로 3상전파 정류회로를 통하여 발생한 펄스전압을 고압발생기를 거쳐 정전압으로 변환하여 3 frame/2 sec + 2 frame/3 sec + 1 frame/10 sec 동안 실시할 경우의 축열량은 HU = 1.35 × 95 × 320 × 0.06 × 22 = 38.0 kHU가 된다.

DSA로 시행되는 혈관조영술은 하나의 혈관만을 검사하는 것으로 검사가 종료되는 것이 아니고, 목적하는 장기와 연관이 있는 여러 혈관을 연속적으로 검사하게 되므로 X-선관의 축열량 대형화는 필수적인 것이다. Target에 전자가 충돌할 때 발생되는 에너지의 99%가 열로 변환되고 그 열이 X-선관을 가열하므로 허용 정격 내에서 사용하고, 적정한 냉각장치를 이용하면 X-선관의 보호와 그 수명을 연장시킬 수 있다. 양극의 최대 축열량은 제조회사마다 다르고 또한 X-선관의 열 방출을 위해서 수냉식 냉각(water cooling) 또는 유냉식 냉각(oil cooling) 방법을 이용한다. 그림 1-2-4는 target의 균일성(uniformity)에 따른 X-선의 발생 효율을 보여준다. (B)는 target의 노후로 인해 (A)에 비해 많은 산란

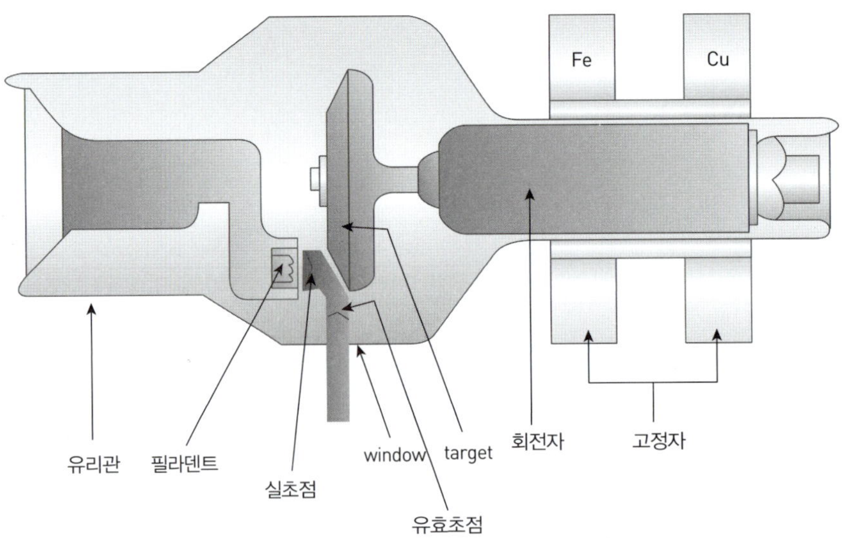

그림 1-2-3 회전양극 X-선관의 모식도

선(Scatter ray)을 발생시킨다. 양질의 영상을 얻기 위해서는 X-선관의 노후에 따른 산란선의 증가와 X-선 발생 효율감소 등을 감안하여 X-선관의 교체 시기가 적절히 선택되어야 한다.

X-선관에 콜리메이터(collimator)를 두어 영상증배관으로 입사되는 산란선을 줄임으로써 영상의 질을 높게 할 수 있다. 보통 3중 이상의 납판으로 구성되어 있고 또한 collimator 안에 부가필터(wedge filter)가 있어 두께의 차이가 큰 부위의 촬영 시 농도를 보상할 수 있다. Wedge filter의 재질로는 알루미늄과 동판이 주로 사용된다.

X-선관 전면부에 전리함(ion chamber) 형식의 면적선량계(dose area product: DAP)를 장착함으로써 실제 X-선관에서 출력되는 선량을 측정하여 시술 시 환자에 입사되는 선량을 평가하고 있다. DAP는 거리에 따라 X-선 강도가 줄어드는 만큼 면적이 넓어지므로 입사 부위에서 측정되는 선량은 동일하다는 이론적 근거를 가지고 있다(그림 1-2-5). 그러나 DAP에서 측정되는 환자의 선량은 입사표면선량(entrance skin dose: ESD)으로 표현하기에는 부적절하며 만약 한 부분에 받은 선량을 ESD로 변환시키려면 다음과 같은 방법이 있다.

$$\text{ESD(Entrance Skin Dose)}=\left(\frac{\text{DAP}}{\text{Field Size}\times\text{SID}}\right)\times\left(\frac{\text{SID}}{\text{SSD}}\right)^2\times\text{BSF}$$

SID: Source to Image Intensifier Distance
SSD: Source to Skin Distance
BSF: Back Scatter Ray Factor

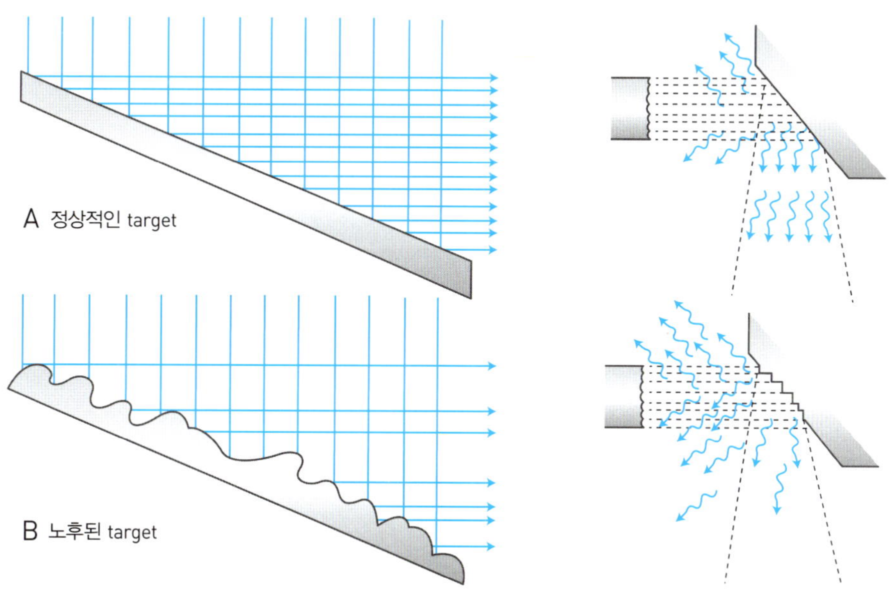

그림 1-2-4 X-선관의 target의 균등도 변화에 따른 산란선 변화

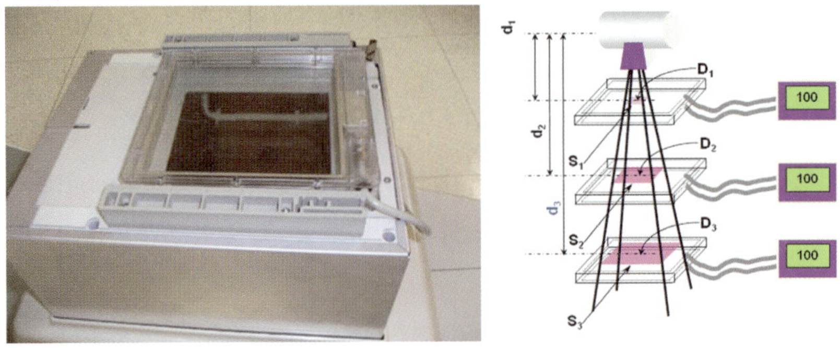

그림 1-2-5 면적선량계의 측정 원리

2) DSA시스템의 영상처리

(1) 감산(subtraction)

디지털 감산 혈관조영의 기본처리에 해당하는 감산(subtraction method)은 목적으로 하는 대상의 영상을 감산의 원리를 써서 영상을 나타내는 기술이다. 사진영상에서 원하지 않는 음영을 삭제하기 위한 사진학적 방법으로 사진학적 기술을 이용해 어떠한 정보를 추가 기록하는 것은 아니고 진단적으로 필요한 부분을 쉽게 관찰할 수 있도록 하는 방법이다. 그림 1-2-6에서 (A)는 Scout영상으로서 DSA 중에서 가장 첫 번째로 얻는 영상이며 조영제가 주입되기 전의 영상을 말한다. (B)는 Scout영상을 반전한 것이며 이를 마스크영상(mask image)이라 하고, (C)는 조영제가 주입된 영상으로서 contrast image

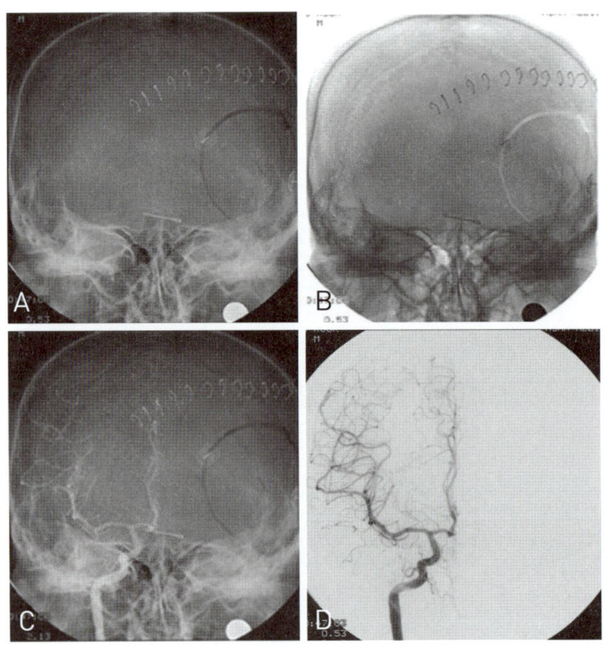

그림 1-2-6 디지털 감산 혈관조영술(digital Subtraction Angiography: DSA)의 원리

A. Scout image, B. Mask image, C. Contrast image, D. DSA image

라 한다. 조영제가 주입된 (C)영상에서 (B)영상을 빼면 (D)의 영상이 된다. 즉, 혈관 부분만의 contrast 상이 남으며 기타의 음영은 지워진 감산 영상이 된다. 현재 사용되고 있는 감산 방법은 위와 같이 시간 차에 기준을 두고 조영제 주입 후의 영상에서 주입 전의 영상을 비교하여 제거하는 시간감산법(temporal subtraction)과 X–선의 흡수 에너지 차를 이용하는 에너지 감산법(energy subtraction)으로 크게 구분된다.

에너지 감산법의 기본 원리는 서로 다른 에너지를 갖는 X–선을 최단 시간 내에 환자의 움직임이 없는 상태에서 노출하여(일반적으로 한 번은 고압촬영, 또 한 번은 저압촬영을 시행함) 두 영상을 감산처리함으로써 구조적 noise를 줄이는 방법이다. 다시 말하면 두 가지 에너지에 의한 피사체의 감약 스펙트럼의 불균일성을 이용하는데 주된 이용 부위는 경부에서 bone 음영을 빼내고 연부조직 영상을 얻는다.

에너지 감산법은 디지털 감산 혈관조영시스템뿐만 아니라 필름/스크린 방사선 촬영법과 저장성 형광체를 디지털 방사선 촬영술에서도 이용된다. 그러나 실제로는 에너지 감산법은 임상에서 거의 사용하지 않고 있으므로 여기서는 시간 감산법의 종류와 특성에 대해 다룬다. 현재 시간감산처리모드를 이용하고 있는 방법에는 몇 가지 종류가 있으며 이는 진단 부위의 움직임 등 생리조건과 X–선 장치의 종류에 따라 선택 사용 되고 있다.

① 마스크 감산법(mask subtraction mode)

연속감산법 또는 Continuous mode라고 불리며, 대부분의 DSA시스템에서 사용되고 있는 방식이다. X–선을 연속 조사하면서 TV카메라에 동기하여 마스크상을 수집하고 연속적으로 감산처리를 한다(그림 1–2–7).

마스크 모드의 최대 수집속도는 TV카메라에 동기하여 수집할 수 있기 때문에 525주사선에서는 512×512 matrix를 초당 30화면, 1050주사선에서는 1024×1024 matrix를 초당 7.5화면의 수집이 가능

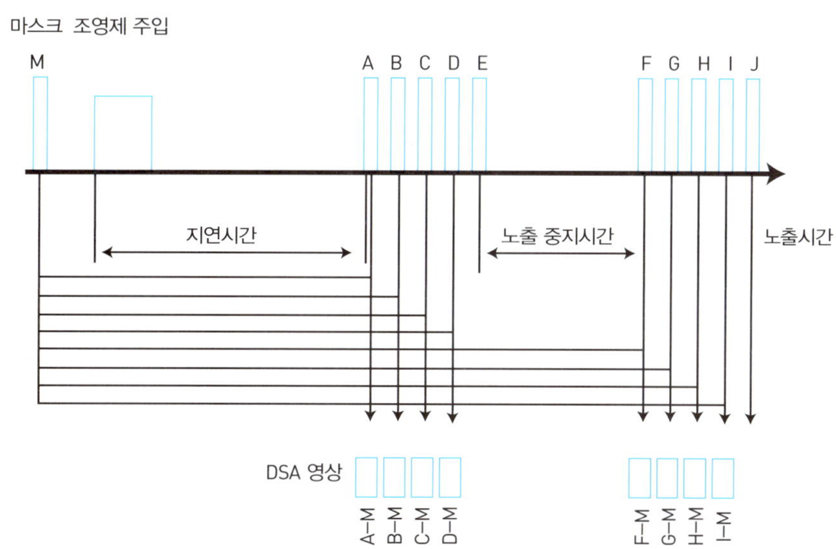

그림 1-2-7 마스크 감산법의 원리

하다. 그러나 1회 검사에서 약 20초 정도의 장시간 X-선을 조사하기 때문에 X-선관의 부하량이 증가하게 되어 관전류를 낮게 설정해야 한다. 이로 인해 한 화면을 수집할 때의 선량이 낮아지고 X-선 양자 noise(quantum noise)의 영향으로 특히 피사체 대조도가 낮은 경우 해상도의 저하가 발생한다. 이를 보완하기 위해 화면 평균화(frame averaging)로 대표되는 영상 가산처리를 통해 SNR을 향상시키고 있다.

② 펄스감산법(pulse image mode)

순차 감산법 또는 Serial mode, Static mode 등으로도 불리며, 펄스 X-선을 사용하여 마스크상 및 대조도상을 작성하여 감산처리를 한다. 펄스폭이 10 msec 이하의 모드는 심장검사 등 움직임이 빠른 부위에 이용되고, 100 msec 이상의 펄스 폭은 움직임이 적은 부위에 이용된다. 그림 1-2-8에서 보듯이 처음에 마스크상을 얻고, 다음에 조영제 주입 후의 대조도상을 받아들여 실시간으로 감산상을 모니터에 나타낸다.

영상수집과 X-선 펄스를 동기시키는 방법으로는 X-선 펄스 폭을 TV카메라의 frame 시간보다 길게 하고 그 펄스 내에서 영상을 수집하는 방법과, TV카메라를 frame단위로 촬영관 내 전자선의 주사를 정지한 상태(beam blanking)로 하여 그 기간 내에 펄스 X-선을 조사하고 이어 주사를 재개하여 앞의 X-선에 의한 전하상을 읽는 방법이 있다. 전자는 비월주사를 이용한 TV카메라의 명멸현상(flickering phenomenon, 화면의 깜박거림)을 방지하기 위해 사용하며 후자의 방법은 순차주사 TV카메라 방법과 조합하여 이용한다.

③ 심전도를 이용한 디지털 감산 혈관조영 처리

심전도(electrocardiogram: ECG) 신호는 심박동에 기인한 artifact를 방지하거나 또는 심실의 용적을 계산하거나 심기능 해석 등에 중요한 역할을 수행하므로 DSA장치에서 영상 정보와 동시에 ECG신호를 수집할 필요가 있다. 일반적으로 심전도계의 출력신호를 디지털 프로세서의 A/D변환기로 디지털 변환한 후 ECG메모리에 기억하는데 파형과 R파 신호의 ECG위상의 기준 신호인 R파 마크신호를 기록한다.

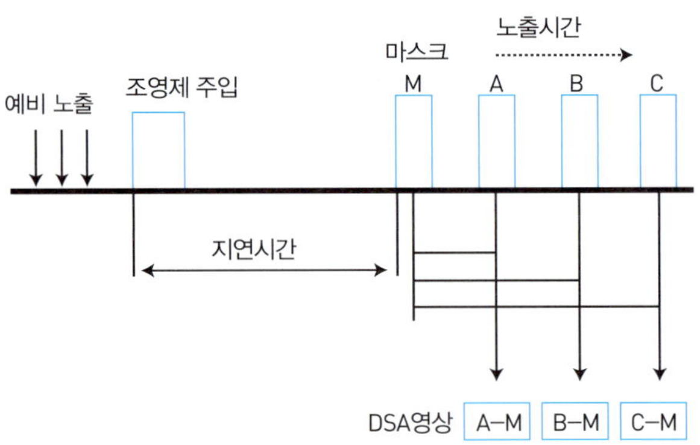

그림 1-2-8 펄스감산법의 원리

R파 신호는 계수회로에서 RR간격분(1심박)을 해독하고 주파수의 clock을 구하여 심박수(heart rate: HR)를 계산할 수 있다. 즉 심박수(HR) = 60×C/해독한 clock(cycle/min)가 된다. 그림 1-2-9는 좌심실 DSA상에서 ECG파형 및 심박수를 표시하였다. ECG gate수집의 경우 R파 신호에 X-선 조사를 동기하면 R파에서 감산상을 얻을 수 있다. 그러나 R파 이외의 위상에서 ECG gate를 수집하고자 할 때에는 R파 신호에서 일정 시간 지연한 펄스를 만들어 이 펄스 신호에 X-선을 동기화하여 감산을 시행해야 한다.

④ 심장검사 시 감산처리(cardiac subtraction)

디지털 감산혈관조영술로 심장부를 검사할 경우에는 마스크상과 대조도상 간의 심위상의 차이로 인해 박동성 아티팩트(pulse artifact)가 발생하는데 주변 혈관이 순간적으로 심박동과 동기되어 움직이면 artifact가 더욱 심해진다. 특히 내림대동맥(하해대동맥, descending aorta)에서 분지되는 복강동맥(celiac artery)이나 콩팥동맥(신동맥, renal artery) 등 주요혈관이 이 박동의 영향을 많이 받게 된다. 이를 방지하려면 마스크상과 대조도상의 심위상을 일치시켜 감산처리를 하여야 한다. 따라서 좌심실, 흉부 및 기타 pulse artifact의 발생소지가 예상될 때에는 마스크상을 한 심박분의 영상으로 가산하는 방법을 택한다.

심장의 검사에서 pulse artifact를 방지, 제거하기 위하여 1심박분을 보충하는 영상 수(영상수집속도가 30화면인 경우 30~32화면)를 독립적으로 마스크상으로 작성하는 방법을 이용한다. 이때 영상수집과 동기하여 심전도 파형을 수집하고 각 영상 간의 심위상을 관리한다. 일반적으로 R파를 기준으로 잡아서 R파에서 몇 화면째의 영상인가에 따라 각 영상과 심위상을 대비하고 조영제 주입 후의 대조도상도 동일하게 심전도 파형의 심위상과 관련시켜 수집한다.

연속감산법을 이용한 감산처리는 고정된 마스크상에 대하여 무작위한 심위상의 대조도상을 감산하지만 심장 감산 방법은 1심박분의 독립된 복수의 마스크상을 심위상과 동기하여 수집한다(그림 1-2-10). 검사종료 후 pulse artifact를 보정하기 위하여 대조도상과 심위상이 일치하는 마스크상을 만들어 감산처리를 시행하고, 몇 회의 심박에 걸친 대조도상과 감산할 때는 1심박분의 마스크상을 찾아 심위상과 일치한 마스크상과 대조도상을 감산한다.

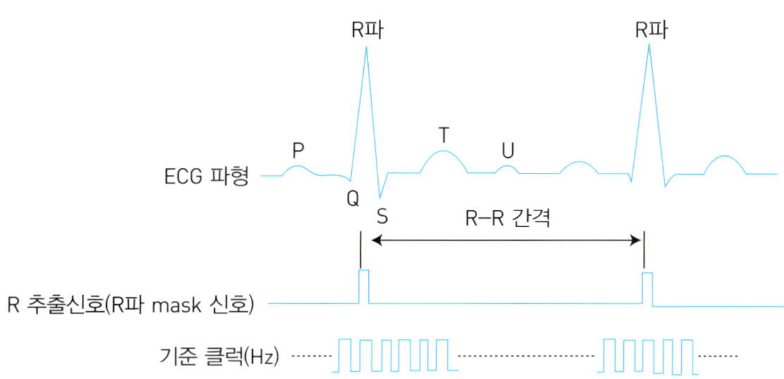

그림 1-2-9 심전도를 이용한 디지털 감산 혈관조영 방법

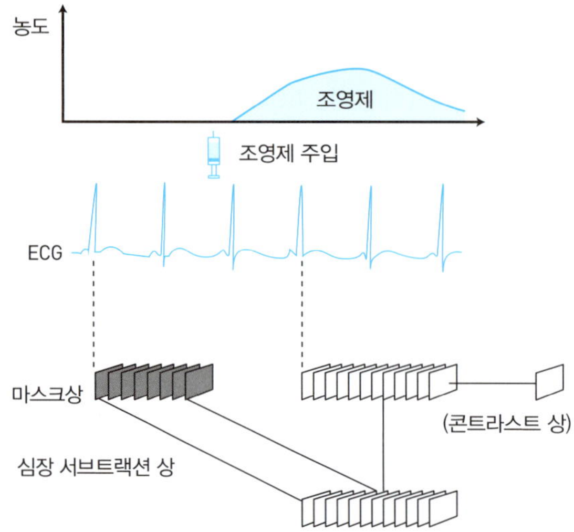

그림 1-2-10 **심장검사 시 영상의 감사처리 원리**

(2) 마스크이동 처리(remasking, mask registration)

DSA에서 마스크상을 선정하여 감산을 시작한 후에 환자의 의식이 불완전한 경우 또는 외부의 물리적인 영향으로 환자가 움직이거나, 장내 가스의 움직임이 생기면 그 시점을 경계로 하여 움직임이 발생한 후의 대조도상은 마스크상에 대하여 영상 차이가 발생하게 된다. 이러한 경우 조영제가 있는 혈관상뿐만 아니라 장기의 위상 차이에 의하여 영상이 겹쳐진 감산상이 나타나게 된다. 이러한 artifact를 보정하는 방법은 위상차이가 발생한 후의 영상들 중에서 새로운 마스크를 선정하여 감산처리를 시행하는 것으로, 이렇게 하면 보다 좋은 영상을 얻을 수 있다(그림 1-2-11).

즉, 실시간으로 얻은 마스크상을 소거하고 움직임이 발생한 후의 임의의 대조도상을 새로운 마스크상으로 등록하고 감산을 시행하는 것이다. 이 조작은 사용자가 콘솔에서 단시간 내에 처리할 수 있는 대표적인 영상의 후처리 방법이며, 새로운 마스크상을 반복적으로 선택하면서 artifact가 가장 적은 감산상을 얻을 수 있는 장점이 있다. 특히 임상에서 의식이 불분명한 환자의 호흡이나, 규칙적인 장기의 움직임에 의한 아티팩트의 보정에 매우 유용한 방법이다.

(3) 화소이동 처리(pixel shift)

마스크 이동처리는 장내 가스와 같은 불규칙한 움직임에 의한 아티팩트(artifact) 보정에 유효하지만 화소이동 처리는 피검자의 미세한 움직임에 의하여 bone 음영이 움직인 경우의 보정에 효과적이다. 화소 이동의 보정 원리는 마스크상을 대조도상에 대하여 상하, 좌우 방향으로 움직임으로써 기하학적으로 발생한 Mis-registration을 보정한다. 화소 이동처리의 보정량은 장비 제조회사에 따라 차이가 있지만 1화소 단위에서 최소 1/100 또는 1/1,000 픽셀 단위로 나누어진다. 여기서 1픽셀 단위란 상하, 좌우 방향으로 영상을 1화소만큼 이동하는 것을 의미한다.

강제적인 방법으로 영상에 Mis-registration을 만들어 시각적으로 판단할 수 있는 artifact의 양을 구하

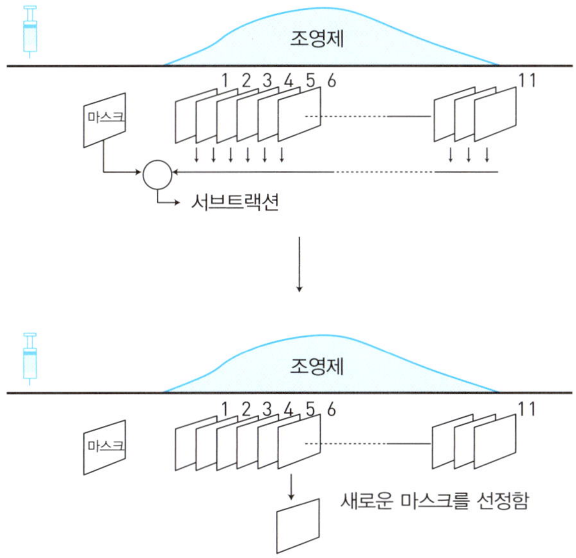

그림 1-2-11 Artifact를 보정하기 위한 마스크 이동처리의 원리

면 약 0.1 화소 전후가 된다. 임상적으로는 검사를 시행할 때 환자의 고정이 양호한 상태에서 DSA를 시행한 경우에도 평균 0.3~0.5 화소의 차이가 발생하게 되는데 이는 시각적인 한계에 비해 몇 배의 차이가 발생한다. 비록 이러한 차이의 절대량은 작을지라도 영상에는 눈에 띄게 나타나기도 한다.

실제 환자의 검사 시에 미세 병변이 Mis-registration의 발생으로 인하여 영상에 정확히 표시되지 못하는 경우도 있으므로 화소 이동의 기능은 영상처리를 시행하는 과정에서 손쉽게 자주 이용되는 중요한 기능이다. 그림 1-2-12은 뇌혈관 DSA영상에서의 화소 이동처리의 영상이다.

(4) 혈관 길이 측정(vessel measurement)

영상의 길이를 측정하려면 영상을 구성하는 픽셀의 크기를 알아야 하는데 DSA영상에서는 영상증배관의 이동에 따라 SID(source image distance)가 변화한다. SID의 변화는 영상의 확대 및 축소를 발생시키므로 픽셀의 크기를 정확히 알 수 없다. 또한 영상증배관 자체에서 발생하는 왜곡현상(distortion) 및 영상의 각도에 따른 기하학적 효과에 의해 영상의 위치가 변화한다. 이런 이유로 실측을 알고 있는 catheter 또는 어떤 물질을 혈관영상에 포함하여 비례식으로 구할 수 있다.

(5) 혈로지도화(road mapping)

복잡한 혈관을 초선택하기 위하여 사용되는 기법으로 현재 투시되고 있는 실시간 영상을 마스크상으로 사용하여 조영제가 주입되는 혈관 이외의 영상은 감산하여 혈관의 정보만을 제공하는 것이다. 조영제를 주입하면서 각 화면들을 획득하고 저장한 다음 각 화면 중에서 최대의 화소값들(Peak opacification)만을 추려 전시하는 방법이다.

시술자가 투시를 시작하면서 관심 혈관에 소량의 조영제를 순간 주사한(bolus injection) 후 혈관에 조

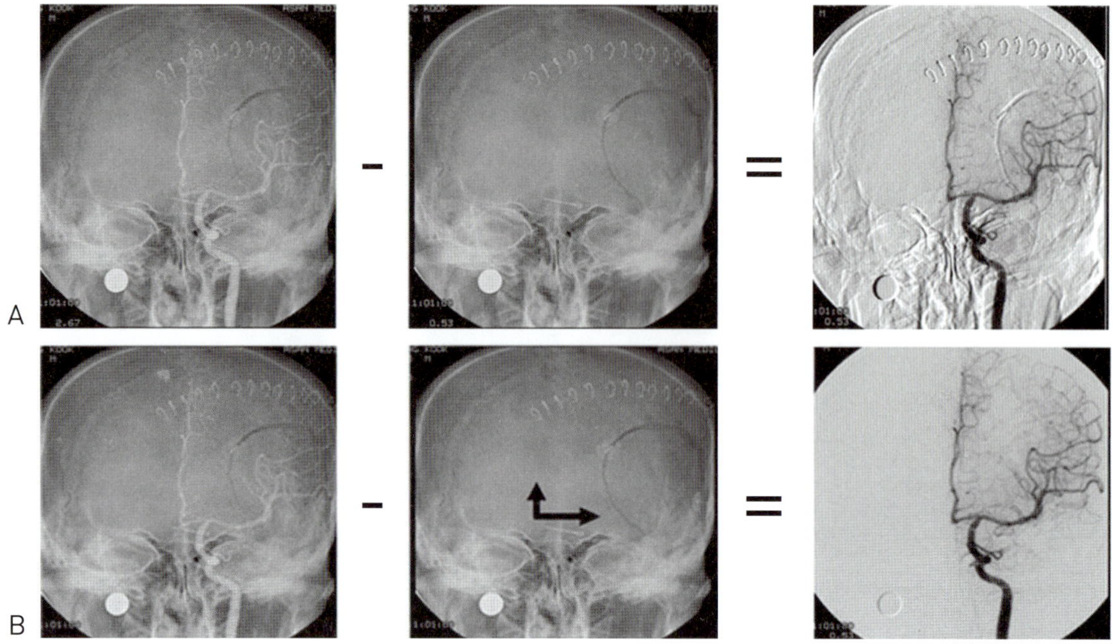

그림 1-2-12 픽셀 이동처리(pixel shift)의 예

A. 처리 전, B. 처리 후, 화살표: 픽셀이동 경로

영제가 충만되었을 때 투시를 중단한다. 그 후 얻은 영상은 혈로지도화의 마스크영상으로 이용된다. 종전에는 혈로를 확인하기 위하여 반복적으로 조영제를 주입하였지만 혈로지도를 이용하면 충만된 혈관을 관찰하면서 시술이 가능하므로 조영제 사용량 및 시술 시간 등을 줄일 수 있다(그림 1−2−13).

(6) 기타 영상처리

대부분의 DSA장치에서 영상의 수집 전이나 수집 시에 행해지는 영상처리 알고리즘은 공간영역에서 행해지는 noise 둔화처리(noise smoothing)나 계면증강(edge enhancement)과 주파수 영역에서 행해지는 필터링 등이 있다. 본서에서는 noise 둔화처리만 설명하고자 한다. Noise 둔화처리는 모든 디지털영상에서 적용 가능한 방법이며 noise의 가시성을 감소시키는 것으로 저대조도의 피사체에서 매우 효과적이다. X−선 양자를 둔화시키는 방법은 각 화소값과 인접한 화소의 값을 평균하여 취하는 것이므로 어느 정도의 영상의 해상도 손실이 따른다. 결과적으로 noise가 둔화된 영상은 원래 영상에 흐림(blurring)을 고의적으로 가한 것이지만 소구역으로 나누어 평균 처리하므로 noise의 출현이 둔화된 효과를 가져오는 장점이 있다. 그러므로 약간의 해상도의 감소를 감안하여야 하며, 이 기전은 영상의 필터링과 흡사하다. 최종 영상은 원래 영상에서의 평균할 화소들의 구역을 변위하면서 반복하는데 고공간주파수에 해당하는 작은 구조물의 해상도는 크게 억제시키지만 저공간 주파수에 속하는 큰 구조물에는 영향력이 적어 효과적으로 noise를 둔화할 수 있다. 이러한 형태의 여과현상을 저역 공간필터링(low−pass spatial filtering)이라고도 하는데 이는 고공간주파수는 여과하고 저공간주파수는 통과시킨다는 데서 연유된다.

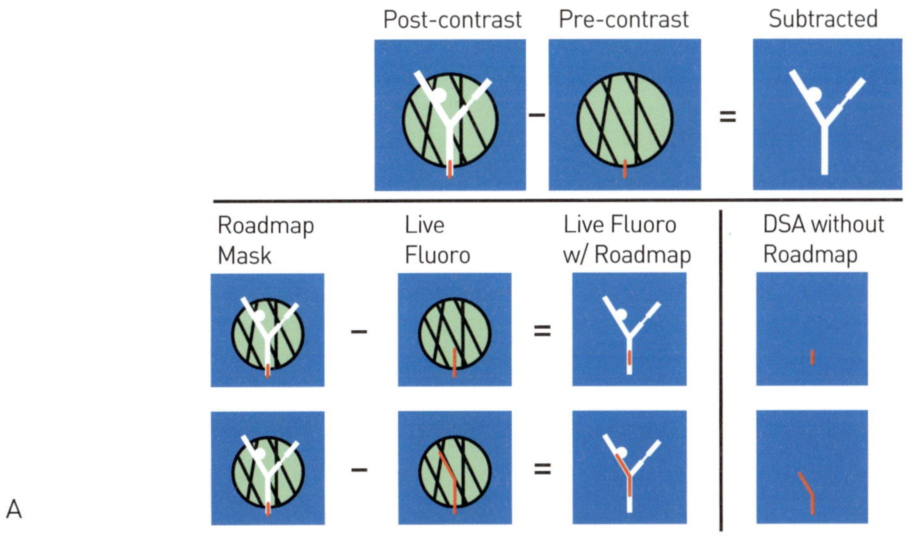

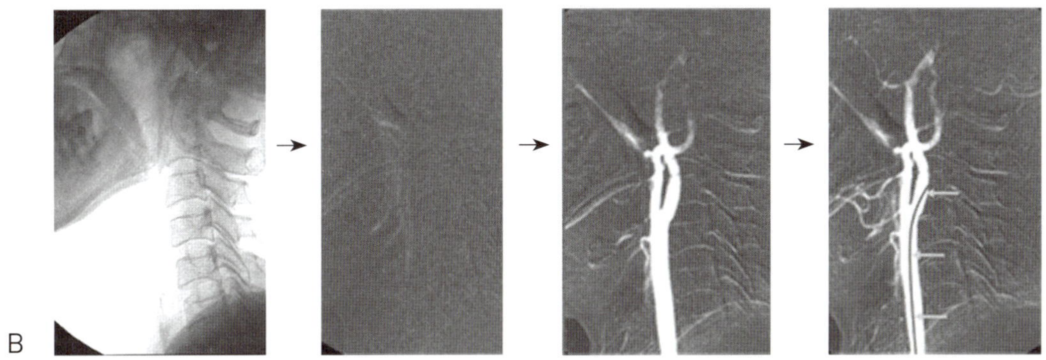

그림 1-2-13 A. 혈로 지도화(road mapping)의 원리, B. road mapping 과정(화살표: 목동맥 내로 안내철사를 확인할 수 있다.)

3) 영상의 질

디지털 감산 혈관조영상의 질은 크게 3가지 측면에서 생각할 수 있다. X-선의 물리적인 특성과 각 구성 장치의 성능 그리고 조영제의 농도이다. 세부적으로 영상의 질에 영향을 미치는 중요한 인자를 살펴보면 X-선 양자반점에 의한 noise, 검출장치의 dynamic range, TV 시스템에서 발생하는 전기적 noise, 디지털 변환 단계의 gain 설정과 bit depth, 대수 변환처리, 조영제의 농도 그리고 영상의 후처리 특성 등에 영향을 받는다.

(1) X-선의 양자반점

영상형성에 절대적으로 필요한 단위면적당 광자량의 통계적 변동으로 인한 noise를 양자반점이라 한다. 통계적 변동의 주요인은 X-선관에서 발생하는 mm^2당 광자의 통계적 수량변화와 영상화체인 중에서 검출되는 통계적 수량변화로 대별되며 전체적인 수학적 변동값은 mm^2당 발생하는 광자량의 제곱근으로 구한다. 이러한 양자반점에 의한 영상의 noise는 큰 피사체에서보다는 작은 피사체에서 발생률이 높으며 조사선량을 증가시키면 양자 반점이 감소되는데, 이론적으로 조사선량의 1/2승에 비례하며 조영제를 사용하여 피사체의 대조도를 높일수록 noise의 영향력은 감소한다. noise 감소를 위한 다른 방법으로는 DSA영상 수집 시 화면 평균화처리가 이용된다. 또한 영상을 재현할 때 window width를 넓히면 noise의 가시성이 줄어든다.

영상화 체인 중에서 영상증배관의 입력형광면을 제외한 구성요소의 감도를 낮게 하면 양자반점을 감소할 수 있으나 SNR이 낮아지기 때문에 그만큼 많은 선량이 필요하게 된다. 따라서 영상화체인은 고대조도를 유지하면서 방사선에 대한 감도를 증가할 수 있게 구성되어야 한다.

(2) 대조도(contrast)

목적으로 하는 여러 장기, 조직과 병소 사이의 농도차를 만들어 영상 진단에 필요한 정보를 획득하는데, 이 농도의 차이를 대조도라고 한다. 농도차가 흑과 백으로 확연히 구분되어 나타나면 대조도가 높다고 하고, 백색, 연회색과 같이 농도의 차이가 적으면 대조도가 낮다고 한다. 즉, 노광량의 변화에 대한 명암의 차이나 농도의 차이를 대조도라고 표현한다. 관전압이 높을수록 영상의 대조도는 흰색, 회색, 검정색의 낮은 대조도의 영상을 주며, 관전압이 낮을수록 영상의 대조도는 흰색과 검정색의 명암의 차이가 두드러진다.

관전압이 낮은 경우에는 피사체를 투과하지 못하는 방사선으로 인하여 투과된 부분과 투과되지 않은 두가지의 영역으로 나누어 흰색과 검정색의 영역만이 묘사되고, 강하게 투과된 관전압이 강한 경우에는 완전 투과된 부분은 검정색, 투과되지 못한 부분은 흰색, 어느 정도 투과된 부분은 회색조의 영상을 보인다. 피사체 대조도는 환자를 투과한 엑스선속의 감약차의 결과로 생긴다. 피사체를 엑스선이 투과하면 피사체의 조성이나 두께의 차이에 따라 엑스선 흡수율이 달라져 투과된 엑스선의 강도가 달라지게 된다.

X선이 혈관과 뼈를 각각 투과하였다면 뼈는 혈관에 비해 엑스선 흡수율이 높아 약간의 엑스선만 투과하는 반면 혈관은 많은 엑스선이 투과한다. 따라서 엑스선이 투과하면서 물질 감약에 따른 강도차가 발생하고, 이로 인하여 피사체 대조도가 형성된다.

피사체 대조도는 사람의 눈으로 직접 관찰하는 데는 무리가 있고, 필름을 감광시킴으로써 인지할 수 있다. 피사체 대조도에 영향을 미치는 인자로는 피사체의 두께 · 밀도 · 원자 번호, 조영제, 감약계수, 엑스선질, 산란선이 있다.

① 피사체의 두께와 밀도

동일한 구성 물질로 가정할 때 서로 다른 두께의 물체에 엑스선을 조사하였다면 두께가 얇은 물체에 비해 두꺼운 물체를 통과했을 때의 엑스선의 양이 적다. 또한 조직 밀도가 높을수록 엑스선의 흡수가 크다.

② 피사체의 원자번호

인체에 함유되어 있는 각종 장기의 원자 번호에 따라 엑스선의 흡수가 달라진다. 진단방사선 영역에서 엑스선 감약은 저관전압 영역이기 때문에 광전 효과의 발생이 지배적이다. 예를 들어, 뼈의 원자번호가 13.8이고, 혈관의 원자번호가 7.4, 지방의 원자번호가 5.9일 때, 광전 효과는 원자번호의 세제

곱에 비례하므로 원자번호가 높을수록 엑스선 흡수는 커진다. 즉, 뼈와 지방의 원자번호 차이에 따른 피사체 대조도가 높다. 반면 혈관과 지방의 원자번호 차이는 작아서 피사체 대조도가 낮다.

③ X선질

엑스선의 투과력은 관전압에 따라 결정된다. 관전압이 높을 경우 피사체를 투과하는 선량이 많아지고, 이 결과 디텍터에 흡수되는 선량이 많아진다. 관전압이 낮으면 X선이 피사체를 투과하기에 부족하여 디텍터에 도달하지 못하기 때문에 대조도가 형성되지 않는다.

(3) 산란선(scatter-ray)

산란선은 주로 compton scattering에 의해 발생하며, 대조도를 저하시키고 상대적으로 사진상의 농도를 더 진하게 만든다. 산란선은 대부분 피사체의 두께가 두꺼워짐에 비례하며, 그 발생량이 증가하므로 피사체의 두께를 되도록 얇게 하도록 한다.

조사야를 작게 함으로써 좁은 용적의 조직에 제한적으로 노출되어 상대적으로 산란선 발생이 적어진다. 또한 조사야를 작게 하면 산란선이 여러 방향으로 방출되어 필름에 도달하는 양이 줄어들게 된다. 산란선의 발생은 관접압과도 관련이 크다. 고관전압보다는 저관전압에서 산란계수에 비하여 산란선의 흡수계가 크므로 필름에 도달하는 산란선의 양이 줄어들게 된다. 따라서 관전압을 저하시켜 산란선 발생을 줄여준다. 산란선에 의한 대조도 변화는 그림 1-2-14과 같다.

(4) 영상 노이즈(noise)와 신호대잡음비(signal to noise ratio: SNR)

디지털 감산 혈관조영영상의 질 저하를 야기시키는 noise로는 산란선과 X-선 양자반점, TV시스템에서 생기는 전기적 noise 그리고 디지털화 과정에서 생기는 양자화 noise가 있다. 이러한 noise 감소법으로 조영제를 사용하여 고유 피사체 대조도를 높이고 조사선량을 증가시킨다. 또한 큰 크기의 bit

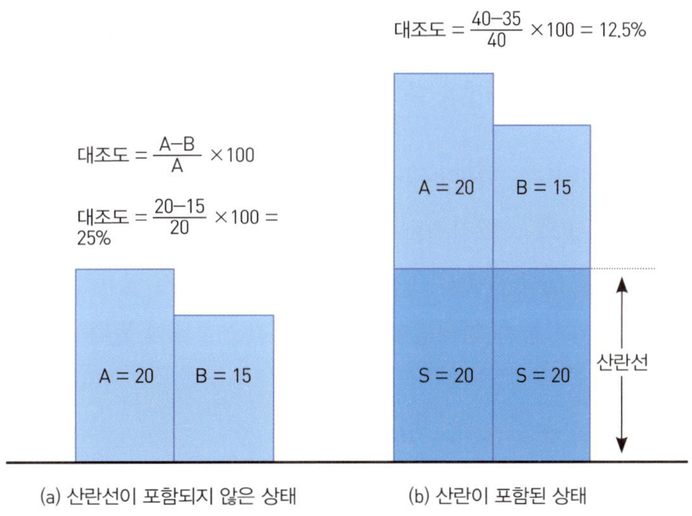

그림 1-2-14 산란선에 의한 대조도 변화

depth를 사용하고 적절한 표본화 주파수를 사용하여 디지털화에 따른 noise를 감소시켜야 한다. 신호 대 잡음의 비를 SNR이라 하며, 이 SNR은 디지털영상의 질을 좌우하는 중요한 요인이다. SNR이 낮으면 미세한 신호는 noise와 구별되지 않아 미세 신호의 검출이 어려워진다. 이러한 SNR에 영향을 미치는 인자는 각 구성장치 고유의 SNR과 양자 noise이다.

(5) 공간해상도(spatial resolution)

공간적(spatial)이란 말은 공간의 개념, 여기서는 2차원 영상공간을 말한다. 얼마나 많은 화소가 디지털영상에 포함되는가를 기술하는 데 공간해상도를 사용한다. 영상에 화소가 많으면 많을수록 공간해상도가 높아진다.

공간해상도의 측정은 두 가지 측정치 공간밀도와 광학해상도와 관련이 있다. 공간밀도란 디지털영상 내의 화소수의 측정치이고 그와 반대로 광학해상도란 전체의 물리적 영상시스템이 피사체의 공간적 상세부를 얼마나 잘 분해할 수 있느냐의 측정치이다. 그것은 공간밀도와 마찬가지로 영상시스템의 광학, 광센서, 전자장치의 질과 관계가 있다.

디지털 감산 혈관조영 영상의 질을 좌우하는 해상도는 3가지로 구분할 수 있다. 영상의 미세한 부분의 묘사능력을 일컫는 공간분해능, 영상의 대조도 차를 선명하게 구별하는 대조도 분해능, 그리고 혈관 등의 목적하는 장기의 시간적 변화를 추적하는 능력인 시간 분해능이다. 그중 가장 중요한 요인인 공간해상도를 결정하는 요소는 X-선관 초점의 크기와 기하학적 확대율, 영상증배관과 TV카메라의 종합 MTF(modulation transfer function), CRT(cathode ray tube, 일명 브라운관)의 주사선수, CRT모니터의 전자빔 Spot 크기, 장치의 SNR 그리고 사용 매트릭스 크기이다. X-선관의 초점은 소초점을 이용하고 기하학적 확대율이 적을수록 산란선에 의한 해상도의 저하를 방지할 수 있다.

(6) 시간분해능(temporal resolution)

동영상의 분해능은 시간개념과 분해능을 함께 판단하여야 하므로 시간분해능(temporal resolution)이란 용어를 사용한다. 장치를 움직이면서 투시할 때에 모니터상에서 영상이 꼬리를 무는 경우가 있으며 이를 지연(lag)이라 한다. 지연으로 인한 시간분해능 저하는 촬상관의 저지극에 나타난 영상들을 화면 사이에서 신호를 완전히 추출하지 못하였을 때 발생한다.

(7) 검출효율(detective quantum efficiency: DQE)

검출효율은 영상증배관시스템의 고화질화에 가장 중요한 인자이다. 영상증배관으로 X-선이 입사될 때 입력형광면에서 흡수되지 않고 투과하여 출력영상에 기여하지 않는 손실이 발생된다. 이 손실이 SNR을 저하시키는데 검출효율이 높은 영상증배관일수록 검출효율이 높다. 일반적으로 검출효율이 높으면 동일선량으로 높은 SNR의 영상을 획득할 수 있으며, 검출효율은 100%를 지향하고 있으나 현재는 60 keV에서 약 70~80%의 효율을 보이고 있다.

$$검출효율(DQE)=\frac{입력형광면의\ 흡수량}{입력X-선의\ 노출량}$$

(8) 변환계수(conversion factor)

시스템의 적정감도를 조절하는 중요한 인자로 변환계수가 있으며, 영상의 확대로 입력시야를 작게 하면 변환계수도 비례하여 낮아지지만 해상도 및 대조도비는 대폭 향상된다.

$$변환계수=\frac{출력형광면의\ 휘도(cd/m^2)}{입사선량률(mR/\mathrm{sec})}$$

(9) 색조 조절표시

디지털영상의 모든 화소는 그것이 샘플링된 공간적 위치에서 원영상의 명암도를 표현한다. 회색조 음영에서는 양자화 과정의 연속색조의 명암도(intensity)를 디지털 밝기 값으로 변환한다. 디지털 값의 정확도는 얼마나 많은 비트(bit)가 양자화에 사용되느냐에 전적으로 달려 있다. 3비트가 사용되었다면 밝기는 8단계 회색레벨(gray level) 중 하나로 변환한다. 이 경우 0은 검정을 7은 흰색을 나타내며 1에서 6은 검정에서 흰색으로의 gray tone이 올라가는 것을 나타낸다. 4비트 밝기이면 모든 화소의 밝기는 16단계 회색레벨 중 하나로 표현된다. 5비트는 32단계로 1비트 추가될 때마다 회색음영의 범위가 2배로 늘어난다. 회색음영의 범위를 동적범위(dynamic range)라고도 한다. 8비트 영상은 1에서 256까지 255단계의 이용 가능한 동적범위를 가진다.

(10) 영상의 파일용량 계산

파일의 용량은 가로 매트릭스 × 세로 매트릭스 × Byte(8 Bit) 수로 계산한다. Byte의 수는 256계조 (28) 이하라면 1이 되고 256계조를 넘으면 2가 된다. 예를 들어 1024 × 1024 × 10 Bit의 영상인 경우 약 2 Mbyte의 파일 용량이 필요하다고 할 수 있다.

03 시술 재료와 기구(materials and devices)

일반 영상의학 검사와 달리 혈관조영술이나 인터벤션 시술은 검사의 목적과 특징에 따라 다양한 종류의 재료와 기구가 사용된다. 사용되는 재료들은 혈관의 크기와 모양에 따라 다양하며, 기구의 사용 목적과 기능도 다양하다. 이러한 기구들의 규격을 통일되게 사용하기 위해선 규격화된 단위와 약속이 필요하며, 아래와 같은 원칙으로 도량형을 적용하여 혈관조영술이나 인터벤션 시술에 사용되는 기구의 단위로 사용하고 있다.

1) 도량형의 원칙

- 안내철사(guide wire): 외경(outer diameter: O.D.)- inch(″)
- 안내피포(introducing sheath): 내경(inner diameter: I.D.)- French(Fr.)
- 카테터(catheter): 외경(O.D.)- French(Fr.), 내경(I.D.)- inch(″)
- 코일(coil), 풍선도관(balloon catheter), 스텐트(stent): 직경(diameter)- mm, 길이(length)- mm 또는 cm

2) 단위의 상호 관계

- 3 Fr. = 1 mm = 0.0394 inch = 19 gauge(G.)
  참고) 1 gauge = 1 inch 내에 들어갈 수 있는 hole의 수
- 1 atm(기압) = 14.7 psi(pound per square inch) = 1.0332 kg/cm^2
- 1 pound(lb) = 454g
- 1 kg = 2.2 lb

3) 바늘(needle)

(1) 혈관 천자용

일반적으로 혈관 천자에는 18 gauge 셀딩거 바늘(seldinger needle)을 사용한다. Seldinger needle은 탐침(바늘지지대, stylet)이 있는 것과 없는 것이 있으며 일반적으로 stylet이 있는 needle을 사용한다. 18 gauge Seldinger needle 은 0.035 inch의 안내철사가 그 안으로 통과할 수 있다. 동맥 천자가 어려운 소아 등의 환자에서는 21 gauge needle을 사용한다. 각 병원마다 차이는 있으며 현재는 보통 stylet과 삽입관(cannula)으로 이루어진 18 gauge 정맥주사용(IV용) 바늘(cath. needle)을 주로 이용한다(그림 1-3-1).

(2) 배액술용

배액술용 바늘은 주로 21 gauge Chiba needle을 사용한다. Chiba needle은 stylet이 있는 15~20 cm 길이의 Needle로 0.018 inch의 안내철사가 안으로 통과할 수 있다. 경우에 따라 18 gauge IV용 catheter를

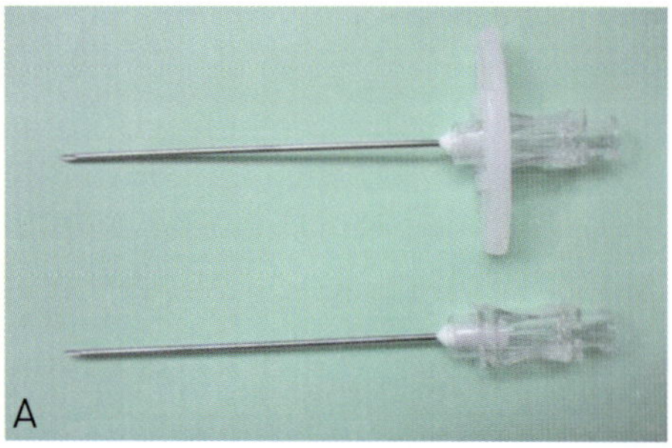
A

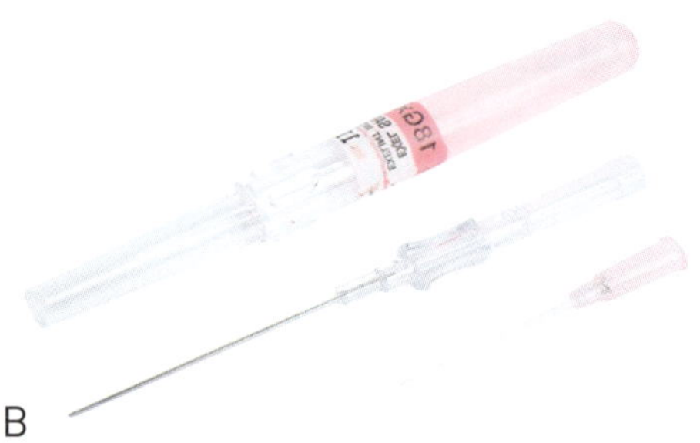
B

그림 1-3-1 혈관천자용 바늘

A. 셀딩거 바늘(seldinger needle), B. 정맥주사용(IV용) 바늘(cath needle)

사용하기도 한다(그림 1-3-2).

(3) 생검용

생검용 바늘(biopsy needle)은 18~21 gauge의 needle로 흡입 세포 생검용과 조직 생검용의 두 가지가 있다. 흡입 세포 생검용 needle은 세포를 많이 얻을 수 있도록 needle의 끝을 변형시킨 needle로 손으로 조작 흡입하여 생검을 시행하며, 조직 생검용 needle은 일반적으로 기계적인 방법으로 조직절편을 얻게 고안된 것을 사용한다.

(4) 기타

경정맥간내문맥정맥단락술(transjugular intrahepatic portosystemic shunt: TIPS)에 사용하는 16 gauge, 길이 55 cm의 콜라핀토 바늘(colapinto needle), 아래대정맥(하대정맥, inferior vena cava: IVC)의 Membranous obstruction을 뚫기 위하여 사용하는 Broken bough needle 등이 있다.

4) 피포(sheath)

피포(sheath)는 최초의 혈관 접근이 이루어진 다음 연이어 시술에 필요한 각종 catheter나 기구들이 통과할 수 있는 catheter의 일종이며, 외부피포와 이를 지지하는 확장기(dilator)로 구성된다(그림 1-3-3). 입구 부분에 지혈판막(hemostatic valve)이 있어 한번 sheath를 설치하면 더 이상의 출혈이 차단되며, catheter나 다른 기구를 삽입할 때 천자부위 혈관 내로 진입할 수 있게 해주는 기구이다. Sheath의 근위부에는 side port가 달려 있어 헤파린혼합생리식염수(heparinized saline)와 같은 시술에 필요한 약물의 주입이 가능하며, side port를 탈부착하는 제품도 있다. Sheath의 직경은 내경(I.D.)으로 표시하기 때문에 6 Fr. sheath의 경우 외경은 8 Fr.에 해당한다. Sheath의 길이는 매우 다양한데 긴 것은 80cm가 넘는 것도 있어 안내 카테터(guiding catheter)와 같은 역할을 할 수도 있다.

5) 안내철사(guide wire)

안내철사는 검사나 시술부위로 catheter 혹은 시술기구를 삽입하기 전에 이를 유도하는 기구이다. 안내철사는 일반적으로 원위부 끝(distal tip)과 Core(mandrel), Surrounding coil과 Covering(coating)의 4가지로 구성된다. 각 제품마다 길이와 모양의 core, tip 디자인이 다양하므로 도달하려는 혈관의 위치와 분지도 각도 및 직경 등에 따라 가장 적합한 것을 골라서 사용한다.

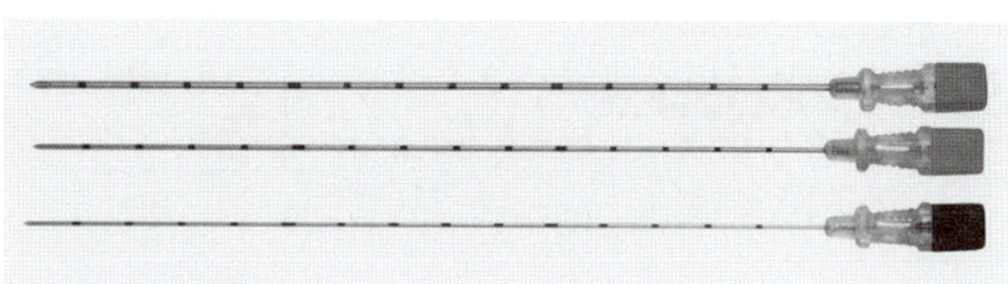

그림 1-3-2 배액술에 사용되는 chiba needle

안내철사의 끝 모양은 직선형(straight shape), 굴곡형(curved shape), J-형(j shape)의 3가지가 대표적이다. 끝 수정형 철사(tip shapeable wire)는 끝부분이 유연하여 원하는 각도로 구부릴 수 있다. 안내철사의 크기는 외경(O.D.)을 catheter의 내경과 같이 inch 단위로 표시하며, 전체 길이와 끝 부분의 curve 모양을 표시한다. 일반적으로, 임상에서는 inch 단위의 0을 빼고 두 자리 숫자로 부른다. 예를 들면, 0.038 inch인 경우는 "38 wire"라고 지칭한다.

비혈관계 시술에 사용하는 안내철사는 혈관계와 비교하여 강도가 강한(뻣뻣한) Lunderquist, Amplatz extra stiff wire를 사용하기도 한다.

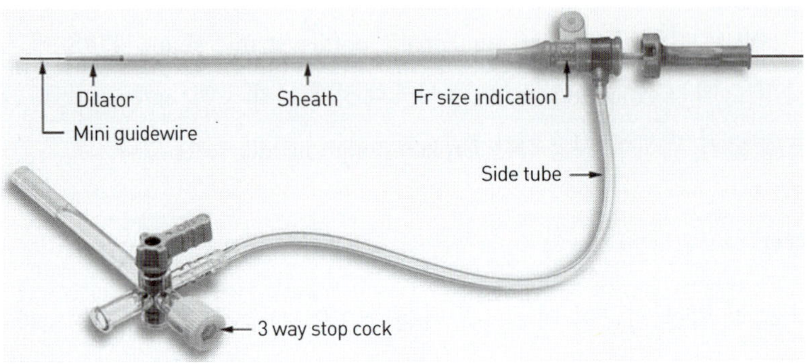

A

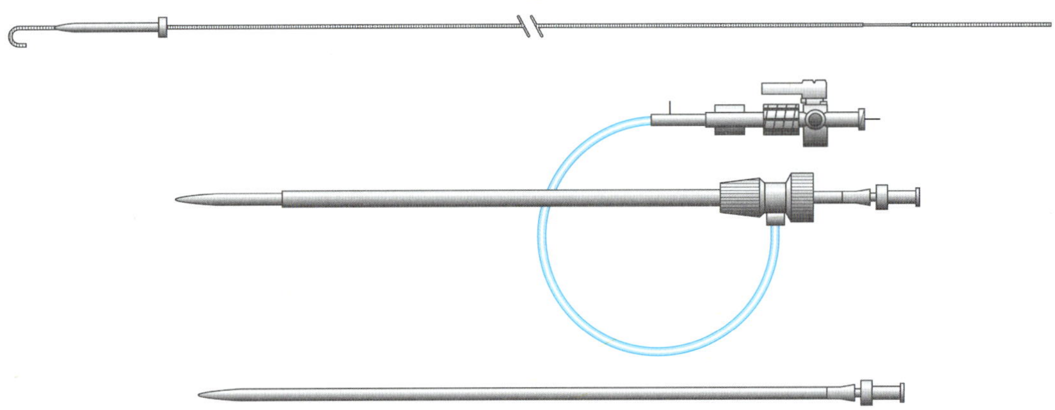

B

그림 1-3-3 A. 혈관조영술과 인터벤션시술에 사용되는 피포(sheath), B. 피포(sheath)의 구성품, 위부터 guide wire, sheath, dilator. (www.terumo-europe.com에서 인용)

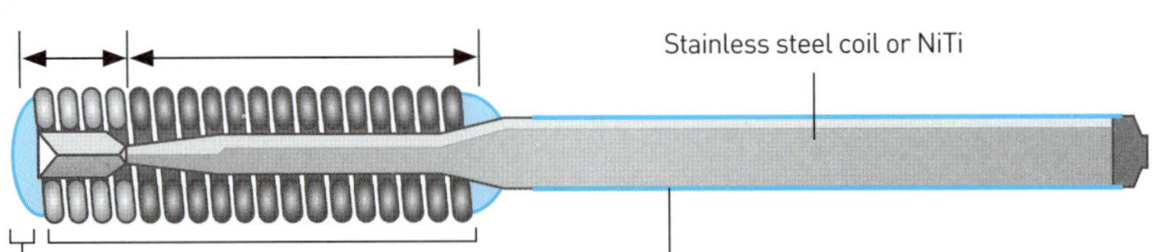

그림 1-3-4 안내철사(guide wire)의 내부 구조

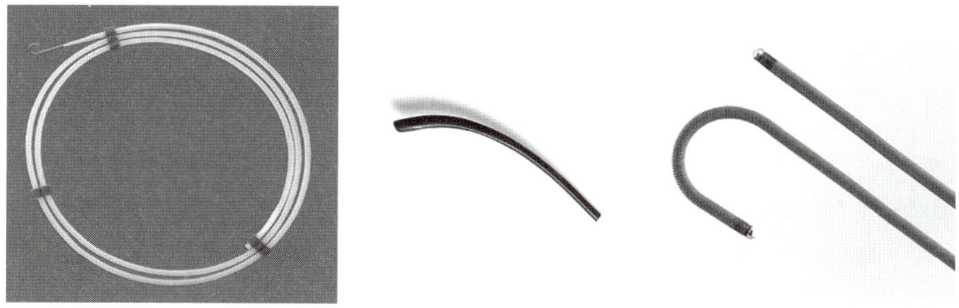

그림 1-3-5 검사나 인터벤션 시술에 사용되는 안내철사

재질은 스테인리스 스틸(stainless steel) 또는 Nikel과 Titanium을 합성한 니티놀(nitinol: Ni–Ti alloy)을 주로 사용하며, 안내철사의 바깥면은 접촉면과의 저항을 최소화하기 위하여 테프론(teflon, polytetrafluoroethylene: PTFE)과 같은 고분자재료를 이용하여 피복한다.

6) 카테터(catheter)

Catheter는 혈관 내로 원하는 양의 조영제를 안전하게 주입하기 위하여 사용되는 기구이며 다양한 크기의 catheter 내강으로 안내철사 혹은 시술기구들을 삽입한다. 또한, 원하는 혈관 분지를 선택하여 조영제를 주입할 목적으로 사용되는 기구이다.

본 장에서는 catheter의 일반적인 특징만 기술하고, 각 검사별로 사용되는 catheter의 주요 특징은 해당 분야에서 설명하고자 한다.

(1) 사양

외경, 내경, 길이, 측공(side hole)의 유무, catheter curve의 모양, 주입압력으로 정확한 사양을 나타낸다. 외경은 French단위로 표시(예: 5 Fr.)하고, 내경은 직경을 inch 단위(예: 0.035″)로 표시하며, 길이는 cm단위로 표시하고, side hole의 유무는 2S와 같은 방법으로 표시하며, curve의 모양은 앞부분의 모양(pigtail, cobra 등), 개발자(Yashiro 등)나 사용 목적 등을 구분하여 명명한다(그림 1–3–6).

(2) 선택

Catheter의 선택은 원하는 혈관 분지를 선택할 수 있는 다양한 모양(pigtail, RH, Yashiro, cobra)을 가지고 있으며, 원하는 양의 조영제를 주입할 수 있고(catheter 내경, 길이, 측공의 유무 및 개수), 원하는 부위까지 삽입할 수 있는 충분한 길이를 가지고 있고, 사용하는 안내철사가 내부로 삽입이 가능한 것을 선택하여 사용하게 된다.

(3) 종류

① 혈관조영용 카테터

혈관조영용 catheter는 주로 4~5 Fr.를 사용하며 일반적으로 회전력 조절(torque control)이 좋고 원하는 혈관 가지(vessel branch)의 선택이 가능하며, 사용 시 catheter 끝이 혈관에 상처를 주지 않으며, 원하는 양의 조영제 투입이 가능한 작은 catheter를 사용한다. 뇌혈관이나 심장혈관과 같은 직경이 작은 혈관을 검사하고자 할 경우에는 본래의 catheter 내부로 미세 카테터(micro catheter)를 동축성(coaxial)으로 삽입할 수 있으며, 이런 이유 때문에 micro catheter를 사용할 수 있는 충분한 내경을 갖고 있어야 한다. 주로 임상에서 사용되는 복부혈관검사와 머리, 목 혈관용 catheter는 표 1-3-1과 같다.

② 미세 카테터(micro catheter)

Micro catheter는 안내용(wire-guided)과 혈류방향형(flow-directed) catheter로 나뉜다. 사용은 4 Fr. 혹은 5 Fr. catheter가 미세 혈관 접근을 위한 안정적인 위치를 확보하고 나면 이 혈관용 catheter는 주카테터(main catheter)가 되고, 그 안으로 3 Fr.혹은 그 이하 직경의 micro catheter를 삽입하여 검사나 인터벤션 시술을 시행할 수 있다. 이와 같이, 1개의 동일한 종축 내강을 따라서 추가적으로 1개 혹은 그 이상의 micro catheter가 따라 들어가는 기법을 동축기법(coaxial technique)이라 한다.

③ 안내 카테터(guiding catheter)

Guiding catheter는 병변에 가장 가까우며 안정된 위치까지 접근시켜 그 내부를 통하여 micro catheter나 다른 직경의 혈관조영용 catheter를 삽입할 수 있도록 만든 큰 내경의 catheter를 말한다.

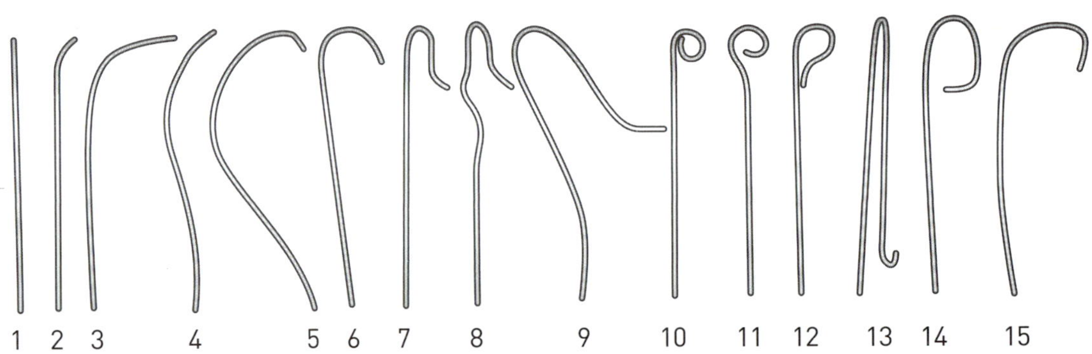

그림 1-3-6 각종 혈관조영술용 catheter

1. Straight, 2. Davis or Berenstein, 3. Multipurpose, 4. Headhunter, 5. Cobra C2(C1: tighter curve, C3: larger and longer curve), 6. Rösch celiac, 7. Simmons-1, 8. Mickaelson, 9. Simmon-2, 10. Pigtail, 11. Tennis racket, 12. Omni Flush, 13. Roberts, 14. Rösch hepatic, 15. Yashiro

표 1-3-1 주요 혈관 검사용 catheter

Visceral Angiography	Head & Neck Cerebral Angiography
– Cobra catheter – RH catheter – Yashiro catheter – Pigtail catheter – Multipurpose catheter – Renal double curve visceral catheter	– Newton catheter – Headhunter catheter – Simmons catheter – Berenstein catheter – Davis catheter

7) 멈춤꼭지(stopcock)

Catheter의 끝과 연결하여 사용하며, 혈류의 역류를 방지, 배액관의 세척(irrigation), 혈관조영 시 생리식염수를 쉽게 뽑아 쓸 수 있게 하고, catheter 내부로 약물을 섞어 주입할 수 있도록 하는 목적으로 사용하게 된다. 1방향(1–way stopcock)과 3방향(3–way stopcock)을 주로 사용한다.

8) 배액관(drainage catheter or drainage tube)

체내에 고여 있는 액체를 배액시킬 목적으로 사용하는 기구이다. 체내에 고여 있는 액체의 점도에 따라 배액관의 크기를 결정해서 사용한다. 일반적으로 여러 개의 side hole이 있는 것을 사용한다.

9) 확장기(dilator)

혈관, 담도 등을 천자(puncture)한 후에 catheter 또는 drainage tube를 삽입할 수 있도록 천자된 피부의 경로를 확장하는 데 사용하는 기구이다.

10) 시술용 재료와 기구(material and device for procedure)

(1) 색전물질(embolic materials)

색전물질은 혈관의 주행 이상(malformation, fistula)이나 출혈(bleeding)을 치료하기 위해 시술 재료로서 주로 치료부위의 폐색을 유도하기 위해 사용된다.

사용되는 색전물질이나 방법은 치료해야 할 병소(lesion) 혹은 질병 상황에 따라 매우 다르다. 색전술이 수술 전 색전인지 아니면 색전술 자체로 치료가 종료되는지, 일시적 폐색을 유도해야 하는지 혹은 영구적 폐색을 유도해야 하는지, 근위부를 폐쇄해야 하는지 원위부를 폐쇄해야 하는지, 색전 치료해야 할 장기나 병소는 어떤 종류인지, 색전해야 할 혈관이 말초혈관(peripheral blood vessel)인지 측부혈관(collaterals)을 갖고 있는 동맥인지 등을 알아야 적당한 색전물질이나 방법을 결정할 수 있다. 따라서, 색전물질이 물질을 흡수하는 데 필요한 시간, 혈관 깊숙이 침투하는 정도, 색전물질의 입자 모양,

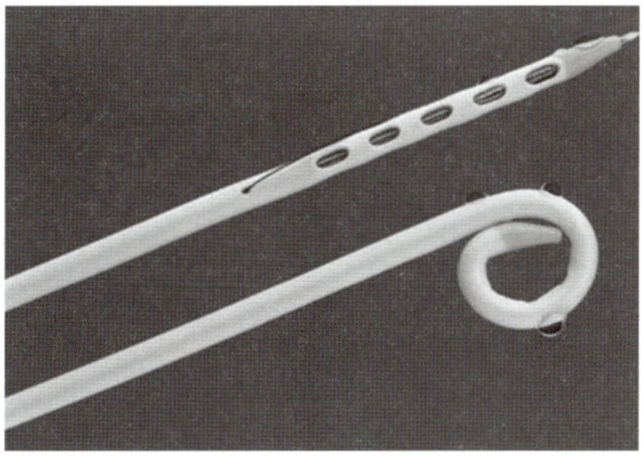

그림 1-3-7 배액관(drainage catheter or drainage tube)의 끝부분

(www.medicalexpo.com에서 인용)

크기 등의 특성을 고려해야 한다. 또한 색전물질의 크기분포와 압축성 같은 물리적 특성도 고려해야 한다.

이상적인 색전물질의 조건은 아래와 같이 정리하였으며, 색전물질의 화학적, 물리적 성질에 따라 체내 흡수성과 비 흡수성(absorbable, non-absorbable) 색전물질과 폐색기간에 따라 일시형, 영구형(temporary, long-acting) 색전물질로 나눌 수 있다.

(2) 이상적인 색전물질의 조건

- 생체 적합성이 좋고,
- 독성이 없어야 하며,
- 발암성이 없어야 하고,
- 어느 정도의 염증반응을 유발하며,
- 쉽게 catheter를 통하여 주입되며,
- 응집되지 않아야 하고,
- 혈관의 원하는 부위에서 효과적인 폐색을 유도할 수 있고,
- 모세혈관 등을 통하여 통과되지 않아야 하며,
- 모양은 구형일수록 좋다.

(3) 색전물질의(체내 흡수 여부에 따른) 분류

① 흡수성 색전물질(absorbable embolic material) – 일시적색전물질

- 자가 혈병(autologous blood clot)
- 젤라틴 스폰지(gelatin sponge)
- 미세 섬유성 콜라겐(microfibrillar collagen)
- 녹말 미세입자(starch microsphere)

② 비흡수성 색전물질(non–absorbable embolic material)

가. 입자성 색전물질

- 자가 지방 또는 근육(autologous fat or muscle)
- 폴리비닐알코올 입자(polyvinyl alcohol particle: PVA particle, contour TM)
- 폴리비닐알코올 미세입자(polyvinyl alcohol microsphere, contour SE, bead block)
- Tris–Acryl gelatin microsphere(embosphere, embogold)

나. 비입자성 색전물질(기구)

- 금속 코일(metallic coil)
- 견사 띠(silk streamers)
- 분리형 풍선(detachable balloons)
- 혈관용 플러그(vascular plug)

다. 액체 색전물질

- 무수에탄올(absolute ethanol)
- 요오드화 기름(iodized oil)
- NBCA(N−butyl−2−cyanoacrylate(histoacyl®, glue)
- 테트라데실황산나트륨(sodium tetradecyl sulfate, sotradecol)
- 끓는 조영제(boiling contrast media)
- 고장성 포도당액(hypertonic glucose solution)

(4) 주요 색전물질

① 자가 혈병(autologous blood clot)

흡수성 색전물질로서 색전 후 1~2일 후 용해된다. 시술 중 환자로부터 혈액을 받아 멸균 용기에서 clot를 만든다. 이때 주사기나 용기에 항응고제가 묻지 않도록 주의하고 헤파린과 같은 항응고제를 주입하기 전에 혈액을 얻어야 한다. 주로 외상으로 인한 음경지속발기 환자의 색전술에 사용된다.

② 젤라틴 스폰지(gelatin sponge)

콜라겐 단백질과 물을 끓여서 얻은 동물성 수용성 고분자이며 생체 내에서 가수분해되는 특징이 있다. 박판(sheet), 정육면체(cube), 분말(powder)의 형태로 상용화되어 있으며, 크기를 썰어서 쉽게 조절할 수 있어 임상에서 널리 사용되는 흡수성 색정물질이다. 조영제를 생리식염수와 1:1로 희석한 용액에 담가서 사용하며, 7~21일 정도에 체내에 흡수되어 혈관이 재개통된다. Gelfoam, Spongostan®의 상품명으로 판매되고 있으며, 주로 간동맥 화학색전술(transcatheter arterial chemoembolization: TACE) 등에 사용된다.

③ 미세섬유성 콜라겐(microfibrillar collagen, avitene)

소의 가죽에서 얻은 콜라겐 섬유로 만들며 지혈제로 사용된다. 미세섬유의 직경이 5 μm이고 길이가 70~200 μm이다. 혈관이 25~250 μm되는 혈관 폐색을 위해 사용되며, 색전 후 1주부터 시작하여 1~2

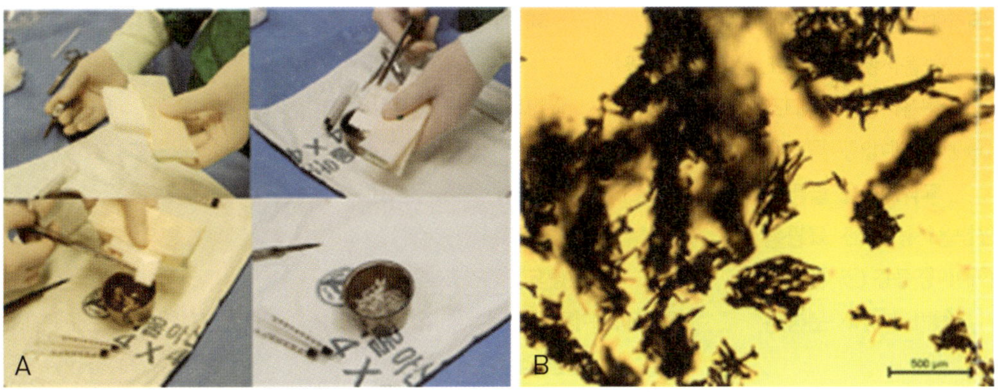

그림 1-3-8 젤라틴 스폰지(gelatin sponge)

A. gelfoam 사용 방법. B. gelfoam의 주사 전자현미경(scanning electromacroscopy) 사진

개월 정도면 재개통된다.

④ 폴리비닐알코올 입자(polyvinyl alcohol particle: PVA particle, contour TM)

입자성 영구색전물질로서 주로 뇌혈관, 혈관 기형, 수술전 종양 출혈 조절 목적으로 사용된다. 입자형이며 모양이 불규칙하고 50~1,000μm로 크기별로 다양하게 제작되며, 주로 동정맥기형 등에 사용된다. 상품명은 Ivalon, Contour, Contour SE 등으로 제조사별로 다양하다(그림 1-3-9).

⑤ 폴리비닐알코올 미세입자(polyvinyl alcohol microsphere, contour SE, bead block)

Polyvinyl alcohol microsphere는 ContourTM의 불규칙한 표면의 단점을 보완한 제품으로 크기는 500~700 μm, 700~900 μm, 900~1,200 μm의 세 가지 크기의 제품이 있다(그림 1-3-10). 상품화된 것은 5 mL 생리식염수에 들어 있으며, 개봉하여 5 mL 생리식염수와 10 mL 조영제와 섞어서 총 20 mL를 만들어 사용한다. 모양은 미세한 원형모양으로 응집되지 않아 색전하고자 하는 혈관의 원위부에서부터 색전술이 가능하다(그림 1-3-11).

최근 독소루비신(doxorubicin, 항암제)을 서서히 방출하는 Polyvinyl alcohol로 제작된 Bead 형태의 다양한 신제품(DC-BEAD®, Hepasphere®)들을 이용한 화학색전술이 시도되고 있다. 항암제 방출의 기전은 이온교환기전에 의해 실행된다. Polyvinyl alcohol microsphere(DC-BEAD)는 음이온을 띠고 있다. 독소루시신은 양이온을 띠고 있다. 로딩을 하면 음이온과 양이온이 결합을 하게 된다. 그러다 카테터를 통해 주입이 되면 혈액이 이온상태이기 때문에 이온결합이 풀리면서 약물이 방출된다.

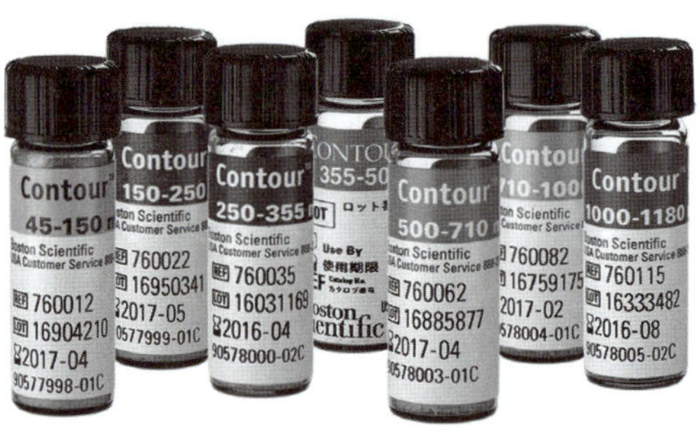

그림 1-3-9 폴리비닐알코올, polyvinyl alcohol particle(PVA particle, contour™)

(www.bostonscientific.com에서 인용)

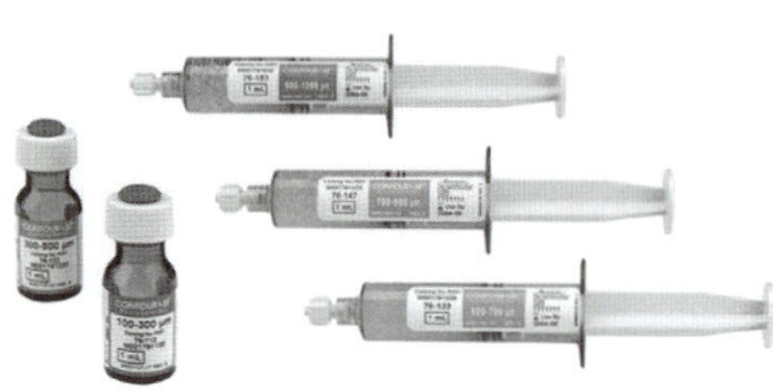

그림 1-3-10 입자성 색전물질(contour SE®)

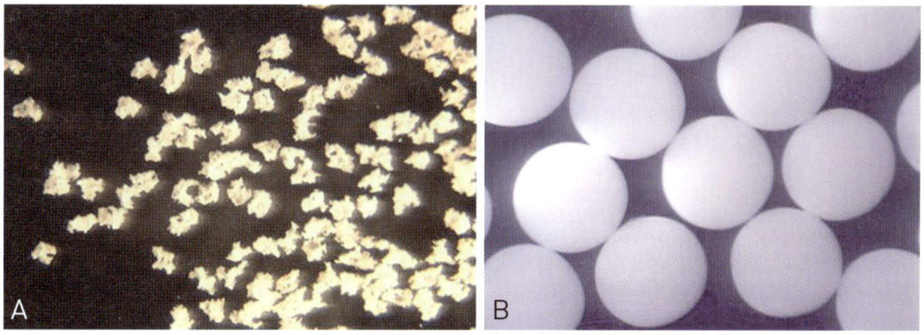

그림 1-3-11 ContourTM(A)와 contour SE®(B)의 미세 입자를 비교하기 위한 주사전자현미경 사진

⑥ 금속 코일(metallic coil)

금속 코일(metallic coil)의 자세한 설명은 각 시술별로 해당 분야에서 설명하고, 본 장에서는 일반적인 코일에 대해 설명하고자 한다.

영구적 비입자성 색전물질로서 스테인리스 스틸(stainless steel), 백금(platinum), 텅스텐(tungsten), 니티놀(nitinol) 등의 금속을 사용한다. 1970년대에 Stainless steel coil이 처음 사용되었고 Platinum coil은 micro wire의 끝을 절단하여 사용한 후 제품화되었다. 대부분의 코일에는 혈관 폐색을 촉진하기 위하여 섬유성 물질인 섬유(fiber)가 부착되어 있다. 코일의 모양은 spring type, tornado type, diamond type, J-type, C-type, straight type 등으로 다양하며 코일의 직경 및 길이 또한 다양하다(그림 1-3-12).

코일을 선택할 때에는 폐색하고자 하는 혈관의 크기, 모양 및 다른 코일이 삽입되고 남은 공간의 정도 등을 고려해야 하며 이에 따라 여러 가지 크기의 코일을 조합하여 사용하는 것이 바람직하다. 코일의 삽입방법은 조영제 또는 생리식염수의 압력을 이용하거나 안내철사 또는 coil pusher를 이용하여 밀어 넣는 방법을 사용할 수 있다. 혈류가 빠른 동정맥기형에서는 혈류유도형 catheter를 통하여 혈류의 속도를 줄여주는 목적으로 Fiber가 부착되어 있지 않은 얇은 코일이 이용되기도 한다.

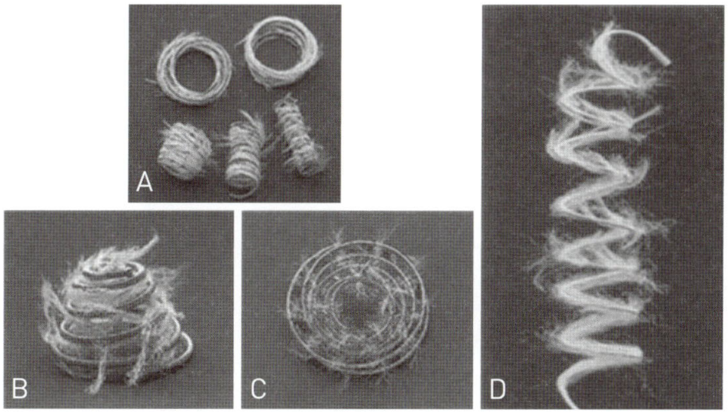

그림 1-3-12 다양한 형태의 금속 코일(metallic coil)

A. platinum coil, B. tornado coil, C. spiral coil, D. nester coil

코일이 본체와 분리(해리, detachment)되는 형태에 따라 전기적 해리가 가능한 백금 코일(Guglielmi detachable coil: GDC)과 기계적 해리가 가능한 텅스텐코일(mechanically detachable system coil: MDS coil) 등으로 나눌 수도 있으며, 영구적인 혈관의 색전을 필요로 하는 경우, 출혈, 동맥자루(동맥류, aneurysm) 등에 사용된다.

⑦ 분리형 풍선(detachable balloon)

풍선은 Latex 또는 Silicone으로 만들어지며, 분리형 풍선은 Hand-tied balloon과 Self sealed valve가 있는 balloon으로 구분할 수 있다. hand-tied balloon은 delivery catheter에 얇은 고무줄(latex)을 감은 후 폐색하고자 하는 혈관에 삽입하는 방식이고, self sealed valve의 경우는 valve에 delivery catheter의(coaxial catheter) 끝을 끼워서 사용하는 방식이다.

혈관을 폐색한 후 완전히 혈관색전이 되기까지는 대개 48시간 정도 소요되며, 큰 혈관에 코일만으로 색전술을 시행할 경우에 코일을 넣는 과정에서 코일 사이에 부착된 Fiber에서 발생된 혈전이 이탈되어 혈전증을 일으킬 수 있으므로 큰 혈관의 경우에는 폐색용 풍선 또는 폐색용 풍선과 코일을 병행하여 사용하는 것이 바람직하다. 주로 목정맥-해면굴샛길(경동맥-해면정맥동루, carotid cavernous fistula: CCF)의 색전술에 사용된다(그림 1-3-14).

⑧ 혈관용 플러그(vascular plug, amplatzer vascular plug®)

Amplatzer vascular plug®는 Nitinol wire mesh로 만들어진 자가팽창형 원통형 의료기구(self-expandable cylindrical device)로서 도관(introducer) 내에서는 압축되어 있다가 도관 밖에서는 원하는 모양으로 돌아와서 목적하는 혈관을 막는 기구이다.

주로 심방중격결손, 심실중격결손, 난원공개존 등을 막는 데 이용되어 왔으며, 135 cm의 Delivery stainless steel에 끝부분이 장착이 되어 있으며, 직경이 4~22 mm까지 2 mm의 간격으로 되어 있고, 길이는 7~8 mm 정도이다. Vascular plug를 원하는 위치에 전개(deploy)시키며 "적당한 직경이다" 판단되면 도입핸들(introduction wire)을 반시계 방향으로 돌려서 분리하면 된다. 보통 5~8F sheath를 이용하며, 위치가 만족스럽지 못하면 재위치시키거나 제거할 수 있다. 코일과 비교했을 때 하나만 사용하여 혈관을 막을 수 있고 원하는 위치에 설치하기 용이하며 응급상황에서 빠른 시간 내에 혈관을 폐색할 수 있다는 장점이 있다.

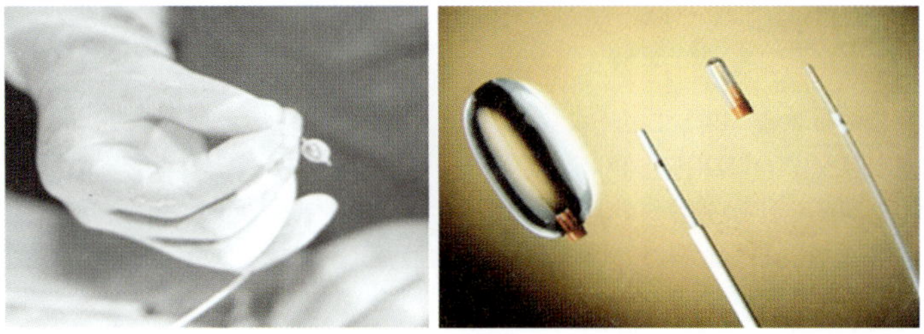

그림 1-3-13 분리형 풍선(detachable balloon)

⑨ 무수에탄올(absolute ethanol)

95% 이상 무수에탄올 사용하여 조직의 괴사를 일으켜 섬유화되는 기전을 이용한 색전물질로서 영구적인 혈관의 폐색이나 조직, 종양을 경색시키는 데 사용한다. 국소적인 혈류차단, ethanol 효과의 연장, 부주의로 인한 역류를 예방하기 위해 occlusion balloon을 사용하기도 한다. 색전의 정도는 양과 주입속도와 관계가 있으며, 투여량은 0.2 mL/kg을 원칙으로 한다. 수술이 불가능한 악성종양치료나 신장세포암과 같은 혈관종양의 수술 전 색전술 등에 사용된다.

⑩ NBCA[N–butyl–2–cyanoacrylate(histoacyl®) glue]

영구색전을 목적으로 사용되는 액체성 색전물질로서 흔히 glue 혹은 순간접착제라고 불리는 acrylic glue이다. 초기에는 공업용 접착제로 개발되었으며 의료용으로는 수술 창상 부위의 봉합에 사용되었다.

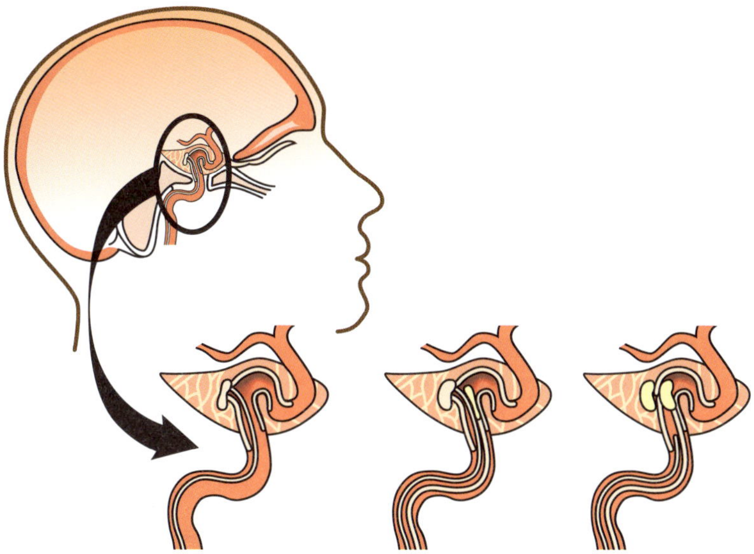

그림 1-3-14 분리형 풍선(detachable balloon)을 이용한 목정맥–해면굴샛길(경동맥–해면정맥동루, carotid cavernous fistula: CCF)의 색전술 과정

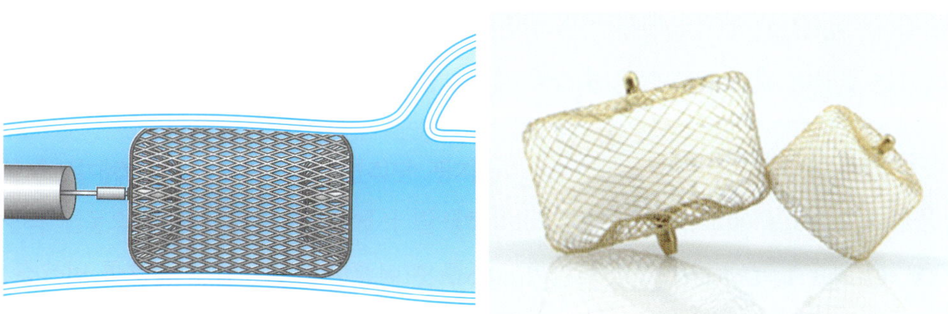

그림 1-3-15 혈관용 플러그(vascular plug, amplatzer vascular plug®)

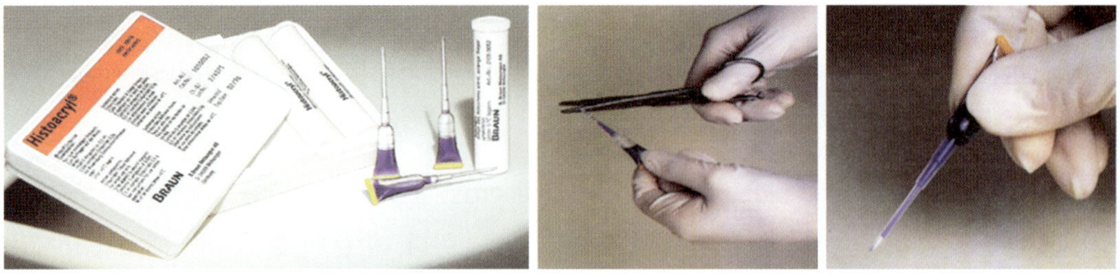

그림 1-3-16 **NBCA[N-butyl-2-cyanoacrylate(Histoacyl®)]**

(http://www.deprophar.be/Pages%20cat-NL/Chirurgie/1-Histoacryl.htm에서 인용)

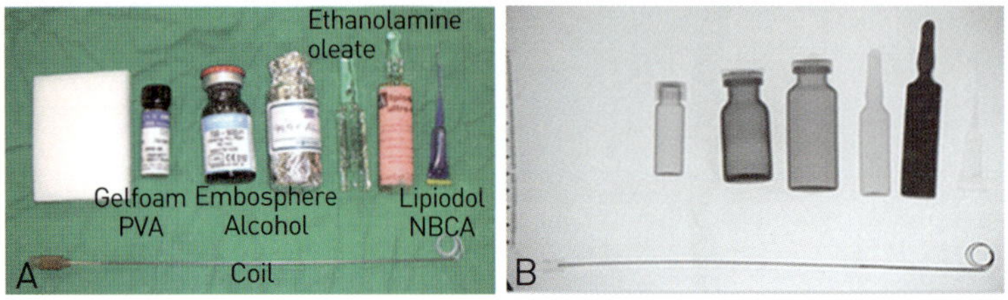

그림 1-3-17 **색전물질 방사선비투과도**

A. 임상에 상용되는 색전물질. B. 방사선 투시에 나타난 색전물질.

단량체(monomer)상태의 액체물질이며 혈액과 같이 이온성 용액을 만나서 분자화(polymerization) 됨으로써 응고되는 기전으로 사용이 시작되었으며, 대부분 micro catheter를 사용하여 미세혈관을 초선택한(super selection) 후 5% 포도당용액(5% D/W)과 같은 비이온성 용액으로 수세한(flushing) 후 주입한다. 이때 catheter가 NBCA에 유착되지 않도록 적절한 순간에 catheter를 제거한다. 또한, 방사선에 방사선비투과성(radio-opacity)이 없어 투시상에 관찰되지 않아 방사선비투과성을 높이기 위해 지용성 조영제인 리피오돌(lipiodol), Tungsten powder, Tantalum powder 등과 혼합하여 사용한다. 혼합비율에 따라 응고되는 시간에 영향을 미치므로 혈류의 속도와 병변 혈관의 크기에 따라 비율을 정하여야 하며 응고시간이 너무 지연되면 정상혈관까지 NBCA가 흘러 들어가 원하지 않는 혈관이 색전될 수도 있다. 일반적인 사용 비율은 NBCA:Lipiodol = 1:1~1:4로서 lipiodol의 비율이 높아질수록 중합반응이 늦게 나타나 혈액 내에서 굳는 시간이 길어진다.

동정맥기형(AVM), 빠른 혈류의 혈관 병변에서 효과적으로 사용되고 있으며, 사용 시 환자의 눈에 색전물질이 튈 수 있으므로 보호안경을 착용하여 보호한다. NBCA로 혈관을 색전한 경우 색전물질이 염증을 일으키는 원인이 될 수 있으므로 수술적 제거술을 시행한다.

(5) 풍선 카테터(balloon catheter)

① 확장용 풍선 카테터(balloon catheter for dilation)

1963년, Dr. Charles T. Dotter에 의해 확장기(dilator)를 이용한 동맥경화증 환자의 비수술적 치료법이 보고되고, 1974년 Dr. Andreas R. Gruntzig가 balloon catheter를 개발하면서 소개되었다. Balloon catheter는 혈관, 쓸개관(담관), 식도, 눈물관(비루관) 등과 같이 체내 관강장기(luminal organ)의 협착증이 발생하였을 때, 이를 확장시킬 목적으로 사용하는 의료기구이다.

Balloon catheter의 풍선부위(ballon part)의 직경은 mm로 표시하며, 선택되는 balloon catheter의 직경은 협착부위와 정상부위의 직경을 비교하여 결정한다(그림 1-3-19). 풍선부위의 길이는 병변의 길이에 따라 결정하며 혈관계 협착에서는 주로 2~4 cm를 사용하고 있다. Catheter의 굵기는 일반적으로 가늘수록 유리하나 병변부위를 지나서 밀어 넣을 만큼의 충분한 힘이 있어야 한다. 협착의 원인과 부위에 따라 협착을 넓힐 수 있는 풍선부위의 압력은 다르기 때문에 이에 시술 목적에 알맞은 압력에 견딜 수 있는 balloon catheter를 선택하여야 한다. 예를 들면, 동맥이나 식도 협착증의 경우에는 낮은 기압으로 확장이 가능하나 정맥의 협착은 높은 기압이 필요하다.

Balloon catheter의 압력에 따른 풍선부위의 직경변화에 따라 순응형 풍선 카테터(compliance balloon catheter)와 불응형 풍선 카테터(non-compliance balloon catheter)로 구분할 수 있다. Compliance balloon catheter는 풍선에 주어지는 압력이 낮고 높음에 따라 어느 정도 범위까지 풍선의 크기(직경)를 변화시킬 수 있는 catheter를 말하며, Non-compliance balloon catheter는 압력을 변화시키더라도 더 이상은 풍선의 크기(직경) 변화가 없이 일정한 크기(직경)를 유지하는 catheter를 말한다(그림 1-3-20).

풍선의 액면 압력(nominal pressure)이란, 풍선 카테터의 직경을 얻기 위해 필요한 확장 압력이고, 대개는 6~10기압이다. 풍선의 99.9%에서 파열이 일어나지 않는 압력을 최대 파열 압력(rate burst pressure: RBP)이라고 하는데, 최대 파열 압력은 안전한 범위에서 확장 압력을 올릴 수 있는 한계를 의미하므로 매우 중요하다. 제품마다 차이가 있으나 중등도 유순도 풍선은 액면 압력이 6~8기압, 최대 파열 압력이

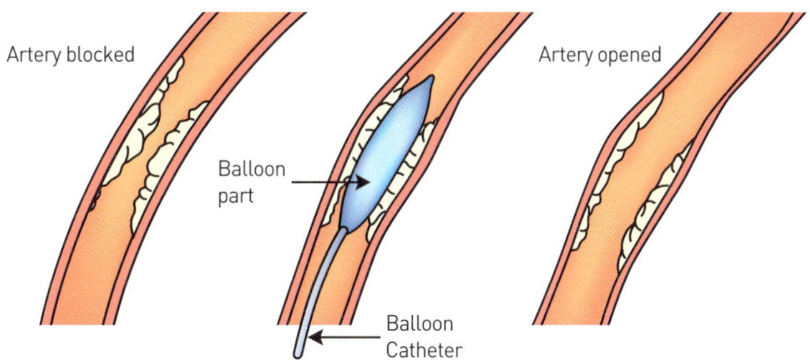

그림 1-3-18 Balloon catheter를 이용한 혈관 협착 치료의 모식도

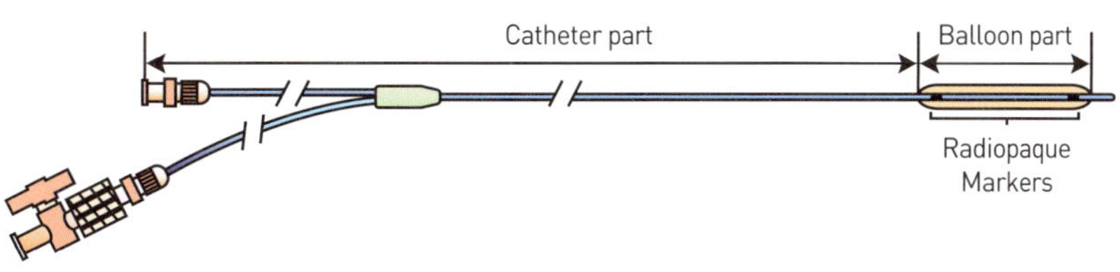

그림 1-3-19 일반적인 확장용 풍선 카테터의 구조

12~16기압이고, 비유순도 풍선의 액면 압력은 10~12기압, 최대 파열 압력은 18기압 이상이다. 평균 파열 압력(mean burst pressure: MBP)은 풍선의 50%에서 파열이 발생하는 압력으로서 제품에 표기되지 않는 경우가 대부분이다.

② 폐색용 풍선 카테터(occlusion balloon catheter)

폐색용 풍선 카테터는 일정 기간 동안 특별한 목적을 위해 혈류를 차단하는 데 사용된다(일시적 기계적 색전술). 혈류만을 차단할 목적이므로 구형(ball type)의 풍선은 확장용으로는 사용할 수 없으며, 낮은 압력에 파열되므로 주입할 수 있는 최대의 조영제 양과 그때의 풍선의 크기(직경)를 확인하여야 한다. 뇌혈관의 경우, 일시적으로 뇌혈류를 차단하여 그 후의 뇌기능을 평가하여 영구적인 폐색의 가능 여부를 확인하기 위하여 사용된다.

(6) 스텐트(stent, endoprosthesis)

인터벤션 시술에서 사용하는 stent는 협착된 체내 관강을 치료하기 위해 개발된 의료용 내강 확장용구로서 1969년 Charles T. Dotter에 의해 개발되었다. 최초의 stent는 스프링 코일 형태였으며, 실험견의 오금동맥(슬와동맥, popliteal artery) 삽입으로 시작되었다.

Stent는 사용된 재질에 따라 Plastic stent와 Metallic stent로 나눌 수 있다. 특히, Metallic stent는 체내에서 팽창되는 기전에 따라 풍선 확장형 스텐트(balloon expandable stent)와 자가 팽창형 스텐트(self

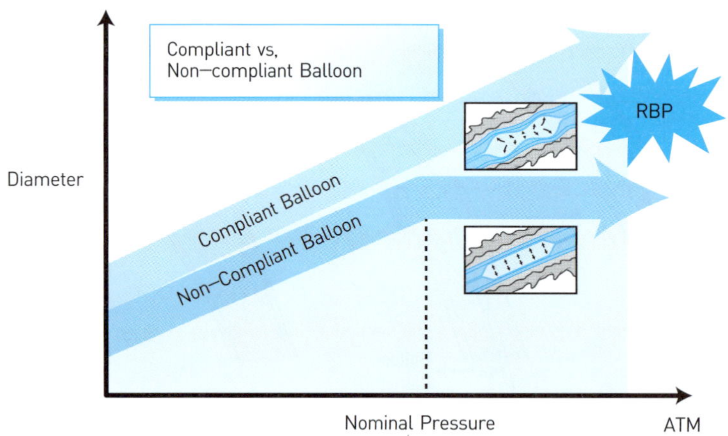

그림 1-3-20 순응형 풍선 카테터(compliance balloon catheter)와 불응형 풍선 카테터(non-compliance balloon catheter)의 풍선 카테터의 압력 변화에 따른 catheter의 크기(직경) 변화 비교

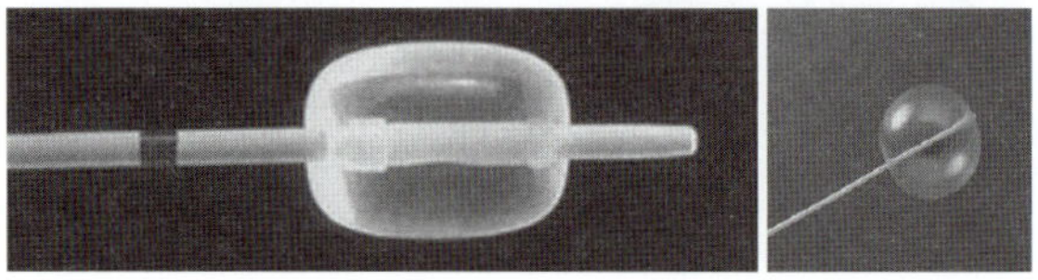

그림 1-3-21 폐색용 풍선 카테터(occlusion balloon catheter)

expanding stent)로 나눌 수 있으며, 제작방식에 따라 얇은 철사(wire)를 엮어서 제작하는 Wire construction type과 얇은 금속 튜브를 레이저로 미세 절단(micro cutting)하는 방식으로 구분할 수 있다. Plastic stent는 주로 비혈관계(non-vascular)에 사용되고 있으며, Metallic stent는 혈관 및 비혈관계 중재적 시술 모두에서 사용한다.

Stent의 재질은 생체적합성을 가지며, 불필요한 염증반응을 유발하면 안 되고, 탄성 반동(elastic recoil)을 극복할 수 있도록 충분히 강직하고, 내피의 성장을 억제하고, 구조적 안정성 확보를 위한 영속성 있는 표면을 갖추어야 한다. 또한 혈류를 방해하지 말고 stent 내면에 일정하게 내피화를 파급할 수 있어야 한다.

동맥혈관의 경우는 만성폐색의 재소통, 혈관성형술(percutaneous transluminal angioplasty: PTA) 후 폐색이나 혈류장애, 탄력반동(elastic recoil), 원위부 색전 유발병소, 혈관 박리, 원위부 우회로조성술(bypass surgery) 전의 혈류 유입 병소, 입구 병소 등에 적용되고, 정맥혈관의 경우는 만성 폐색의 재소통, 암종으로 인한 외부 압박, 재발성 협착, PTA후 합병증이 발생한 경우에 사용된다.

본 장에서는 풍선 확장형 스텐트(balloon expandable stent)와 자가 팽창형 스텐트(self expanding stent)에 대해 설명하고, 다른 특성의 stent는 해당 시술과 관련하여 설명하고자 한다.

① 풍선 확장형 스텐트(balloon expandable stent)

스스로 팽창할 수 있는 능력이 없는 stent로 balloon catheter의 외부에 stent가 장착되어 있는 형태이다. 풍선을 팽창시켜 stent를 혈관벽에 밀착시킨 후 풍선을 다시 원래대로 수축시켜 stent와 풍선이 분리된 것을 확인한 후 balloon catheter를 제거한다. Self expanding stent에 비하여 길이의 변화가 적어 원하는 위치에 정확히 설치할 수 있으나, 펴지는 힘(테장력, radial force)은 자가 팽창형에 비하여 약한 단점이 있다.

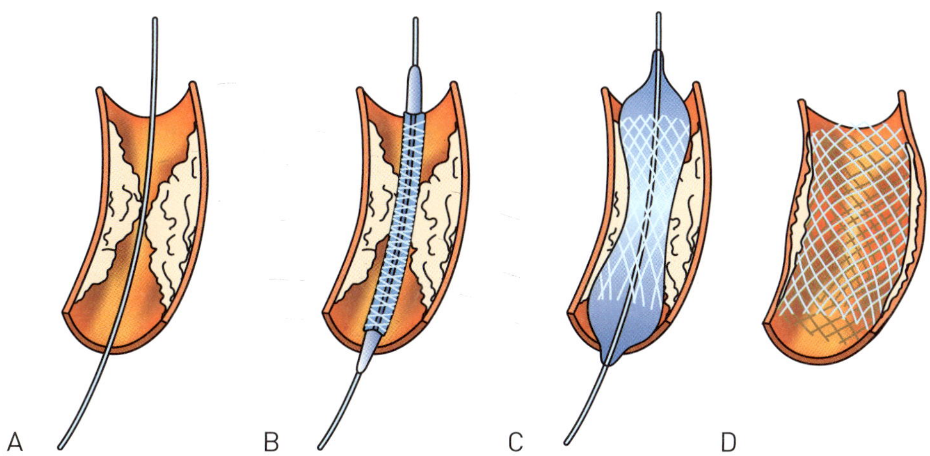

그림 1-3-22 풍선 확장형 스텐트(balloon expandable stent)를 이용한 stent insertion의 모식도

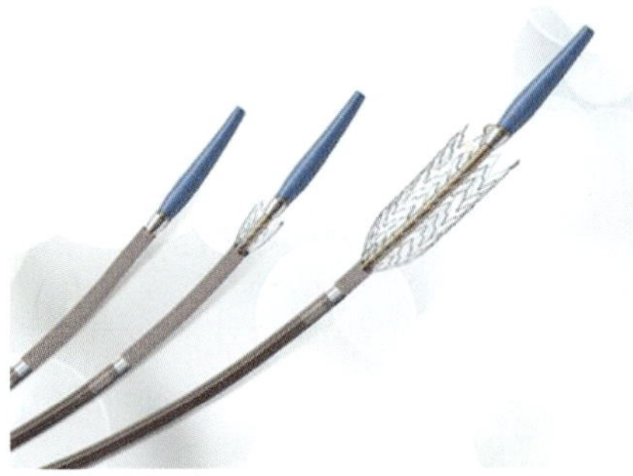

그림 1-3-23 자가 팽창형 스텐트(self expandable stent)가 스텐트 유도관(stent introducer sheath) 밖으로 전개되는(deploy) 모습

② 자가 팽창형 스텐트(self expanding stent)

확장용 풍선 카테터 없이 스스로 협착부위에서 팽창이 가능한 stent이며, 스텐트 유도관(stent introducer sheath) 내에 stent를 장착하여 협착부위에 삽입된다. Balloon expandable stent보다 유연하여 굴곡이 있는 혈관에 유용하며, 길이와 굵기가 다양하다. 단, stent를 펼칠 때 Balloon expandable stent보다 길이가 줄어드는(shortening) 단점이 있으나, stent를 설치하는 경우에 병변을 통과할 때 불필요한 조작을 줄이기 위하여 풍선 확장술을 생략함으로써 혈관 스텐트 삽입술 시 발생할 수 있는 원위부의 색전(distal embolization) 가능성을 줄일 수 있다. 주로 의료용 금속 재료(medical grade metal)로 많이 사용되고 있는 Stainless steel과 Nitinol이 사용되고 있다.

(7) 혈전용해제(thrombolytic drugs)

동맥과 정맥에서 발생하는 혈전(thrombus)의 발생과정은 서로 다르다. 동맥 내의 혈전은 빠른 동맥 혈류 내에서 발생하며 응집된 혈소판들과 소량의 섬유소(fibrin)로 구성되어 흰 혈전(white thrombi)이라고 하며, 정맥 내 혈전은 기본적으로 섬유소와 적혈구 응혈덩이(응괴, RBC coagulum)가 혼합된 형태로 구성되어 빨간 혈전(red thrombi)으로 불린다. 동맥내피의 동맥경화성 변화는 협착과 혈류의 변화를 유발하고 이러한 상황에서 혈소판들이 부착 및 응집되어 혈전 형성이 시작된다.

혈전용해술(thrombolysis)에 사용 가능한 용해제로는 스트렙토키나제(streptokinase), 리오프로(reopro), 유로키나제(urokinase), 조직플라스미노겐활성제(tissue plasminogen activator: t-PA) 등이 있다. 이 중 Streptokinase는 뇌출혈 위험성이 높고, t-PA는 가격이 비싼 단점이 있어 주로 urokinase를 많이 사용하고 있다.

Urokinase는 인체 내 콩팥에서 생산되는 단백질로서 직접 작용 프라스민 활성제(direct acting plasminogen activator)이며 사람의 소변을 정제하거나 DNA를 조합하여 생산되며, 15분 정도의 반감기를 가지고 있다. Urokinase는 혈류 속의 플라스미노겐(plasminogen)을 활성화시키고, 혈류 내의 플라스민(섬유소용해효소, plasmin) 농도가 높아지면 응고기전에 대한 영향이 분명해지고, 섬유소원(피브리노겐, fibrinogen) 농도가 낮아져 전신적 섬유소(피브린, fibrin) 용해상태가 나타난다.

① 스트렙토키나제(streptokinase: SK)

Streptokinase는 그룹 C 베타용혈성 연쇄구균(group C beta–hemolytic streptococcus)에서 추출한 단백질로 항원성을 갖는다. 따라서, 과민성반응을 포함한 알러지(allergy) 반응을 일으킬 수 있다. SK의 반감기가 항체와 결합된 상태에서는 16분으로 짧기 때문에 지속적으로 주입을 해야 한다. SK는 효소가 아니므로 plasminogen을 간접적으로 활성화시킨다. 즉, plasminogen에 결합해서 형태학적 변화를 일으키고 효소학적으로 다른 형태의 plasminogen으로 깨져서 plasmin을 만든다.

② 유로키나제(urokinase: UK)

Urokinase는 사람의 소변 내에 자연적으로 있는 단백질로서, 처음에는 사람의 소변에서 추출하다가 배양된 태아의 신장 세포에서 분리 정제하였고, 이어 재조합 DNA 합성 방법으로 제조 판매되었다.

1985년에 Dr. ThMomas O. McNamara와 John R. Fischer는 UK를 이용하여 용해제를 혈전 내부에 주입해서 혈전이 용해되는 시간 경과에 따라 catheter를 말초부위로 이동하는 새로운 방법을 제시하였다. UK의 반감기는 15~20분으로 SK와 마찬가지로 계속적인 주입이 필요하다. 하지만, SK와는 달리 plasminogen을 직접 활성화시킨다. 즉, 효소학적으로 plasminogen을 분해하여 plasmin을 만드는 세린단백질가수분해효소(serine protease)이다.

③ 조직플라스미노겐활성제(tissue plasminogen activator: t–PA)

t–PA는 단일 혹은 이 중 고리 형태로 동일한 작용을 하는 재조합DNA기술(recombinant DNA technology)로 만든다. 섬유소 용해 능력은 혈장 내에서 섬유소와 결합하지 않은 상태와 비교해서 결합한 상태일 때 1,000배로 작용이 증가한다. 항원성이 없고 6분의 반감기를 갖는다. 섬유소는 plasminogen과 t–PA가 붙는 곳에 발판으로 작용하고 plasminogen은 혈전이 생길 때 합성된다. 혈전 내에서 t–PA는 fibrin과 plasminogen과 함께 3부분으로 된 복합체를 형성하고 이때 plasminogen이 plasmin으로 바뀌면서 fibrinogen과 fibrin에 결합되면서 혈전용해가 일어나기 시작한다.

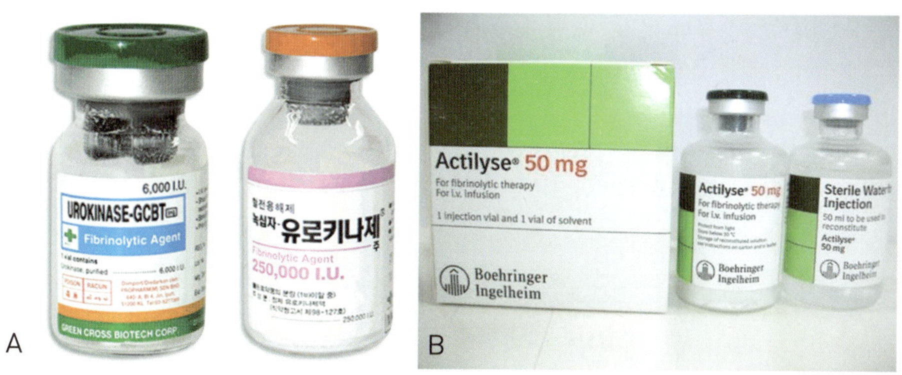

그림 1-3-24 임상에서 사용되고 있는 유로키나제(urokinase: UK, A)와 조직플라스미노겐활성제(tissue plasminogen activator: t–PA, B)

(8) 지혈기구

고전적인 지혈방법은 시술자가 약 15분 정도 천자부위를 손으로 압박해서 지혈된 후 4~8시간 침상안정하는 방법(manual compression)이나, 지혈시간이 길어 시술자에게 부담뿐만 아니라 장시간 침상안정으로 인한 환자의 불편감을 덜어주기 위해 지혈기구를 사용하게 되었다.

① 생체흡수성 재료를 이용한 기구(vasoseal®, angio–seal® exoseal, femoseal®)

혈관 안에 위치하게 되는 고정체와 혈관 밖에 위치하게 되는 콜라겐 플러그가 동맥 천자부위를 안팎에서 샌드위치처럼 눌러 지혈하는 것이다. 현재는 콜라겐 대신 생체에 흡수되는 Poly Glycolic Acid(P-GA) plug, 합성폴리머 등을 사용하고 있다.

② 봉합을 이용한 기구(prostar®, perclose®)

봉합사를 이용하여 천자로 인한 동맥 절개 부위를 봉합하여 지혈하는 것이다. 혈전 형성으로 인한 지혈과는 무관하며, 봉합된 부위에는 30일 이내에 내피세포증식이 생긴다고 알려져 있다.

③ 지혈압박 보조기구(femostop®, safeguard®, easystop®)

주로 공기 압력을 이용한 압박기구이며, 체내에 이물질을 남기지 않기 때문에 간동맥 화학색전술 같은 종양 인터벤션 치료를 위한 환자에게 동맥 천자를 반복해야 할 때 적합하다. 이 기구들은 술기가 단순해서 성공률이 높고 manual compression에 비하여 환자와 지혈자 모두에게 편리하다.

④ 지혈용 패드(neptune PAD®, clo–sur PAD®, glyco SL®)

Manual compression 시 천자관으로 Procoagulant material이 스며들어 주로 혈액응고를 촉진하고 부수적으로 혈관 수축과 혈소판을 자극하는 효과가 있어 결과적으로 지혈을 촉진하여 manual compression을 단축하는 효과가 있다.

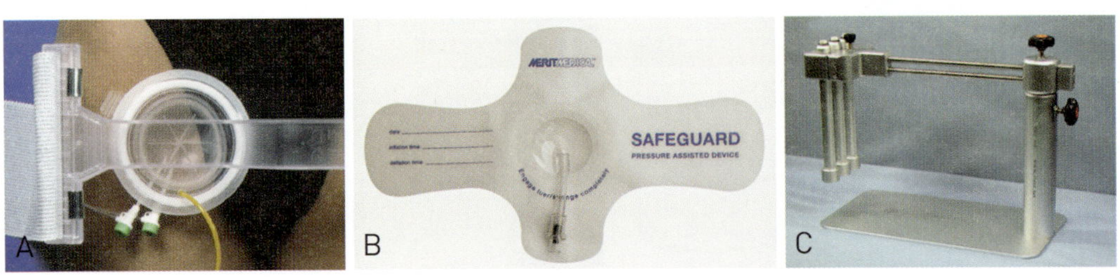

그림 1-3-25 상용화된 지혈압박 보조기구

A. Femostop®, B. Safeguard®, C. Easystop®

(http://www.cathlabdigest.com/articles/Mechanical–External–Compression–FemoStop%C2%AE–plus, http://merit86.rssing.com/chan–6338282/all_p4.html에서 인용)

표 1-3-2　임상에서 사용되는 상용화된 지혈용 패드와 기구

제품명	제조사	지혈 기전	건강보험	용도	제품 그림
SuperStitch	Sutura® -USA	Suture	비급여	대퇴 동맥	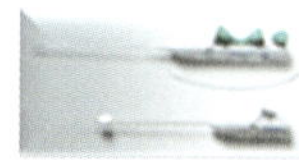
PERCLOSE PROGLIDE	Abbott® -USA	Suture or Clip	비급여	대퇴 동맥	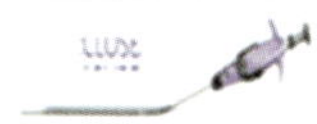
Angio Guard	ST.JUDE MEDICAL-USA	Anchor @ collagen seal	비급여	대퇴 동맥	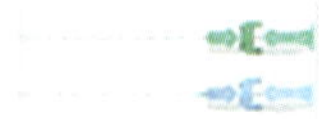
Safe Guard	Datascope-USA	Ballon	비급여	대퇴 및 요골 동맥	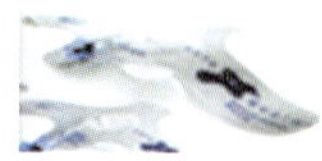
Clo-Sur P.A.D ™	Scion CV-USA	PAD Maunal compression	비급여	대퇴 및 요골 동맥	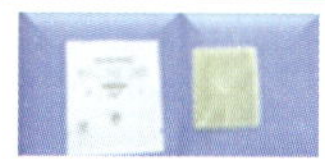
NEPTUNE	TZ Medical-USA	PAD Maunal compression	비급여	대퇴 및 요골 동맥	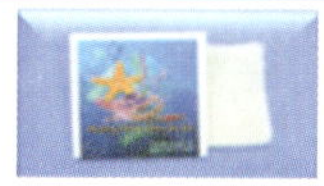

04 조영제(contrast media)와 자동주입기(auto injector)

1) 조영제(contrast media: C.M.)

(1) 개요

인체 내에 투입하여 조직의 방사선투과도의 차이를 극대화하여 혈관과 같은 관강장기(luminal organ)의 영상대조도를 증가시켜 방사선영상에서 쉽게 조직을 구분할 수 있게 하는 물질(약품)이 조영제이다. 인체는 원자번호가 상이한 물, 단백질, 지방 등으로 이루어져 있으며 조직의 방사선 투과도(감약, 흡수)의 차이에 의해 의료영상이 만들 수 있다.

진단을 목적으로 한 검사에서 사용되는 조영제는 크게 양성 조영제(positive C.M.)와 음성 조영제(negative C.M.)로 구분할 수가 있다. 대표적인 Positive contrast media는 황산바륨($BaSO_4$)과 요오드(iodine)가 있으며 방사선 투시영상에서 흰색으로 표현되며, Negative contrast media에는 공기, O_2, CO_2 등이 사용되며 방사선 투시영상에서 검은색에 가깝게 표현된다. 음성 조영제는 X-선을 많이 흡수하지 않기 때문에 음성 대조 효과를 나타낸다.

조영제의 발전 과정은 다음과 같다.

1896년부터 X-선을 흡수하는 요오드가 양성 조영제로 알려져 소화기 또는 요로 조영에 사용하였으나, 독성이 강한 이유로 널리 사용되지는 않았고, 처음 상용화된 요오드 조영제는 1923년에 유용성인 리피오돌(lipiodol)이 공기 대신에 척수 조영(myelography)에 사용되기 시작했다. Lipiodol은 기관지 조영에도 사용되었고, 이후에는 자궁자궁관조영(자궁난관 조영, hysterosalpingography), 림프 조영(lymphography)에도 사용되었다. 그러나 lipiodol은 폐나 말초혈관에 지방성 미세색전을 일으킬 수 있으므로 요즘은 많이 사용되고 있지 않지만 간세포암 색전술 시 항암제와 혼합하여 색전물질로만 사용되고 있다.

요오드 조영제의 기본구조는 벤젠핵을 중심으로 곁사슬(side chain)의 물질에 따라 조영제의 조영효과와 약리효과가 변화되며, 곁사슬의 카르복실 그룹(carboxyl group)에 따라 이온 및 비이온성의 성질이 결정되며, iodin의 수는 방사선의 대조도를 결정한다. 조영제는 혈관 내로 직접 주입되므로 적당한 수용성을 가져야 하며 인체 내에서 안전성이 요구된다(그림 1-4-1).

이온성 조영제(Ionic C.M.) 개발 후 비이온성 조영제(non-ionic C.M.)가 개발됨으로써 삼투압과 독성이 줄어드는 효과를 얻을 수 있었다. 또한 벤젠핵이 하나인 단량체(monomer)에서 두 개인 이량체(dimer)로 변화함에 따라 조영효과는 더욱 증가하고 삼투압도 줄일 수 있으나 분자가 커짐에 따라 점도가 상승하는 단점이 있다.

요오드가 수용성조영제로 사용되기 시작한 것은 1923년으로 요오드화나트륨(sodium iodide)를 정맥 요로조영에 사용하면서부터이다. Sodium iodide는 높은 독성에도 불구하고 당시에 우수한 조영증강 효과 때문에 널리 사용되었다. 1944년에는 최초의 Ionic triiodinate 조영제(acetrizoate)가 개발되었고, 1950년대 초부터 피리딘 유도체(pyridine)에서 벤젠 유도체로 바뀌었는데 이 벤젠유도체는 3개의 요오드 원자를 함유하고 있어 Triiodinated benzoic acid유도체라 한다.

1950년대부터 1970년대까지 조영제 첨가물질로 메글루민(meglumine)을 사용하는 다양한 이온성 단량체(ionic monomer) 구조의 조영제가 개발되었다(urografin, hypaque, isopaque, conray, telebrix, Ray-vist). 이 조영제들의 공통점은 음이온과 양이온으로 해리되는 이온성 조영제로서 결과적으로 높은 삼

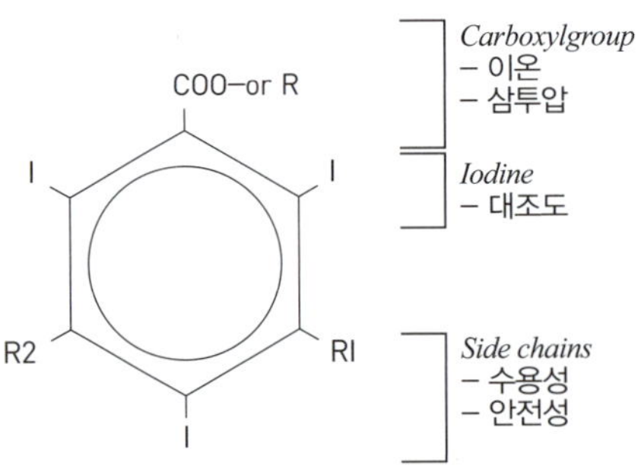

그림 1-4-1 이온성 조영제의 기본구조

표 1-4-1 요오드 원자수에 따른 조영효과

	요오드 원자수(a)	입자수(b)	요오드원자/입자(a/b)*
이온성 단량체(ionic monomer)	3	2	1.5
비이온성 단량체(non-ionic monomer)	3	1	3
이온성 이량체(ionic dimer)	6	2	3
비이온성 이량체(non-ionic dimer)	6	1	6

투압(혈액의 7배까지)을 가지고 있다.

1960년대 말 Almen으로부터 이러한 고삼투압과 전하를 띠는 성질이 조영제 부작용의 원인이라는 이론이 제기된 후 1974년에는 Ionic monomer의 단점을 극복하기 위해 분자 중 수산기(−OH)를 해리되지 않는 기로 치환시켜 최초의 비이온성 단량체(Non−ionic monomer) 구조의 조영제인 Metrizamide가 개발되었다. 이 조영제는 낮은 삼투압과 비이온성(Non−ionic) 조건 때문에 안전성이 향상되어 부작용의 빈도가 높은 척수조영과 말초조영에 주로 사용되었으나 사용 전에 용매에 희석해야 하는 불편함이 있었다. 이러한 불편을 해결한 다양한 Non−ionic monomer 조영제가 1970년부터 1980년대에 다수가 개발되었다(Omnipaque, Iopamiro, Ultravist, Optiray, Imagopaque). 이 조영제들은 부작용의 위험이 더욱

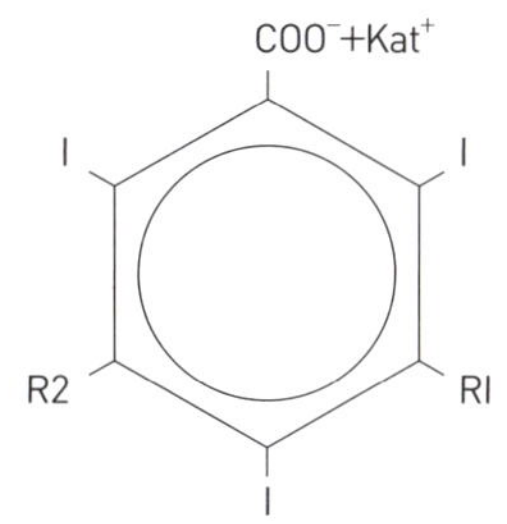

그림 1-4-2 이온성 단량체(ionic monomer). triiodinated benzen핵에 carboxyl group이 있음

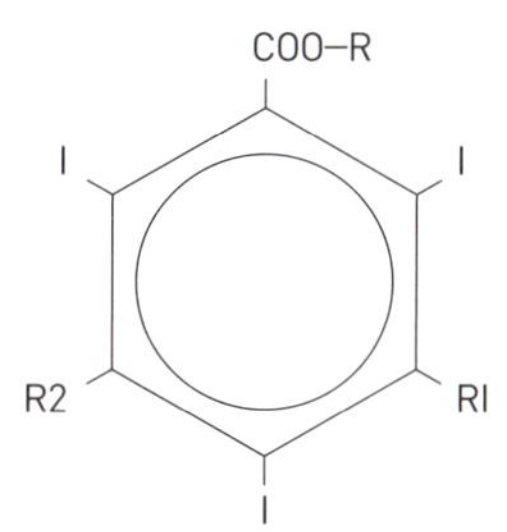

그림 1-4-3 비이온성 단량체(non−ionic monomer)

triiodinate benzen핵에 3개 이상의 수산기(Hydroxyl group)이 있으며 carboxyl group 이나 기타 이온화 될 groups이 없음

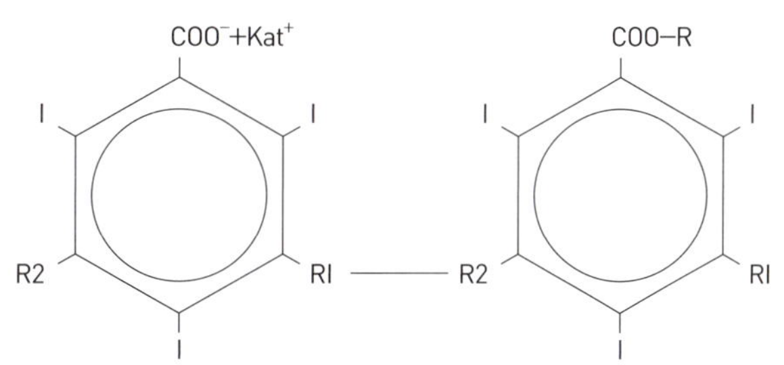

그림 1-4-4 이온성 이량체(ionic dimer)

두 개의 Triiodinated benzen핵이 carbon chain으로 연결되어 있고 두 개 중 한 개의 벤젠핵에는 carboxyl group이 있음

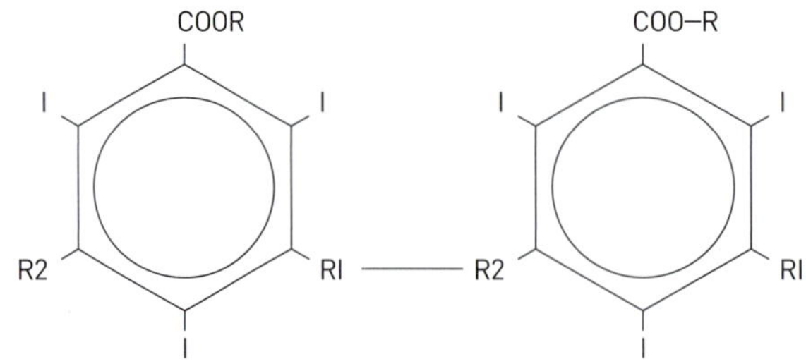

그림 1-4-5 비이온성 이량체(non-ionic dimer)

두 개의 Triiodinated benzen핵이 carbon chain으로 연결되어 있고 여러 개의 hydroxyl group가 있으며 이온화 groups

감소되어 담도, 림프계를 제외한 인체 모든 부위의 촬영 및 시술에 지금도 널리 사용되고 있다. 같은 시기에 이온성 이량체(ionic dimer) 구조의 조영제가 개발되었는데(Hexabrix), 이 조영제는 삼투압은 낮아졌으나 Ionic이므로 여전히 부작용이 많은 단점이 있다.

1990년대부터 삼투압이 혈액과 등장성인 Non-ionic dimer 조영제(isovist, visipaque)가 개발되어 사용되고 있다. 현재까지 개발된 조영제는 아래와 같이 4개의 그룹으로 나눌 수 있다.

(2) 조영제의 화학적 특성

조영제의 기능은 투여된 인체기관이나 어느 일부분을 X-선에 대해 비투과성이 되도록 하는 것이다. X-선은 전자에 의해 흡수되는데 흡수되는 정도는 원자번호에 비례한다. 그러므로 원자번호가 높고 생체 내에 적용할 수 있는 물질이면 조영제로 사용 가능하나 현재로서는 요오드가 혈관 및 척수강 내에 적용하기 위한 조영제로서 갖추어야 할 대부분의 화학적 요건을 갖춘 유일한 물질이다.

① 수용성(water solubility)

체내에서 조영제 대조도를 얻기 위해서는 적어도 100 mg/mL의 요오드 농도가 필요하다. 그러나 혈관 내에 사용할 경우 즉시 혈액과 희석되므로 충분한 대조도를 얻으려면 고농도의 요오드를 적용하여야 한다. 이런 이유로 조영제는 용기나 주사기 안에서 또는 인체 내에서 결정이 형성되지 않을 정도로 높은 수용성을 가지는 것이 필수적이다. 수용성을 높이기 위하여 조영제에는 염기류와 3개 이상의 수산기(hydroxyl group, −OH) 및 친수성이 높은 물질들로 구성된다.

② 점도(viscosity)

용액의 점도가 높을수록 혈액과 희석되는 데까지 걸리는 시간이 지연될 수 있으나 임상에서 사용 시 점도가 높으면 주사속도를 빨리할 수 없다. 특히 카테터로 주입하는 경우에 점도가 높으면 원하는 양만큼 조영제를 주입할 수 없어 대조도가 저하된다. 안전성 측면에서도 점도가 높으면 혈류속도가 감소하므로 혈류장애를 유발하고 혈관확장(vasodilatation) 및 혈관내피세포(vessel endothelium)가 조영제에 장시간 노출되는 단점이 있다. 또한 혈액뇌관문(blood brain barrier: BBB)과 콩팥세관(신세관, renal tubules)에 손상을 줄 수 있다. 점도는 조영제를 구성하는 분자의 크기 및 요오드 농도와 비례하며 온도와 반비례한다. 삼투압을 낮추고 수용성을 높이기 위하여 dimer 및 많은 hydroxyl group 등을 배열하여 분자의 크기가 커지면 점도는 증가하나 조영제의 온도를 체온(37℃) 정도로 가온하면 점도는 50% 정도 감소될 수 있다.

③ 삼투압(osmolality)

용액의 삼투압을 결정짓는 요인은 용액 중에 존재하는 입자수에 비례한다. 조영제 용액에 용해된 입자수에 대해 요오드 원자의 수를 증가시키면 삼투압을 저하시킬 수 있다. 특히 이온성 조영제는 1개 분자가 용액 중에서 2개의 입자로 이온을 해리하기 때문에 입자수가 증가되어 삼투압이 높다.

혈관 주사제의 경우 체액에 근접한 삼투압(290~300 mosmol/kg · H_2O)을 가지는 것이 좋다. 삼투압이 높으면 혈관 내로 수분을 유입하여 혈량과다증(hypervolemia)을 유발시켜 심장운동부하를 증가시킬 수 있고 혈관이 이완되어 혈압이 저하될 수 있다. 또한 적혈구용혈(erythrocytolysis) 현상과 같이 혈구세포를 변형시키고 내피세포 투과성을 변화시킨다. 혈구세포의 변형은 혈전을 발생하는 원인이 될 수 있다. 통상 국소통증을 유발하는 용액의 삼투압을 600 mosmol/kg · H_2O로 정하고 있어 이보다 높을 경우 국소통증 및 작열감을 유발한다.

④ 요오드 농도(iodine density)

X-선 흡수물질로서 안정성이 높은 요오드가 함유되어 영상의 대조도를 나타낸다. 요오드의 농도에 따라 사용하고자 하는 조영효과를 나타낼 수 있다. 요오드 자체의 약리작용은 규명되지 않았으며 요오드 농도는 X-선 농도를 결정하며 mgI/ml 로 표시한다. 검사부위, 검사기법, 환자상태 등에 따라 요오드의 농도와 용량을 적정하게 선택한다. 요오드 농도가 높을수록 점도가 증가하며 요액내 요오드의 입자가 증가하므로 삼투압 또한 증가된다.

⑤ 화학적 안정성(chemical stability)

조영제는 일반적으로 안정하기 때문에 차광하여 실온에 보관할 경우 수년이라도 안정하다. X-선 조영제의 첫 번째 분해산물로는 요오드를 들 수 있는데 조영제가 빛에 노출되거나 주변에 구리이온이 혼재할 경우 요오드가 분리될 수 있다. 이런 경우를 대비하여 에틸렌디아민 사아세트산(ethylenediamine-tetraacetic acid: EDTA)을 첨가하여 요오드가 분리될 경우 재결합하여 요오드에 의한 부작용 발생을 막을 수 있게 한다. 또 다른 첨가제로는 중성의 pH농도를 유지하기 위하여 완충제(buffering agent)를 첨가한다. 중성의 pH농도는 혈관내피세포에 자극을 방지한다.

(3) 조영제의 부작용

조영제에 의한 부작용은 조영제의 용량이나 농도에 따라 부작용을 예측할 수 있는(predictable reaction) 용량 의존성(dose dependant)과 원인을 잘 알 수 없고 발생이 예측하기 어려운(unpredictable reaction) 과민증성 반응(anaphylactoid reaction)이 있다. 이것은 Anaphylaxis와 유사하다고 하여 명명한 것으로 삼투압이나 조영제의 용량과 관계없이 발생하며 심지어는 1 mL 정도의 시험용량만으로도 사망할 수 있다.

조영제의 삼투압이나 이온성 여부에 따라 많이 좌우되는 부작용으로는 작열감(hot Flush), 오심(nausea), 구토(vomiting), 가벼운 피부반응 등이 있고, 부작용의 정도에 따라 다음과 같이 나눌 수 있다.

① 경미한 반응

얼굴, 목, 외부 생식기 등의 작열감, 가려움, 두드러기 오심, 구토, 미각이상, 재채기, 불안감, 기침, 호흡곤란 등으로 이온성 조영제는 최고 15%, 비이온성 조영제는 최고 3% 정도이다.

② 중등도의 부작용

경미한 반응과 동일 증상으로 그 정도가 좀 더 심한 경우로 특히 두드러기(urticaria), 구토, 호흡곤란, 불안감 등이다.

③ 심각한 부작용

중등도의 부작용 증상이 매우 심하게 나타나는 경우로서, 특히 호흡곤란, 기관지경련, 저혈압, 불안감으로 인한 불면증, 성문 부종, 발작 및 의식장애 등이다.

부작용의 발생 시간은 주사 즉시 발생하기도 하지만 대개는 수 분 후에 발생하는 경우가 많다. 부작용 발생 시간은 60% 정도가 주사 후 5분, 30%가 10~20분 후에 발생한다. 그러므로 주사 후 얼마 동안은 환자를 관찰하는 것이 필요하다. 심각한 부작용 중 기관지 경련이 심해져서 후두 및 경부 부종으로 기도가 막힐 수 있고, 심혈관계 협착으로 급성 폐부종, 심한 저혈압, 혈류감소에 따른 쇼크, 심부정맥 및 심박동 정지가 일어날 수 있다. 또한 이러한 증상으로 드물게는 사망할 수 있다(1/170,000). 기타 발생할 수 있는 합병증은 다음과 같다.

④ 지연부작용(late adverse reaction)

조영제 주입 후 1시간에서 7일 사이에 발생한다. 피부발진, 열감, 오심, 오한, 구토, 관절통 등이 보고되고 있으나 피부발진 이외의 증상은 조영제와 상관이 없는 경우가 많다.

⑤ 혈관밖유출(혈관외유출, extravasation)

조영제가 혈관 밖으로 유출되어 주위 조직 내에 고이는 상태이며, 작열감, 통증, 부종, 물집이 생기고 심하면 피부궤양, 조직손상이 발생할 수 있다.

⑥ 급성콩팥기능상실(급성신부전, acute renal failure: ARF)

콩팥의 기능이 저하된 환자에서 다량의 조영제를 사용하면 급성콩팥기능상실이 발생할 수 있다. 그 원인으로는 조영제 삼투압에 의해 사구체여과율(glomerular filtration rate: GFR)의 저하, 조영제 삼투압과 화학독성으로 인하여 뇨관세포 손상, 콩팥혈관 수축이 관계된다. 급성신부전을 예방하기 위해서는 콩팥기능이 저하된 환자, 당뇨환자, 저혈압 환자 등에서 사용을 신중히 하고 사용되는 양을 최소로 하며 또한 삼투압이 낮은 조영제를 사용한다. 일반적인 조영제 사용량은 콩팥기능이 정상일 경우환자 체중을 기준으로 4~5 cc/kg 정도이다.

(4) 조영제 사용시 위험인자

– 기존의 콩팥기능 저하가 있는 사람은 일반인에 비해 조영제로 인한 콩팥병증의 발생 가능성이

5~10배 높다.

- 기존에 조영제 사용으로 anaphylaxis 부작용을 경험한 사람은 약 5배 부작용 발생률이 있으므로 부작용이 발생했던 조영제를 추적하여 예방처치 및 다른 종류의 조영제를 사용하여야 한다.
- 약물치료를 필요로 하는 환자 중 알레르기(allergy)가 있는 사람과 심장기능 부전, 천식이 있는 경우 2~5배 부작용 발생률이 보고되어 있다.

(5) 조영제의 취급상 주의사항

① 실온보관

냉장고에 보관하면 낮아진 점도 때문에 결정이 생길 수 있다. 또한 점도를 유지하기 위하여 온장고에 보관하는데 실온에서는 대개 3년 이상의 보관기간이 확보되지만 37℃ 정도에서는 5일에서 3개월까지 조영제마다 안정성이 다르므로 인체에 주입전 필요한 양만 온장고에 보관하여 사용하는 것이 좋다.

② 차광보관

조영제는 일반적으로 열보다 빛에 약하기 때문에 차광하여 보관해야 한다. 요오드는 직사광선에 노출되면 유리요오드(자유요오드, free iodine)가 생기고 pH가 증가하며 조영제가 황색으로 변해 사용할 수 없게 된다. 일반적으로 실내의 평균 조도에서는 하루 정도 노출되는 것은 무방하다고 하지만 직사광선에 짧은 시간 노출도 금해야 한다.

③ 재사용 금지

개봉 후 4시간 이내에 사용하는 것이 좋다. 개봉 후 시간이 지날수록 미생물 오염이나 먼지 등의 혼입이 우려되며 용제가 날아가면서 결정이 생길 수 있다.

④ 희석금지

조영제는 주성분을 비롯하여 기타의 첨가제들을 최적의 농도와 비율로 혼합한 것이므로 기타 제재로 희석할 경우 균형이 깨지게 된다.

(6) 조영제의 구비조건

- 방사선의 비투과성(대조도)이 높다.
- 수용성이 좋아야 한다.
- 점도가 낮아야 한다.
- 삼투압이 낮아야 한다.
- 전신 및 국소적인 내성이 있어야 한다.
- 혈장 단백질과의 결합이 적어야 한다.
- 인체에서 빨리 배출되어야 한다.

[출처: 서울특별시 방사선사회 조영제 부작용 대응]

2) 자동주입기(auto injector)

혈관은 각각 직경, 혈류속도, 혈류량 등이 달라 조영제를 주입할 때는 혈관의 특성에 맞는 카테터를 선별하여 조영제 양을 결정하여야 한다.

과도한 양의 조영제를 짧은 시간에 주입하면 압력이 높아지고 와류가 형성되어 혈류의 진행을 방해하며, 주입압력(injection pressure)이 높으면 카테터 끝(catheter tip)이 선택한 혈관에서 이탈하여 조영제가 원하는 혈관 부위에 주입되지 않는다.

손으로 조영제를 주입할(hand inject) 수 있는 압력은 보통 20~150 PSI 정도이다. 그러나 이러한 주입은 정확한 시간에 정확한 양을 주입할 수 없을 뿐만 아니라 내부 압력이 높은 심장이나 대동맥 등은 그보다 더 높은 압력으로 주입해야 체내로 조영제가 유입되기 때문에 기계적인 힘이 필요하다.

자동주입기는 일정량의 조영제를 일정한 압력으로 정해진 시간 동안 혈관에 주입하기 위한 기계 장치이며(그림 1-4-6), hand inject의 방법과 다르게 원격조정이 가능하여 환자 옆에서 주입할 필요가 없어 검사자의 피폭을 감소할 수 있는 장점을 가지고 있다.

(1) 선형증가시간(linear rise time), 전이시간(transition time)

Linear rise time(transition time)은 순간적인 높은 주입압력(injection pressure)으로 인하여 카테터 끝(catheter tip)이 선택된 혈관(selection vessel)에서 이탈하는 것과 조영제의 주입 초기에 혈관에 다량의 조영제가 급속히 유입되는 것을 방지하기 위한 수단으로 개발된 조영제 주입방식(injection method)이다(그림 1-4-7).

주입 초기에 조영제가 서서히 주입되는 예비시간을 가진 후 나머지 조영제가 분사되게 하는 것으로 linear rise time의 설정은 검사부위에 따라 다르며, 좁은 혈관에 많은 양의 조영제를 주입하려면 linear rise time을 연장하여야 한다.

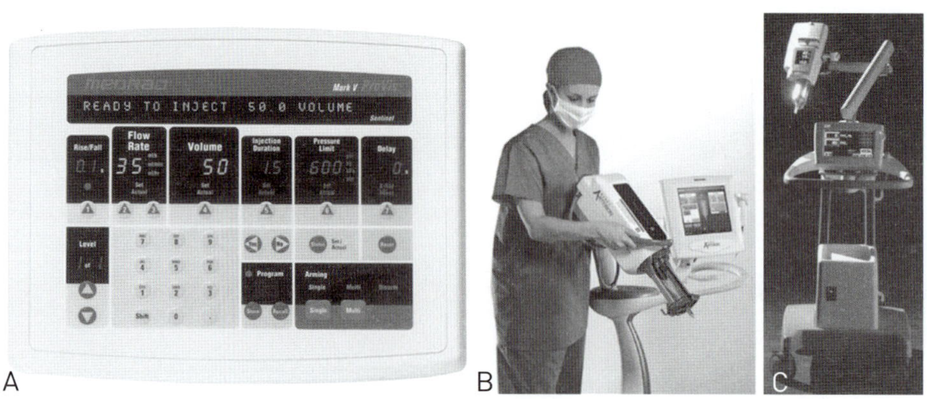

그림 1-4-6 조영제 자동주입장치

A. 조영제 주입 조절 판넬, B. C. 다양한 자동주입장치 (www.cxvascular.com에서 인용)

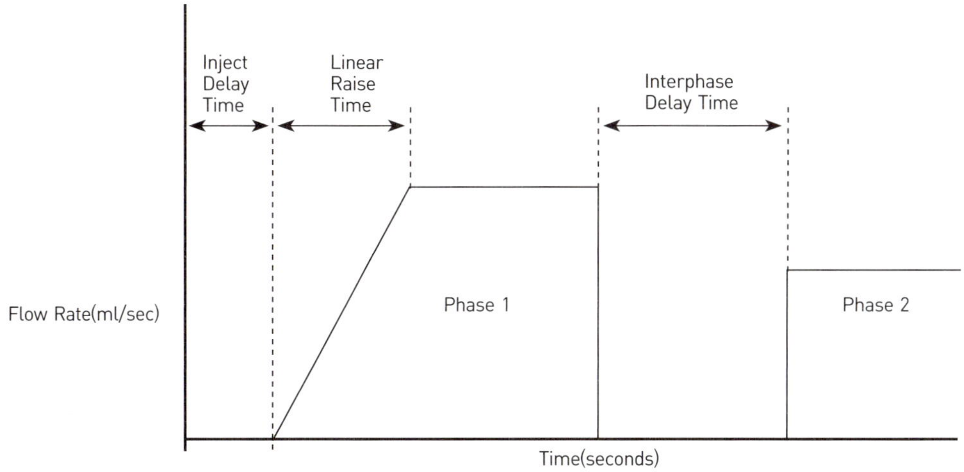

그림 1-4-7 조영제의 주입량(flow rate)과 주사시간(inject time)과의 관계

(2) 자동주입기의 구비조건

- 전기적으로 안전할 것
- 주입량의 조절(volume control)이 가능할 것
- 과도 주입량(over volume) 차단장치가 있을 것
- 압력 조절(pressure control)이 가능할 것
- 자동정지 안전회로가 있을 것
- Linear rise time 기능이 있을 것
- 원격조정(remote control)이 가능할 것
- 조영제의 보온장치가 있을 것
- 조영제의 주입을 확인할 수 있을 것

(3) 조영제의 주입량과 주입시간

각 장기에 조영제를 주입하는 양은 장기의 크기, 혈류속도, 종양의 유무에 따라 차이가 있으므로 이에 따른 catheter의 종류와 직경을 선택하여 사용해야 한다. 조영제의 주입량(flow rate)과 주입속도는 동일 장기라 하더라도 차이가 있으므로 획일적으로 적용할 수 없으나 일반적인 원칙은 있다. 원하는 장기의 조영상을 얻기 위해서는 일정한 주입량과 일정한 주입속도가 필수적이다.

조영제 주입량과 주입속도는 반비례한다. 주입량을 적게 하려면 주입속도를 빠르게 하여야 한다. 보통 성인의 대동맥 조영인 경우는 20/40 mL(초당 20 mL씩 2초간 주입하여 총 40 mL를 사용함), 복강동맥(celiac artery)은 6/30 mL(지연시간 포함), 위창자간막동맥(상장간막동맥, Superior mesenteric artery: SMA)은 4/24 mL(지연시간 포함), SMA를 통한 간문맥(portal vein)조영은 4/40 mL(지연시간 포함) 아래창자간막동맥(하장간막동맥, inferior mesenteric a: IMA) 2/10 mL(지연시간 포함)으로 주입한다. 그러나 대동맥에서 분지하는 혈관의 혈류량은 개인차가 있기 때문에 이에 따른 catheter를 선택하여 조영 가능한 최적량을 사용하는 것이 바람직하다. 따라서, 테스트 주입(hand injection) 측정(순환 혈액량의 정도)을 시행하여 결정하는 것도 주입방법 중의 하나이다.

05 혈관조영검사에서의 환자 관리(patient care)

1) 환자의 평가

시술 전 환자와 보호자의 면담을 통해 시술의 목적과 과정을 상세히 설명하고 시술 시 발생할 수 있는 합병증에 대해 설명을 통해 동의서를 작성하도록 한다. 동의서 작성 시 환자에게 최적의 시술을 시행할 수 있도록 환자의 임상 상태, 과거력, 투약과 특이체질(allergy)의 유무를 판단하고 또한 예전에 검사 시 조영제 부작용이 있었는지를 평가하여 시술 시 문제 발생을 최소화 한다.

2) 검사실 평가

혈관 및 비혈관 검사 및 시술 시 환자의 몸에 기구들이 들어가므로 시술자(operator), 시술보조자(assist)의 감염에 주의를 기울이고 혈관조영실 내는 수술방과 동일한 수준으로 관리하도록 하며 환자가 바뀔 시 감염에 대해 세심하게 고려해야 한다. 또한 하이브리드 수술(Hybrid operation)이 점차 증가 추세로 인한 하이브리드 수술실(Hybrid operating room) 내의 멸균, 무균 상태를 항상 유지할 수 있도록 관리하여 환자에게 치명적 손상이 발생하지 않도록 한다.

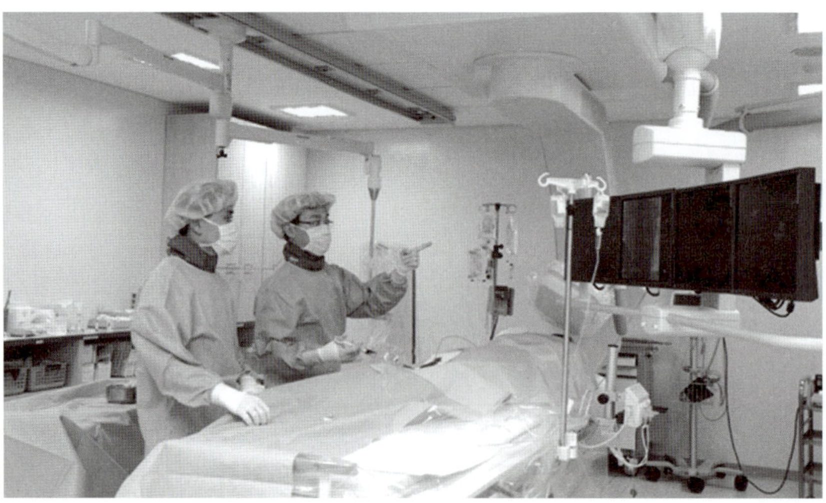

그림 1-5-1 혈관조영검사실의 환경

3) 검사(시술)관련 환자관리

(1) 검사(시술) 전 환자 관리

– 알레르기, 투약 병력, 조영제 부작용 유무 확인한다.

– 검사(시술)방법과 과정에 소요시간에 대해 환자 및 보호자에게 설명한다.

- 검사(시술) 시 합병증 및 부작용 발생에 대해 설명하고 동의서 작성한다.
- 검사(시술) 시 진행부위[넙다리동맥(femoral artery) 및 노동맥(radial artery)]를 설명하고 준비한다.

– 대퇴동맥 제모(shaving) 시행한다.

– 검사 전 금식을 한다.

- 오전 검사 · 시술 시: 전날 자정(24:00) 금식
- 오후 검사 · 시술 시: 당일 오전(07:00) 금식

* 금식 중에도 복용하던 약물은 복용한다.

– 검사실 들어가기 전 환자 확인, 검사 및 시술부위 확인한다.

- Time out 시행(의사, 방사선사, 간호사)
- 검사 및 응급상황 발생 시 환자에게 투여할 IV line을 확보한다.
- 일반적인 검사 항목(laboratory check)을 확인하여 시술 후와 비교한다.
  혈압(peripheral pulse check) 및 Chest film
  최근의 심전도 소견(심근경색, 혹은 심한 부정맥의 유무)
  알레르기 경력(조영제 및 기타 약물)
  비뇨기계 소견(blood urea nitrogen: BUN, creatinine 수치, urinalysis)
  혈액학적 소견(hematocrit: ht 수치, hemoglobin 수치, 출혈소견)
- Sand bag 및 검사 및 시술에 필요한 물품을 관리한다.

(2) 검사(시술) 중 환자 관리

– 환자를 안전하게 검사테이블 위에 옮겨 눕힌다(바로 누운 자세).

– 환자 감시 장치(patient monitor)를 연결한다.

– 산소분압(portable oxygen: PO2), EKG(electrocardiography), 혈압(blood pressure: BP) 등을 점검한다(monitoring).

– 시술자 및 Assist는 손씻기(scrubbing)를 철저히 시행한다.

– 검사 및 시술에 필요한 Set 및 기구를 준비한다.

– 검사 및 시술하고자 하는 부위를 소독(draping) 후 천자한다.

– 시술 시행을 통해 적합한 시술과 치료 약물을 투여하여 적합한 치료를 한다.

– 검사(시술) 기록지를 작성한다.

- 시술의 전반적인 과정을 상세하게 작성한다.
- 치료약물 및 처치 재료, 치료 시 환자 monitoring 수치를 기록한다.

(3) 검사(시술) 후 환자 관리

- 검사 및 시술이 끝난 후 환자를 안전하게 환자운반용 차(stretcher car)로 옮기며, 진정제 및 수면 환자 시 낙상에 대한 각별한 주의를 기울인다.
- 환자 지혈 및 대기 시 활력증후(vital sign)를 관찰한다.
- 검사나 시술로 발생할 수 있는 동맥 천자(arterial puncture)로 인한 부작용과 주의사항에 대해 환자와 보호자에게 설명한다.
- 동맥천자 원위부의 말초동맥(peripheral artery) 맥박이 시술 전과 동일한지 확인한다.
- 지혈부위(천자부위)의 관절을 구부리지 않도록 환자와 보호자에게 상기시키고, 3~6시간 동안 침대에서 안정시킨다(absolute bed rest: ABR).
- 지혈부위의 혈종이나 출혈 유무에 대해 교육하고 sand bag을 올려놓는다.
- 혈종(hematoma)이나 출혈(bleeding)이 발생하였을 경우, 환자 상태의 이상 소견이 보이면 의사나 간호사에게 즉시 보고하도록 숙지시킨다.
- 시술(검사) 시 문제 발생 및 징후가 있을 시 그 내용을 담당 의사나 담당 병동에 인수인계한다.

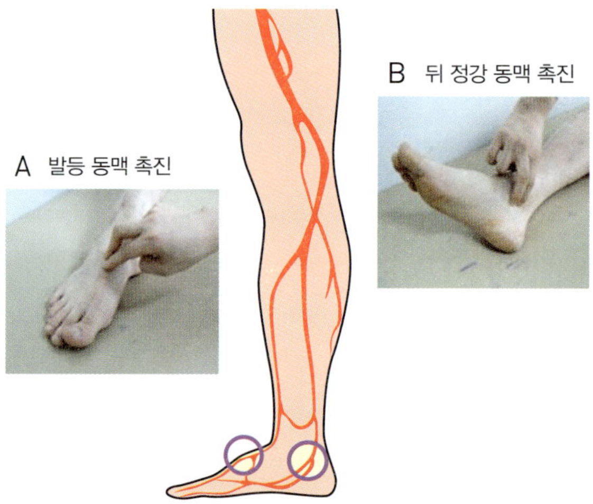

그림 1-5-2 **하지의 말초동맥압 측정부위**

(http://www.kmhealthcare.com에서 인용)

제 02 장 심장 및 혈관계조영술 및 인터벤션 (Cardiovascular Angiography and Intervention)

학습목표

1. 노동맥천자 전 검사 방법을 설명할 수 있다.(1)
2. 오른심장동맥의 구조를 설명할 수 있다.(1)
3. 왼심장동맥의 구조를 설명할 수 있다.(1)
4. 폐동맥의 영상해부학을 설명할 수 있다.(1)
5. 폐동맥조영술의 천자부위를 설명할 수 있다.(1)
6. 심실중격결손의 특징을 설명할 수 있다.(2)
7. 심방중격결손의 특징을 설명할 수 있다.(2)
8. 승모판성형술의 특징을 설명할 수 있다.(2)
9. 동맥관열림증의 특징을 설명할 수 있다.(2)
10. 전기생리학적검사(EP) 목적을 설명할 수 있다.(2)
11. 왼심실조영술의 적응증을 설명할 수 있다.(2)
12. 심장동맥혈관성형술을 설명할 수 있다.(1)
13. 심박동기의 적응증을 설명할 수 있다.(2)

01 심장 및 순환기계 해부생리

1) 심장의 위치와 형태

심장은 흉강 내에 2개의 가슴막안(흉막강, pleural cavity) 사이의 공간인 세로칸(종격, mediastinum)에 위치하고 있다. 그 위치를 보면 양쪽 허파사이, 흉골과 늑연골 뒤, 식도(esophagus)와 가슴대동맥(thoracic aorta) 앞, 그리고 가로막(diaphragm) 위에 있다. 심장의 1/3은 흉골 중앙선에서 우측, 2/3는 좌측에 위치한다(그림 2-1-1).

사람의 심장 크기는 자신의 주먹크기와 비슷하며, 무게는 250~350 g에 이르는 근육으로 된 장기이다. 심장을 밖에서 보면 심장상단의 넓은 부위를 심장 바닥(심저, cardiac base)이라고 하며, 여러 개의 큰 혈관이 나간다. 하단은 좌전방에 위치하며 심장끝(심첨, cardiac apex)이라고 하며 왼심실(좌심

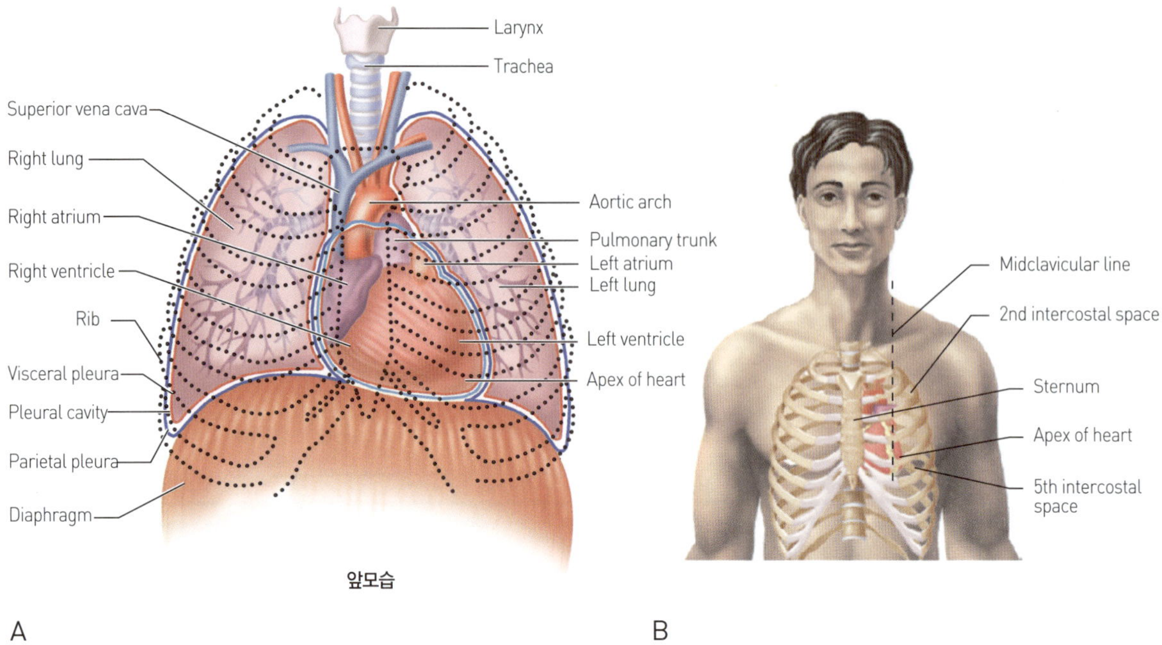

그림 2-1-1 심장의 위치와 형태

실, left ventricle)의 첨단이 된다. 그리고 세 개의 면(surface)으로 이루어져 있다.

2) 심장의 구조

심장은 심방(atrium)과 심실(ventricle)로 이루어지며 심방사이막(심방중격, interatrial septum)에 의해 오른심방(우심방, right atrium: RA)과 왼심방(좌심방, left atrium: LA)으로 심실사이막(심실중격: interventricular septum)에 의해 오른심실(우심실, right ventricle: RV)과 왼심실(좌심실, left ventricle: LV)로 구분된다. Right atrium과 Right ventricle 사이는 삼첨판(tricuspid valve, 오른방실판막, rt. atrioventricular valve)으로, Left atrium과 Left ventricle 사이는 승모판(왼심방심실판막, mitral valve, bicuspid valve, left atrioventricular valve)으로 연결되고, 또한 RV과 허파는 허파동맥판(폐동맥판, pulmonary valve), LV과 aorta는 대동맥판(aortic valve)으로 연결된다. 각각의 심장 판막은 혈액의 흐름이 순차적으로 이루어질 수 있도록 조절하며, 역류를 방지해 주는 역할을 한다.

체내를 순환한 혈액은 위대정맥(superior vena cava: SVC)과 아래대정맥(inferior vena cava: IVC)을 통하여 RA으로 유입되어 RV로 보내어지고 RV로부터 pulmonary artery를 통하여 허파로 보내진다. 허파를 순환한 혈액은 LA으로 돌아와 LV로 보내어지고 LV의 수축에 의해 오름대동맥(ascending aorta)을 통하여 전신으로 보내어 진다(그림 2-1-2, 2-1-3).

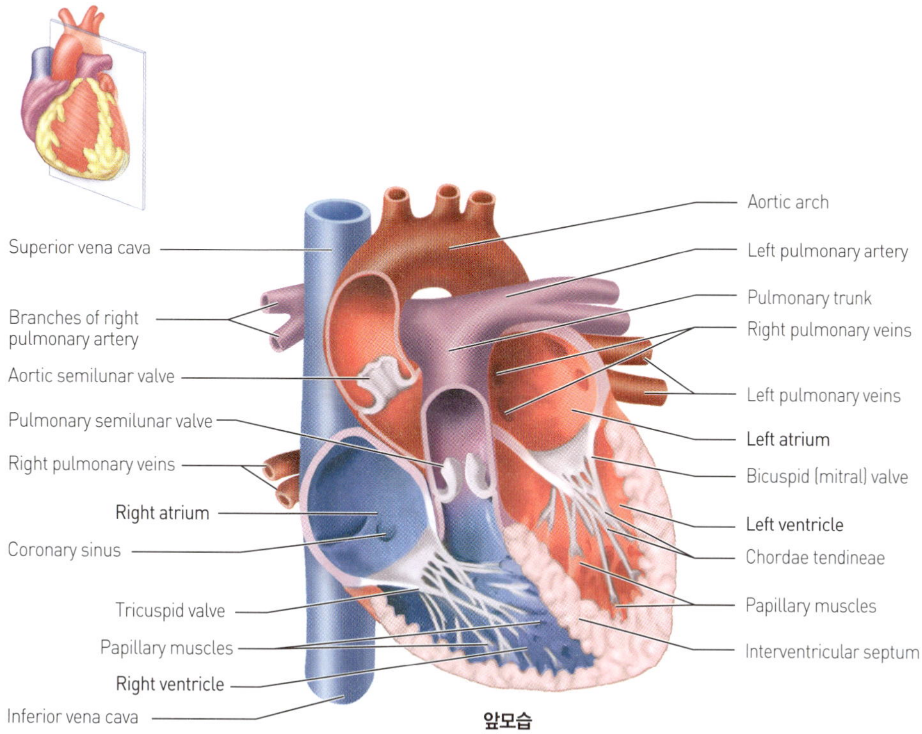

그림 2-1-2 심장의 구조

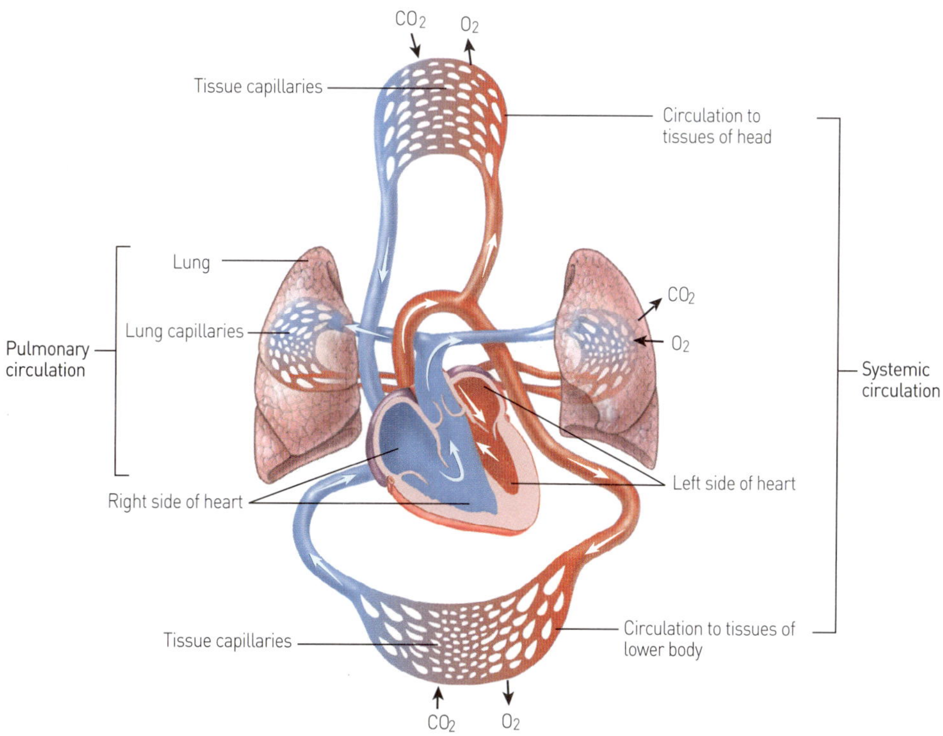

그림 2-1-3 폐순환(pulmonary circulation)과 전신순환(systemic cirulation)

3) 심장막(pericardium)과 심근(myocardium)의 구조

심장이 수축할 때 내는 압력의 크기는 심근(myocardium)의 두께에 비례한다. 심방근의 두께는 매우 얇아 큰 압력을 내지 못하는 반면, 심실의 근육, 특히 왼심실의 심근은 큰 압력을 발생한다. Myocardium의 내면은 심장속막(심내막, endocardium)으로 덮여 있으며, myocardium의 바깥쪽은 심장막(pericardium)이라 부른다. 심장막은 크게 섬유 심장막(fibrous pericardium)과 장막 심장막(serous pericardium)으로 이루어진다. 심장막은 가장 바깥층으로 탄력이 없고 단단하기 때문에 심장으로 갑자기 많은 혈액이 들어와 심장이 지나치게 팽창하는 것을 막는 역할도 한다. 내부는 부드러운 장막 pericardium으로 이루어져 있다. Myocardium의 내부는 심장속막이라 하고 심장바깥막과 심장속막 사이에는 두꺼우면서 대부분의 심장벽을 이루는 심장근육층이 있는데, 이는 제대로근(불수의근, involuntary muscle)이다. 또한 심장과 pericardium 사이의 공간을 심낭(pericardial space)이라 부르는데 이곳에는 사이질액(간질액, interstitial fluid)이 차 있어 윤활제의 역할을 한다(그림 2-1-4).

4) 심장동맥(coronary artery)

심장동맥(관상동맥, coronary artery)은 심장이 필요로 하는 피를 공급하는 동맥과 그 가지들을 말한다. Coronary artery은 오름대동맥(상행대동맥, ascending aorta)의 기시부에서 좌우 두 갈래로 분지하며 심장 전체를 둘러싸는데, 둘러싸는 모양이 관(冠)과 같다 하여 관상동맥(冠狀動脈)이라고도 불린다. Coronary artery은 오른심장동맥(우관상동맥, right coronary artery: RCA)과 왼심장동맥(좌관상동맥, left coronary artery: LCA)이 둘로 나뉘어 이루어진 왼전하행동맥(좌전하행동맥, left anterior descend-

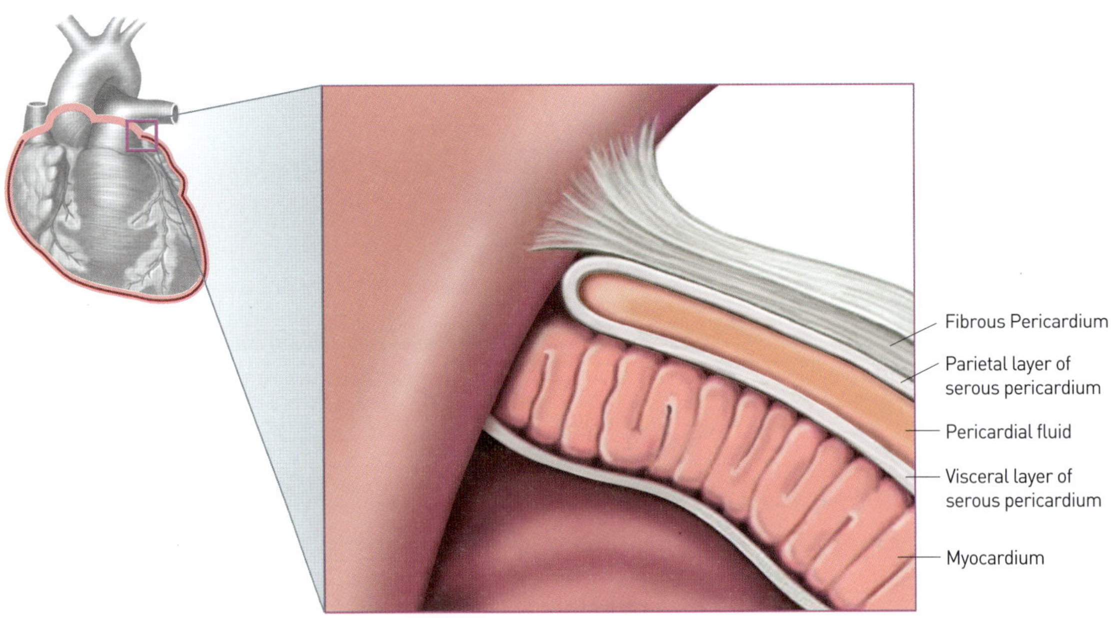

그림 2-1-4 심장막(pericardium)과 심근(myocardium)의 구조

ing artery: LAD)과 왼회돌이동맥(좌회선동맥, left circumflex coronary artery: LCX)으로 크게 세 개의 가지로 나뉜다. Coronary artery의 동맥경화(arteriosclerosis)는 coronary artery 질환이라 불리며 협심증과 심근(myocardium)경색의 원인이 되며, coronary artery의 주행과 해부학적 위치는 아래와 같다(그림 2-1-5).

왼주간지동맥(left main coronary artery)은 LA과 허파동맥기둥(pulmonary trunk) 사이를 지나 방실사이고랑(atrioventricular groove)에서 왼전하행동맥(LAD)과 왼회돌이동맥(LCX)으로 나누어진다.

왼전하행동맥(LAD)은 심장끝(심첨, cardiac apex)을 향해 앞심실사이고랑(anterior interventricular groove)을 따라 주행하며, 이때 심실 사이막의 앞쪽 2/3와 전유두근의 심장끝부분으로 가지를 치며, 왼심실 앞면에 분포하는 대각선동맥(diagonal branch)을 내기도 한다.

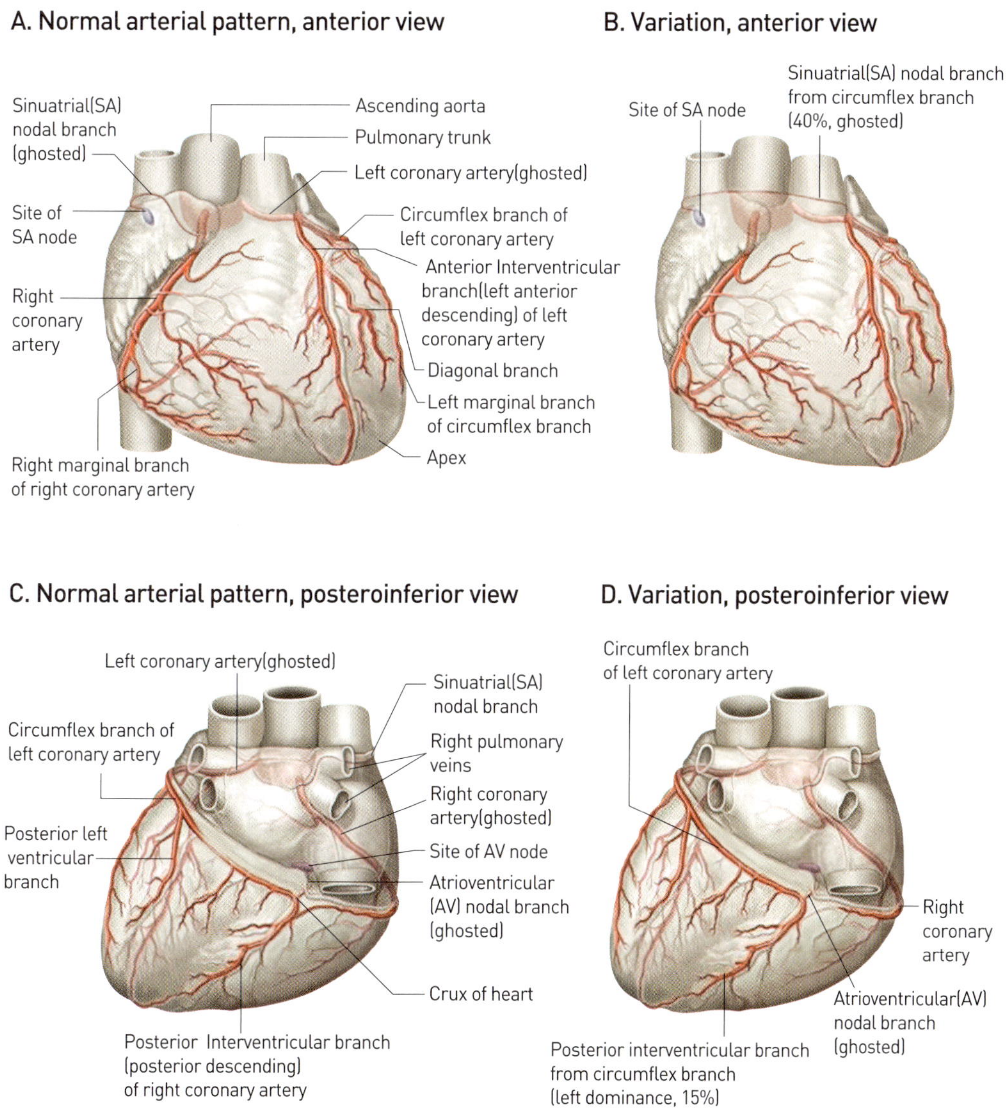

그림 2-1-5 정상 심장동맥(관상동맥, coronary artery)과 변이

왼회돌이동맥(LCX)은 왼심실사이고랑을 따라 주행하며, 심장의 왼쪽 모서리를 지나 뒷면에 분포한다. 왼회돌이동맥은 분지가지혈관(obtus marginal branch)이 발달하여 LV의 옆면과 뒷면에 분포한다.

오른관상동맥(RCA)은 방실사이고랑을 따라 오른심방과 오른심실 사이로 뒤쪽으로 주행하며, 경사가지혈관(acute marginal branch)을 내어 오른심실에 혈액을 공급한다. 대부분의 사람에서는 오른관상동맥(RCA) 먼 쪽에서 후하행동맥(posterior descending artery: PDA)이 일어나 심실의 아랫면과 심실 사이막의 뒤쪽 1/3에 분포한다. 방실결절에 분포하는 방실결절동맥(AV nodal artery)은 주로 후하행동맥(PDA)이 일어나기 전에 분지된다.

후하행동맥(PDA)과 방실결절동맥(AV nodal artery)의 경우 오른관상동맥(RCA)에서 분지되는 경우가 85%, 약 8%에서 후하행동맥(PDA)이 왼회돌이동맥(LCX)에서 일어나며, 7%에서는 우관상동맥(RCA)과 왼회돌이동맥(LCX)에서 함께 일어난다.

굴심방결절(SA node)이 분포하는 굴심방결절동맥(SA nodal artery)의 경우 70%는 오른관상동맥(RCA)에서 일어나며, 25%는 왼회돌이동맥(LCX)에서, 5%에서는 오른관상동맥(RCA)과 왼회돌이동맥(LCX)에서 함께 일어난다.

5) 심장의 전기 계통(심장의 전도계통, cardiac conduction system)

심장의 전기 계통은 심장의 박동을 일으키는 발전기와 보통 심장 근육을 연결하는 근육 섬유로 되어 있는데, 자극의 전달에 맞게 특수하게 되어 있다. 발전기는 심장 안에서 심근(myocardium)의 수축이 일어나게 직접 자극이 기원하는 곳이 되며, 수축의 율동(빈도와 시기)은 미주신경(vagus nerve)과 교감신경(sympathetic nervous)에 의해 조절된다. 따라서 자율신경(autonomic nervous)이 손상되어도 심장은 수축되나 율동을 잃게 되고, 심실과 심방 사이의 전도 계통이 손상되며 심실과 심방이 다른 비율로 수축하거나 멈추게 된다.

전도계통은 동굴심방결절(동방결절, sinoatrial node: S-A node), 방실결절(atrioventricular node: A-V node), 방실다발(방실속, atrioventricular bundle: A-V bundle), 방실다발갈래(방실속가지, bundle branch)로 이루어진다. 동굴심방결절(SA node)은 오른심방(RA)에서 위대정맥(SVC) 입구 바로 아래에 존재하는 심장근육 섬유로서 이곳에서 심장박동을 일으키는 자극이 시작되어 심방 사이막의 후하방에 위치하는 방실결절(A-V node)로 전달된다. 전기 신호는 방실결절에서 일정 시간 지연되며, 심실 사이막의 뒤쪽을 관통하는 히스속(히스근속, bundle of His)으로 전달된다. 심실 사이막 내에서 히스속(히스근속, bundle of His)은 오른 및 왼 갈래로 나뉘어 왼심방(LV) 및 오른심방(RV)으로 주행하고 심장속막 하에서 심장전도근육섬유(퍼킨제 섬유, Purkinje fiber)를 내보내어 심실근육에 분포시킨다(그림 2-1-6).

전기 신호가 Bundle of His를 따라 유두근(papillary muscle)에 전달되면 유두근(papillary muscle)의 수축이 일어나 방실판막(atrioventricular valve)이 열린다. 전기신호가 심장전도근육섬유(퍼킨제 섬유, Purkinje fiber)를 따라 심실벽에 전달되면 심실 수축이 일어나는데, 이 두 사건의 시간적 차이가 심실 수축 시 혈액이 심방으로 역류되는 것을 막아준다.

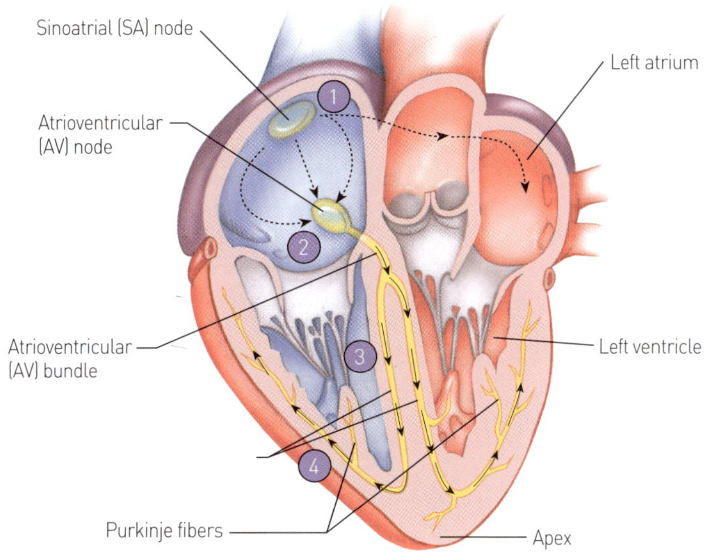

그림 2-1-6 심장의 전기 계통(심장의 전도계통, cardiac conductive system)

1. 활동전위는 굴심방결절에서 시작하여 굴심방결절에서 방실결절로 심방의 벽을 통과(화살표)하여 이동한다. 2. 활동전위는 방실결절을 통과하여 방실다발을 따라 이동한다. 방실다발은 방실결절에서 시작하여 심장뼈대를 통과한 다음 심실 사이막으로 확장한다. 3. 방실다발은 오른방실다발갈래와 왼방실다발갈래로 나뉘고, 활동전위는 다발갈래를 따라 심장꼭지 쪽으로 내려간다. 4. 활동전위는 심장속막밑가지에 의해 다발갈래에서 심실벽으로 이동한다.

02 심전도(electrocardiogram: ECG, EKG), 전기생리학적 검사(cardiac electrophysiology study: EPS) 및 부정맥(arrhythmia) 치료

1) 심전도(ECG, EKG)원리와 전기생리학적 검사(EPS)

심전도는 심장에서 일어나는 전기적인 활동을 심전계(electrocardiograph)를 이용하여 기록용지나 모니터 화면에 선으로 나타낸 것이다. 심장은 주기적으로 수축과 이완을 반복하며 피를 전신으로 순환시키는데 심장의 기계적인 수축과 이완은 심근(myocardium) 세포의 전기적인 탈분극(depolarization)과 재분극(repolarization)에 의해 일어난다.

심장의 탈분극과 재분극은 모두 심근(myocardium) 세포에서 동시에 일어나지 않고 한 곳에서 시작하여 다른 곳으로 퍼져나간다. 따라서 탈분극과 재분극의 진행 과정 중에는 심근(myocardium)이 탈분극된 부분과 분극된 부분으로 나뉘게 된다. 심근(myocardium) 세포가 극성이 다른 두 지역으로 나뉘게 됨에 따라 두 지역 사이에 전위차가 생겨 두 지역 사이에 전류가 흐르게 된다. 이 전류의 흐름을 신체 표면에서 심전계를 이용하여 기록한 것이 바로 심전도이다.

(1) 심전도 생성 원리

심장은 심근(myocardium)세포가 모여 있는 장기이다. 따라서 myocardium세포에서 이루어지는 전지적인 활동에 의해 심전도가 기록되게 된다. Myocardium세포의 전기적 활동에는 칼륨이온(potassium

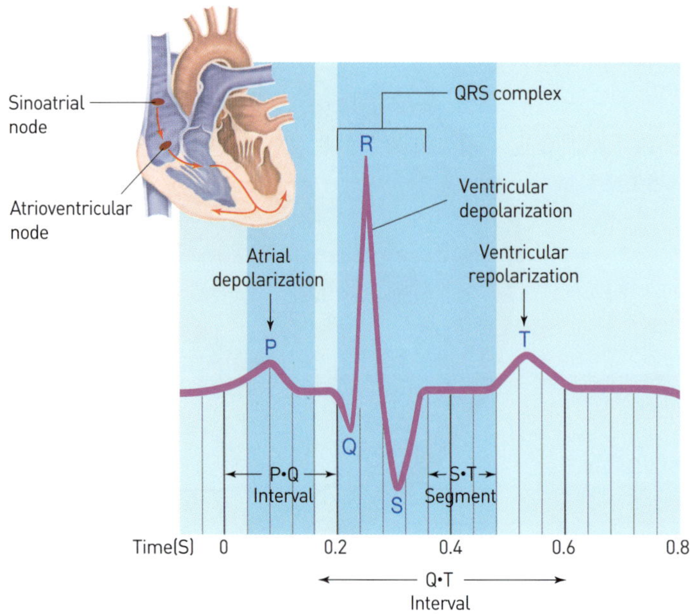

그림 2-2-1 심전도 생성 원리

ion, K^+), 칼슘이온(calcium, Ca^+), 나트륨이온(sodium, Na^+)이 크게 관여한다. Myocardium세포가 "휴지기(quiescence)"에 있을 때 세포 내외의 이온 상태를 보면 세포외에는 칼륨이온이 세포내에는 나트륨이온이 있다. 이들 세포 내외의 이온은 세포막을 사이에 두고 균형을 이루고 있으며, 그 전기적 상태는 세포막의 바로 안쪽이 마이너스(−)로, 바깥쪽이 플러스(+)로 하전(electric charge)되어 있다. 정지상태일 때 자극이 가해지면 세포막의 투과성에 변화가 생겨 이온의 이동이 일어난다. 우선, 세포 외의 Na^+이 급속하게 세포 내로 밀려들어간다. 이때 세포 내 전위(electric potential)는 일시적으로 급속하게 세포 내로 밀려 들어간다. 이때 세포 내 전위는 일시적으로 +25 mV 정도로 상승하는데 이것을 탈분극(depolarization)이라고 한다.

Na^+이 다 밀려 들어가면 세포 내 전위는 0 mV 정도에서 안정되고 이어서 Ca^+이 천천히 세포 외에서 세포 내로 들어간다. 그다음에는 지금까지 세포 내에 있던 K^+이 세포 외로 나온다. 그리고 세포 내 전위는 다시 −85 mV 정도로 다시 돌아가는데 이것을 재분극(repolarization)이라고 한다. 이렇게 되면 Na^+이나 Ca^+이 세포 내로 들어오기만 하고 K^+은 다시 세포 외로 나가기만 하는 상태가 되기 때문에 다음의 단계에서 각각의 이온을 본래의 상태로 되돌리려는 세포막펌프가 작용하여 다시 정지상태가 되는 것이다(그림 2-2-1).

(2) 심전도 기록법

① 표준유도

일반적으로 표준사지유도(limb lead)와 증폭사지유도(augmented lead)를 일컫는다.

표준사지유도는 오른손, 왼손, 왼발 중에서 2개의 전극으로부터 유도되는 심전도이며, 증폭사지유도는 오른손, 왼손, 왼발을 (+)극으로 하고 삼각형의 전기적 중심(+)극을 제외한 나머지 부분을 (−)으로 하여 기록한 심전도를 말한다(그림 2-2-2).

② 흉부유도(precordial leads in ECG)

삼각형의 전기적 중심 전극(윌슨의 중심단자)과 흉벽에 장착한 전극 사이의 전위차를 나타낸 것을 흉부 유도라 한다(그림 2-2-3).

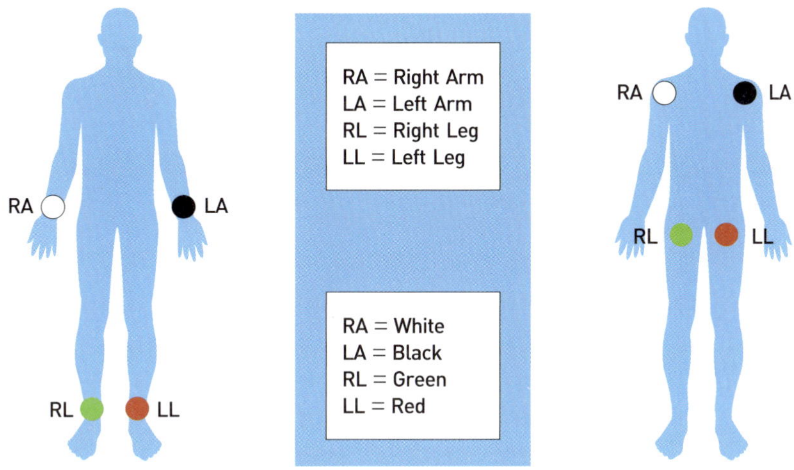

그림 2-2-2 표준사지유도(limb leads)

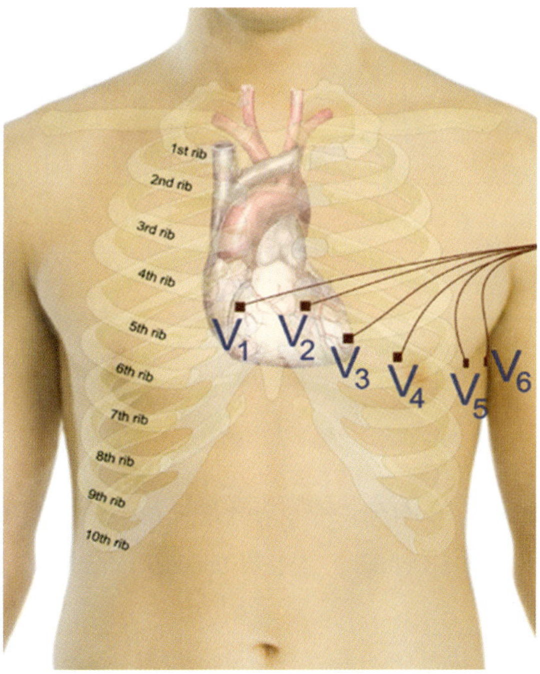

그림 2-2-3 흉부유도(precordial leads in ECG)

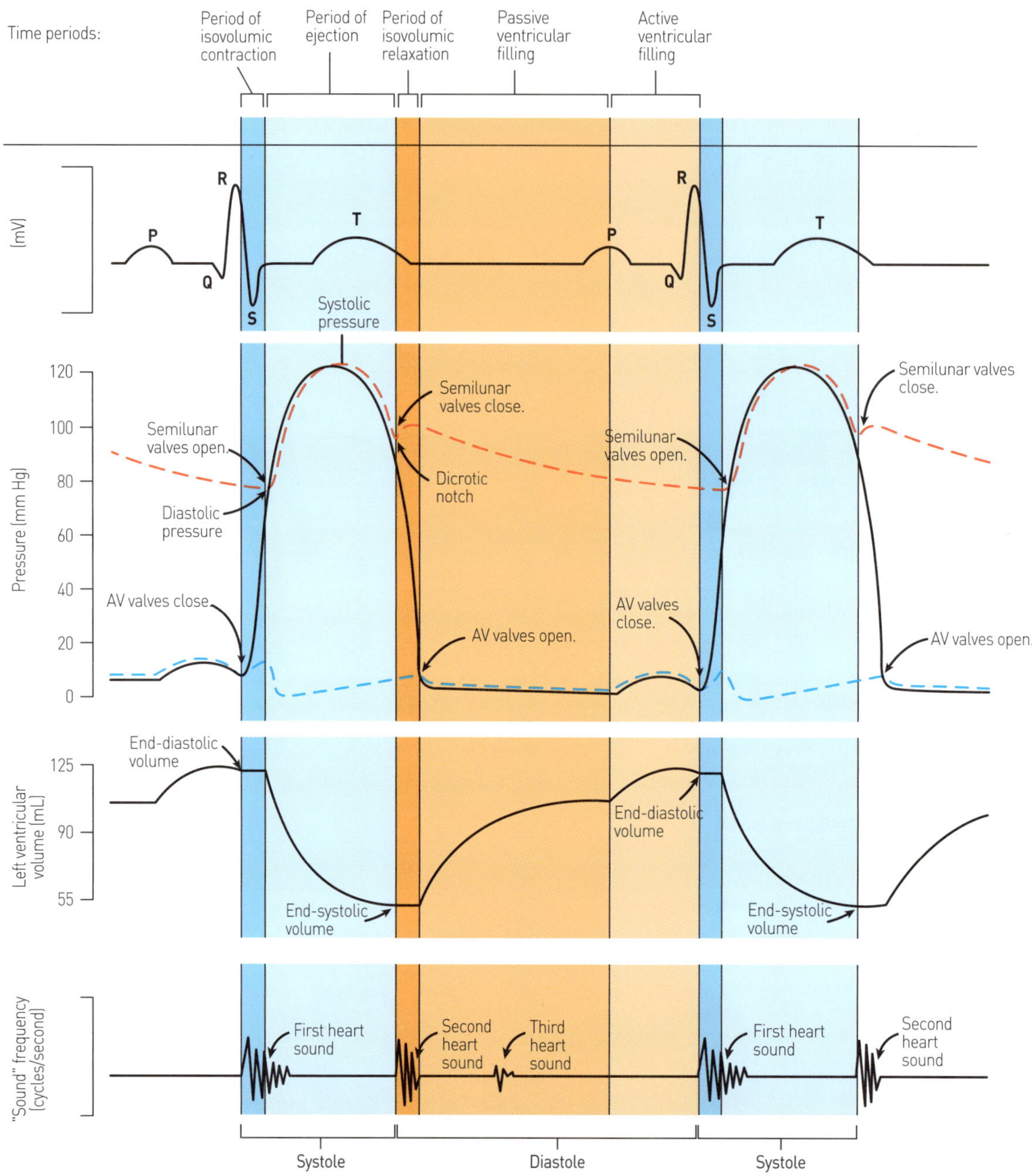

그림 2-2-4 심전도 파(ECG wave)와 심박동(heartbeat)

(3) 심장의 전기생리학적 구조

심장은 해부학적으로 2개의 심방과 심실로 구성되어 있으며, 동방결절(SA node)에서 생긴 전기적 자극은 방실결절(AV node), 히스속(his bundle), 각분지(bundle branch), 퍼킨제섬유(Purkinje fiber)로 전달되게 된다.

전기 생리학적으로 심방, 심실, 그리고 이들을 연결하는 방실접합부로 구성되어 있어 심전도에서는 좌, 우 심방이 하나의 P파로, 좌우 심실이 하나의 QRS파로, 방실접합부는 PR분절로 나타난다(그림

2-1-6).

(4) 심장의 자극 생성 및 전달 조직(자극 전도계)

① 굴심방결절(동방결절, sinoatrial node: S-A node)

S-A node은 SVC와 RA의 경계부분에 있는 구조물로서 전기적인 자극을 생성한다. 세포막의 안쪽과 바깥쪽은 일정한 전위차가 있는데 일정한 자극에 의해 전위가 상승해 어느 수준을 초과하면 전위가 높아졌다가 그다음 바로 전위가 내려가 원래의 전위상태로 돌아간다. S-A node는 이러한 전위의 변화를 자동적으로 생성, 반복하고 있는 것이다. 일반적인 성인의 경우 분당 60회 정도의 심박동수를 기록한다.

② 방실결절(atrioventricular node: A-V node)

S-A node에서 시작된 전기적 자극은 심방을 흥분시킨 후에 심방과 심실의 경계부근에 위치한 방실결절에 이르게 된다.

③ 히스속(히스근속, bundle of his)

방실결절(atrioventricular node: A-V node)에서 계속되는 부분으로 두꺼운 전선과 같은 구조로 되어 있으며, 말단부위에서 좌, 우각분지(lt., rt. bundle branch)로 나누어진다.

④ 왼각, 오른각 분지(좌각과 우각 분지, Lt., Rt. bundle branch)

Rt. bundle branch는 한 줄기로 RV 쪽으로 내려가고, Lt. bundle branch는 두 줄기로 분리되어 LV의 앞쪽과 뒷쪽에 분포하게 된다.

⑤ 퍼킨제 섬유(purkinje fiber)

자극전도계는 퍼킨제 섬유(Purkinje fiber)에서 끝나고, 심내막에서 심외막으로 전기적 자극이 전달된다.

(5) 심전도 파(wave)와 간격(interval)

① P파(P wave): P파는 좌, RA의 탈분극에 의해 생성된다.

정상조건(크기: 0.5~2.5 mm, 폭: 0.06~0.1 sec.)

② QRS파(QRS wave): QRS파는 LV, RV의 탈분극에 의해 생성된다.

정상조건(크기: 흉부유도에서 26 mm 이하, 폭: 0.06~0.1 sec.)

③ T파(T wave): T파는 심실의 후기 급속 재분극기에 생성된다.

2) 비정상 심전도[느린맥(서맥, brachycardia) / 빠른맥(빈맥, tachycardia)]

일반적으로 정상 성인의 심장 박동수는 분당 60회 정도의 박동수(cardiac rate)를 기록한다. 비정상적인 박동수에 있어서는 분당 50회 미만의 박동수를 느린맥(서맥, brachycardia), 분당 100회 이상의 박동수를 빠른맥(빈맥, tachycardia)이라고 한다.

(1) 느린맥(서맥, brachycardia)

① 굴심방결절 기능장애(동결절 기능장애, sinus node dysfunction)

동결절 기능장애는 주로 sinus impulse의 형성 자체의 장애와 일단 sinus impulse가 형성된 이후 sinus impulse의 심방까지의 전도 장애를 일컬으나, 그 외 심방 내 비정상 자극 전도 현상, 심방성 부정맥(arrhythmia)의 발현 가능성 증가 등을 총칭한다.

② 방실전도 차단(atrioventricular block: AV block)

- 1도 방실차단(1st degree AV block): 모든 arterial impulse가 심실(ventricle)로 전도되지만 conduction time이 증가한다. PR interval이 0.2초보다 길어진다. Arterial impulse가 ventricle로 전도되므로 증세는 없다.

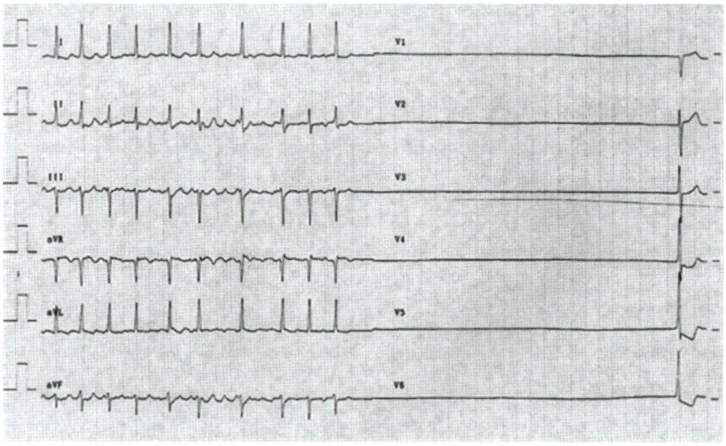

그림 2-2-5 굴심방결절 기능장애의 심전도 유형

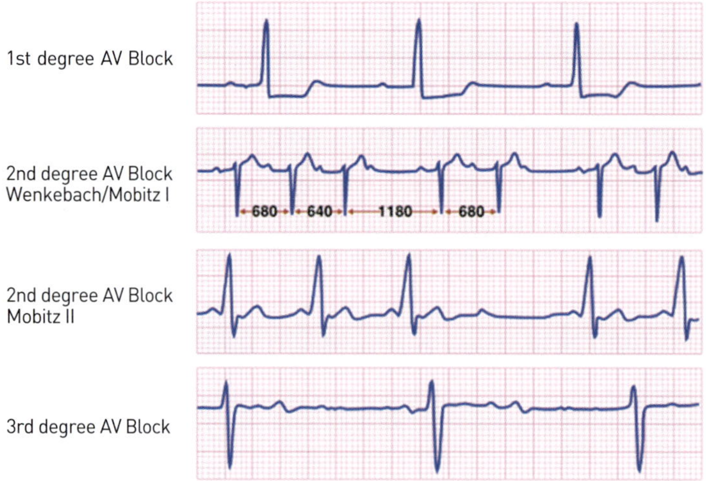

그림 2-2-6 방실전도 차단(atrioventricular block: AV block)의 ECG 유형

- 2도 방실차단(2nd degree AV block): Arterial impulse가 ventricle로 전도되지만 일부는 전도되지 않는다. 증세는 ventricle rate에 크게 의존하나 대개는 증상은 없다.
- Mobize type I(모비츠 타입1): Surface ECG에서 P wave가 ventricle로 전달되는 것이 차단되기 이전에 PR interval이 길어진다. 그 후 V deflection이 빠지게 된다.
- Mobize type II(모비츠 타입2): PR interval의 변화 없이 atrial impulse가 ventricle로 전도되지 못하는 결여박동(dropped beat)이 발생한다.
- 3도 방실차단(3rd degree AV block): Arterial impulse가 ventricle로 전도되지 못한다. 따라서 방실하 3도 방실차단(infranodal 3rd degree AV block)은 굴심방결절 3도 방실차단(AV nodal 3rd degree AV block)보다 증세가 심각하여, 심장박동기(cardiac pacemaker) 이식을 고려할 수 있다.

(2) 빠른맥(빈맥, tachycardia)

① 방실결절회귀성 빈맥(atrioventricular nodal reentrant tachycardia: AVNRT)

방실결절 회귀성 빈맥은 방실결절과 그 인접조직에 존재하는 이중방실결절로(dual atrioventricular nodal pathway)인 급속 전도로(fast pathway)와 저속 전도로(slow pathway)에 의해 일어나는 회귀 기전에 의하여 발생한다. 즉 한쪽 통로의 전도가 차단된 상태에서 전기적 신호가 반대쪽 통로를 통하여 느리게 전도되어 방실결절 아래부위에 도달 시에 차단된 통로가 불응기에서 회복이 된다면 그 전기적 신호가 차단되었던 통로를 역행하여 전도되고 이 과정이 반복되면 빈맥이 지속된다.

② 현성 방실회귀성 빈맥(월프-파킨슨-화이트 증후군, wolff-parkinson-white syndrome: WPW syndrome)

방실결절 회귀성 빈맥은 정상 방실 전도로와 우회로를 이용하여 발생하는 회귀성 상실성 빈맥이다. 정상 동방율동 상태에서 전향전도(antegrade conduction)가 있는 현성 우회로(manifest accessory pathway)를 가진 Wolff-Parkinson-White syndrome은 조기흥분 증후군의 대표적인 예이다.

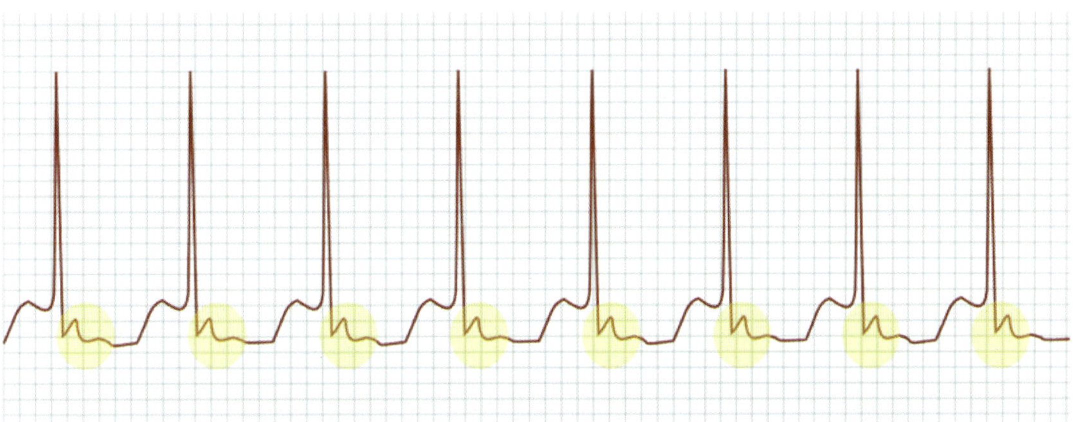

그림 2-2-7 방실결절회귀성빈맥(AVNRT) 심전도

③ 심실빠른맥(심실성 빈맥, ventricular tachycardia)

지속성 심실빈맥은 30초 이상 빈맥(sustained tachycardia)이 지속되거나 심한 혈류역학적(hemodynamic) 변화로 도중에 빈맥을 종료시키기 위한 치료가 필요한 경우로 정의하고 있다. 지속성 심실성 빈맥은 저혈압, 호흡곤란, 흉통을 동반하면 심한 경우에는 실신(syncope) 및 심장성 돌연사를 초래한다. 경우에 따라서는 환자가 두근거림(심계항진, palpitation) 정도의 경한 증상만 느낄 수도 있다. 지속성 심실 빈맥이 심전도에서는 QRS complex가 대개 0.12초 이상으로 넓고 그 간격이 규칙적이며 방실 해리가 흔히 관찰된다.

④ 심실잔떨림(심실세동, ventricular fibrillation)

심실빈맥보다 훨씬 빠르고 불규칙한 맥으로 역시 심실에서 발생된 부정맥(arrhythmia)이다. 심실 빈맥은 빠르나 규칙적인 맥을 보이지만 심실세동은 훨씬 더 빠르고 심장의 수축 없이 가늘게 떨고 있는

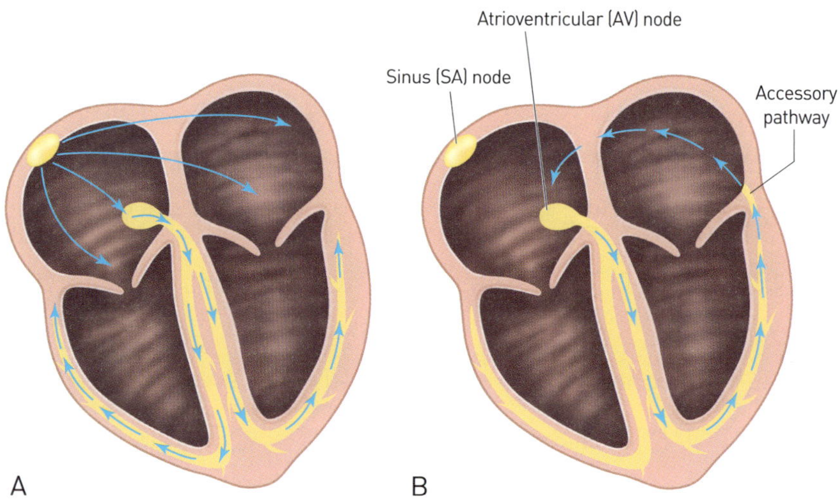

그림 2-2-8 정상 전도로(A)와 월프-파킨슨-화이트 증후군(wolff-parkinson-white syndrome: WPW syndrome)의 심장 전도로(B)

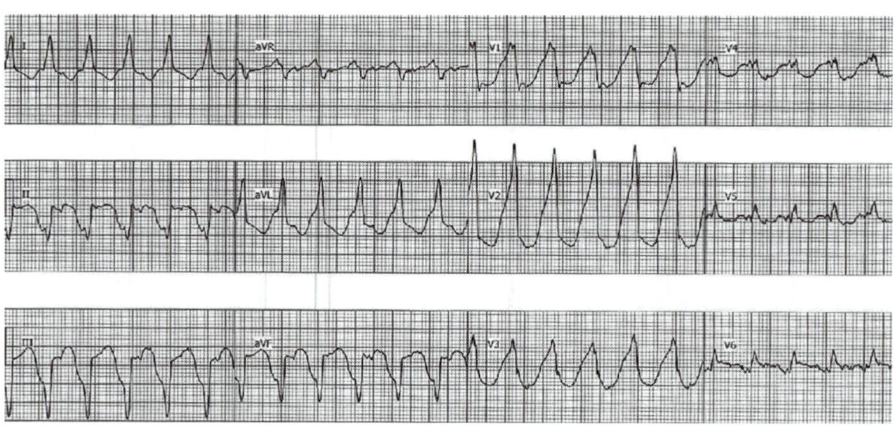

그림 2-2-9 심실 빈맥(ventricular tachycardia)

상황을 말한다. 즉각적인 치료가 없으면 바로 사망하게 된다.

3) 전기생리학 검사(electrophysiology study: EPS)

Electrophysiology Study는 심장 내 특정부위(RA, RV, His bundle, sinus)에 위치시킨 전극 도자를 통하여 각 부분의 국소적인 전기 활성(local electrical activation)을 기록할 수 있고 심장의 각 부위에 다양한 전기 자극(programmed electrical stimulation)을 가할 수 있는 방법이다.

EPS는 심장 전기 전도계의 전기생리학적 성질을 파악하고 arrhythmia을 유발, 종료시켜 arrhythmia의 기전을 규명할 수 있다. 또한 약물검사를 시행하여 약물이 arrhythmia 발생을 효과적으로 억제할 수 있는지를 평가할 수 있으며 절제 전극도자를 이용해 arrhythmia의 기질(substrate)을 제거하여 완치시킬 수도 있다. 현재 임상에서 사용하는 검사 혹은 치료법 중 가장 강력한 "도구"임에는 이견이 없으나 침습적인 검사이며 arrhythmia에 따라서는 특이성이나 재현성에 한계가 있기 때문에 모든 arrhythmia 환자에서 적용되는 것은 아니다.

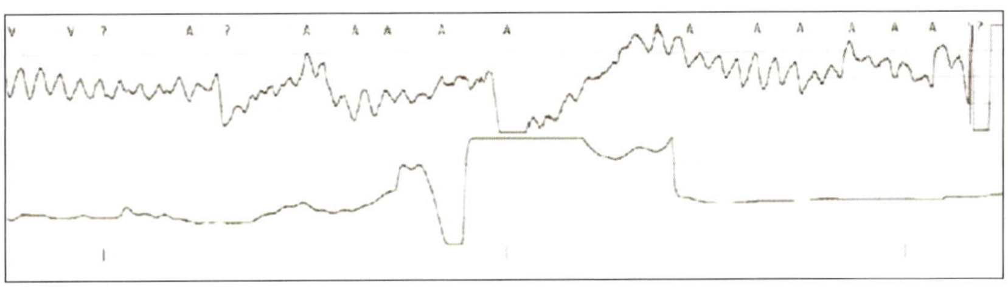

그림 2-2-10 심실 세동(ventricular fibrillation)

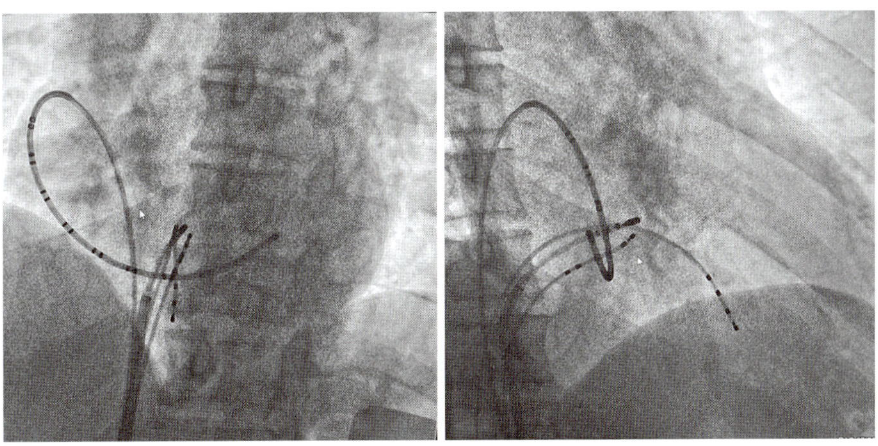

그림 2-2-11 전기생리학 검사(electrophysiology study: EPS) A-LAO, B-RAO

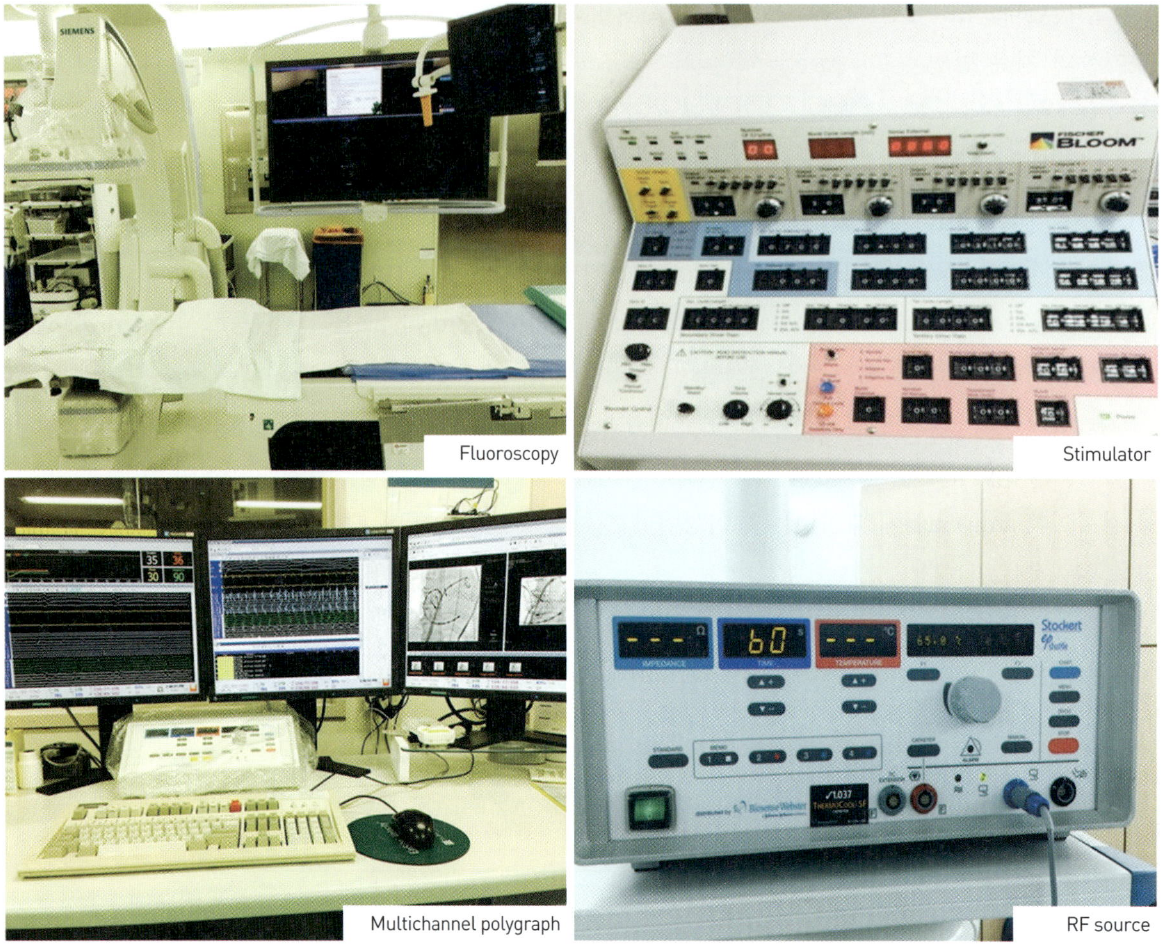

그림 2-2-12 전기생리학 검사 시 사용되는 검사장비

투시장비(single plane Fluoroscopy), 다채널심전도측정기(multichannel polygraph), 자극기(stimulator), 심장 제세동기(defibrillator), RF source, 전극도자

4) 부정맥(arrhythmia) 치료

(1) 라디오주파수 전극도자 절제술(radiofrequency catheter ablation: RFCA)

심장 내 위치한 전극도자를 통하여 프로그램된 여러 가지 형태의 전기 자극을 주어 빈맥을 유발 또는 종료시켜 그 발생기전을 확인한 후 빈맥이 유발되면 전극도자를 이용한 지도화 과정(mapping)을 통하여 정확한 빈맥 발생부위를 찾는다. 정확한 위치를 찾게 되면 이 부위에 절제용 전극도자(ablation catheter)를 위치시킨다. 그 후에 RF source로부터 Radio frequency 형태의 교류전류를 전극도자와 접촉한 심내막 arrhythmia 발생 부위에 주면 전류가 이 부위에서는 열로 변하여 조직의 온도가 상승하고 인위적으로 조직 손상을 초래시켜 성공적으로 빈맥을 치료하게 된다.

고주파 전극도자 절제술이 위험한 부위는 냉각 도자 절제술(cryo ablation)을 시행하여 위험을 감소시킬 수 있다. 하지만 냉각 도자 절제술은 성공률이 떨어지고 재발률이 높으며 비용이 고가인 단점이 있다.

ㅇ 3차원 지도제작 체계[three dimensional(3D) mapping system]

기존의 치료 방법은 Fluoroscopy를 이용한 2D 방식으로서 진단 및 치료가 매우 제한적인 데 반해, 3D mapping system은 네비게이션 카테터(navigation catheter)를 심장에 삽입하여 전자센서로 3차원의 심장 전자지도를 만들 수 있어 직접 심장 내의 전기적 흐름을 실시간으로 표현해주는 장비이다(그림 2-2-16).

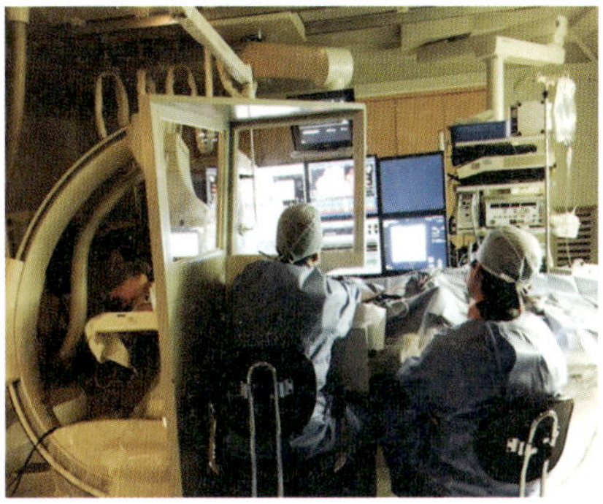

그림 2-2-13 전극 도자 절제술 시술 광경

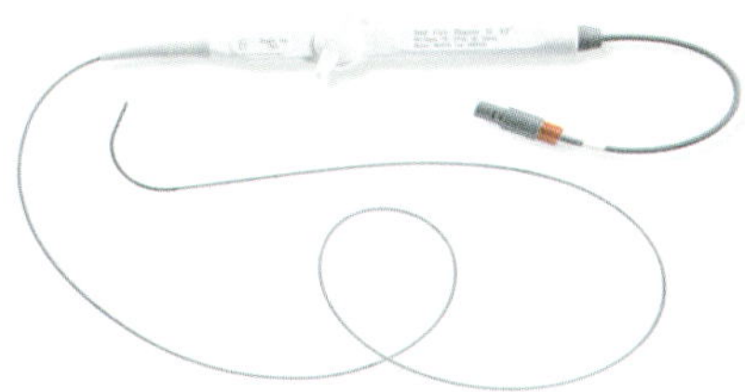

그림 2-2-14 임상에서 사용되는 절제용 전극도자

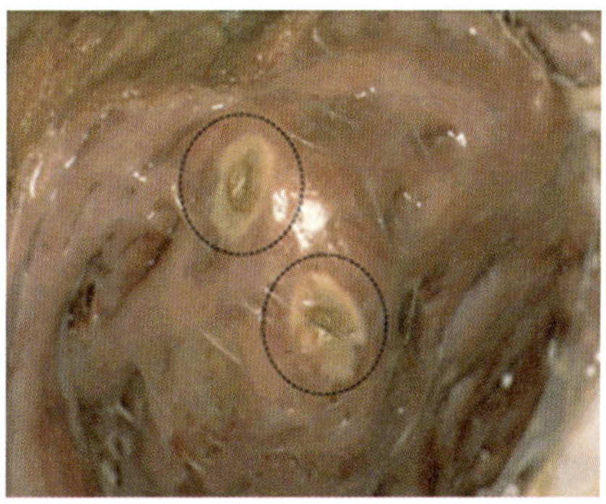

그림 2-2-15 RF source를 이용한 catheter ablation 후 괴사된 치료부위(점선 원)

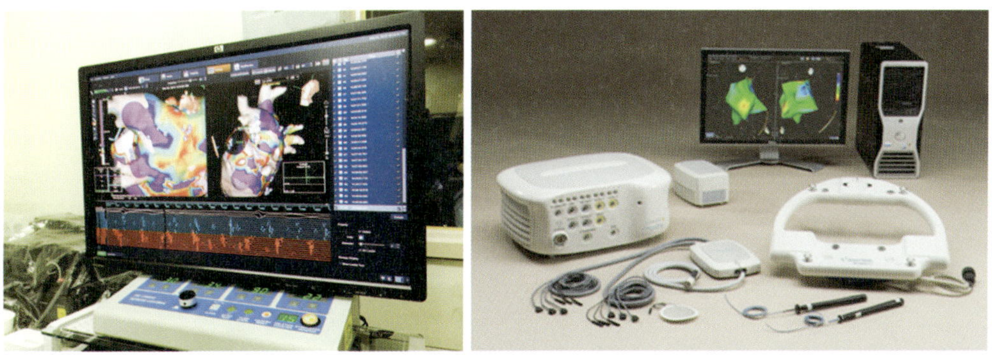

그림 2-2-16 3차원 지도제작 체계[three dimensional(3D) mapping system]

기존 방식보다 병변부위를 정확하게 찾아낼 수 있고, 한 번 감지된 부위는 컴퓨터에 기억되어 있기 때문에 오차 없이 다시 그 부위로 catheter를 이동하여 치료가 가능하다. 또한, 치료의 성공률은 매우 높고 재발률이 낮다.

3D mapping system을 사용함으로써 X-ray를 거의 사용하지 않기 때문에 환자뿐만 아니라 시술자에게도 방사선 노출 위험이 적고 시술 시간이 단축된다. 국내에는 두 가지 종류의 장비가 들어와 있으며, 비용이 고가여서 그동안 사용이 제한적이었으나 최근 보험이 적용되어 활발히 사용되고 있다.

(2) 영구형 인공심장박동기(permanent pacemaker: PPM)

S-A node에서 전기 자극을 잘 만들어내지 못하거나(동 기능 부전 증후군), 전도계를 통하여 전기가 잘 흐르지 못하면(방실차단) 심장은 느리게 뛰게 된다. 이렇게 심장이 느리게 뛰면 그만큼 혈류를 내보내는 횟수가 줄어 어지럽고 숨이 차며 심하면 정신을 잃고 기절하게 된다. 이러한 증상이 생기면 심장의 고유한 박동 역할을 대신하거나 보조할 장치를 넣어줄 필요가 있는데 이러한 장치를 인공 심장박동기(pacemaker)라 한다.

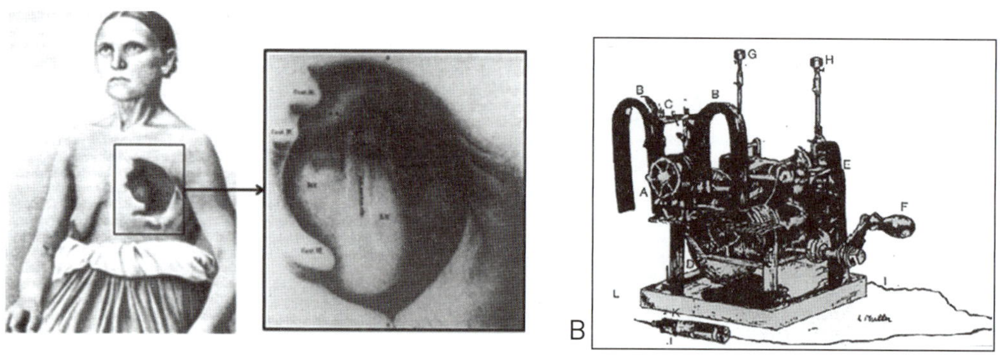

그림 2-2-17 최초의 체외 심장 자극기 시술(A), 최초로 체외 심장 박동기 개발(B)

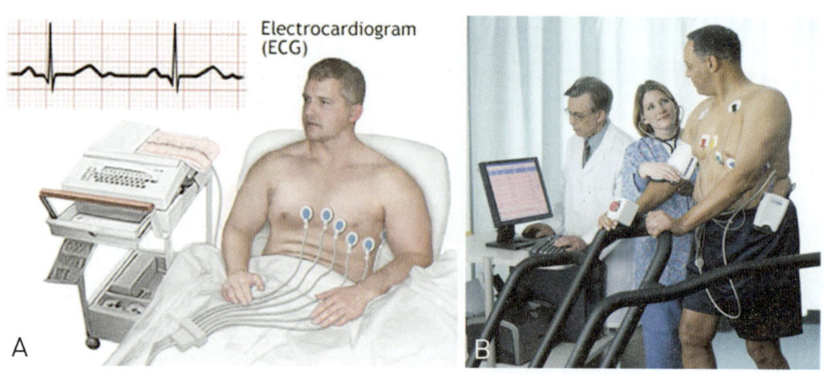

그림 2-2-18 휴식 시 심전도(ECG at rest: A)와 운동부하 심전도(exercise ECG: B)

① 영구형 인공심장박동기의 역사

- 1827년, 1846년, Adams, Stokes: 실신의 원인이 서맥(bradycardia as cause of syncope)
- 1882년, von Ziemssen: 최초의 체외 심장 자극기 시술(first external stimulation)
- 1932년, Hyman: 최초로 체외 심장 박동기 개발(first external pacemaker)
- 1952년, Zoll: External stimulation via surface electrodes
- 1958년, Furman, Robinson: External stimulator with transvenous lead
- 1958년, Elmquist, Senning: First implantable PM with transvenous lead
- 1960년, Chardack, Greatbatch: Pacemaker(PM) with zinc-mercury battery
- 1962년, Nathan: Atrial synchronous PM with a single lead
- 1963년, First programmable PM
- 1967년, Laurens: Plutonium powered PM
- 1969년, Berkovits: AV-sequential stimulation; first dual chamber PM
- 1972년, PM with lithium-iodine battery

이후 의학 기술의 발전과 더불어 심장 박동기 이식에 대한 기술 발전은 급속도로 진행되었다.

② 인공 심장 박동기 삽입술(pacemaker implantation)

- 진단(diagnosis)
  - 증상을 호소하는 환자를 대상으로 심전도 및 Holter, 전기 생리학 검사를 시행
  - 서맥의 증상: dizziness, syncope & presyncope, fatigue, shortness of breath palpitation, chest tightness, seizures, exercise intolerance 등
  - 환자의 병력(medical history of the patient)
  - Symptoms / Asymptomatic

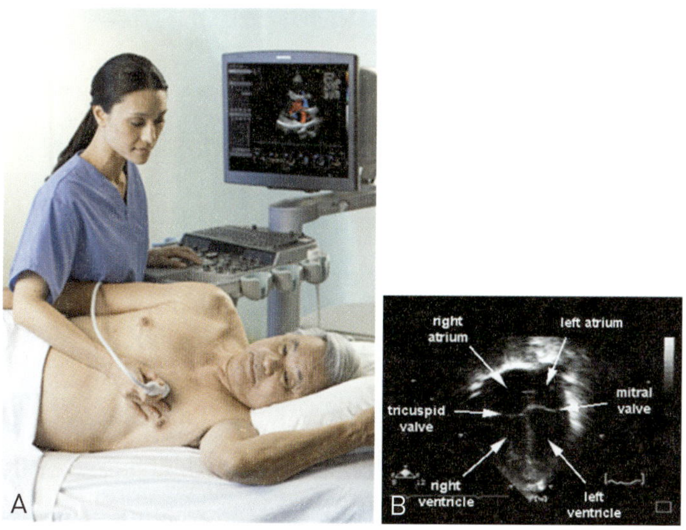

그림 2-2-19 심장 초음파 검사 모습(A)와 검사된 영상(B)

· 휴식 시 심전도(ECG at rest)

③ 운동부하 심전도(exercise ECG)

동기능 부전 환자에서 활동 시 호흡곤란을 호소하여 운동 시 심박동이 적절하게 빨라지지 않는 심박동 변동 부전이 의심될 때 운동부하 검사가 유용하다. 운동부하 검사를 통하여 심박수 변동 부전이 진단되면, 이들 환자의 인공 심장 박동기 시술은 심박수 변화형 심장박동기(rate-adaptive pacemaker)를 선택하여야 한다. 운동 시 발생하는 방실차단은 운동부하 검사를 통하여 진단할 수가 있어 병력상 의심이 되면 운동부하 검사를 시행하는 것이 좋다.

④ 24시간 심전도(24hr. holter ECG)

활동 심전도 검사는 기록 형태에 따라 연속 기록과 간헐적 기록으로 구분한다. 연속 기록은 24시간 혹은 48시간 환자의 심율동을 연속적으로 기록하는 소위 홀터검사로 증상이 자주 발생하는 경우에 서맥성 arrhythmia 진단에 도움을 줄 수 있다. 그러나 증상이 간헐적으로 발생하는 경우에는 홀터 검사는 진단율이 낮아 그 보완책으로 간헐적 기록 형태의 활동중 심전도 검사를 이용할 수 있다. 간헐적 기록은 환자가 증상을 느낄 때 기록기의 단추를 누르면 그 시점부터 심전도가 기록되는 단순 이벤트 기록기와 누른 시점 전후로 기록되는 삽입형 기록기(loop recorder)가 있는데, 환자 증상이 짧게 나타나는 경우에는 삽입형 기록기(loop recorder)가 진단에 도움을 준다.

⑤ 심장 초음파(echocardiogram)

심장 초음파는 초음파를 이용하여 실시간으로 심장의 움직이는 모습을 관찰할 수 있으며, 심장의 해부학적 구조의 이상, 심장 기능, 심장 내 압력 등을 실시간으로, 비침습적으로 관찰할 수 있는 검사법이다. 대부분의 심장질환에 매우 중요하게 사용되고 있으며, 많은 심장질환에서 높은 정확도를 가진다. 경흉부 심초음파, 경식도 심초음파, 운동부하 심초음파, 도부타민 부하 심초음파, 어고노빈 부하 심초음파, 심근(myocardium)조영심초음파, 3차원 심초음파 등 몇 가지 형태로 구분하여 시행된다.

5) 인공 심박동기 이식술(pacemaker implantation)

(1) 국소 마취(desinfection and local anaesthesia)

베타딘과 알코올을 이용하여 심장박동기가 위치할 부위(좌측 또는 우측 쇄골 하 부위)에 소독을 한 후, Lidocaine(마취제)을 이용하여 국소 마취한다.

(2) 쇄골하정맥조영술(subclavian vein venogram)

(3) 정맥 천자(preparation of the venous access)

(4) 전극선 위치(leads: implantation and positioning)

빗장밑정맥(쇄골하정맥, subclavian vein)을 천자 후에 sheath를 이용하여 전기 자극선(pacing lead)을 RV apex, 중격(septum)과 RA에 각각 위치시켜 고정한다.

(5) parameter 측정(intraoperative measurements)

전극선이 안정적이고 좋은 위치에 고정되어 있는지 외부에서 측정 가능한 장비를 이용한 여러 가지 parameter 등을 측정한다.

(6) 전극선 연결(connecting the lead)

(7) 심박동기 이식(implantation of the PPM)

(8) 봉합(suture)

다양한 종류의 봉합 재료를 이용하여 전극선(lead)을 고정하고 피부밑 조직과 피부를 봉합한다.

(9) 프로그래밍(programming)

환자의 상태를 담당 지정의(operator)와 확인한 후 자극 횟수, mode등의 다양한 변수들을 조정한다.

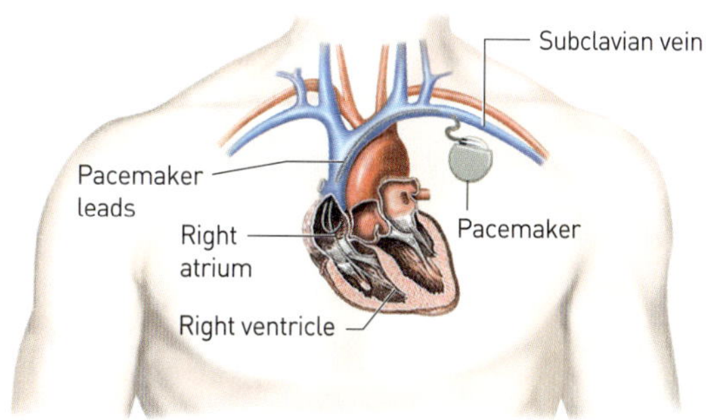

그림 2-2-20 심장박동기 전극선의 위치

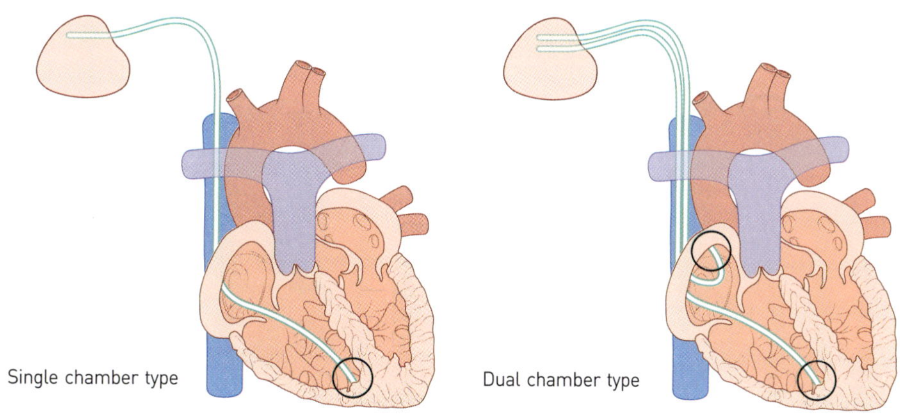

그림 2-2-21 전극선 연결 형식

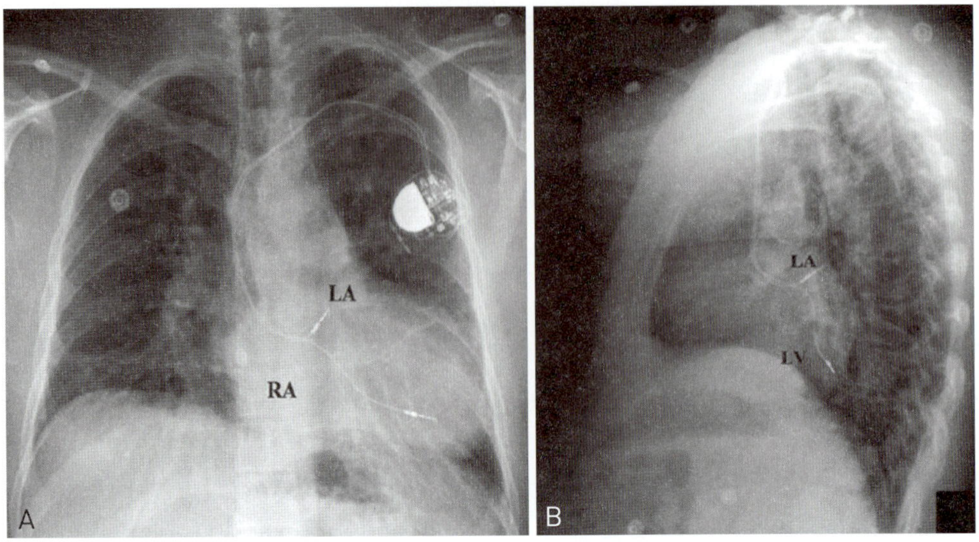

그림 2-2-22 심장박동기 설치 후 흉부영상

A: 전후면상, B: 측면상

∘ MRI 촬영

Pacemaker를 가진 환자가 MRI 촬영 시 높은 자장으로 인하여 기기의 기능적 손상 또는 기계적 결함이 발생할 수 있고 기기 또는 전극선의 이동과 진동, 이탈과 장치 가열로 인한 이식 포켓 내 조직 손상 등 심각한 부작용을 초래할 위험이 있어 금지했으나 최근(2011년 이후)에는 MRI 촬영이 일부 가능한 인공심박동기(pacemaker)가 개발되었다(그림 2-2-24). 하지만 혹시 모를 부작용이 생길 가능성을 배제할 수 없어, 반드시 심장내과 의료진을 동반하여 촬영을 해야 한다.

6) 이식형 심실제세동기(implantable cardioverter-defibrillator: ICD)

돌연사 또는 급사는 심실 빈맥이나 심실 세동과 같은 부정맥에 의하여 발생한다. 신실빈맥은 심장의 전기신호가 정상적인 박동 위치가 아닌 심실에서 발생하게 되는 것으로 이는 정상적으로 심장을 관통

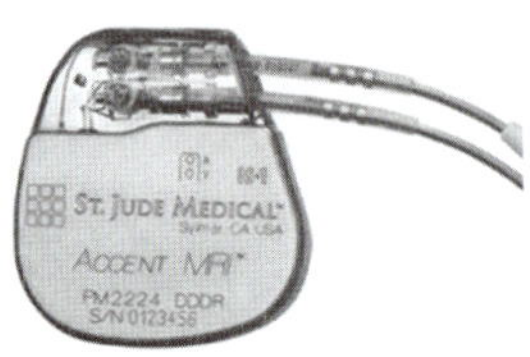

그림 2-2-23 Pacemaker generator

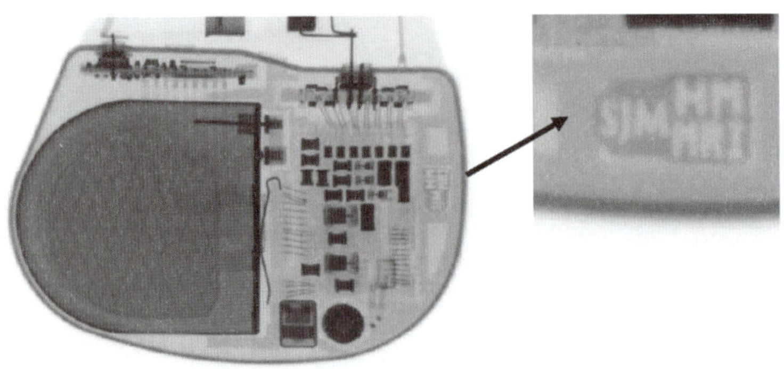

그림 2-2-24 X-ray 영상에서 MRI 가능 표시

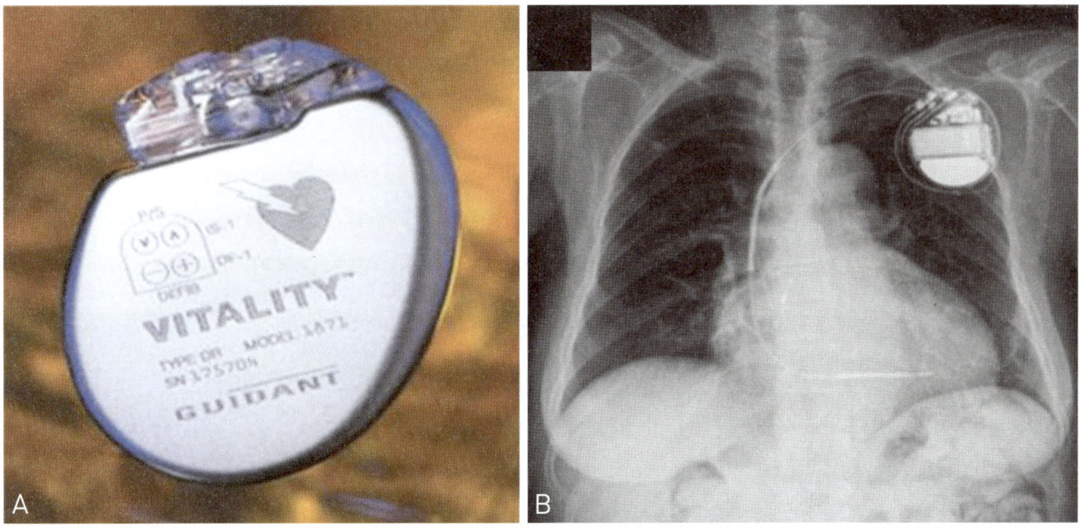

그림 2-2-25 심실제세동기(A)와 이식술 후 흉부영상(B)

하여 흐를 수 없으므로 빠르고 불규칙한 심박동을 초래하게 된다.

심실세동은 불규칙한 전기신호가 심실의 여러 지점으로부터 발생한다. 이로 인해 심박동이 빨라진다. 이러한 부정맥이 발생하게 되면 심장에서 몸의 다른 부분으로 공급되는 혈액량이 거의 없게 되고 따라서 급속도로 의식을 잃게 된다. 약물로 이러한 부정맥을 치료할 수 없을 경우 즉각적으로 심장에 전기자극이나 충격을 가하여 부정맥을 중단시키고 심장마비를 풀어주기 위하여 체내에 심실제세동기를 삽입하게 된다.

이식형 심실제세동기(implantable cardioverter-defibrillator: ICD)는 심실빈맥과 심실세동 등의 빠른 심장박동을 전기적 자극을 주어 정상적인 리듬으로 회복할 수 있도록 치료하는 데 사용된다. ICD는 체내에 이식되어 환자의 심장상태를 관찰하고 치료하여 생명을 지켜주는 장치이다.

이식형 심실제세동기의 시술은 인공 심박동기를 넣는 시술과 동일하며, 다만 기계가 제대로 작동하는지를 평가하기 위해선 인위적으로 심실빈맥이나 심실세동을 유발시켜야하고 제세동 정도를 검사해야하므로 정맥마취나 전신마취가 필요하다.

03 심장조영술과 심장 혈관내 검사

1) 심장조영술

심도자술(cardiac catheterization)과 혈관조영술(angiography)은 1929년 외과 의사인 Forssman이 자신의 몸에 처음으로 적용한 이래 Dr. Swan와 Dr. Ganz의 balloon catheter technique을 거쳐 최근에 이르면서 심장과 그 혈관계의 구조와 병태 생리를 보는 최종 진단 도구로 사용되고 있으며, 심도자를 통해 혈역학적 인자를 측정하고 심장의 구조를 보거나 혈류를 확인할 수 있다.

ㅇ 심도자술(cardiac catheterization)의 역사

1711년, Hales: 말에게 최초로 시행(brass pipe, glass tube, goose trachea 이용)

1844년, Bernard: "Cardiac catheterization"이라는 용어를 최초로 사용. Catheter를 이용하여 동물의 심장 내 압력을 측정.

1929년, Forssman: 인간을 대상으로 최초 시행(자기 자신의 몸에 직접 시행)

1941년, Cournaud, Dr. Richard: 심도자를 이용 최초로 진단에 사용(심박출량 계산)

1953년, Sven Ivar Seldinger: Percutaneous Technique(경피적 기술)을 시행

1956년 노벨 생리 의학상 수상

1958년, Sones: First Selective coronary angiography 시행

1964년, Charles Dotter, The 1st percutaneous transluminal angioplasty 도입

1970년대, Swan: Ganz. Catheter technique 도입–풍선을 달아 정맥 속에 흘려 Rt. Heart에 도달

1977년, Andreas Gruentzig: Percutaneous transluminal coronary angioplasty(PTCA) 시행

1983년, Kan: Balloon pulmonary valvuloplasty 시행 이후 선천성 판막 협착 병변에 주로 사용

1986년, Simpson: Coronary atherectomy device 도입

1987년, Palmatz: Stent 최초 사용

2003년, 약물 방출형 스텐트(drug eluting stent: DES, DDS) 출시

2003년 이후: 약물 방출형 스텐트의 사용으로 기존 비피복형 금속 스텐트(bare metal stent)의 재협착률 현저히 감소

2013년: 생분해성 스텐트(bioresorbable stent) 출시

(1) 심장동맥조영술(관상동맥조영술, coronary angiography)

① 검사 목적 및 적응증

Coronary artery 조영술은 coronary artery 질환을 확인하고 치료방침을 결정하는 데 있어서 현재까지 가장 정확한 검사이며, 1959년 Dr. Sones에 의해 처음 시행된 이후 기구와 조영제 등의 발전에 힘입어 널리 시행되고 있다.

② 적응증

- 불안정성 협심증
- 급성 심근(myocardium) 경색증
- 변이형 협심증이 의심되는 경우
- 관상동맥의 중재시술이 요구되는 경우
- 약물치료에도 불구하고 증상이 있는 협심증
- 주요 수술 전 관상동맥의 위험인자가 많을 경우
- 원인불명의 흉통이 지속되나 비침습적인 검사 결과가 애매한 경우

③ 금기증

- 고열, 출혈
- 급성심부전
- 진행성 뇌졸중
- 급성 심내막염
- 원인을 알 수 없는 감염
- 비정상적인 적혈구 저하증

④ 심장동맥조영술(coronary angiography)의 혈관 접근 및 검사 방법

심장동맥조영술은 넙다리동맥 또는 노동맥(radial artery)을 이용한 경우 catheter의 종류 및 시술 과정이 유사하다. 진단적 조영술을 위해 catheter의 size는 4~6 Fr.를 이용하여 할 수 있으며, Judkins, Amplatz catheter가 일반적으로 사용되며 그 외 특이한 해부학적 기시의 심장혈관이나 심장동맥우회술(관상동맥 우회술, coronary artery bypass graft, CABG) 후 이식 혈관(graft)검사를 위한 catheter가 개발되었다.

가. 넙다리동맥의 접근(transfemoral access)

넙다리동맥은 심도자술에서 가장 많이 사용되는 동맥이다. 직경이 큰 인터벤션 기구를 사용하는 경우, 만성완전폐색환자(chronic total occlusion: CTO), 분지병변의 중재시술, 쇼크가 있는 급성 심근(myocardium)경색증 환자의 인터벤션 등에서는 필수적으로 이용하는 인터벤션의 통로이다. 그러나 절뚝거림(파행, claudication)이 있거나, 만성적 하지동맥 부전이 있는 환자, 하지의 맥박이 잘 촉지되지 않는 환자, bruits가 들리는 환자에서는 다른 통로를 찾도록 하여 가능하면 더 이상의 하지동맥 순환을 방해하지 않도록 한다.

- 넙다리동맥(femoral artery)을 이용한 심장동맥조영술의 검사 순서
  - · 검사실 침대에 환자를 눕힌 후 의료용 감시장비(EKG, 산소포화도 등)를 부착한다.
  - · 시계나 장신구(반지, 팔찌)는 미리 제거하고 샅굴부위의 피부를 알코올, 베타딘을 이용하여 천자부위를 소독 후 멸균포를 덮는다.
  - · 넙다리동맥 천자는 주로 시술자가 환자의 우측에 서서, 우측 넙다리동맥을 이용하게 된다. 넙다리동맥 천자 시 천자바늘은 서해 인대(inguinal ligament) 2~3 cm 아래에서 30~40도 각도로 배꼽을 향해 진입하게 된다(그림 2-3-1).
  - · 넙다리부위의 피부 마취는 넙다리동맥을 촉지하고 있는 검지손가락의 위치에서 1~2 cm 아랫부분에 가는 바늘을 사용하여 2~3 mL의 lidocaine을 주사한다.
  - · 넙다리동맥의 맥박을 확인하면서 천자 바늘을 진입하는데 되도록 넙다리동맥의 전벽만이 천자되도록 하는 것이 중요하다. 천자후 J모양 유도철선을 삽입한다.
  - · Guide wire를 따라 sheath를 삽입하고, sheath가 삽입되면 유도철선을 제거한다. Sheath 삽입후 2~3 mL의 혈액을 흡입하고 이어서 그 내부를 헤파린을 섞은 식염수로 채워준다. 이는 sheath에서 남아 있는 혈액이 응고되는 것을 방지하기 위함이다.

- 좌 · 우 관상동맥(lt., rt. coronary artery)의 삽관요령
  - 좌관상동맥일 때 X-ray tube는 AP, 우관상동맥일 때는 LAO(left anterior oblique)로 위치시킨다.
  - 유도철선을 오름대동맥의 대동맥 판막 위로 위치시킨다.
  - Catheter를 유도철선을 따라 오름대동맥까지 진행한다.
  - Catheter가 대동맥 첨판(aortic cusp)에 위치하면 조영제를 조금씩 주사하면서 시계 또는 반시계 방향으로 catheter를 회전하여 왼 · 오른심장동맥 개구부에 삽입한다.

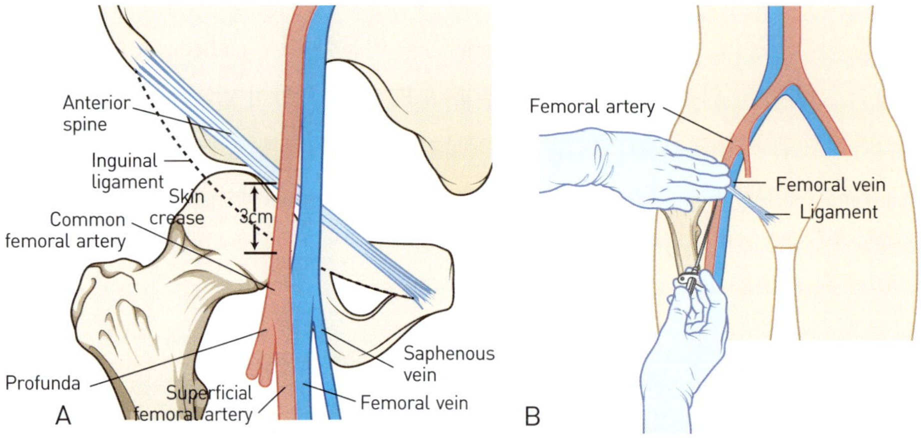

그림 2-3-1 넙다리동맥의 해부학적 천자부위(A) 및 천자과정(B)

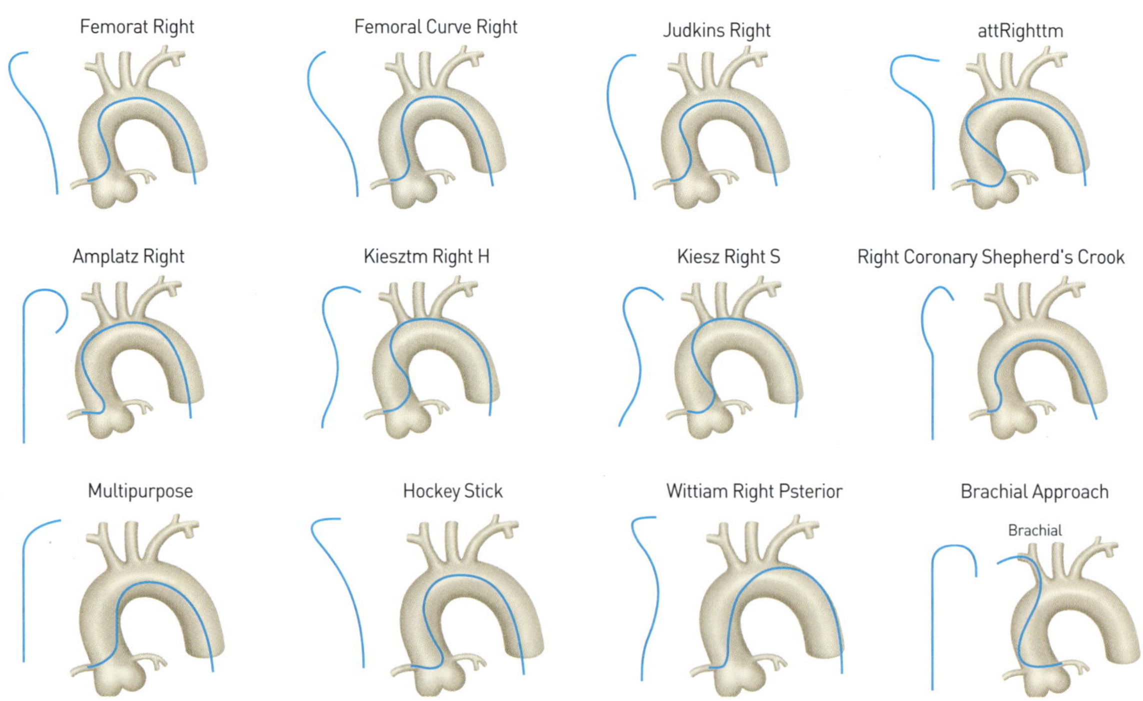

그림 2-3-2 Femoral approach right coronary

· 카테터(catheter)의 선택은 기본적으로 JL, JR 4를 사용하지만 심장동맥 개구부의 위치 및 대동맥의 크기에 따라 결정하여 사용한다.

– 넙다리동맥을 이용한 심장조영술의 장점과 단점

· 장점: 넙다리동맥의 크기가 커 천자 및 동맥 삽관이 쉽다.

· 단점: 출혈, 혈종의 발생가능성이 높으며, 천자부위가 잘못되었을 경우 복막후부 혈종(retroperitoneal hematoma), 가동맥루(pseudoaneurysm), 대퇴동맥혈전 형성, 동정맥루 등의 합병증이 생길 수 있다.

나. 노동맥의 접근(요골동맥 접근, transradial access)

노동맥(radial artery)을 통한 심장동맥조영술은 1989년 Dr. Campeau 등에 의해 처음 보고되었다.

Radial artery을 통한 심장동맥조영술은 넙다리동맥을 통한 경우보다 출혈이나 기타 천자부위 합병증의 위험이 상대적으로 적고 시술 직후 환자가 침상안정 필요 없이 활동할 수 있다는 장점이 있어 실제 임상에서는 진단을 목적으로 하는 심장동맥조영술에서 많이 시행되고 있으며, 최근에는 중재시술 도구의 발달로 심장동맥의 인터벤션시술에도 radial artery을 통한 중재시술이 적극적으로 고려되고 있다(그림 2-3-4).

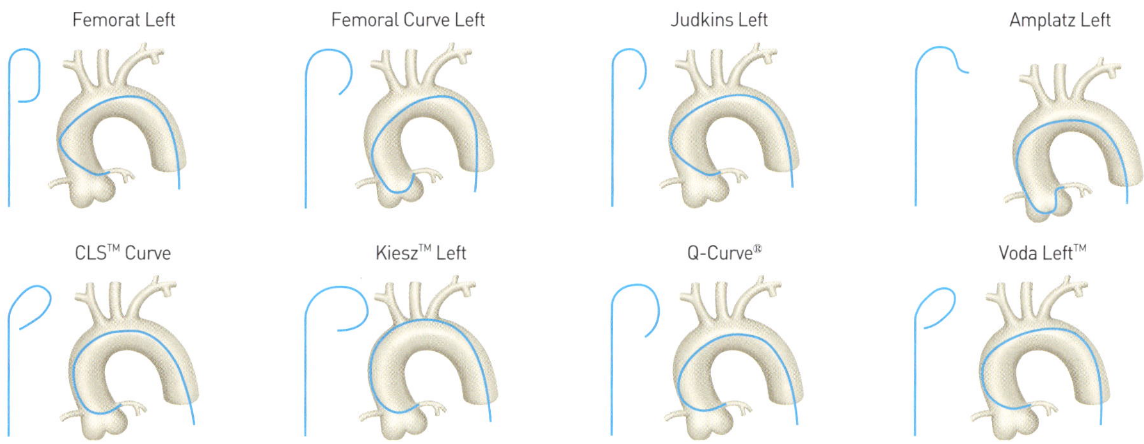

그림 2-3-3 Femoral approach left coronary

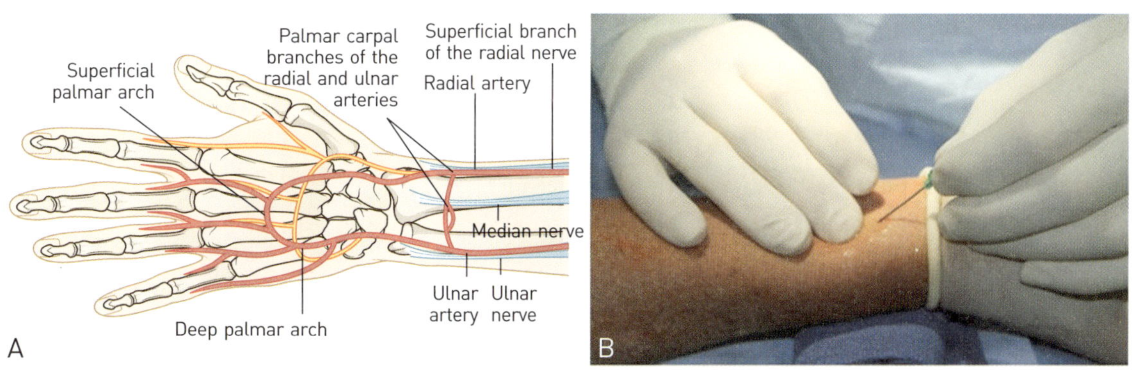

그림 2-3-4 Radial artery 해부학(A)과 혈관 접근과정(B)

Radial artery을 사용할 경우 알렌 시험(Allen test)을 거쳐 자동맥(척골동맥, ulnar artery)의 혈류공급 상태를 확인 후에 실시하게 된다. 알렌검사법은 1929년 Edgar V. Allen에 의해 제기된 검사법으로 Burger씨 병에서 혈류의 개존 유무를 보고자 고안되었던 방법이다.

순서는 다음과 같다.

- 노동맥과 자동맥을 동시에 압박하여 혈류를 차단한다.
- 손가락을 6회에서 8회 굴전 및 신전한다.
- 손바닥 및 손가락의 색깔이 창백해진다.
- 노동맥은 압박한 상태에서 자동맥부위의 압박을 푼다.

ㅇ 알렌 시험(allen Test)

손의 홍조가 10초 안에 정상으로 돌아오면 Allen test를 양성으로 평가하고 radial artery을 통한 검사가 가능하며 손의 색조가 10초가 넘어도 창백해진 상태가 유지되면 Allen검사를 음성으로 평가하고 radial artery을 이용한 검사는 불가능하다(그림 2-3-5).

ㅇ 유도 피포 삽입(sheath insertion)

심장동맥 혈관의 병변을 치료하기 위해서는 심장동맥조영술에 앞서 sheath를 이용하여 혈관을 확보해야 한다. 넙다리동맥을 이용한 경우 다양한 크기의 sheath 삽입이 가능하며 radial artery을 이용한 경우 4~6 Fr. 크기의 sheath 사용을 권장하고 있다. Sheath의 구성은 그림과 같다(그림 2-3-6).

– 노동맥(radial artery)을 이용한 관상동맥조영술의 검사 순서

- 시술 전 시계나 장신구(반지, 팔찌)는 미리 제거하고 손목에 맥압을 촉지하여 혈관의 이상 유무를 확인하고, Allen's test를 거쳐 자동맥(ulnar artery)의 혈류공급 상태를 확인하여 천자부위를 준비시킨다.
- 시술 시 환자를 반드시 누인 상태로(supine position) 양측 상지를 몸통 가까이 근접시키고, 팔의 손목 아래 미리 준비한 면포나 받침대를 받쳐 손목을 과신전시킨 상태로 준비한다. 소독 후 미리 준비된 일회용 멸균 포를 덮으면 radial artery 천자 준비가 완료된다.
- 천자부위는 손목의 노뼈 붓돌기 상방 약 1 cm 부위에 해당하며, 천자 전 노동맥의 주행방향을 확인하고, lidocaine으로 국소 마취한 후 천자바늘을 이용하여 천자한다(동맥혈이 바늘 뒤로 역류되는 것으로 radial artery의 천자를 확인할 수 있다. 이때 바늘을 제거한 뒤 서서히 angiocath

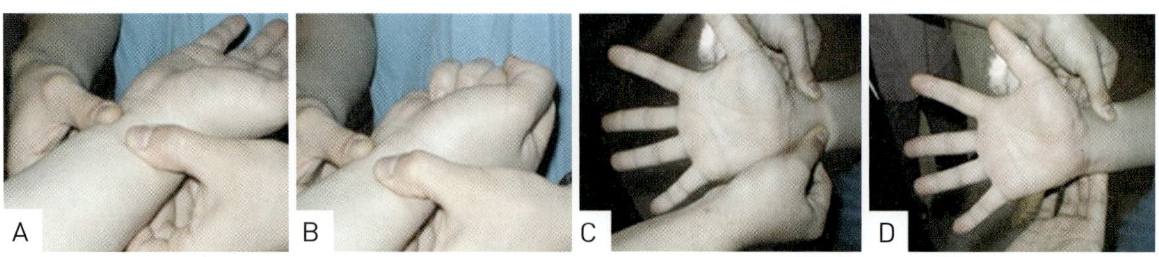

그림 2-3-5 알렌 시험(allen test)

를 빼내면 동맥혈의 역류가 보이게 되고 유도철선을 진행시킨다). 천자 전 radial artery의 연축을 방지하기 위해 NTG(nitroglycerin 혈관연축억제제)를 경구 투여할 수 있다.

· Sheath 삽입용 유도철선(sheath wire)을 넣은 뒤 sheath를 삽입한다. Sheath 삽입 후 radial artery의 연축을 방지하기 위하여 약물(nitroglycerin, 헤파린)을 투여한다.
· 시술 전 역행 노동맥조영술(retrograde radial arteriography)를 시행하여 radial artery의 해부학적인 이상이 있는지 여부와 척골동맥의 개통 여부를 확인하는 데 도움을 줄 수 있다.

Tip

환자가 고령인 경우 빗장밑동맥이나 radial artery의 심한 사행성의 빈도가 높아 catheter의 조작과 설치가 어려울 수 있다. 이럴 경우 반대편 radial artery 또는 넙다리동맥을 이용할 수 있다.

· 심장동맥조영술은 넙다리동맥을 이용한 경우와 catheter의 종류 및 술기 방법은 유사하다. 혈관의 부가적인 부작용을 피하기 위해 catheter의 직경은 5 Fr. 정도의 작은 직경의 catheter 사용을 권장한다.

Tip

Catheter는 기본적으로 JL4, JR4를 사용하지만, coronary artery 개구부의 위치 및 대동맥의 크기에 따라 결정하여 사용한다.

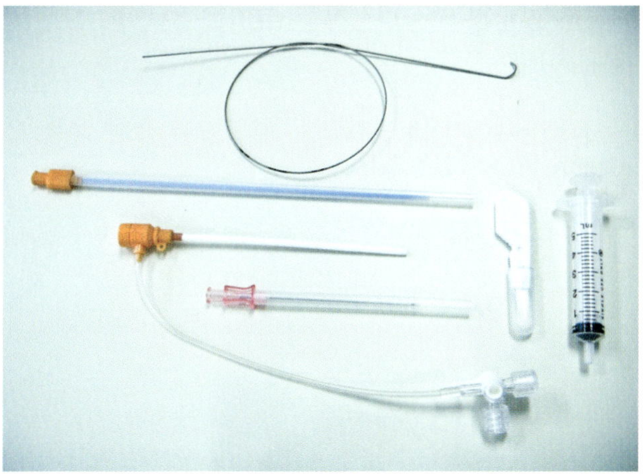

그림 2-3-6 유도 피포 세트(sheath set)

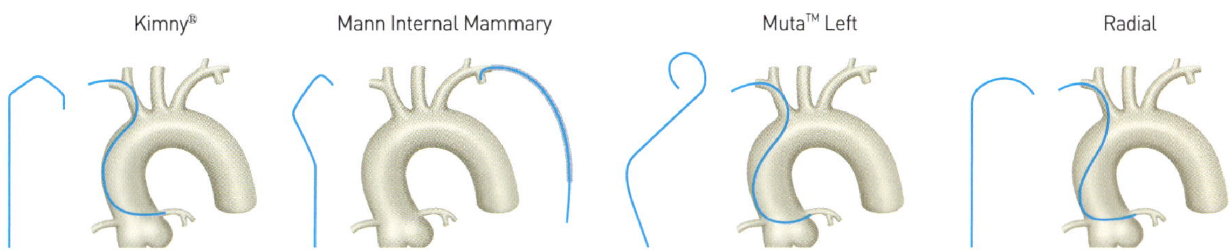

그림 2-3-7 Transradial approach coronary

– Radial artery을 이용한 심장조영술의 장점과 단점은 다음과 같다.

· 장점: 혈관 합병증이 적다. 외래 검사와 당일 입퇴원이 가능하여 환자가 조기에 업무에 복귀할 수 있고 검사에 필요한 의료비용을 줄일 수 있다.

· 단점: Radial artery의 크기가 작아 천자 및 동맥 삽관이 어려우며 해부학적인 제한점(노맥 및 빗장밑동맥의 사행성 및 변형)이 있으며, radial artery의 연축이 호발하며, 심장동맥의 개구부위를 삽관하는데 기술적인 어려움이 있다.

⑤ 검사 위치에 따른 coronary artery의 모양

가. 심장동맥조영술(coronary angiography)에서 시행되는 환자 자세

나. 심장동맥조영술(coronary angiography)

ㅇ 각도별 중심 해부학(혈관)

– 좌 관상동맥(lt. coronary)

· AP Caudal: MAIN, LCX, LADos

· RAO Caudal: MAIN, LCX, OM, LADos

· RAO Cranial: LAD, DIAGONAL

· AP Cranial: m~dLAD, DIAGONAL, MAINos

· LAO Cranial: MAINos, LAD, LCX

· LAO Caudal(spider): MAIN, pLAD, pLCX

우 관상동맥(rt. coronary)

· LAO: p~dRCA

· AP Cranial: dRCA,PDA,PLA

· RAO: mRCA

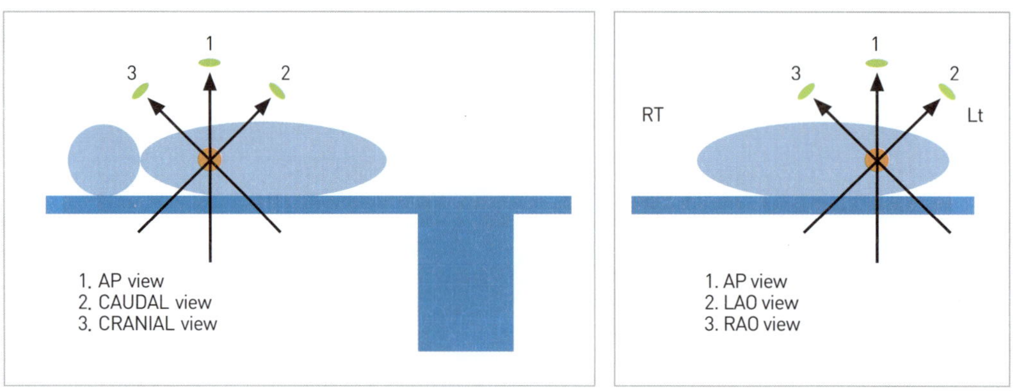

그림 2-3-8 심장동맥조영술(coronary angiography)에서 시행되는 환자 자세와 X-ray tube 각도

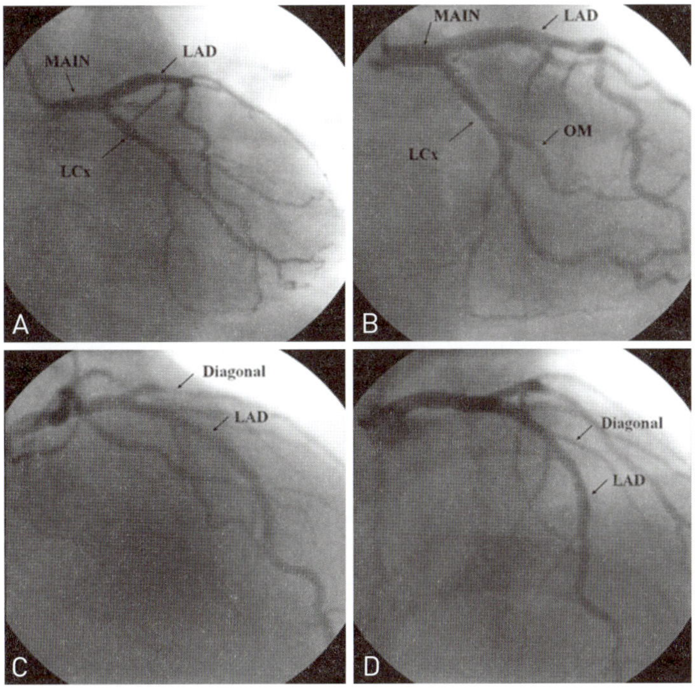

그림 2-3-9 좌관상동맥(lt. coronary angiography)

A: AP caudal view, B: RAO caudal view, C: RAO cranial, D: AP cranial

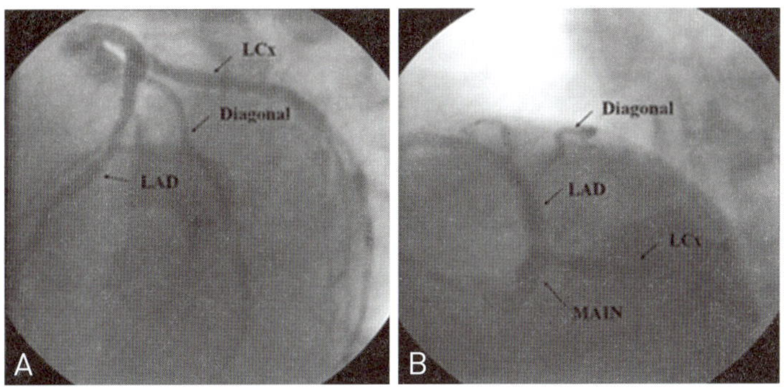

그림 2-3-10 좌관상동맥(lt. coronary angiography)

A: LAO cranial, B: LAO caudal

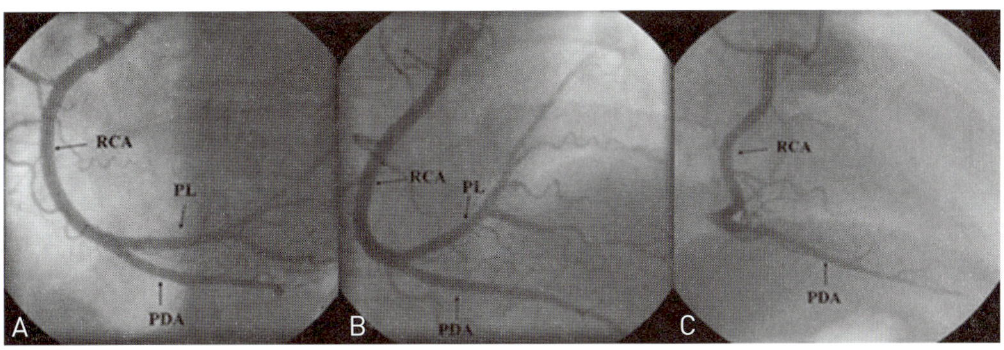

그림 2-3-11 우관상동맥(rt. coronary angiography)

A: LAO, B: AP cranial, C: D: RAO

(2) 심실조영술(ventriculography)

오른심실, 왼심실 중 평가하고자 하는 심실에 pigtail catheter를 삽입하고 일시적으로 30~50 mL의 조영제를 일시적으로 주입한다. Pigtail catheter의 위치는 심실에 정중앙에 위치하게 하여야 하며, 심실 내벽에 근접하여 검사할 경우 심실 조기 수축에 의한 영상으로 객관적인 평가에 제한을 받을 수 있다(그림 2-3-12).

가. 심실조영술의 적응증

- 심장동맥질환, 심근(myocardium)병증, 판막질환에 의한 왼심실 기능부전
- 심실 사이막의 결손 확인
- 판막역류의 정량적 평가

(3) 허파동맥조영술(폐동맥조영술, pulmonary angiography)

본 장에서는 심장내과에서 시행하는 조영술에 관해 설명하고, 제5장에서 영상의학과에서 시행하는 허파동맥조영술(pulmonary angiography)에 대해 추가로 설명한다.

가. 넙다리정맥(femoral vein) 천자

넙다리정맥은 넙다리동맥보다 몸의 안쪽에 위치해 있으므로 넙다리동맥 천자 방법과 같은 방법으로 천자를 하되, 넙다리동맥 보다 안쪽으로 천자한다(그림 2-3-13).

나. 허파동맥 삽관 방법

- Fluoroscope는 AP로 위치한다.
- 카테터(catheter)는 풍선 카테터(balloon catheter: wedge balloon catheter 또는 berman balloon catheter)를 따라 아래대정맥(inferior vena cava: IVC)을 지나 오른심방(RA)을 지나 오른심실(RV)을 지나

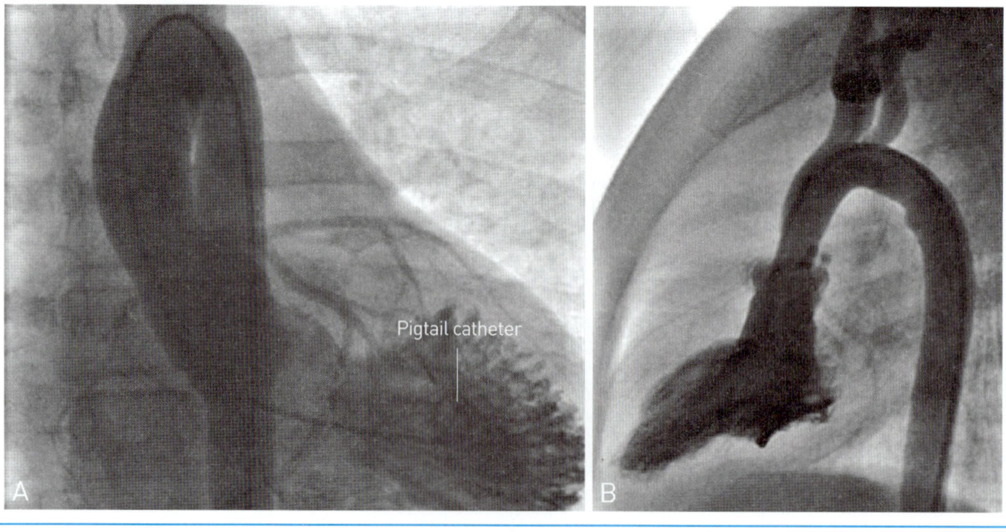

그림 2-3-12 심실조영술(ventriculography)

A: 정면상, B: 측면상

허파동맥까지 진행시킨다.

- 환자에 따라 필요한 영역을 선택적으로 조영 촬영을 한다(주로 AP와 Lateral, RAO 촬영).
- 양쪽방향 혈관조영장비(biplane-unit)가 도움이 된다.

다. 허파동맥 검사 시 사용하는 catheter의 종류

- NIH catheter
- Swan-Ganz balloon catheter
- Wedge balloon catheter
- Berman balloon catheter
- Pigtail catheter

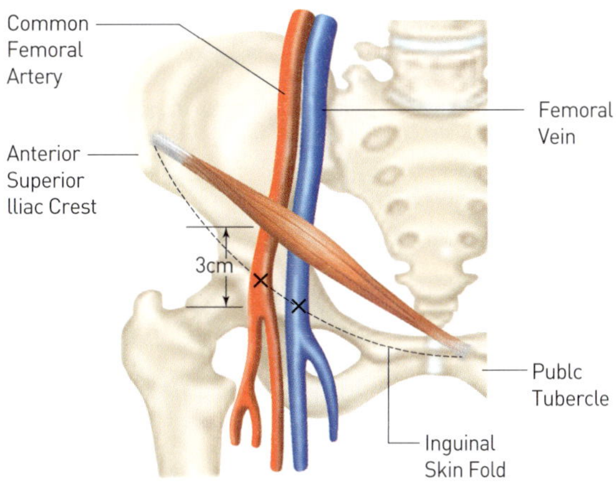

그림 2-3-13 넙다리정맥(femoral vein) 천자부위

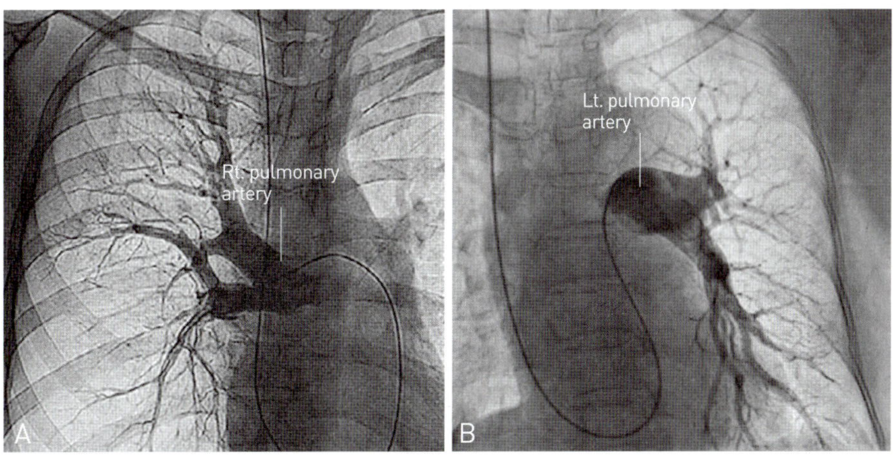

그림 2-3-14 허파동맥조영술(pulmonary angiography)

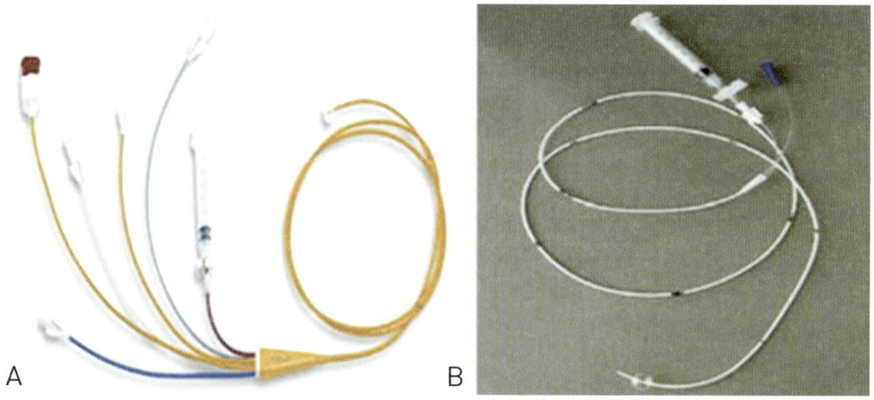

그림 2-3-15 허파동맥조영술(pulmonary angiography)에 사용되는 카테터

A: Swan-Ganz balloon catheter, B: Berman balloon catheter

2) 심장 혈관내 검사

심장동맥조영술(관상동맥조영술, coronary angiography: CAG)은 혈관 내에 조영제(contrast media)를 주입하여 혈관의 구조적인 투시영상을 볼 수 있으나, 분석자의 시각에 따라 협착 병변이 과대 혹은 과소평가 될 수 있고 아래와 같은 제한점을 가지고 있다(그림 2-3-16).

- 심장동맥조영술은 3차원적으로 복잡한 심장동맥을 조영제를 이용하여 심장동맥의 내강상태만을 단순히 2차원적인 X-선 그림자영상으로 나타낸다. 그러므로 혈관내 초음파나 부검과 비교하여 병변의 상태나 영상의 촬영된 각도에 따라서는 심장동맥의 상태를 과소 혹은 과대 평가한다.
- 심장동맥의 협착 정도를 평가함에 있어 분석자의 시각에 의해 결정되므로 분석시기(intraobserver)나 분석자(interobserver)들 간의 다양성이 높다.

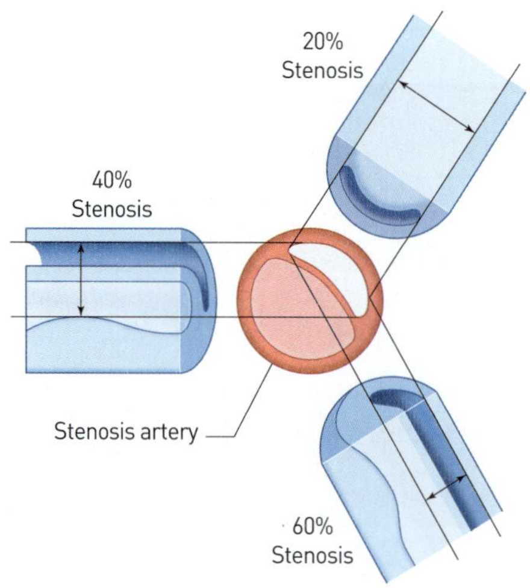

그림 2-3-16 검사 각도에 따른 coronary angiography의 제한점

– 심장동맥조영술에서 정상 심장동맥으로 판단되었던 혈관이 혈관내 초음파에서는 미만성 병변을 가진 심장동맥으로 나타나 진단에 오류가 초래될 수 있다.
– 심장동맥조영상 병변에서 조영제 충만 결여(filling defect) 등을 보일 경우 심장동맥의 석회화, 혈전, 내막박리 등의 구별이 매우 어렵다.

침습적인(invasive) 혈관 내 영상장비들은 위와 같은 심장동맥조영술의 제한점을 보완하여 협착병변에 대한 분석과 종합적인 평가에 있어 피부경유 심장 인터벤션(percutaneous coronary intervention: PCI) 시행에 중요한 역할을 담당하고 있다.

발달하는 혈관 내 영상기법들은 불안정하고 취약한 동맥경화판(vulnerable plaque)을 발견하고, 스텐트설치에 대한 병변의 전, 후 분석과 평가에 새로운 영상기법을 활용한 방법들이 임상에 적용되고 있다. 임상에서는 각각의 심장동맥영상장비들의 특성에 따라 혈관내영상기법들의 상호보완적인 응용이 도움이 될 것으로 사료된다.

(1) 혈관내 초음파(intravascular ultrasound: IVUS)

혈관조영술은 혈관검사에 필수적인 검사 방법이지만 혈관벽이나 plaque의 형태, 협착이나 폐쇄의 원인, 혈관주위 구조 등에 대한 정보를 알 수가 없다. 반면에 Intravascular ultrasound는 양적 정보(혈관직경, 혈관둘레, 협착 정도)와 함께 질적 정보(정상혈관벽층, plaque 성분, 혈전의 특성, 혈관벽의 구성)를 알 수 있고 실시간 재현이 가능하다.

특히, 심장동맥에 스텐트 시술이 보편화되면서 가능하면 내경이 넓은 스텐트를 혈관에 정확하게 밀착시켜 시술하는 경우에 재협착률을 감소시킬 수 있다는 사실이 알려졌고, 이를 위해서는 혈관조영술보다 더 정확하게 혈관의 형태를 파악할 수 있는 방법을 필요로 하게 되었다.

① IVUS의 영상장비

IVUS는 크게 탐촉자(transducer)를 포함하는 catheter와 영상을 재구성 및 저장하는 본체로 구성되어 있다(그림 2-3-18).

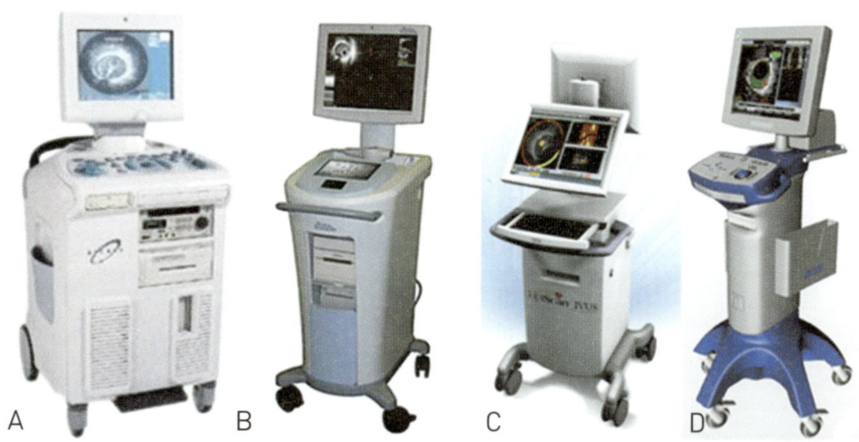

그림 2-3-17 다양한 IVUS 초음파 영상 장비

A: Boston Scientific(galaxy TM2), B: iLabTM, C. lipidscan(NIRS) IVUS system, D: Volcano s5i IVUS

② IVUS catheter

현재 많이 사용되고 있는 IVUS는 혈관벽에 근접하여 20~45 MHz 정도의 고주파를 이용하기 때문에 높은 해상도(70~200 μm axial 해상도, >5 mm penetration)를 얻을 수 있다.

IVUS는 catheter를 구성하고 있는 transducer의 방식에 따라 고형상태의 방식(multi-element electronic array, solid state devices)과 기계적 방식(mechanically rotated devices)으로 구분된다(그림 2-3-19).

고형상태의 방식은 catheter의 먼 쪽에 고리모양으로 부착되어 있는 초음파 탐촉자가 전기적으로 활성화 되면서 초음파가 발생하는 동시에 받아서 영상을 만들어낸다. 장점은 catheter tip이 기계적 방식보다 두껍지만 shaft가 얇아 일부 5 Fr. guiding catheter에서도 사용이 가능하며, catheter의 회전에 의한 artifact가 없다.

기계적 방식은 한 개의 회전 탐촉자가 유연한 케이블에 연결되어 1,800 rpm의 속도로 360도 회전하면서, 초당 30개의 회색조(gray-scale)의 영상을 만들어낸다. 탐촉자는 안전하게 보호된 sheath 안에서 회전하고 안정적이고 일정한 속도로 기계적인 pullback이 가능하다. Catheter 먼 쪽 두께는 2.5 Fr.이며, 6 Fr. guiding catheter에서 사용이 가능하며, catheter 내의 Saline flushing이 매우 중요하다.

③ 자동견인장치(automatic pullback device)

Automatic pullback device는 coronary artery 내부에 삽입된 IVUS catheter를 일정한 속도로 병변의 먼 쪽에서 가까운 쪽으로 견인시켜주는 장치를 말한다. 일반적으로 device 견인속도는 0.5 mm/sec 또는 1.0 mm/sec로 선택할 수 있으며, 이를 이용하여 병변의 길이를 정확하게 판별할 수 있다(그림 2-3-19).

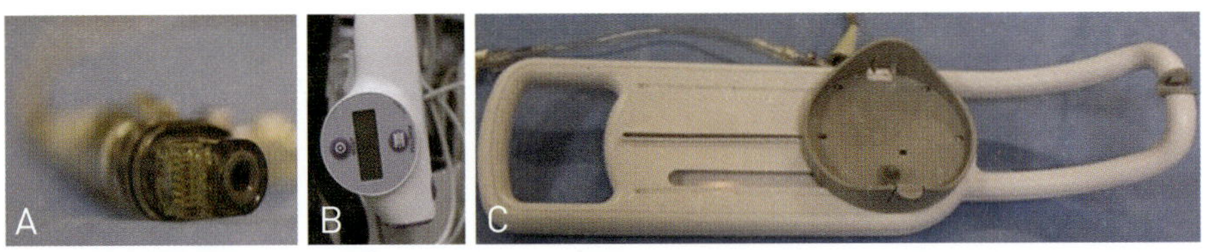

그림 2-3-18 혈관내 초음파(intravascular ultrasound: IVUS) 검사 장비 구성

A: IVUS 카테터, B: MDU(motor drive unit), C: 자동견인장치

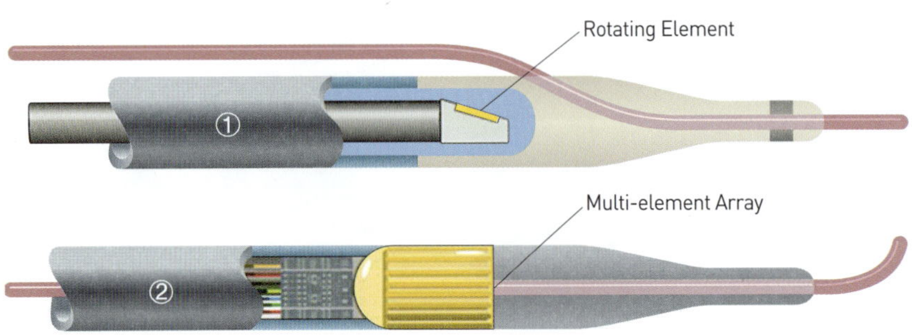

그림 2-3-19 혈관내 초음파(intravascular ultrasound: IVUS) 검사용 catheter 구조

④ IVUS 본체

IVUS 본체는 탐촉자로부터 전송되어 온 이미지를 재구성하는 프로그램과 영상을 녹화, 저장, 전송하는 역할을 담당한다.

⑤ 혈관내 초음파의 시술 과정

- IVUS를 시행하기에 앞서 반드시 guiding catheter의 좋은 support가 필요하다.
- 0.014 inch guide wire를 병변을 지나 distal에 위치시킨다.
- 정상적인 coronary artery 크기를 관찰하고 coronary artery 경련을 막기 위해 100~200 μg 가량의 nitroglycerine을 coronary artery 내로 투여한다.
- Coronary artery 내로 catheter를 주입하기 전에 10 cc 이상의 saline flushing을 시행한다.
- Guide wire를 따라 IVUS catheter를 병변의 먼 쪽 10~20 mm까지 위치시키고 automatic pullback system을 이용하여 이미지를 저장한다.

⑥ 정상 심장동맥과 병변의 심장내 초음파 영상(IVUS image)

정상 심장동맥은 근육형동맥(근형동맥, muscular artery)으로 IVUS에서 세 층(trilaminar pattern)으로 관찰되는데 혈관의 내강으로부터 가장 안쪽 층에 초음파음영이 강한 속막(내막, intima), 중간층에 초음파음영이 약한 중막(media), 가장 바깥층에 초음파음영이 강한 바깥막(외막, adventitia)으로 이루어져 있다. 혈관 내에서 초음파음영은 아교질(콜라겐, collagen)과 탄력소(엘라스틴, elastin)의 함량 정도에 따라 다르게 나타나므로, 이들이 상대적으로 적은 중막(media)에서 다른 층에 비해 초음파음영이 약하게 나타난다. 일반적으로 내막(intima)의 두께는 0.25~0.5 mm 이하이며, 젊은 연령에서는 0.15±0.07 mm로 나타난다. 30~50%에서는 얇은 중막의 두께로 인해 초음파음영이 불분명하고 층이 잘 구별되지 않아 단층(monolayer)으로 나타나기도 한다. 심장동맥의 가장 바깥층을 이루는 외막(adventitia)과 바깥막 주위

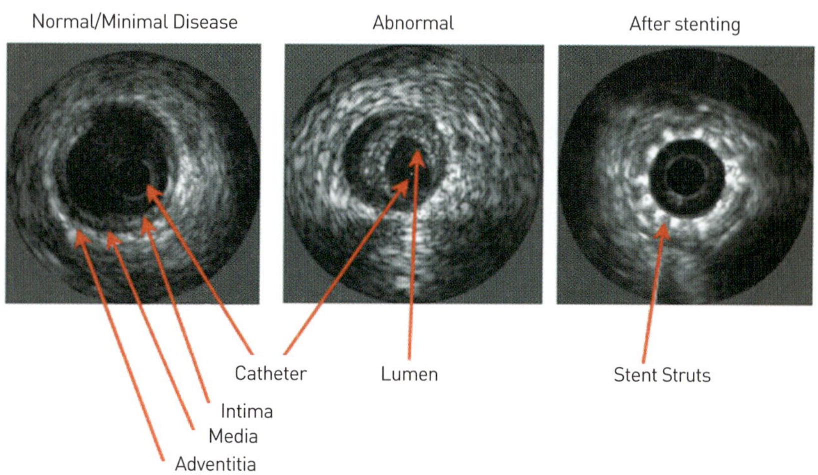

그림 2-3-20 심장동맥과 병변의 IVUS image

www.teachivus.com에서 인용

(외막주위, peri-adventitia) 조직은 특징적인 '양파껍질(onionskin)' 형태로 나타난다(그림 2-3-20).

IVUS를 판독함에 있어서 기준이 되는 것은 정상적인 vessel의 이미지이며, 병변이 있는 IVUS image인 경우는 intima가 adventitia보다 밝은지 어두운지를 비교하여 상대적인 시각으로 plaque의 type을 구별하게 된다(그림 2-3-21, 2-3-22).

⑦ IVUS에서 병변(lesion)과 참조(reference) 혈관의 정의

- 근위부 참조혈관(proximal reference): 병변의 주가지로부터 가까운 쪽(근위부, proximal) 중 같은 부분에서 가장 넓은 관내강을 가진 혈관 부위
- Distal 참조혈관(distal reference): 병변의 주가지에서 먼 쪽(원위부, distal) 중 같은 부분에서 가장 넓은 관내강을 가진 혈관 부위

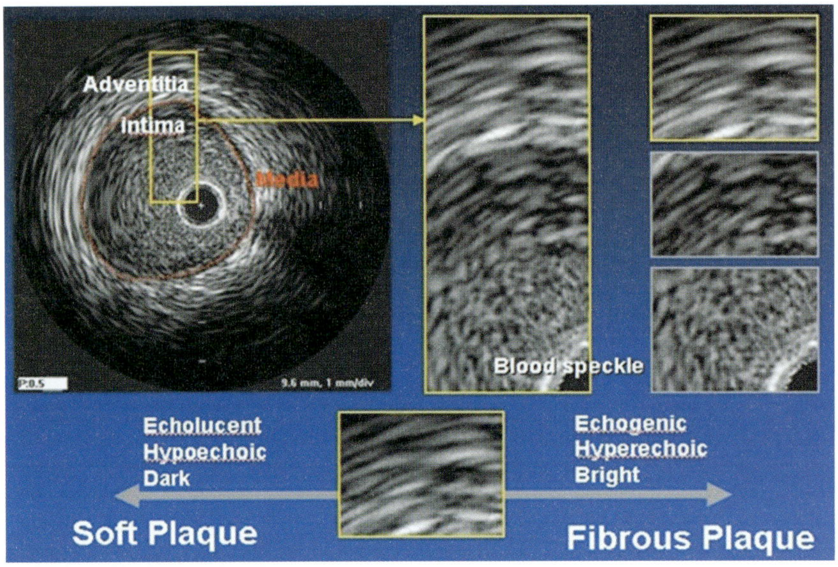

그림 2-3-21 초음파음영 변화에 따른 병변의 양상

www.teachivus.com에서 인용

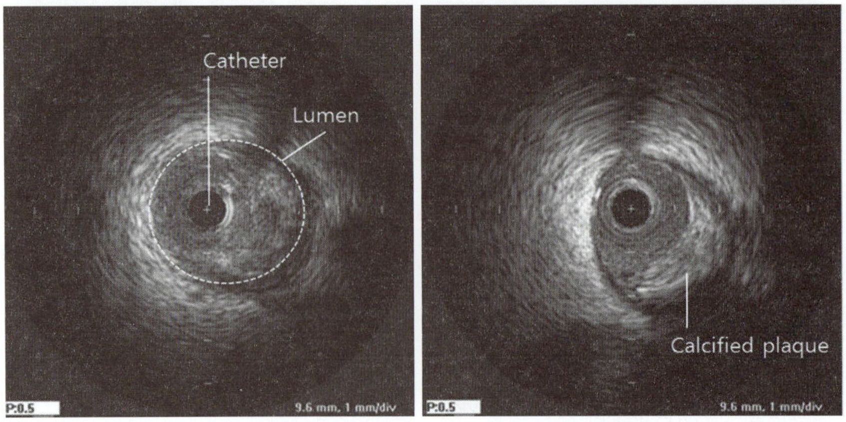

그림 2-3-22 석회화된 플라크 영상

- 최대 참조혈관(largest reference): Distal 혹은 proximal reference 직경 중 큰 혈관 부위
- Average reference lumen size: Distal 혹은 proximal reference 관내강 크기의 평균
- 병변(lesion): 참조혈관에 비교하여 동맥경화판의 축적이 많은 부위
- 협착(stenosis): 참조혈관의 관내강 단면적(lumen cross sectional area: CSA)에 비하여 적어도 50% 이상 관내강이 좁아진 병변

⑧ IVUS의 측정인자들

- CSA: Lumen의 cross sectional area
- EEM: Vessel area로 사용되는 external elastic membrane
- MLD: Minimal lumen diameter
- MLA: Minimal lumen area

(2) 가상조직혈관내초음파(virtual histology intravascular ultrasound: VH-IVUS)

가상조직혈관내초음파는 일반적인 회색조의 혈관내초음파(grey-scale IVUS)가 가지고 있는 한계점들을 극복하기 위한 방법으로 심장동맥의 동맥경화판 조직과 IVUS를 비교 분석하여 개발되었다.

IVUS는 조직에서 반사되는 고주파신호(radiofrequency signal)의 진폭(amplitude)만 분석하였으나, VH-IVUS는 고주파 진폭(amplitude)과 주파수(frequency)를 같이 분석하여 8개의 스펙트럼 분석(spectral parameters)을 이용하여 동맥경화판의 구성 성분을 4가지 색깔로 단순화하여 보여준다. 섬유조직(fibrous tissue plaque: green color), 지방섬유조직(fibro-fatty plaque: yellow color), 석회화(calcium: white color), 괴사조직(necrotic core: red color)으로 분류하여 동맥경화판의 조직학적 성분 및 특성들을 분석하였다(그림 2-3-23, 그림 2-3-24, 그림 2-3-25).

VH-IVUS가 발전하면서 기존의 Grey scale-IVUS의 한계점을 넘어서 동맥경화반의 성분 분석과 취약한 경화반(vulnerable plaque)에 대한 연구 또한 발전을 하게 되었다. 기존의 Grey scale-IVUS에서는 회색조로 보이던 지질 침착(lipid pool)에 대한 분석이 가능해졌고, 구성 성분에 따라서 PCI 시에 IVUS의 보편적인 적용이 가능해졌다.

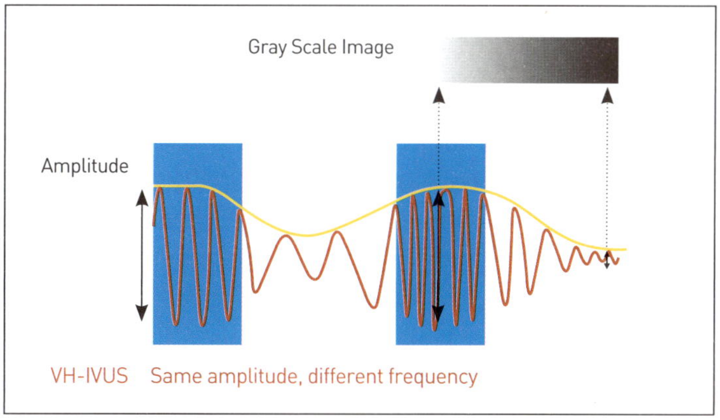

그림 2-3-23 가상조직혈관내초음파(virtual histology intravascular ultrasound)의 작동 원리

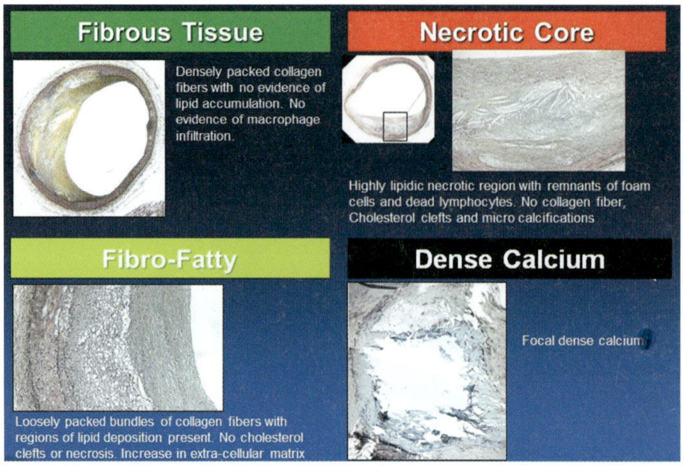

그림 2-3-24 병변에 따른 가상조직혈관내초음파(VH-IVUS)의 예

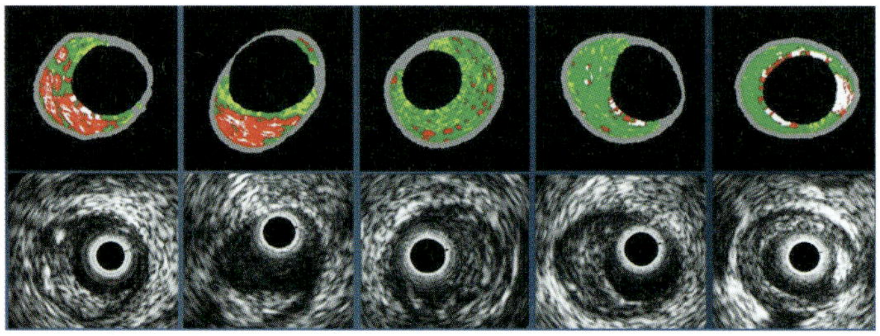

그림 2-3-25 임상에서의 virtual histology intravascular ultrasound

(3) 광간섭 단층촬영기(optical coherence tomography: OCT)

혈관조영의 2차원적 coronary image와 IVUS는 심혈관조영실에서 환자의 심장동맥을 진단하는 자료로서 의심의 여지가 없지만, 의료기술의 점진적 발달과 더불어 심장동맥을 바라보는 다양한 시도가 계속되어 왔다. 그중 광간섭 단층촬영기(optical coherence tomography)는 기존에 사용되어 왔던 X-ray나 초음파가 아닌 1.3 μm의 적외선(near-infrared light)을 사용하고 있으며, 최근 기존시스템에서 사용되어 왔던 balloon occlusing catheter가 발전된 non-occlusing catheter로 대체되면서 기존의 단점들이 개선되어 환자에게 그리고 시술자에게 좀 더 편리하게 사용되고 있다.

혈관내초음파(IVUS)보다 해상도가 매우 높은 optical coherence tomography는 최근 심장동맥질환의 연구와 진단에 도입되었다. OCT의 영상해상도는 혈관내초음파와 비교할 때 10배 높은 해상도를 갖는다. 이러한 OCT의 장점으로 인해 심장동맥 atherosclerotic plaque의 미세구조 평가가 가능해졌으며, 심장동맥질환의 병태생리 이해에 많은 도움을 주고 있다(그림 2-3-26, 2-3-27).

Optical coherence tomography는 뛰어난 해상도를 바탕으로 stent의 확장(expansion)과 혈관벽 밀착(apposition) 정도를 IVUS보다 정밀하게 관찰할 수 있어서, 스텐트 삽입 후 장 · 단기적 결과 분석에도 유용하다. 하지만, 적외선레이저(near infrared light)의 제한점으로 1~1.5 mm 정도의 낮은 투과력으로 인해 죽상경화판(죽경화판, atherosclerotic plaque)이 두터울 경우 경화판의 후벽까지 분석하는 데 제한

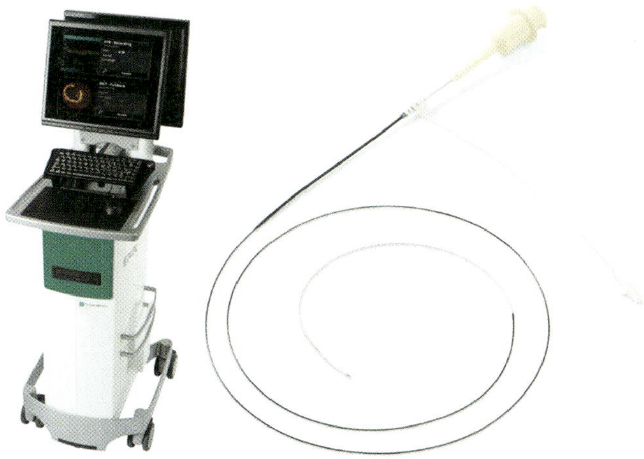

그림 2-3-26 Optical coherence tomography 검사장비(St. Jude's new ILUMIEN Brings OCT)

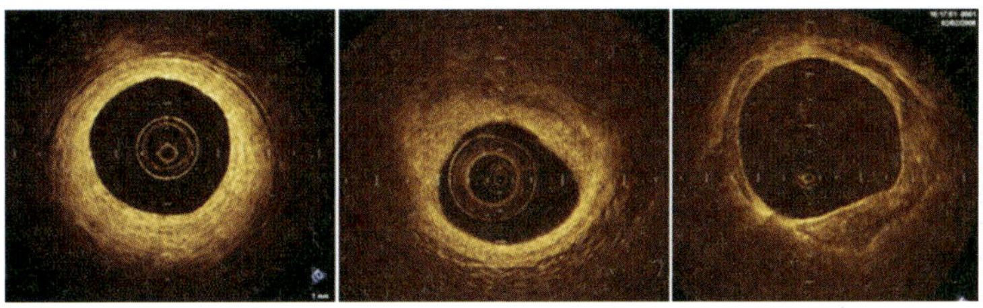

그림 2-3-27 OCT 검사영상

점이 있고, 혈관 내에 혈액이 존재하면 영상을 얻기 힘들어 혈액을 제거하기 위해 병변의 proximal 혈관을 막거나 조영제를 사용하여 혈액을 제거하고 영상을 얻어야 하는 단점이 있다.

(4) 압력철선(pressure wire)

심장동맥 협착의 평가에는 심장동맥 angiography나 IVUS를 이용하여 해부학적으로 어느 정도나 좁아졌는지를 평가하는 방법과 심장동맥내 압력철선(intracoronary pressure wire)을 이용하여 심장동맥 협착의 정도가 혈류의 흐름에 어느 정도 영향을 미치는지를 평가하여 심근에 허혈이 일어나는지 여부를 기능적으로 평가 하는 방법이 있다.

최근에 심도자실 내에서 인터벤션 시술 중에 심장동맥내 압력철선을 이용하여 심장동맥 혈관질환의 기능적인 협착 정도나 미세혈관성 보전의 기능을 평가하여 환자의 치료방향 결정 및 좌심실 기능의 개선이나 환자의 예후 등을 예측하는 데 도움을 주고 있다.

① 심근분획 혈류 예비력(fractional flow reserve: FFR)

심장동맥에 심한 협착병변이 있는 경우에는 혈류가 협착 병변을 통과하면서 관류압력(perfusion pressure)인 운동에너지(kinetic energy)의 손실로 인해 압력이 떨어지므로 병변의 가까운 쪽과 먼 쪽 사이에 압력차가 나타나게 된다. 심장동맥내 압력철선을 이용하여 협착 병변의 먼 쪽과 가까운 쪽 압력을 측정하여 계산할 수 있는 심근분획 혈류 예비력은 심장동맥 협착 정도를 기능적으로 평가할 수 있는 좋은 지표로 알려져 있다.

FFR는 심외막 심장동맥 병변의 협착 정도를 나타내는 병변 특이적(lesion specific)인 기능적 지표이다. FFR는 병변이 있는 혈관에서 가상적인 정상혈관의 최대혈류(QNmax)에 대한 협착병변 distal의 실제 최대혈류(QSmax)의 비율인데 심근 저항이 최저인 상태에서 심장동맥 혈류는 관류압에 정비례하고 일반적으로 중심정맥압(Pv)은 0에 가까우므로 FFR은 협착 병변의 distal 압력(Pd)과 proximal 압력(Pa)의 비로 나타낼 수 있다.

$$FFR = Qsmax/Qnmax = (Pd\text{-}Pv)/R/(Pa\text{-}Pv)/R = Pd/Pa$$

② 기기의 구성과 FFR의 측정방법

병변의 proximal의 정상 압력은 guiding catheter를 통해서 측정할 수 있고 distal 압력은 압력센서가 부착되어 있는 압력측정 guide wire를 이용하여 측정할 수 있다. FFR는 미세혈관의 저항을 최소화시킨 상태, 즉 최대혈류를 유지한 상태에서 측정해야 하므로 아데노신(adenosine), ATP 또는 니코란딜(nicorandil) 같은 약제를 정맥 내 또는 coronary artery 내로 투여한 상태에서 측정한다(그림 2-3-28, 그림 2-3-29).

FFR는 정상치가 1 이라는 절댓값을 갖고 있으며 혈압 및 심박수 등의 혈역학적인 변수에 영향을 받지 않으며 심근허혈을 유발하는 유의한 협착 병변의 기준은 0.75~0.8 이하이다. FFR를 측정하는 pressure wire system의 구성은 본체장비와 pressure wire로 구성되어 있으며, 사용방법은 다음과 같다.

- Pressure wire을 측정장치와 연결한 상태에서 zeroing 시행
- Pressure wire의 sensor(압력철선 끝에서 3 cm proximal에 위치)를 유도도관 끝에 위치시킨 상태에서 guiding catheter를 flushing한 후 equalization 시행
- Pressure wire을 병변 distal으로 진행
- 안정 시 압력을 확인하고 약제를 투여하여 최대 충혈을 유도하여 FFR 측정

$$FFR = \frac{\text{Distal Coronary Pressure (Pd)}}{\text{Proximal Coronary Pressure (Pa)}}$$

(During Maximum Hyperemia)

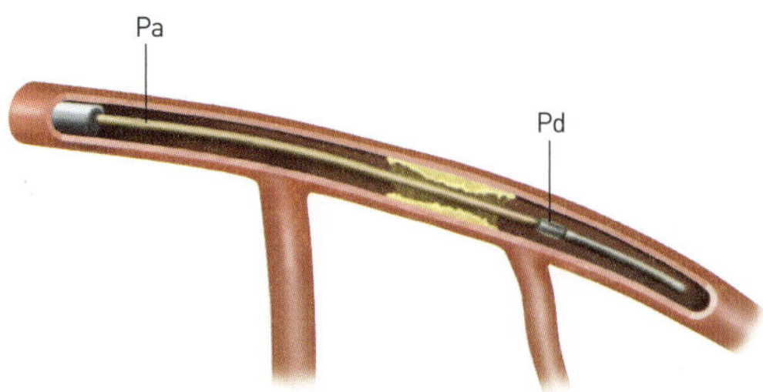

그림 2-3-28 심근분획 혈류 예비력(fractional flow reserve: FFR) 측정원리

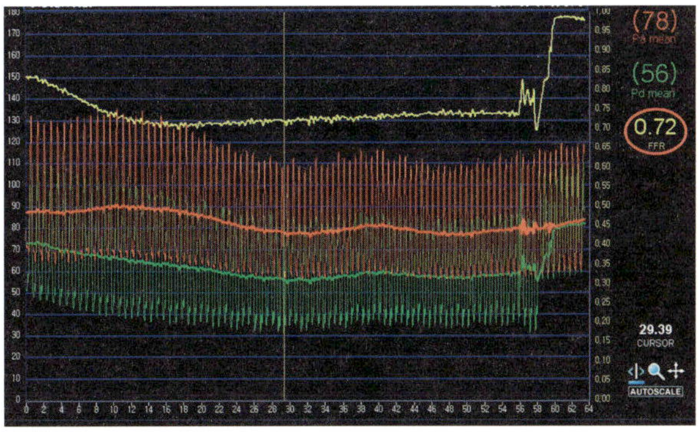

그림 2-3-29 심근분획 혈류 예비력(FFR)측정 영상

③ FFR의 임상적 중요성과 장점 및 단점

FFR는 여러 연구들에서 혈관재형성(혈관재건술, revascularization)을 필요로 하는 병변, 즉 허혈을 유발하는 병변만을 선택적으로 치료할 수 있게 하여 환자의 예후를 호전시키고 불필요한 중재시술에 따른 합병증의 빈도를 낮출 수 있는 매우 유용한 검사임이 밝혀져 있다.

FFR의 장점은 중간 정도의 협착 병변에서 인터벤션 시술의 필요성을 간단히 평가할 수 있고, 복잡 병변에서도 FFR를 측정하여 선택적인 치료를 할 수 있다는 장점이 있다. 또한 다혈관질환에서도 가가의 기능적 협착 정도를 분석할 수 있어 인터벤션 시술의 범위를 정하는 데도 도움이 된다.

그러나 FFR는 급성 심장동맥 증후군과 같이 미세혈관의 기능이 시간에 따라 변할 수 있는 경우에는 심장동맥의 협착 정도를 저평가할 수 있고 동맥 경화판의 취약성(vulnerability) 등은 평가할 수 없다는 제한점이 있고 아주 굴곡이 심한 병변에서는 압력측정 유도 철선으로 인한 혈관 경련이 발생할 수 있어 충분한 혈관 충혈이 유지되지 않는 경우에는 병변을 저평가할 수 있다는 단점이 있다.

④ 심장동맥 혈류 예비력(관상동맥 혈류 예비력, coronary flow reserve: CFR)

Coronary flow reserve는 심근의 요구에 따른 심장동맥 혈류의 예비력을 평가하는 혈류역학적인 지수로, 압력 guide wire를 이용하여 기저 혈류속도를 측정한 다음 아데노신(adenosine) 등의 약제를 이용해 최대충혈을 유도한 상태에서의 혈류속도를 측정하는데 최대 충혈 시의 심장동맥 혈류량을 기저 시의 심장동맥 혈류량으로 나눈 값이다.

심장동맥내 압력 guide wire를 이용한 심장동맥 혈류속도의 측정은 혈류의 속도를 직접 측정하고, 혈류량을 측정할 수 있지만 몇 가지 제한점이 있다. 개인마다 심장동맥 내 혈류속도나 혈류형태에 차이가 있고 심장동맥 혈류의 속도가 협착병변의 형태 및 위치에 따라서 많은 차이가 있기 때문이다. 또한 심장동맥 혈류속도는 맥박수, 왼심실 전부하, 왼심실 수축력, 심비대 등의 혈류역학적 상태에 많은 영향을 받는 것이 제한점이다.

하지만, CFR은 심장동맥 협착을 치료한 후나 심외막 심장동맥질환이 없는 환자들에서 미세혈관의 기능 및 상태를 평가하거나, 심근경색환자에서 예후나 심근의 기능 회복 여부를 예측하는 데 매우 유용하다.

04 심장 및 혈관계 인터벤션(cardiovascular intervention)

1) 혈관계 인터벤션

(1) 심장동맥 인터벤션(관상동맥 인터벤션, percutaneous coronary intervention: PCI)

1977년 9월 16일 최초로 Andreas Gruentzig가 작은 풍선으로 경피적 관상동맥인터벤션시술(percutaneous coronary intervention 이하 PTCA 또는 PCI로 칭함)을 시술한 이후 현재까지 기자재, stent를 포함한 새로운 치료기구들의 발달, 시술자의 경험 축적, 시술 대상의 확대, 재협착에 대한 병태생리연구, 대규모 임상연구 활동, 새로운 항혈소판 약제의 사용 등으로 인하여 치료 성적에 괄목할 만한 성장을 거듭하였다. 특히 1980년대 후반 금속 스텐트(bare metal stent: BMS)의 개발은 풍선에 의한 급성폐쇄와 같은 주요 합병증의 발생 빈도와 재협착률을 감소시킬 수 있게 되어 stent의 사용을 급격히 증가시켰다. 그러나 bare metal stent 삽입에도 불구하고 상당수의 환자들에게서 stent내 재협착이 발생되어 또 다른 치료적 어려움에 봉착하게 되었다. 이를 해결하기 위하여 심장동맥내 근접 방사선치료가 개발되었고, 어느 정도 stent내 재협착을 치료할 수 있게 되었으나 사용하는 데 여러 제한점이 있어 보편화되지 못하였다. Stent내 재협착을 방지하는 가장 획기적인 업적은 시롤리무스(sirolimus)와 파클리탁셀(paclitaxel) 등과 같은 약물을 stent에 도포하여 약물이 용출되는 소위 약물용출 스텐트(drug-eluting stent)가 개발된 것이다. 이 방법은 많은 동물 및 임상연구들에서 스텐트내 재협착을 현격히 감소시킬 수 있는 것으로 밝혀져 drug-eluting stent의 사용량이 폭발적으로 증가되는 계기가 되었다.

최근에는 Everolimus, Zotalimus 등을 이용하여 1세대 drug-eluting stent의 단점을 보완한 2세대 drug-eluting stent가 개발되어 널리 사용되고 있으며, 이식 후 일정 기간이 경과되면 환자의 체내로 흡수되어 사라지는 약물용출형 체내 생분해 혈관 스카폴드(bioresorbable vascular scaffold: BVS)가 개발되어 현재 많은 연구가 진행되고 있으며 향후 결과에 따라 percutaneous coronary intervention 영역의 또 하나의 중요한 분기점이 될 것이다.

① percutaneous coronary intervention 역사(history of PCI)

1844년 말, Claude Bernard: 심장 카테터(cardiac catheter)를 삽입(목정맥, 목동맥) → RV, LV

1929년, Werner Forssmann: 자신의 혈관에 도관 삽입, 인간에 최초

1941년, Cournand: 오른 심장의 심장 카테터, 노벨 의학상 수상

1950년, Zimmerman & Lason: 왼 심장의 심장 카테터

1953년, Seldinger: 경피적 도관 삽입법(percutaneous catheterization) 개발

1958년, Sones: 선택적 심장동맥조영술, 중재술의 기초 마련

1962년, Abrams: Modified percutaneous technique

1967년, Judkins: Modified percutaneous technique

1977년, Andreas Gruentzig: 경피적 심장동맥 풍선 성형술(PTCA) 최초 시행

1978년, Myler, Stertzer: 미국에서 첫 PTCA를 시술(이후 급속히 세계적으로 확산)

1986년, Ulrich Sigwart, Jaques Puel: 인체 내 Stent 최초 삽입

1991년, 박승정: 국내 Palmaz-Shatz stent 시술 시작

1999년, J. Eduardo Sousa: 인체 내 약물용출 스텐트 첫 시술

2008년, Patrick W Serruys: BVS를 이용한 전향적 연구결과 발표

② 필요기구(equipment for PCI)

가. 안내 카테터(guiding catheter)

ㅇ 안내 카테터(guiding catheter)의 구조

Guiding catheter는 심장동맥 입구(관상동맥 입구, coronary artery ostial)를 통하여 병변부위의 평가 및 중재시술 기구를 이동시키는 통로로서 조영제 및 약제의 주입구 역할을 한다. 진단적 catheter와는 달리 충분한 경직성을 요하며, 같은 크기의 catheter라도 넓은 내경을 필요로 한다. 따라서 guiding catheter의 구조는 경직성을 부여하기 위하여 가운데 wire braid가 있고, 양쪽에 각각 inner coat와 outer coat가 있어 모두 3층으로 구성되어 있다(그림 2-4-1).

ㅇ 안내 카테터(guiding catheter) 선택 시 고려 사항

우선 진단적 조영술 시 사용된 진단용 catheter를 참조할 수 있다. 또한 최근에는 심장동맥 CT등의 진단적 기법이 자주 시행되고 있어 진단적 검사상 오름 대동맥의 크기와 심장동맥의 분지 위치 등을 고려한다. Catheter의 끝이 심장동맥 입구와 동축 선상(coaxial alignment)에 있도록 하는 것이 시술 시에 시술기구를 병소에 쉽게 이동시키기 위해서도 중요하다(그림 2-4-2).

ㅇ guiding catheter의 종류

일반적인 심장동맥 중재시술에 있어서는 JR, JL(Judkin catheter), Amplatz, Extra-backup curve 등이 주로 사용되고 있으며, 병변의 위치 및 특성에 따라 특별한 형태의 catheter를 선택한다.

나. 안내철사(guide wire)

ㅇ guide wire의 구조

Guide wire는 기본적으로 central core(stainless steel or nitinol)와 distal tip(distal flexible spring coil),

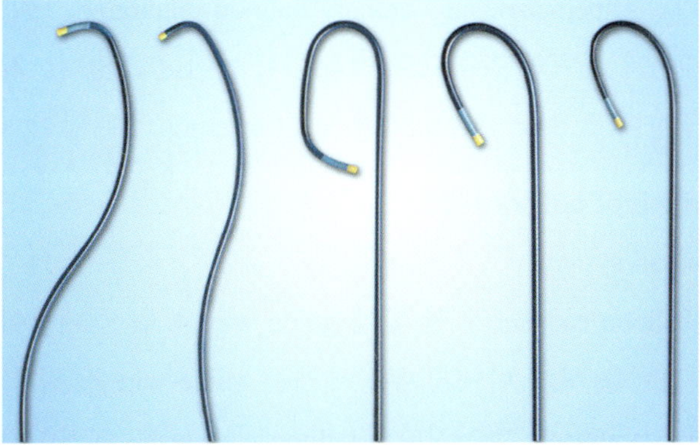

그림 2-4-1 Guiding catheter의 구조

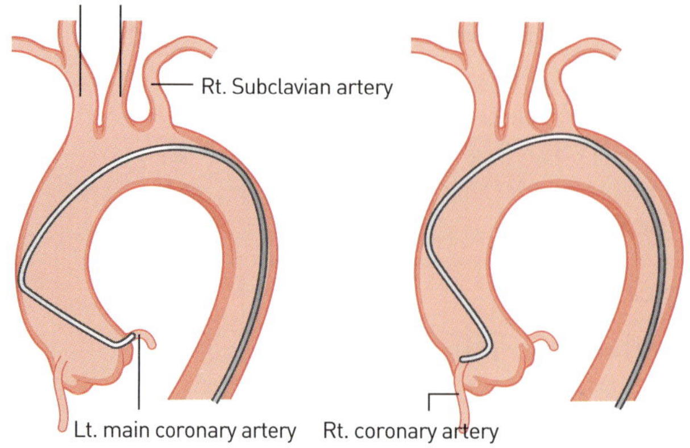

그림 2-4-2 Guiding catheter coaxial alignment

여기에 다양한 표면에 매끄러운 coating(silicone, PTFE, or other hydrophilic coating) 등 3개의 성분(component)으로 구성되어 있다. 일반적인 guide wire는 혈관 손상을 최소화 하기 위해 끝이 유연한 직경 0.014인치의 가벼운 무게의 guide wire다. Stiff wire는 아주 굴곡이 심한 혈관을 펴는 데 사용하거나 balloon catheter나 다른 기구를 넣을 때 지지하는 힘을 많이 제공한다.

ㅇ guide wire의 특성

Guide wire를 선택할 때 고려할 사항은 회전능력(torque-control), 조종력(steerability), 가시성(visibility), 유연성(flexibility), 그리고 지지력(support) 등이다. 대개 유연한 wire가 조종하기 어렵고(less steerable) 회전능력은 떨어진다. Wire가 뻣뻣(stiff)할수록 회전 능력이 쉬워진다. Wire가 stiff하면 많이 굴곡진 혈관을 펴고 혈관의 형태를 변형시키고 주름지게 할 수 있고, 심지어 병변이 없거나 적은 혈관에 심한 협착이 있는 것같이 보이게 하는 소위 아코디언(accordion) 현상을 만들 수 있다. 와이어 끝 1 cm 위에서 힘을 가하여 구부리는 데 필요한 무게(tip weight, gram)로 와이어의 경직도를 측정하여 이를 통해 wire 간 구분이 가능하다. 만성 완전 폐쇄(chronic total occlusion)혈관의 시술에 주로 사용되는 wire들의 tip weight는 3~12g 정도로 다양하다(그림 2-4-3).

다. 풍선 카테터(balloon catheter)

경피적 관상동맥 풍선 확장술(percutaneous coronary balloon dilation)은 1977년 Dr. Gruentzig가 최초로 성공한 이래, 기구의 개선과 경험의 축적으로 적응증이 늘어나고 있다. 최근에는 stent 시술의 보조 치료 방법으로 간주되는 경향이 있으나 시술 과정은 stent insertion의 바탕이 되므로 중요하다.

ㅇ 풍선의 구분(classification of balloon)

– 모노레일 시스템(monorail system)

Monorail system에서는 balloon catheter의 먼 쪽에 guide wire를 위한 내강이 있어 이 부분만이 guide wire를 따라 같은 축으로 진행을 하고 나머지 부분에서는 guide wire를 위한 내강이 없어서 밀기기능(pushability)과 추적기능(traceability)이 떨어진다. Balloon catheter를 제거하지 않고는 guide wire를 바꾸거나 guide wire 끝을 변형시킬 수 없고, 어려운 병변을 통과할 때 balloon catheter를 guide wire의 지

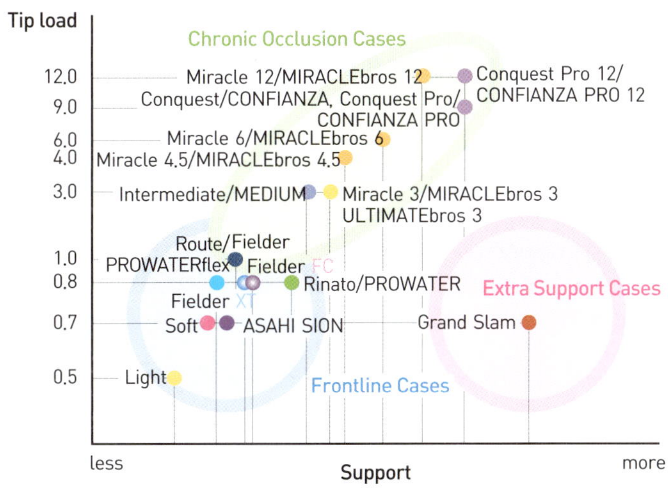

그림 2-4-3 **Guide wire의 종류**

Wire tip의 무게가 증가하면 지지력(support)이 증가한다.

지대로 이용할 수 없다는 단점이 있다. 그러나 over the wire system에 비해 다른 시술자의 도움 없이도 balloon catheter를 다루기 쉽다는 장점이 있다.

– 오버 더 와이어 시스템(over the wire system)

Over the wire system은 balloon catheter 전체에 걸쳐서 guide wire를 위한 내강이 존재하므로 monorail system에 비해 pushability와 traceability가 좋다. 이 system을 이용한 시술 과정은, 풍선을 혈관 입구에 두고 guide wire를 시술하고자 하는 병변부위로 통과시킨 다음, 그 위치가 적절한가를 확인한 후에, guide wire를 따라 balloon을 밀어 넣는다. 그러나 병변의 협착이 심하거나 완전히 막혀 있어 guide wire가 통과하기 어려운 경우에는 balloon catheter를 협착병변의 입구까지 전진시켜서 balloon catheter의 지지를 얻는 동시에 guide wire의 토크 조절력(torque control)을 향상시켜 guide wire의 병변 통과 가능성을 높일 수 있다.

ㅇ 풍선의 재질

풍선은 재질 탄성도의 정도에 따라 고유순도(highly compliant), 중등도 유순도(semi–compliant), 비유순도(non–compliant) 풍선으로 분류할 수 있다. 유순도가 높은 풍선은 풍선의 단면적이 적고, 풍선에서 공기를 제거하면 풍선이 다시 잘 말리는 장점이 있다. 또한 오랫동안 혈류가 적었거나, 완전폐쇄로 인해 혈관의 크기가 작아져 혈관의 크기를 정확하게 측정하기 어려운 경우에 적당하다. 이러한 경우 병변이 개통된 후 니트로글리세린(nitroglycerine)을 투여하여 혈관의 내경이 더 커지면 두 번째 확장 시에는 보다 높은 압력을 주어 혈관을 더욱 확장시킬 수도 있다. 혈관의 크기가 다른 여러 개의 병변을 치료할 경우에도 경제적으로 사용할 수 있다. 그러나 석회화가 되어 단단해진 병변에 고유순도 풍선(highly compliant balloon)을 사용하여 높은 압력으로 혈관을 확장시키면 병변의 먼 쪽에 혈관박리가 일어날 위험성이 있다. 이런 병변에 비유순도 풍선(non–compliant balloon)을 사용하면 확장하는 힘을 주위 정상부위보다도 딱딱한 병변부위에 집중시킬 수 있다. 그러나 시판되는 대부분의 풍선은 중등도 유순도 풍선(semi-compliant balloon)이다. 또한 최근에는 stent 삽입 후 stent의 내경을 좀 더 확장시키기고 균등한 내경을 확보하기 위하여 highly compliant balloon을 사용하기도 한다.

ㅇ풍선의 길이

표준이 되는 풍선의 길이는 20 mm이다. 긴 병변을 치료할 때는 긴 balloon catheter를 사용하는 것이 여러 모로 유리하다. 긴 병변에 짧은 풍선을 사용하면 여러 차례 풍선 확장을 반복해야 하므로 불편할 뿐만 아니라, 풍선으로 눌리지 않은 죽상경화판(atherosclerotic plaque)이 혈관내강으로 튀어나오거나, 혹은 atherosclerotic plaque가 부분적으로 파열되면서 파열된 atherosclerotic plaque의 뒤쪽으로 형성된 통로를 통해 피가 흘러들어서 혈관박리가 일어날 위험성이 있다. 반면 긴 풍선을 이용하면 병변 전체에 걸쳐 확장압력을 균등하게 줄 수 있으므로 이러한 위험성을 낮출 수 있다. 6~15 mm의 짧은 풍선은 국소적인 병변이나 stent 삽입 후 보조적으로 balloon dilation을 시행할 때 사용 가능하다. 병변의 길이에 맞게 적절한 풍선의 길이를 선택하는 것이 무엇보다 중요하다.

ㅇ풍선 압력

액면 압력(nominal pressure)이란, balloon catheter의 제품 포장에 표시되어 있으며 balloon catheter의 직경을 얻기 위해 필요한 확장 압력이고, 대개는 6~10기압이다. 풍선의 99.9%에서 파열이 일어나지 않는 압력을 최대 파열 압력(rate burst pressure: RBP)이라고 하는데, 최대 파열 압력은 안전한 범위에서 확장 압력을 올릴 수 있는 한계를 의미하므로 매우 중요하다.

제품마다 차이가 있으나 semi-compliant balloon은 액면 압력이 6~8기압, 최대 파열 압력이 12~16기압이고, non-compliant balloon의 액면 압력은 10~12기압, 최대 파열 압력은 18기압 이상이다.

평균 파열 압력(mean burst pressure: MBP)은 풍선의 50%에서 파열이 발생하는 압력으로서 제품에 표기되지 않는 경우가 대부분이다.

ㅇ풍선 직경

심장동맥성형술(coronary angioplasty)용 풍선의 직경은 0.25 mm 간격으로 1.0 mm에서 5.0 mm까지 시판되고 있다.

라. stent

1986년 처음 사람에게 시술된 이후로 거듭된 발전을 이루고 있는 심장동맥 인터벤션(관상동맥 인터벤션, percutaneous coronary intervention: PCI)은 현재 허혈성 심질환(ischemic heart disease)의 심장동맥 재관류 치료(coronary reperfusion therapy)의 근간이 되고 있다. 이러한 심장동맥 인터벤션은 재협착(restenosis)의 감소에 주로 초점을 맞추어 발전해 왔는데, Balloon angioplasty가 재협착률이 30~40% 정도까지 달하는 데 반해, 1990년대 초 일반 금속 스텐트(bare metal stent: BMS)가 도입되면서 스텐트 삽입술(stent insertion)이 balloon angioplasty에 비해 더 우월함이 증명된 이후로 stent insertion이 심장동맥 인터벤션의 중심이 되어 왔다. 하지만 metal stent 시술 이후에도 20% 정도의 restenosis가 발생하였고, 이는 2000년대 초 약물용출 스텐트(drug-eluting stent: DES)가 도입되면서 restenosis는 10% 미만으로 획기적으로 줄어들었다.

현재 중재시술의 80~90%에서 stent가 사용되고 있다.

최근에는 인체에 삽입 후 일정 시간이 지나면 혈관벽에 흡수되어 사라지는 약물 방출형 체내 생분해 혈관 스카폴드(bioresorbable vascular scaffold: BVS)가 개발되어 관련 연구가 진행 중이며 환자 치료에도 사용되고 있다.

Balloon catheter의 stent란 스프링 또는 그물망 모양의 특수 금속을 부착, 사용하며 balloon dilation 후 좁아진 혈관(narrowed vessel) 또는 박리된 혈관(dissected vessel)을 넓혀 주는 시술을 말한다. 즉, 풍선으로 혈관이 잘 넓혀지지 않는 경우, 잘 넓혀졌더라도 혈관이 다시 좁아질 가능성이 많거나 혈관이 박리되었을 경우에 stent를 병변부위에 위치시키는 것이다.

ㅇ 스텐트의 역사(history of stent)

1986년: First stent by Dr. Sigwart

1988년: Commercialization of Wallstent

1994년: Palmaz–Schatz(slotted tube stent)

1999년: J.Eduardo Sousa–인체 내 약물용출 스텐트 첫 시술

2008년: Patrick W Serruys–BVS를 이용한 전향적 연구결과 발표

ㅇ 스텐트의 구조 및 특성(약물용출 스텐트, drug–eluting stent)

최근 사용되고 있는 drug–eluting stent는 이전에 사용되었던 Stainless steel의 stent의 재협착(restenosis) 문제점을 보완하기 위하여 각종 약물을 도포한 stent를 말한다. 따라서 이러한 drug–eluting stent를 사용할 경우 stent 내부의 신생내막의 증식을 억제하여 restenosis를 현저하게 줄일 수 있는 장점이 있다(그림 2–4–4).

Drug–eluting stent가 효과적으로 신생내막의 형성을 억제하기 위해서는 생물학적 독성이 없는 약물이어야 하고, 약물을 운반하는 중합체가 생체적합성을 띠어야 한다.

일반적으로 이상적인 스텐트가 가져야 할 조건은 다음과 같다.

· Low profile

· High longitudinal flexibility/traceability

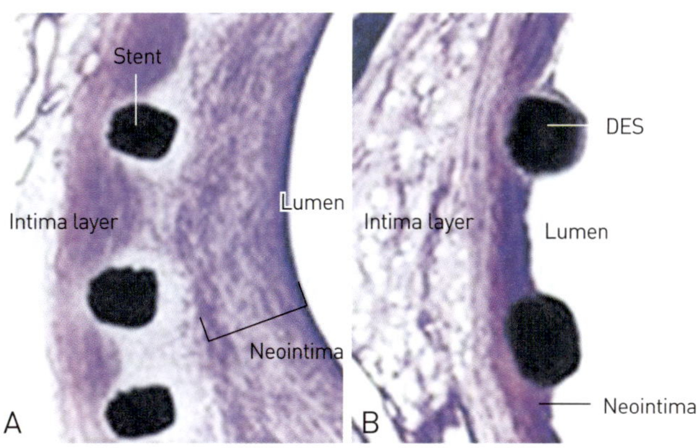

그림 2-4-4 일반 금속 스텐트(A)와 약물용출 스텐트(DES–B)의 조직병리 사진

· No foreshortening or recoil on expansion
· Adequate radial and axio-lateral strength for all lesion types
· Visible without obscuring lumen
· Biologically insert
· Non thrombogenic
· Available in a variety of size and lengths
· Low cost

현재 상용화되어 있는 스텐트는 수십여 종에 이르고, 각각의 stent마다 서로 다른 특성이 있으므로 병변의 특성에 따라 그에 맞는 stent를 선택하는 것이 중요하다. Stent는 아래와 같은 특성들에 의해 분류될 수 있다.

- Mechanism of expansion: self-expanding or balloon expandable
- Composition: stainless steel, cobalt-based alloy, nitinol, inert coating, active coating or biodegradable
- Design: mesh structure, coil, slotted tube, ring, multi-design, or custom design

ㅇ 약물 방출형 체내 생분해 혈관 스카폴드(bioresorbable vascular scaffold: BVS)

약물 방출형 체내 생분해 혈관 스카폴드(BVS)는 체내에 흡수되는 봉합실과 같은 의료용 삽입물에 많이 쓰이는 검증된 생분해 물질인 폴리락티드(polylactide)로 만들어졌다. 이는 혈전 등으로 막힌 혈관을 뚫어 혈류를 정상적으로 복원시키고 혈관벽을 지탱해 주는 역할을 한다.

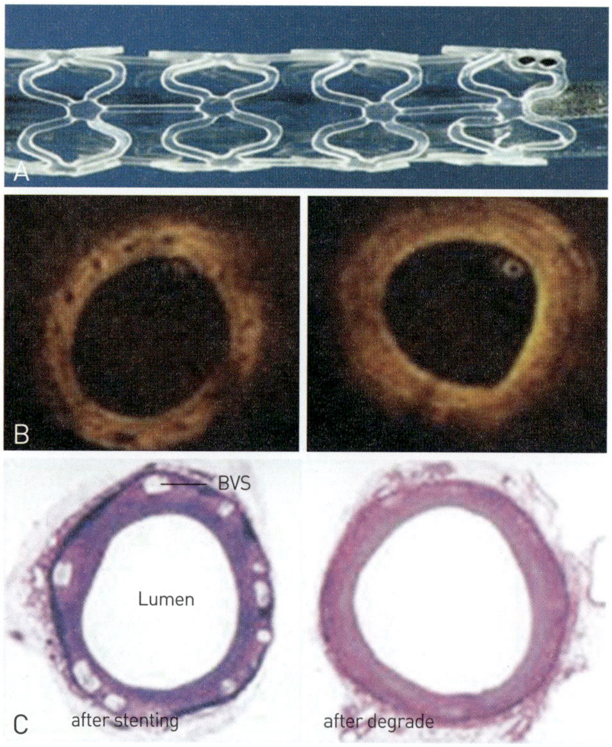

그림 2-4-5 A. BVS의 모습, B. Optical Coherent Tomography(OCT)에서 추적관찰영상, C. 병리학적 소견: 인체에 삽입 후 일정 시간이 지나면 혈관벽에 흡수된다.

혈관벽을 별도로 지탱해 주지 않아도 혈류가 정상으로 흐르게 되면 BVS는 천천히 대사되어 체내로 흡수되도록 설계됐다. 영구 삽입물이 남지 않기 때문에 BVS로 시술을 받은 환자의 혈관은 결국 움직임, 굽힘, 맥박에서 정상 혈관과 유사한 능력을 갖게 된다.

이처럼 자연스럽게 혈관 기능을 복구해 주는 것은 심장동맥질환 환자를 치료하는 BVS의 매우 혁신적인 특징 중 하나다(그림 2-4-5).

(2) 심장동맥 스텐트설치술(coronary artery stent insertion)

심장동맥 스텐트설치술(coronary artery stent insertion)의 방법은 아래와 같다.

- 심장동맥조영술(coronary angiography: CAG)을 시행하여 병변부위를 찾아낸다.
- 각 병소(lt. coronary artery, rt. coronary artery)에 맞는 안내 카테터(guiding catheter)를 선택한다.
- Guide wire가 병변을 지나 가능한 먼 쪽에 위치시킨다.
- Balloon catheter로 predilation을 한다.
- 혈관 상태를 파악하여 stent를 삽입한다.
- Stent의 내경을 넓게 확보하기 위해 추가적인 고압 풍선 확장술이 시행되기도 한다.

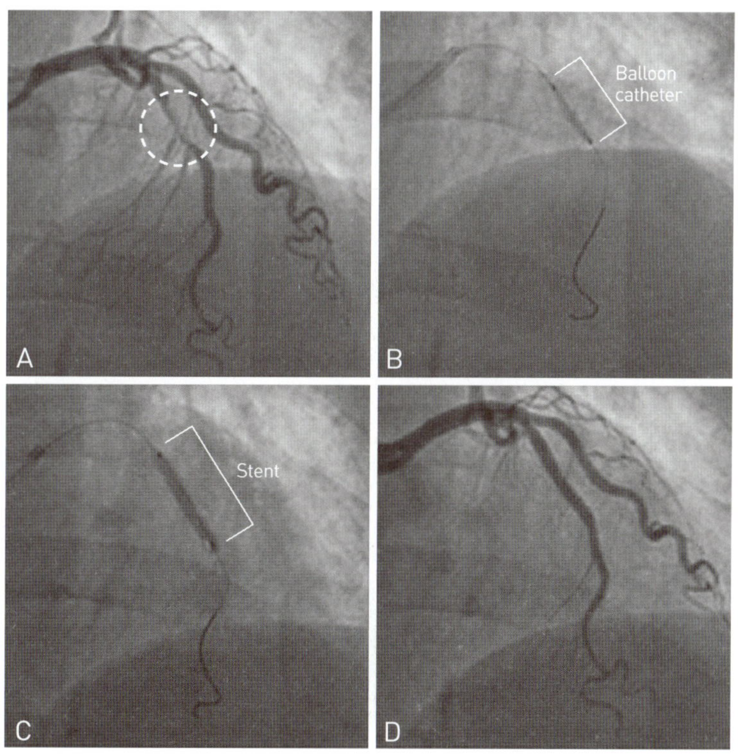

그림 2-4-6 좌 심장동맥의 스텐트설치술

A. 좌심장동맥조영상 협착 소견을 보임(점선 원), B. 스텐트설치술 전 풍선 확장술, C. 풍선 확장형 스텐트설치, D. 스텐트설치술 후 조영상

(3) 회전죽상판절제술(rotational atherectomy–rotablation)

① 서술

Rotablator Artherectomy device는 일종의 sanding device로 니켈 성분의 버(burr) 위에 다이아몬드 칩(diamond chip)이 박혀 있는 것으로, 모터로 작동되는 가스 터빈에 의해 다이아몬드 버가 약 50,000에서 200,000 RPM으로 회전하면서 죽상판 및 Calcium을 갈아서 제거하는 원리이다. 이때 갈려진 죽상판들은 80% 이상이 약 4 micron 이하의 미세한 조각으로 갈리게 되어 모세혈관을 통해 혈액 내에서 없어지게 된다.

② 적응증

- 확장되지 않는 병변 또는 심한 석회화 병변
- Balloon이나 stent가 넘어가지 않는 병변

③ 금기증

- 심한 굴곡이 있는 경우
- 병변의 편심률(이심률, eccentricity)이 심한 병변
- 혈관 크기가 작을 때
- 혈관 박리나 경련이 심할 때
- 혈류가 없는 고위험군: 큰두렁정맥(대복재정맥, saphenous vein), 인조혈관(graft) 또는 혈전(thrombus)이 있는 병변

④ 장비의 구성

Rotablator rotational angioplasty system은 guide wire, advancer, catheter and control console system으로 구성된다.

가. guide wire

325 cm total length, 0.0009 inch(0.24 mm) diameter, wire clip torquer(표 2-4-1)

나. rotablator advancer

Rotawire를 단단히 고정하며 가스터빈의 작동으로 회전하는 burr를 전진시킨다. Dynaglide mode를

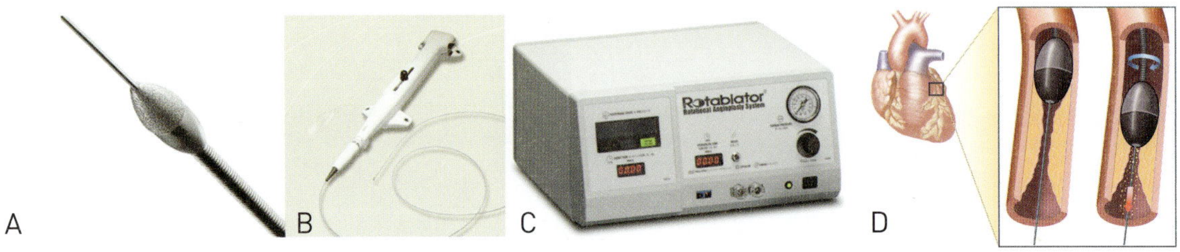

그림 2-4-7 Rotablator rotational angioplasty system 장비구성

A. guide wire와 advancer, B. catheter, C. ccontrol console system, D. 시술 원리 (www.bostonscientific.com에서 인용)

표 2-4-1 rotWire 규격과 특성

Wire type	Shaft Characteristic	Spring Characteristic
RotaWire Floppy	Long taper, minimum guidewire bias(most flexible)	Soft, 2.2 cm
RotaWire Extra Support	Short Taper, stiffer, and increased guidewire bias(stiff)	Soft, 2.8 cm

제외한 burr회전 시 guide wire를 고정하여 wire의 꼬임이나 움직임을 방지한다.

Compressed gas connector, fiber optic cable, saline infusion port 등이 advancer에 연결되어 있으며 술자는 시술 시 advancer body를 잡고 advancer knob을 이용하여 혈관 내의 burr를 몸 밖에서 전진시킨다.

다. catheter

Burr, 나선형 drive shift, sheath, catheter connection & body로 이루어져 있다. Burr는 diamond chip이 코팅된 tapered body로 구성되어 있고 혈관 내에서 고속으로 회전하면서 죽상판 등을 가는 입자로 용해시켜 그물내피계통(세망내피계통, reticuloendothelial system)에 의해 먼 쪽으로 떨어져 나가 제거된다. 혈관 내에서 burr의 회전속도는 170,000~200,000 RPM이며 burr size는 (표 2-4-1)과 같고 catheter의 총 길이는 135 cm이다. 또한 catheter는 advancer에 탈부착이 가능하다.

Guiding catheter의 크기는 inner guiding diameter가 burr의 직경보다 적어도 0.004 inch(0.1 mm) 큰 것을 선택하여야 한다.

라. control console system

Control console system은 control console, foot pedal, compressed gas supply를 포함한다. Control console은 advancer의 compressed gas connector, fiber optic cable이 연결되며 burr의 speed rate를 조절할 수 있다.

Compressed gas supply는 control console에 연결되며 burr를 회전시키는 가스 터빈의 공급원이 된다. Foot pedal은 burr를 고속으로 회전시키며 dynaglide mode(동력활공)로 변경시키는 버튼이 있다.

2) 선천성 심장질환과 인터벤션

심장(heart)이 형성되는 것은 태생 3주부터 시작하여 7주 말이면 완성된다. 대부분의 경우 선천성 심장병(congenital heart disease)의 원인은 분명하지 않다. 선천성 심질환 환자의 약 3%는 마르팡증후군(Marfan syndrome)이나 누난증후군(Noonan's syndrome) 같은 단일 유전자 이상이 있으며, 약 13%의 환자에서 염색체 이상이 동반된다고 한다. 나머지는 유전과 환경의 상호작용에 의한 것으로 분류한다.

선천성 심질환의 발생 빈도는 생존해서 태어나는 어린이의 0.8~1% 정도로 추산된다. 여기에는 미숙아의 동맥관열림증(동맥관개존증, patent ductus arteriosus: PDA)이나 이첨 대동맥 판막(이첨 대동맥판, aortic valve)은 포함되어 있지 않다. 사산아(stillborn)의 경우에는 그 빈도가 높아 약 3~4%가량 되며, 유산(miscarriage)되는 경우에는 10~25%에 달한다. 이러한 선천성 심질환의 빈도에 관한 통계는 연령, 인종 등 관찰 대상에 따라 다르며, 관찰 방법에 따라서도 차이가 많다. 선천성 심질환의 병 형별 빈도가 인종에 따라 다소의 차이가 있는 것으로 보고되고 있다. 형제 및 부모가 선천성 심질환을 갖고 있을 때 다음번 자녀에게 선천성 심질환이 나타날 가능성은 2~6% 정도 된다. 근래 태아 심초음파 검사의 발달로 심장기형을 태아 중기부터 진단할 수 있게 되었다.

선천성 심질환의 병별 빈도(Hoffman JIE)는 심실사이막결손(심실중격결손, ventricular septal defect: VSD)이 약 30~60%로 가장 많으며 동맥관개존증이 약 10%, 심방사이막결손(심방중격결손, atrial septal defect: ASD)이 약 7%, 폐동맥판협착(pulmonary stenosis: PS)이 약 7%, Fallot 4징(tetralogy of fallot: TOF)이 약 5%, 대동맥축착증(대동맥교착증, coarctation of aorta: CoA)이 약 5%, 대동맥판협착(aortic stenosis: AS)이 약 5%, 대혈관 전위(transposition of great vessels: TGV)가 약 5% 순이며, 나머지 심내막융기결손(endocardial cushion defect: ECD), 폐동맥판 폐쇄(pulmonary atresia), 삼첨판 폐쇄(tricuspid atresia) 등이 있다.

선천성 심질환을 비청색증형 선천성 심질환(acyanotic congenital heart disease)과 청색증형 선천성 심질환(cyanotic congenital heart disease)으로 구분하여 설명하면 다음과 같다.

(1) 비청색증형 선천성 심질환(acyanotic congenital heart disease)

보통 좌우단락(L−R shunt)의 심장기형(cardiamorphia)이 여기 속하며, 허파순환(pulmonary circulation)을 이미 거쳐 산소량이 많은 동맥혈이 결손을 통해서 다시 허파순환으로 흘러 들어가는 것으로, 산소포화도의 저하는 보이지 않아 청색증이 발생되지 않는다. 하지만 허파혈류가 정상보다 증가하기 때문에 단락의 양이 많고 오랜 시간 지속되면 허파동맥 고혈압과 수많은 작은 폐혈관들이 막히게 되어 결국 우좌 단락으로 점차 바뀌게 된다. 이를 Eisenmenger reaction이라고 한다.

① 심실 사이막 결손(ventricular septal defect: VSD)

가. 서론

Ventricular septal defect는 선천성 심질환 중 가장 흔한 기형으로 전체 심장기형의 25%를 차지한다(작은 근성부 결손까지 포함하면 이보다 훨씬 많으며, 전체 심장기형의 50%가 심실 사이막 결손을 동반한 심장 기형이다). 자연 경과 및 예후를 좌우하는 가장 중요한 요소는 결손의 크기와 위치, 그리고 허파혈관 저항이다. 막성 중격(membranous septum)과 반달판막(반월판, semilunar valve)과의 관계에 따라 막양부(perimembranous) 결손, 근성부(muscular) 결손, 대혈관 판막하 결손(subarterial, juxtaarterial, subpulmonary, supracristal)의 세 가지로 나누고, 이를 그 위치에 따라 보다 세분하는 분류법을 이용한다(그림 2−4−8).

나. 검사 방법

심초음파로 결손의 크기 및 부위를 직접 볼 수 있어 진단에 큰 도움이 되며, 동반되어 있는 심장기형도 확인할 수 있다. 심장도관삽입(심장 카테터삽입, cardiac catheterization)로 단락량, 허파동맥압, 허파혈관 저항 등 결손이 순환기에 미치는 영향을 정확히 측정할 수 있으나, 수술 전 cardiac catheterization이 꼭 필요하지는 않다. 그러나 다른 검사로 결손의 크기, 단락량 등이 확실하지 않거나, 임상 증세와 검사 소견이 일치하지 않을 경우 혹은 허파동맥 고혈압이 있는 유아 및 연장아 등에서 수술 적응 여부를 결정하기 위해 심장 카테터삽입을 시행한다.

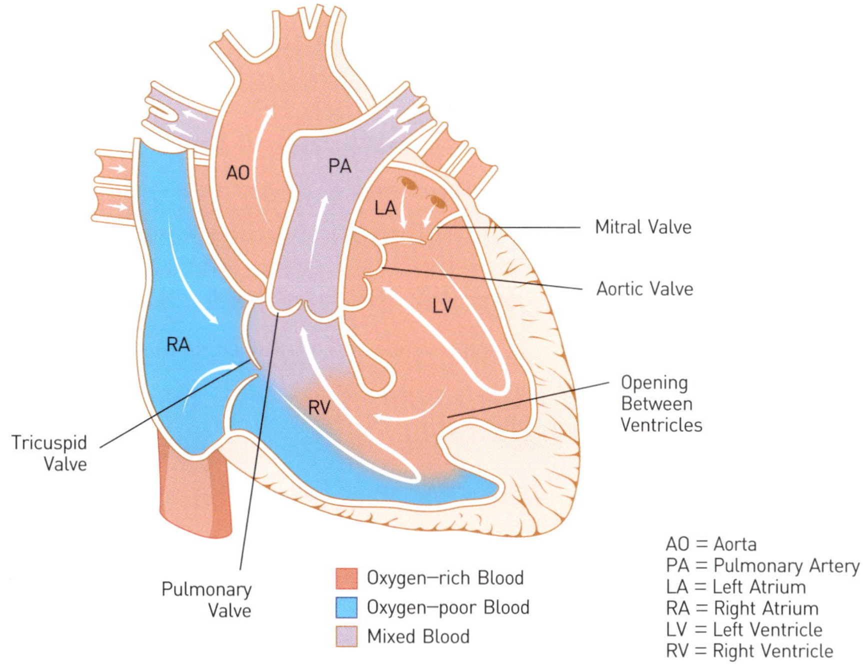

그림 2-4-8 심실 사이막 결손(ventricular septal defect: VSD)

Cardiac catheterization로 심실 사이막 결손의 영상을 얻기 위해서는 pigtail catheter를 왼심실(LV)에 넣고 X-ray 비투과성조영제를 분사하여 촬영한다. 이때의 촬영각은 long axial oblique(LAO 60°, Cr 20°)과 RAO 30°이다.

다. 치료

작은 결손은 감염성 심장내막염(심내막염, endocarditis)에 대한 예방 조치 이외에는 수술 등 특별한 치료를 요하지 않는다. 허파동맥 고혈압이 지속되거나, 내과적 치료(울혈성 심부전 치료)에 반응하지 않는 큰 결손은 시기에 관계없이 수술 치료가 필요하다. 일반적으로 좌우 단락비(Qp/Qs)가 1.5 이상이거나, pulmonary stenosis가 진행될 때, 혹은 대동맥 탈출로 대동맥 폐쇄부전(대동맥판막 기능부전, aortic insufficiency)이 합병(특히 subarterial VSD)되면 즉시 결손을 막아 이의 진행을 방지하여야 한다. 허파동맥 고혈압(폐동맥 고혈압, pulmonary hypertension)이 심하여 단락의 방향이 주로 우에서 좌로 가는 단락인 경우(Eisenmengers syndrome)에는 수술을 시행할 수 없다. 최근에는 근성부 결손(muscular VSD)인 경우 기구를 이용하여 중재적 시술 과정으로 치료가 가능하다. 대표적인 기구로는 AGA medical의 Amplatzer Ventricular Septal Occluder가 있다.

② 동맥관열림증(동맥관개존증, patent ductus arteriosus: PDA)

가. 서론

태아가 뱃속에 있을 때는 혈액의 흐름이 출생 후의 혈액순환과는 다르다. 태아는 호흡을 할 수 없으므로 산소가 있는 혈액을 단지 산모의 혈액에서만 구할 수 있다. 산모의 자궁동맥(uterine artery)을 통해 태아의 배꼽정맥(제정맥, umbilical vein)으로 넘어간 산화혈액은 간에서 정맥관(ductus venosus)을 거친 뒤 심장에 이르게 된다. 심장에 이르는 혈액의 일부는 RA에서 곧바로 LA으로 가서 다시 RV을 거친 뒤 aorta로 통하게 되지만, 일부는 RA에서 RV, 그리고 RV에서 pulmonary artery으로 가는 정상 출산아와 비슷한 혈액의 경로를 밟는다. 이때 허파는 자궁 내에서는 호흡을 할 수 없으므로 허파의 작용이 없게 되고, 따라서 허파동맥으로 건너간 혈액은 허파를 거치지 않고 동맥관(ductus arteriosus)을 통해 곧바로 대동맥에 이른다.

이런 태아의 순환(fetal circulation)은 출생 후 호흡이 시작되면, 정상적인 순환으로 바뀌게 된다. 이 경우 fetal circulation에서만 존재하는 ductus venosus와 ductus arteriosus는 자연히 막히게 되고, RA에서 LA으로 흐르던 혈액의 순환은 없어진다. 그러나, 경우에 따라 fetal circulation에서만 유지되는 ductus arteriosus가 막히지 않는 병적인 상태가 발생하는데, 주로 미숙아(premature infant), 혹은 선천성 바이러스 감염(congenital viral infection) 등이 원인으로 추정된다. 이런 경우를 동맥관열림증(동맥관개존증, patent ductus arteriosus: PDA)이라 부르고, 심장은 불필요한 혈액의 흐름을 부담해야 하므로 일찍 심장기능상실(cardiac failure)에 빠지기 쉽다. 열려 있는 ductus arteriosus의 크기가 작으면, 증상이 가벼워 늦게 치료해도 되지만, 큰 동맥관개존증은 빠른 시술적 또는 수술적 치료를 하여야 한다. 일부에서는 저절로 막히기도 한다(그림 2-4-9).

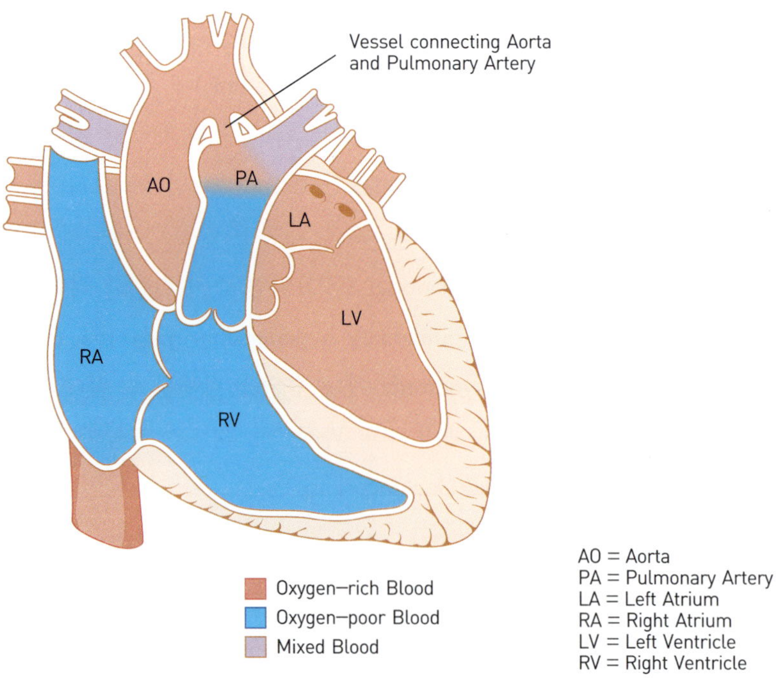

그림 2-4-9 동맥관열림증(동맥관개존증, patent ductus arteriosus: PDA)

나. 검사 방법

Femoral artery를 puncture한 후 pigtail catheter를 PDA의 상방에 위치시켜 충분한 양의 X-ray 비투과성조영제를 분사하여 descending aorta 조영을 시행한다. 이때의 촬영 각은 RAO 30°와 Lateral(LAO 90°)이다(그림 2-4-10).

다. 치료

PDA의 size가 큰 경우 진단 즉시 나이나 체중과 무관하게 수술해 주며, size가 작은 경우에도 오랜 시간이 지나면 심내막염 등의 합병증이 생기거나 심장의 부담이 되므로 대개 체중 10 kg, 나이가 만 1세 이후 도관을 이용한 비수술적 폐쇄 시술을 해준다.

라. 시술 기구

과거에 PDA 폐쇄 기구로 Rashkind Umbrella, Sideris Buttoned device가 있었지만 기구 size가 크고 방법이 복잡하여 현재는 사용하지 않고 있다. 현재 많이 사용하는 기구로는 Flipper detachable coil(cook) Nit-Occlud(pfm medical), Amplatzer Duct Occluder(AGA medical)가 있다. 현재 사용되는 기구는 기구의 size가 작고 기구의 위치가 적당하지 않으면 다시 꺼낼 수 있다는 장점이 있다(그림 2-4-11).

마. 시술 과정

Flipper detachable coil은 femoral artery를 통하여 접근하며 Nit-Occlud와 Amplatzer Duct Occluder는 femoral vein을 통해 접근하여 시술한다. 모든 기구의 시술 과정은 동일하다. Catheter를 PDA를 통하여 허파동맥(flipper detachable coil) 또는 대동맥(nit-occlud, amplatzer duct occluder)쪽으로 넘겨 놓은 상

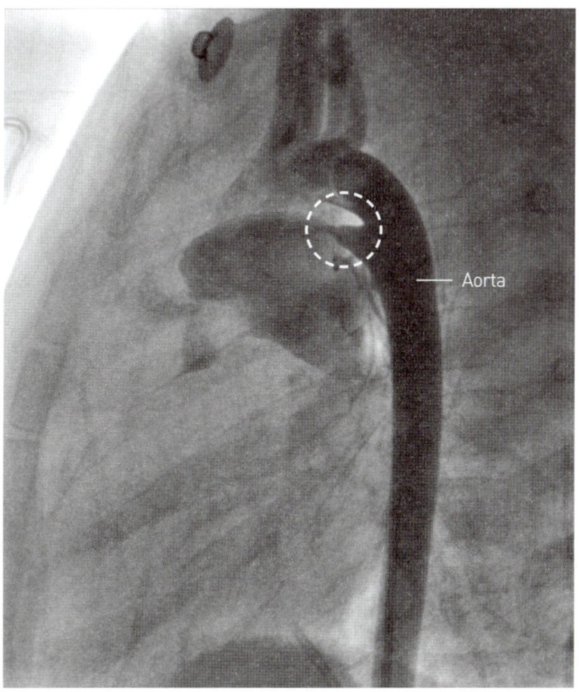

그림 2-4-10 동맥관열림증(동맥관개존증, patent ductus arteriosus: PDA) 환자에서의 검사영상

태에서 케이블에 묶여 있는 기구를 catheter 끝까지 밀어 넣은 후 catheter를 빼면서 PDA에 기구를 천천히 안착시킨다. 기구의 위치가 정확하고 모양이 제대로 갖추어지면 케이블을 풀어준다. 10분 후 pigtail catheter를 이용하여 aorta에서 혈관 촬영을 실시하여 PDA의 폐쇄 유무를 확인한다(그림 2-4-11, 그림 2-4-12).

③ 심방 사이막결손(심방중격결손, atrial septal defect: ASD)

가. 서론

좌우 양심방 사이의 사이막에 결손이 있는 경우를 심방 사이막결손(심방중격결손, atrial septal defect: ASD)이라 한다. 출생 후 폐쇄되는 타원구멍(난원공, foramen ovale)을 통해 좌우단락을 열린타원구멍(난원공개존, patent foramen ovale)이라 하며, 이는 좌심방 쪽에서 난원공을 막고 있는 첫째사이막(일차중격, septum primum)에 결손이 없는 점에서 atrial septal defect와는 구별되어야 한다. Foramen ovale은 1세 이전에 해부학적으로 막히게 되지만 pulmonary stenosis나 폐쇄, 삼첨판의 기형, 오른심실 기능저하 등으로 오른심방의 압력이 높아질 경우에는 우좌 단락으로 인한 청색증(cyanosis)이 나타날 수도 있다. Patent foramen ovale만 있는 경우에는 수술을 하지 않으나 성인이 된 후 역행성 색전증

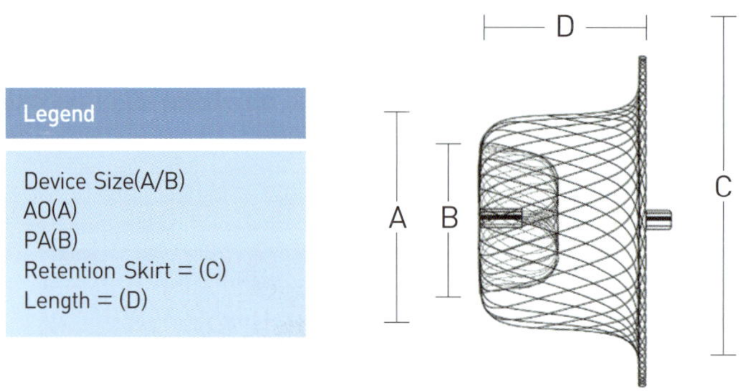

그림 2-4-11 PDA 환자의 치료에 사용되는 amplatzer duct occluder(AGA medical)

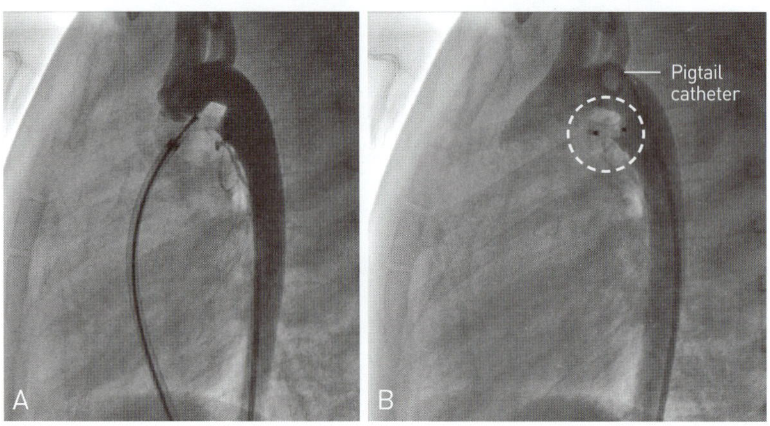

그림 2-4-12 PDA 환자의 amplatzer duct occluder 설치영상

(paradoxical embolism)을 일으키기도 한다. 대개의 경우 foramen ovale을 막지는 않으나 foramen ovale으로 인한 역행성 색전증(paradoxical embolism)이 있는 환자에게서는 기구를 이용하여 foramen ovale을 폐쇄시키는 시술을 할 수 있다.

ASD는 일차공 결손(primum ASD), 이차공 결손(secundum ASD), 정맥동 결손(sinus venous defect)의 3가지 형태로 나뉜다. 이 중 가장 흔한 형태는 이차공 결손이다. Secundum ASD는 타원오목(난원와, oval fossa)을 덮고 있는 일차 중격의 결손에 의해 발생한다. 결손은 다발성일 수 있고 큰 결손의 경우 아래쪽으로는 하대정맥(IVC)이나 심장정맥동굴(관상정맥동, coronary sinus)까지, 위쪽으로는 위대정맥(SVC)까지 이를 수가 있다. 여자에서 3 : 1 정도로 많으며 동반기형으로는 부분 허파정맥 환류 이상, 허파동맥판 협착, 승모판 폐쇄 부전 등이 동반될 수 있다(그림 2-4-13).

나. 검사 방법

주로 심장초음파검사(심초음파검사, echocardiography)로 ASD의 해부학적 형태와 크기를 측정한다. Cardiac catheterization로 검사하는 방법은 진단적 검사만으로는 시행하지 않으며 중재적 시술을 필요로 할 때 병행하여 검사한다. 검사는 femoral vein을 통해 catheter를 이용하여 SVC, IVC, RA, RV, PA, LA와 PV의 혈압과 산소 포화도를 측정하여 단락(shunt)량을 계산한다.

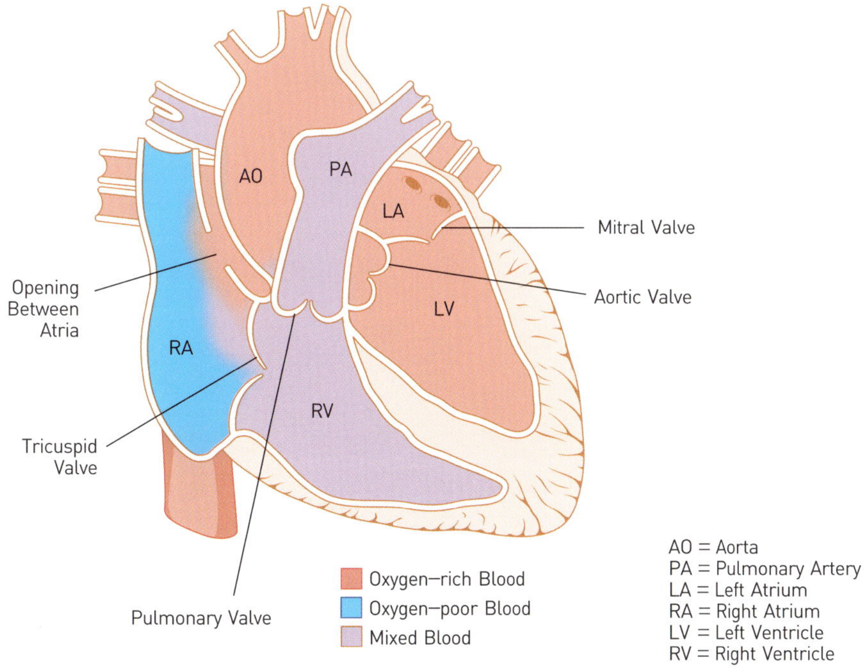

그림 2-4-13 심방 사이막결손(심방중격결손, atrial septal defect: ASD)

$$\text{단락비(허파혈류량과 온몸혈류량 비율)} = Qp/Qs = \frac{SA\ O_2\ Sat - MV\ O_2\ Sat}{PVO_2\ Sat - PA\ O_2\ Sat}$$

*Qp(허파혈류량)
Qs(온몸혈류량)
SA O2 Saturation(온몸동맥 산소포화도)
MV O2 Saturation(혼합정맥 산소포화도)
PV O2 Saturation(허파정맥 산소포화도)
PA O2 Saturation(허파동맥 산소포화도)

다. 시술기구

시술기구에는 CardioSEAL(NMT medical), Atriasept-ASD(cardia), Amplatzer Septal Occluder(AGA medical) 등 여러 가지가 있지만 현재 국내에선 주로 AGA Medical의 Amplatzer Septal Occluder를 사용하고 있다(그림 2-4-15).

라. 시술 과정

현재 국내에서 사용하는 Amplatzer Septal Occluder를 위주로 설명하고자 한다. Femoral vein을 puncture한 후 cardiac catheterization을 시행한다. 기본 검사가 끝나면 ASD의 크기를 측정할 수 있는 balloon catheter를 결손부위에 위치시킨다.

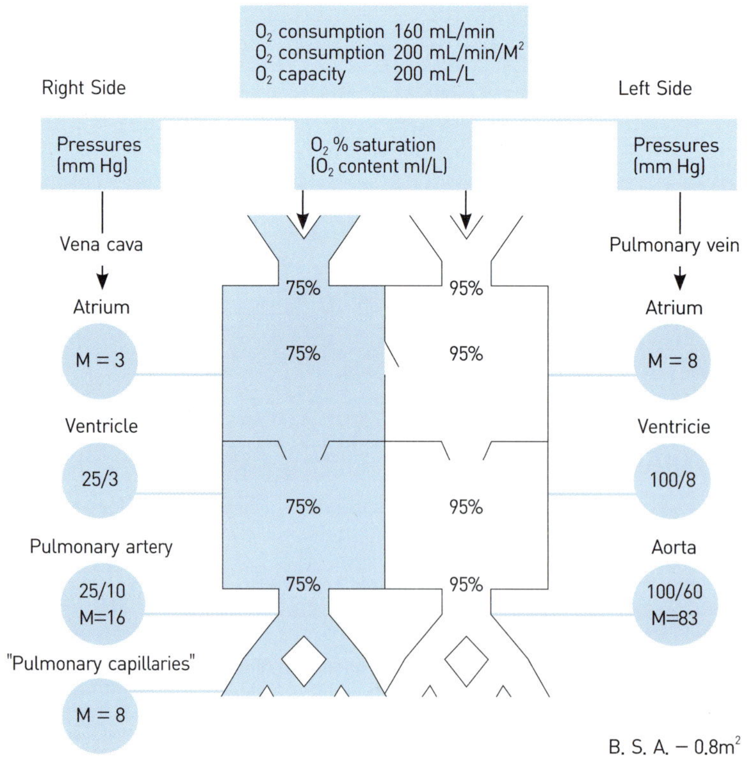

그림 2-4-14 각 부위의 정상 산소포화도와 혈압

- 풍선을 확장하여 결손의 크기를 TTE(transthoracic echocardiography) 또는 ICE(intracardiac echocardiography)로 측정한다(그림 2-4-16, 그림 2-4-17).

Tip

풍선의 잘록한 부위가 결손의 크기가 된다

- 크기가 결정되면 결손부위에 맞는 크기의 기구를 선택한다.
- Balloon catheter를 제거하고 기구 전용 guiding catheter를 LA에 위치시킨 후 케이블에 묶여 있는 기구를 catheter 끝까지 밀어 넣는다.
- Catheter를 RA 쪽으로 빼면서 기구를 결손부위에 위치시킨다. 이때 기구의 LA 디스크를 먼저 펴고 잡아당기면서 사이막에 걸리면(그림 2-4-17-B) 바로 RA 디스크를 펼쳐준다(그림 2-4-17-C).
- 기구가 정확히 결손부위에 맞게 위치되었는가를 심초음파로 확인한다. 위치가 정확하면 케이블을 기구로부터 분리한다(그림 2-4-17-D).

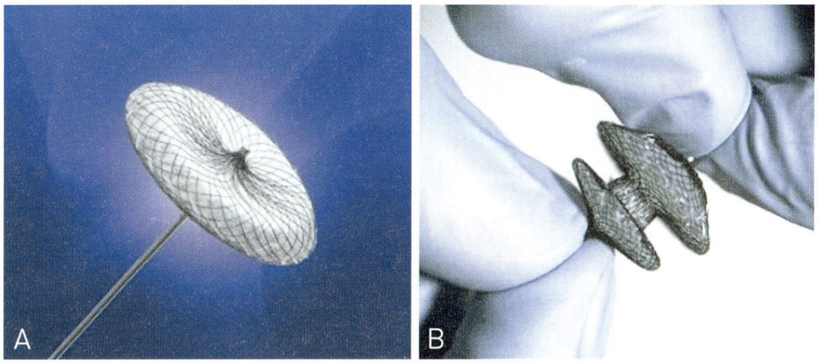

그림 2-4-15 심방 사이막결손(심방중격결손, atrial septal defect: ASD) 치료에 사용되는 amplatzer septal occluder(A)와 펼쳐진 모습(B)

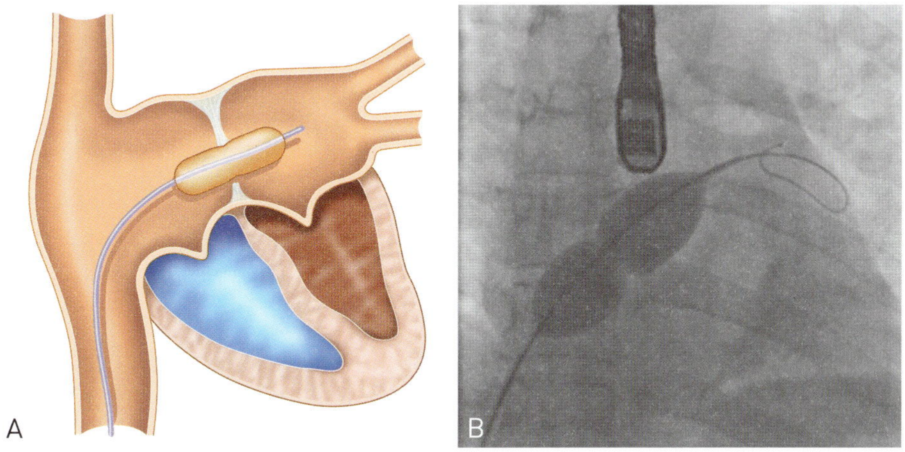

그림 2-4-16 심방중격결손(atrial septal defect: ASD)의 크기를 재기 위한 balloon insertion의 원리와 실제 임상에서 시현하는 영상(B)

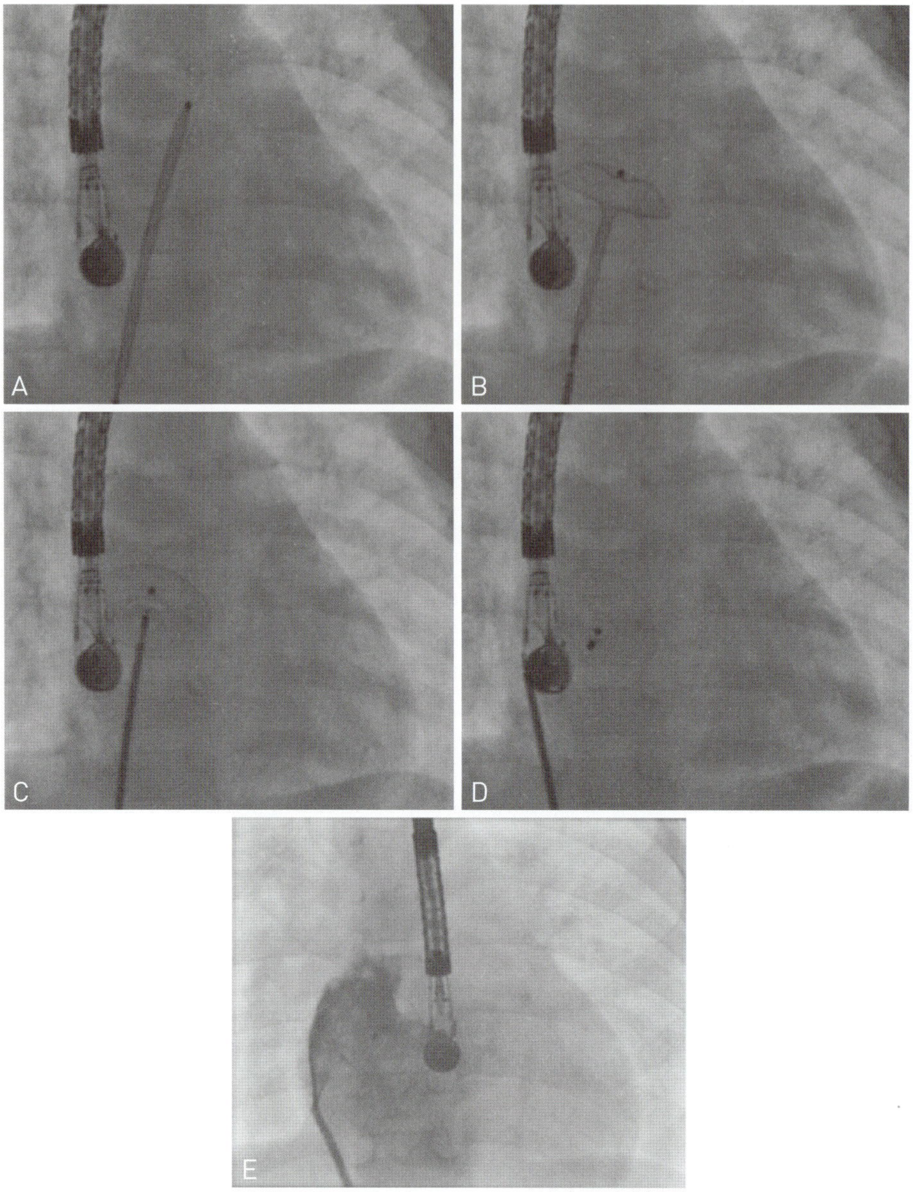

그림 2-4-17 심방중격결손(atrial septal defect: ASD)을 치료하기 위해 amplatzer septal occluder를 설치하는 모습. 펼치기 전(A)와 펼쳐진 후 모습(E)

- RA에서 X-ray 비투과성조영제를 분사하여 조영제가 RA에서 LA으로 누출되는지 확인한다(그림 2-4-17-E).

④ 폐동맥판 협착(pulmonary stenosis: PS)

가. 서론

폐동맥판협착(pulmonary stenosis: PS)은 단독으로 혹은 다른 심장기형과 합병해서 발생한다. 다른 심장기형을 동반하지 않는 폐동맥판협착을 단순 폐동맥판협착(isolated pulmonary stenosis)이라고 한다. Pulmonary stenosis에는 판막형(valvar type), 판막하형(infundibular type), 판상부형(supravalvar type)으로 나누며 이 중 판막형이 가장 흔하다.

영아기 이후에서 경증(오른심실과 허파동맥압의 차가 50 mmHg 이하)인 경우에는 교정을 요하지 않는다. 오른심실 압력이 50 mmHg 이상이거나 오른심실과 허파동맥 압력의 차가 40 mmHg 이상일 때에는 치료해주어야 하며, 풍선 판막 성형술(balloon valvuloplasty)이 일차적으로 시행되고 있다. Balloon valvuloplasty가 실패했을 때나 시술 직후 깔때기협착(누두부협착, infundibular stenosis)이 너무 심하게 악화되면 수술을 한다.

나. 검사 및 시술 과정

- Femoral vein을 puncture 후 end hole catheter로 Rt. cardiac catheterization을 시행한다.
- Catheter를 main pulmonary artery에서 RV로 빼면서 압력차가 나는 부위와 그 정도를 정확히 측정한다. 압력 측정이 끝나면 pigtail catheter를 RV에 위치시킨 후 X-ray 비투과성조영제를 분사하여 촬영한다(그림 2-4-18).

Tip

촬영각은 RAO 30°와 Lateral(LAO 90°)이다.

- 검사가 끝나면 허파동맥 판막륜의 크기(black arrow)를 측정한 후 그 크기에 맞는 balloon catheter를 선택한다. End hole catheter를 pulmonary artery에 위치시키고 guide wire를 허파동맥 먼 쪽까지 넣은 후 end hole catheter를 제거한다. Guide wire를 따라 balloon catheter를 넣어 판막의 중앙에 맞춘 후 빠르게 풍선을 확장시킨다(그림 2-4-19).

Tip

이때 너무 오랫동안 확장을 하고 있으면 심장 정지 시간이 길어져 위험할 수 있으므로 풍선의 잘록한 부분(white arrow, 허파동맥 판막의 협착부위)이 없어지면 바로 풍선을 수축시켜 혈액순환이 원활하도록 한다.

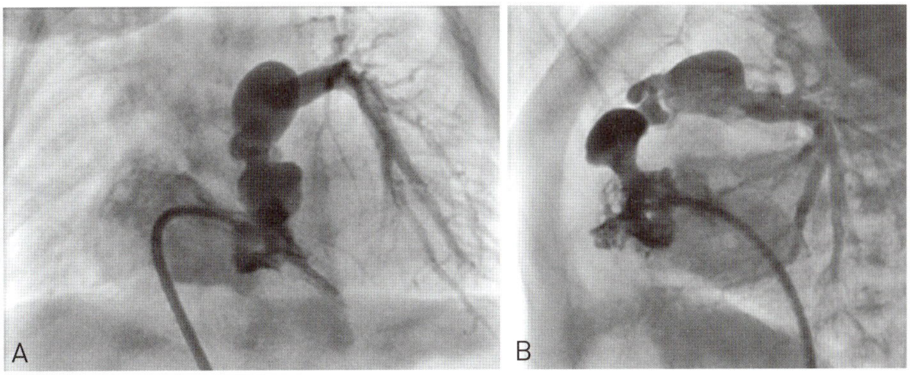

그림 2-4-18 폐동맥판 협착(pulmonary stenosis: PS)의 조영상. A: RAO 30°, B: LAO 90°

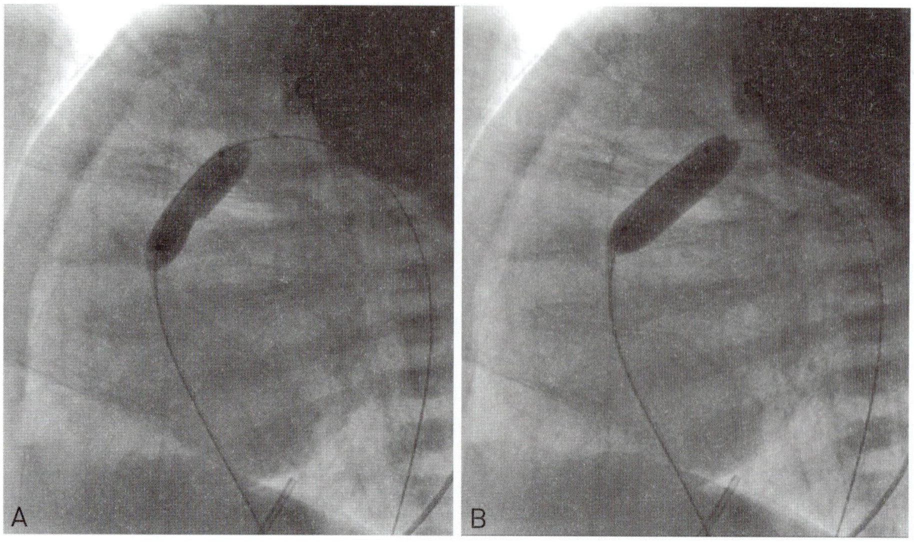

그림 2-4-19 폐동맥판 협착(pulmonary stenosis: PS)의 balloon dilation

⑤ 대동맥축착증(대동맥교착증, coarctation of aorta: CoA)

가. 서론

Aortic arch를 지나 descending aorta로 이행하는 부위의 aorta, 특히 ductus arteriosus가 붙는 근처가 좁아지는 기형으로서 임상 양상, 치료, 예후가 다르므로 단순 대동맥 축착과 복잡 대동맥 축착의 두 가지 군으로 나눈다. 단순 대동맥 축착은 다른 동반 기형이 없는 대동맥 축착으로 대동맥 판막은 이엽성인 경우가 많다. 복잡 대동맥 축착은 좌심실 유출로의 여러 부위에서의 협착, 심실 사이막 결손, 양대혈관 오른심실 기시, 대혈관 전위 등의 다른 심장 기형과 동반되는 형태로서 많은 경우 대동맥 협부가 좁다(그림 2-4-20).

나. 검사 및 시술 과정

주로 심초음파 검사를 통해서 대동맥의 좁아진 정도와 압력 차이를 알 수 있으며 진단 목적만으로는 cardiac catheterization을 시행하지 않는다. 그러나 풍선 확장술을 시도할 때에는 조영술이 필요하다.

Cardiac catheterization의 시행 방법은 다음과 같다.

- Femoral artery를 이용하여 end hole catheter를 guide wire를 통해 LV까지 넣은 후 catheter를 LV, ascending aorta, aortic arch, proximal descending aorta, distal descending aorta 순으로 뒤로 천천히 당기면서 압력을 측정하여 각 부위에서 생기는 압력차를 계산한다.
- Pigtail catheter를 ascending aorta에 위치시킨 후 조영술을 시행한다(그림 2-4-21).

Tip

촬영각은 LAO 30–40°와 Lateral(LAO 90°)이다.

- Distal descending aorta의 내경을 측정하여 그 크기에 맞는 balloon catheter를 정하여 좁아진 부분을 넓힌다.

Tip

풍선 확장술만으로 충분하지 않을 경우 stent를 삽입하기도 한다. 복잡 대동맥 축착은 풍선 확장술을 시행하지 않고 수술로 치료한다.

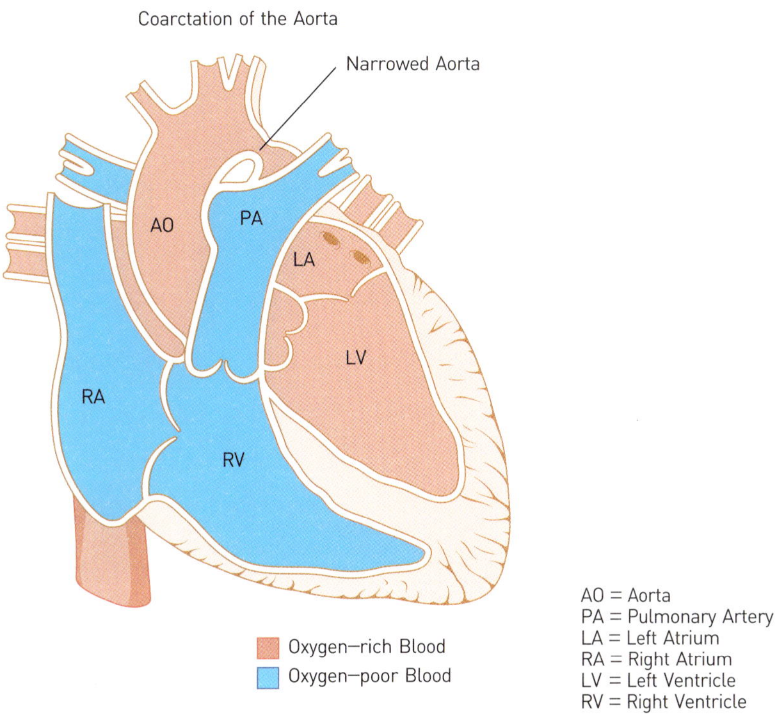

그림 2-4-20 대동맥축착증(대동맥교착증, coarctation of aorta: CoA)

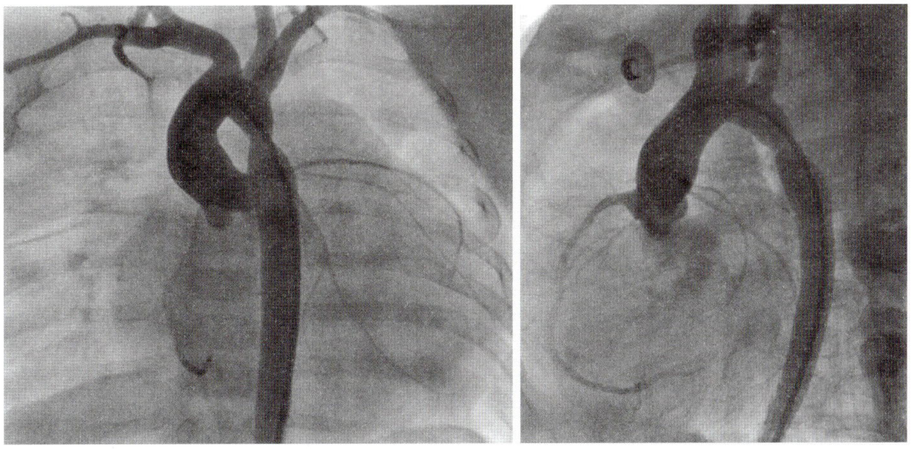

그림 2-4-21 대동맥교착증, coarctation of aorta: CoA 환자의 조영상

⑥ 대동맥판(aortic stenosis: AS)

가. 서론

LV에서 몸으로 혈류를 보내는 왼심실 유출로가 좁아져 있는 심장 기형으로 단독으로 있거나 또는 다른 심장 기형과 동반될 수도 있다. 좁아진 부위에 따라 대동맥 판막 협착(valvar AS), 대동맥 판막 하부 협착(subvalvar AS), 대동맥 판막 상부 협착(supravalvar AS)으로 나눈다(그림 2-4-22).

나. 검사 및 시술 과정

판막 협착의 경우에는 balloon catheter를 넣고 풍선을 부풀려서 판막을 넓혀주는 방법이 우선되는 치료법이나 pulmonary stenosis에서만큼 효과적이지는 않다. Femoral artery를 이용하여 end hole catheter를 guide wire를 통해 LV까지 넣은 후 LV과 ascending aorta 사이의 압력차를 계산한다. 그런 다음 pigtail catheter를 LV에 위치시킨 후 조영술을 시행한다(그림 2-4-23).

다. 치료

영 · 유아에 있어서 심실기능이 저하된 경우, 흉통이나 실신 등의 증상이 있는 경우에는 즉시 치료해 주어야 한다. 판막 협착일 경우에는 LV과 aorta 간의 압력차가 50 mmHg 이상일 때 치료해 주며, 심실기능이 저하된 경우 압력 차이가 50 mmHg 이하에서도 수술이나 시술로 치료한다.

라. 시술 과정

대동맥 판막륜의 크기에 맞는 balloon catheter를 정하여 판막에 위치시킨 후 balloon을 확장시킨다. 이때 풍선이 왼심실의 유출로를 막고 있어 바로 심장이 정지하기 때문에 풍선의 확장과 수축이 순간적으로 이루어져야 한다. 경도 이상의 판막 폐쇄 부전(valvular regurgitation)이 함께 있는 환자는 풍선 시

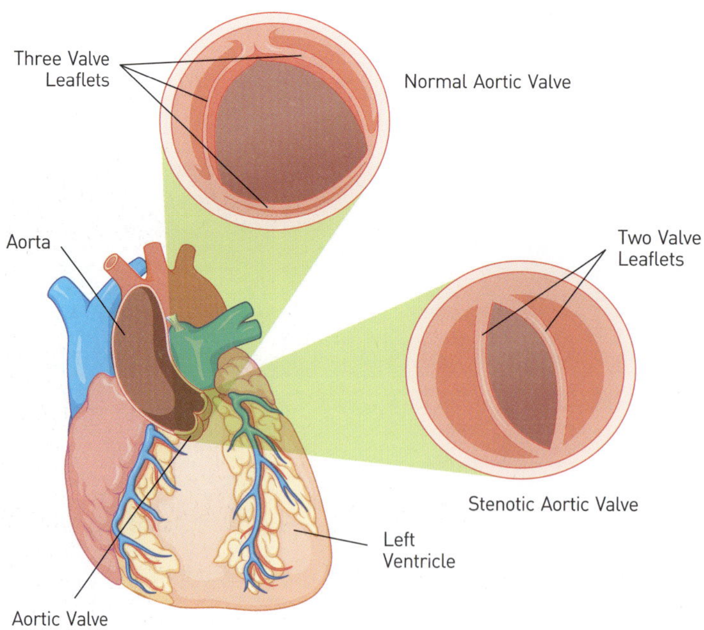

그림 2-4-22 대동맥판(aortic stenosis: AS)

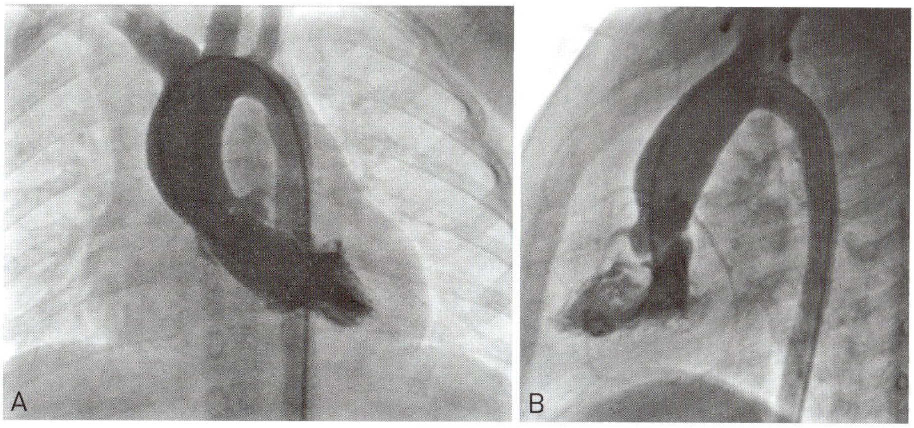

그림 2-4-23 **대동맥판(aortic stenosis: AS) 환자의 조영상**

A. 정면상, B. 측면상

술 후 급성 폐쇄부전의 위험이 높아 환자 선정에 신중하여야 한다. 판막 하부 협착과 판막 상부 협착은 수술로 치료한다.

(2) 청색증형 선천성 심질환(cyanotic congenital heart disease)

우좌 단락(R−L Shunt) 심장기형과 완전 대혈관전위(TGV)가 속하며, 체혈류를 마친 산소량이 적은 정맥혈이 허파순환을 하지 않고 다시 온몸순환으로 흘러가는 것으로 산소포화도가 감소하게 되어 청색증과 저산소증이 나타나게 된다.

① fallot 4징(tetralogy of fallot)

Fallot 4징은 매우 흔한 청색증형 선천성 심장기형으로 전체 선천성 심질환의 약 5~10%를 차지하며, 영아기 이후 청색증형 선천성 심장병 환자들 중 가장 높은 빈도를 보이는 질환이다. 심장 발생기에 유출로 인해 중격이 전상방으로 편위되어 발생하는 것으로 생각되고 있으며 오른심실 유출로 협착(pulmonary stenosis, combined pulmonary stenosis), 심실 사이막 결손(VSD), 대동맥 기승(overriding aorta), 오른심실 비대(RV hypertrophy)의 4가지 해부학적 이상들을 가지고 있다(그림 2−4−24).

오른심실의 수축기 압력이 왼심실이나 대동맥의 수축기 압력과 비슷하고 허파동맥 압력은 정상 또는 정상 이하이며, 온몸 동맥혈의 산소 포화도 또한 감소되어 있다. 오른심실조영술로 오른심실 유출로의 해부학적 구조, 허파동맥 판막륜의 크기, 허파동맥판의 모양이나 협착의 정도, 주허파동맥 및 그 분지들의 발달 상태와 크기 등을 알 수 있고, 대동맥조영술이나 심장동맥조영술에 의해 심장동맥 기형을 확인할 수 있다.

모든 환자가 수술에 적응이 된다. 환자의 상태에 따라 처음부터 완전 교정술을 시행하기도 하고 먼저 고식적 단락 수술을 한 후 나중에 완전 교정술을 시행하기도 한다.

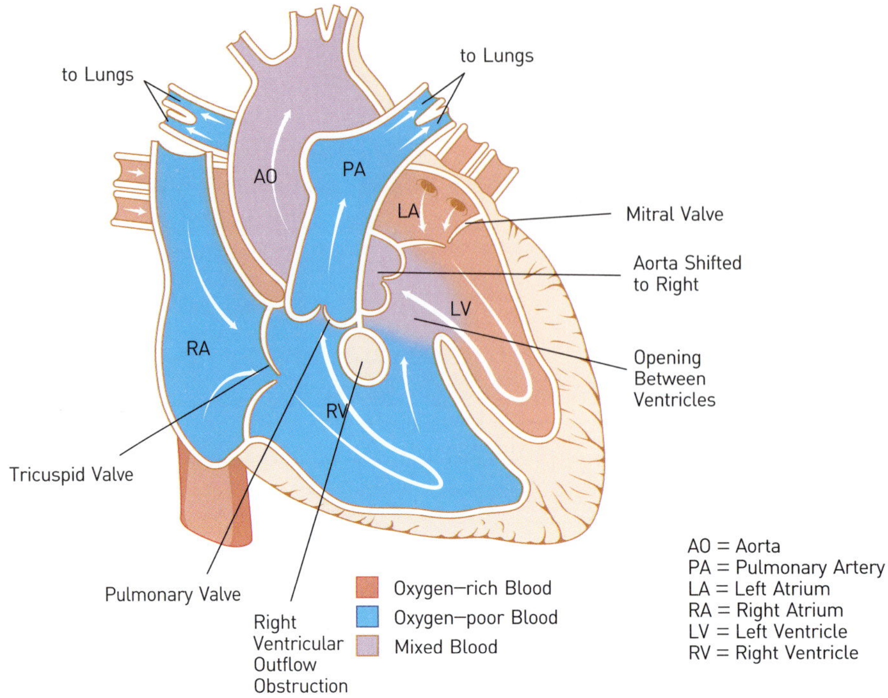

그림 2-4-24 fallot 4징(tetralogy of fallot)

② 대혈관 전위(transposition of great vessels: TGV)

대혈관 전위(transposition of great vessels: TGV)라는 용어 자체는 두 대혈관의 상호 관계를 설명하는 일반적 용어이다. 이에 비해 "대혈관 전위"라는 진단명은 심방위치가 정위이고 심방-심실 연결이 적합하면서 심실-대혈관 연결이 적합하지 않은 경우만을 말하며, 두 대혈관이 전위되어 있어도 심방 위치가 불명확하거나 심방-심실 연결이 적합하지 않은 경우는 발생학적, 형태학적, 혈역학적으로 전형적인 대혈관 전위와는 다르다(그림 2-4-25).

Transposition of Great Vessels는 신생아기에 진단되는 청색증형 선천성 심질환 중 가장 흔한 질환으로 전체 심장기형의 약 5%를 차지한다. 전형적인 TGV에서 aorta가 RV에서 기시하고 pulmonary artery는 LV에서 기시하며, 대동맥 판막(aortic valve)은 pulmonary artery보다 오른쪽, 앞쪽, 위쪽에 위치한다. Aorta와 삼첨판(tricuspid valve) 사이에는 깔때기(누두부, infundibulum)가 있어 서로 떨어져 있으며 승모판(mitral valve)과 허파동맥판(pulmonary valve)은 직접 연결(fibrous continuity)되어 있다. TGV은 심장 내 다른 기형이 없는 경우도 있으나, 심실 사이막 결손(VSD), pulmonary stenosis 등이 자주 동반되고 심방 사이막 결손(ASD), 동맥관 개존(PDA), 대동맥 축착(CoA) 등도 간혹 동반된다.

출생 후 온몸순환과 허파순환이 분리되면서 청색증과 저산소증이 발생한다. TGV의 혈역학적 특징은 이미 산소를 소모한 온몸 순환정맥이 다시 대동맥으로 순환하고 산소로 포화되어 있는 허파정맥이 다시 허파동맥으로 순환하게 되어 생리적으로는 전혀 의미가 없는 순환이라는 점이다. 따라서 출생 후에는 양측 순환 사이에 교환이 있어야만 생존이 가능하며 생후 수일 이내에는 난원공(foramen ovale)과 동맥관(ductus arteriosus)을 통해 교환이 일어날 수 있다.

청색증이 심하면 양측 순환 간 교환을 증가시켜야 한다. 신생아기에는 PGE1을 투여함으로써 ductus arteriosus를 열려 있게 하여 양측 순환 사이의 교환을 증가시킨다. 심방 사이의 교환을 증가시키기 위해 풍선 심방 사이막 절제술(balloon atrial septostomy)을 시행하여 심방 사이막 결손을 인위적으로 만들어 주기도 한다(그림 2-4-26).

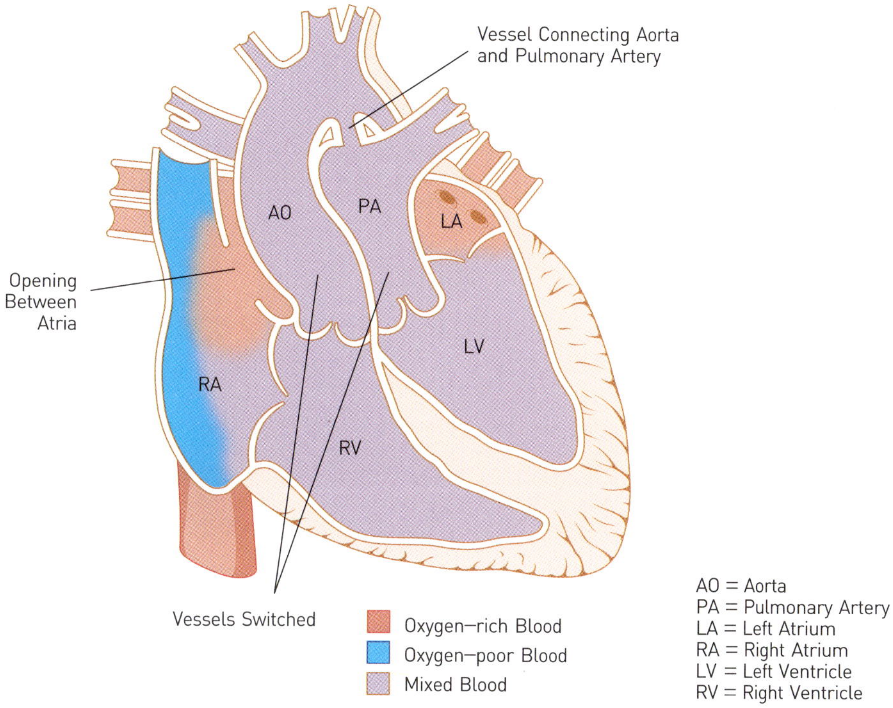

그림 2-4-25 대혈관 전위(transposition of great vessels: TGV)

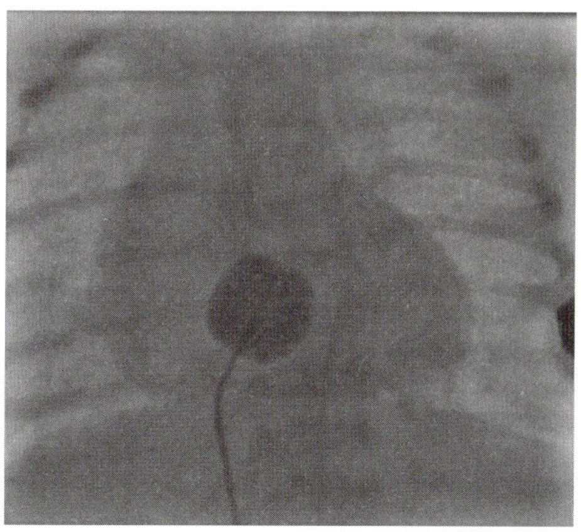

그림 2-4-26 풍선 심방 사이막 절제술(balloon atrial septostomy)

③ 심실 사이막 결손이 있는 폐동맥 폐쇄(pulmonary atresia with VSD)

이 질환은 오른심실 유출로가 완전히 막혀 있는 것을 제외하고는 심장 내부 해부학적 구조가 Fallot 4징과 동일하여 Fallot 4징의 극단형 또는 허파동맥 폐쇄를 동반한 Fallot 4징이라고도 부르며 Fallot 4징의 15~20%를 차지한다.

외과적 치료가 필요하며 동맥관 의존형에서는 신생아기에 PGE1(prostaglandin E1)의 정맥 주입이 필요하다(그림 2-4-27).

④ 심실 사이막 결손이 없는 허파동맥 폐쇄(pulmonary atresia with intact ventricular septum)

이 질환은 전체 선천성 심질환의 1% 미만의 빈도를 보인다. 예후가 불량하며 오른심실의 크기가 작으면서 오른심실내 압력이 증가하여 온몸 동맥압보다 높아지게 되면 오른심실과 심장동맥 사이에 혈관 연결이 생길 수 있고 경우에 따라서는 심장동맥의 혈류가 오른심실 혈류에 의존하게 된다. 허파순환은 대개 ductus arteriosus를 통한 혈류에 의존하며 foramen ovale이나 심방 사이막 결손(ASD)을 통한 우좌 단락으로 청색증이 있다(그림 2-4-28).

⑤ 삼첨판 폐쇄(tricuspid atresia)

삼첨판 폐쇄(tricuspid atresia)는 삼첨판(tricuspid valve)이 완전히 형성되지 않아 RA와 RV의 연결이 없는 질환이다. Tricuspid atresia는 TGV과 pulmonary stenosis 여부에 따라 분류된다.

ASD를 통한 단락은 생존에 필수적이며 ASD가 너무 작으면 풍선 심방 사이막 절제술(balloon atrial septostomy)을 시행한다. Tricuspid atresia의 진단 자체를 위해서 심혈관조영술을 시행하지는 않으나 영유아 초기에 허파 혈류 근원의 확인이 필요하거나 허파동맥 고혈압의 진행과 허파동맥 교약술 필요성을 알기 위하여 정확한 허파동맥 압력을 측정하여야 할 경우에는 시행한다(그림 2-4-29).

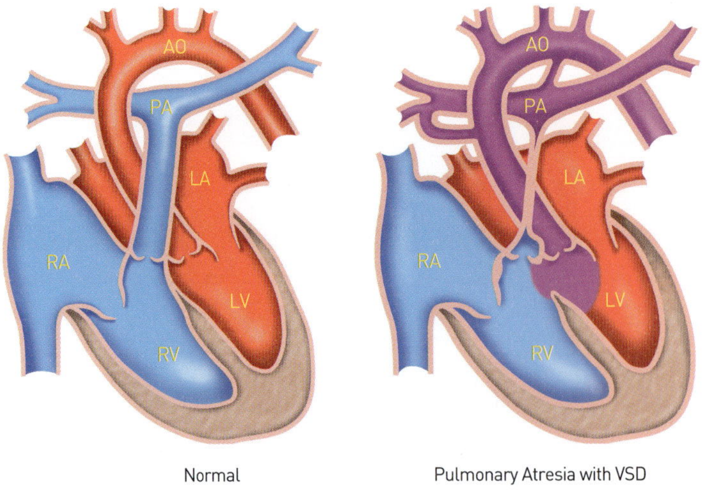

그림 2-4-27 심실 사이막 결손이 있는 폐동맥 폐쇄(pulmonary atresia with VSD)

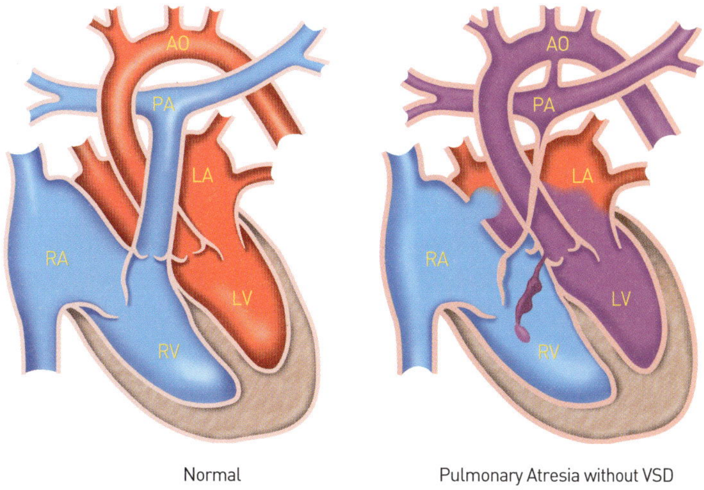

그림 2-4-28 **심실 사이막 결손이 없는 허파동맥 폐쇄(pulmonary atresia with Intact ventricular septum)**

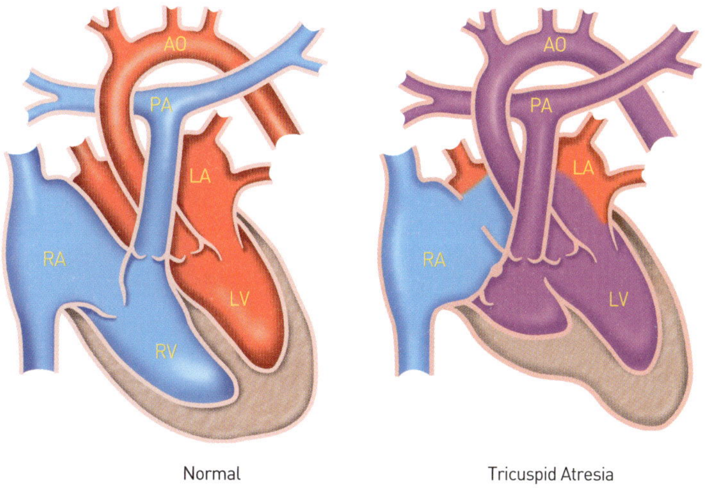

그림 2-4-29 **삼첨판 폐쇄(tricuspid atresia)**

⑥ 양대혈관 우실 기시(double outlet right ventricle: DORV)

허파동맥과 대동맥이 모두 오른심방에서 기시하는 심장기형으로 양대 혈관의 위치 관계와 VSD의 위치, pulmonary stenosis의 유무, 동반기형의 종류에 따라서 다양한 임상 양상을 나타낸다. 발생빈도는 낮다(그림 2-4-30).

⑦ 엡슈타인 기형(ebstein anomaly)

삼첨판막 정상보다 오른심실 아래쪽에 부착되어 있는 병이다. 대부분 삼첨판의 전엽은 섬유륜(annulus fibrosus)에 제대로 부착되어 있으나, 나머지 두 엽은 오른심실 심장바닥 가까이에 붙어 있어서 오른심실은 벽이 얇은 심방화된 부분과 정상 심근벽을 가진 작은 오른심실로 되어 있다. 대부분 삼첨판 폐쇄 부전이 동반된다. 이 기형은 선천성 심질환의 0.5% 정도를 차지한다(그림 2-4-31).

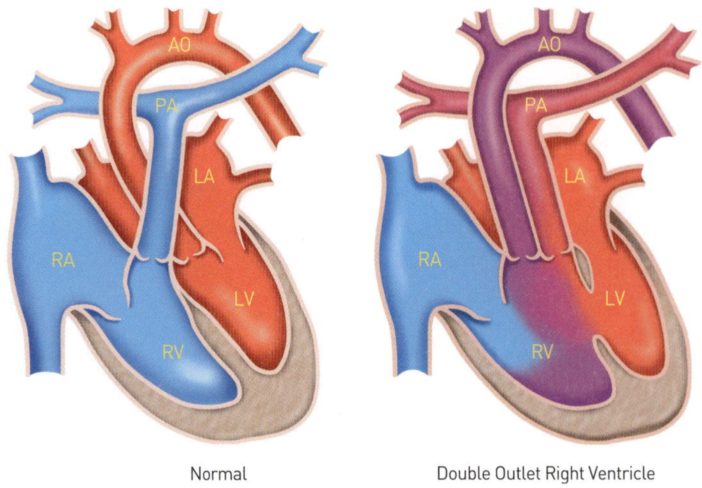

그림 2-4-30 양대혈관 우실 기시(double outlet right ventricle: DORV)

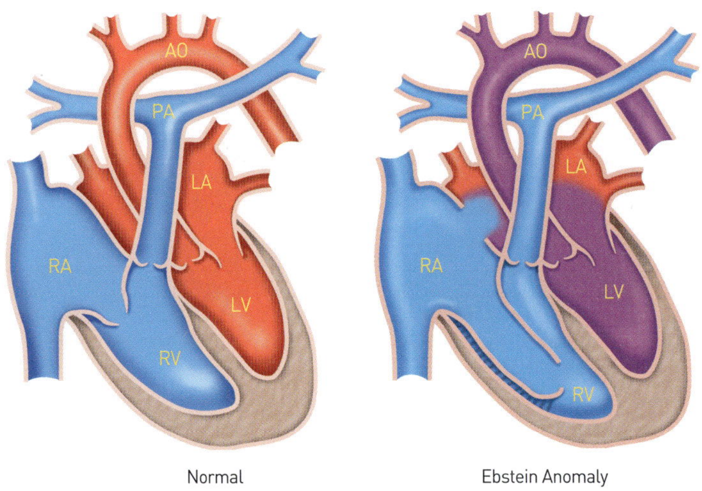

그림 2-4-31 엡슈타인 기형(ebstein anomaly)

⑧ 전 허파정맥 환류이상(총 폐정맥 환류이상, total anomalous pulmonary venous return: TAPVR)

모든 허파정맥이 오른심방 또는 심장정맥동에 연결되거나(cardiac type), vertical vein을 통하여 위대정맥에 연결되거나(supracardiac type), descending vein을 통해 아래대정맥이나 그 분지로 연결되거나(infracardiac, infradiaphragmatic type), 또는 이러한 연결이 혼합되어 오른심방으로 들어오게 되는 심장기형으로써 왼심방은 허파정맥과 직접 연결되지 못하고 난원공이나 심방 사이막 결손을 통하여 허파순환과 온몸순환이 혼합된 혈액을 받게 된다.

신생아나 영아기에 외과적 교정이 필요하며 특히 허파정맥 환류 폐쇄가 있을 경우 진단 즉시 신속한 수술이 필요하다(그림 2-4-32).

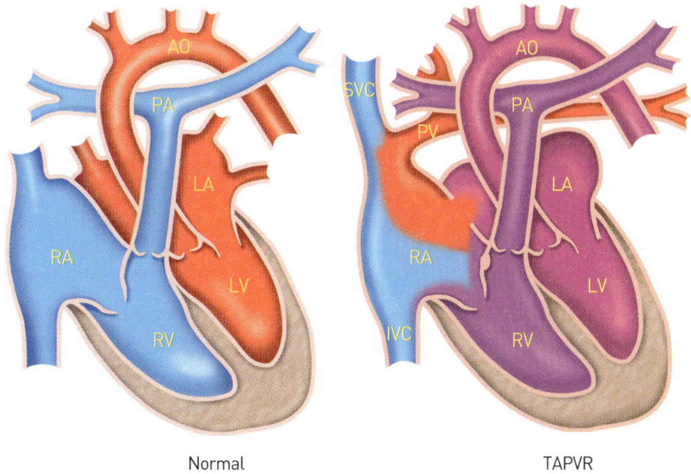

그림 2-4-32 전 허파정맥 환류이상(총 폐정맥 환류이상, total anomalous pulmonary venous return: TAPVR)

(3) 승모판 협착(mitral stenosis: MS)과 승모판 성형술(valvuloplasty)

① 서론

승모판 협착증(mitral stenosis: MS)은 류마티스성 판막질환(rheumatic valvular disease)의 가장 대표적인 예로서 선진국에서는 유병률이 낮은 것으로 알려져 있다. 우리나라도 경제 성장으로 발병률이 점차 감소하는 추세이나 퇴행성 승모판막질환(degenerative mitral valve disease) 등은 꾸준히 존재하고 있는 실정이다.

승모판 협착은 대부분의 경우가 급성 류마티열(acute rheumatic fever)의 후유증으로 발생한다. 급성 류마티열은 대개 초등학교 저학년의 소아기 때 발생하며 중학교 이후는 드물게 나타난다. 소아기에 류마티스열을 앓은 환자 중 약 50~60% 정도가 성인이 되어 심장판막증(valvular heart disease)을 앓게 되고, 여자가 남자보다 3배 많다. 류마티스성 판막질환은 주로 승모판에서 가장 많이 볼 수 있고, 대부분의 경우 승모판 협착증을 보이며, 승모판 폐쇄부전증(mitral insufficiency)을 겸해서 나타날 수 있다. 다음으로 대동맥판막에 대동맥판 폐쇄부전(대동맥판막 기능부전, aortic insufficiency)으로 나타나고, 삼첨판이나 허파동맥판에서는 극히 드물게 나타난다. 아주 드물게는 선천적인 이상으로 나타나는 경우도 있다.

정상의 승모판은 전엽(anterior lobe)과 후엽(posterior lobe)으로 이루어져 있으며, 전엽이 2/3를 차지하고, 승모판의 두께는 2~3 mm의 얇은 막으로 되어 있다. 승모판은 미닫이처럼 한 평면에서 열리고 닫히는 형식이 아닌 안팎으로 열리고 닫힌다. 깔때기처럼 되어 있어 판막륜으로부터 두 개의 엽이 심첨 쪽으로 늘어져 있고, 따라서 최대한으로 열렸을 때 판막의 개구 면적은 깔때기 구조의 끝부분의 단면적에 해당한다. 승모판 협착증 환자에서는 뒤쪽으로 압력이 증가하게 되어 왼심방 압력이 증가하여 압력이 허파순환에 전달되어 허파정맥압이 증가하면서 호흡 곤란, 각혈 등의 증상을 보일 수 있다.

② 검사 및 시술 과정

승모판 협착증 환자는 대개 마른 체형이 많고, 맥박은 심방잔떨림(심방세동, atrial fibrillation)이 있는 경우 매우 불규칙할 수 있으며, 광대뼈에 홍조가 있을 수 있다. 흉부 X-선상에서 허파정맥 고혈압에 의한 오른심방 비후와 허파 혈관의 재분포가 가장 흔한 소견이다. 나중에 오른 심장이 커지고, 승모판의 석회화, 허파동맥의 확장, 심한 폐간질 부종(pulmonary edema) 등의 소견이 나타날 수 있다.

심전도에서는 오른심실 비대 및 왼심방 비대 소견을 관찰할 수 있다. 왼심방 비대에서는 LEAD II에서 p파가 둘인 p-mitrale 소견이나 v1에서 p-terminal force가 증가하는 소견으로 나타날 수 있다. 심초음파 검사에서 승모판막은 변형되어 있으며, 판막은 두꺼워져 있고, 전엽과 후엽이 들러붙어 있어 확장기에 돔 양상을 보이고, 심하게 석회화를 보일 수 있다. 단축상에서 판막 개구부위가 협착되어 붕어가 입을 뻐끔뻐끔 하는 양상을 보인다. 왼심방은 커져 있고, 드물게 왼심방이경이나 왼심방 내에서 혈전이 관찰되기도 한다. 도플러검사로 압력 반감 시간을 이용하여 판막개구 면적을 구할 수 있다.

심도자술 검사의 왼심실조영술에서 주로 승모판의 부동성과 석회화가 나타난다. 또한 승모판을 통한 좌심실과 왼심방의 확장기의 압력 차이가 승모판막 협착증의 혈류역학적인 특징이다. 이 압력 차이는 허파 모세혈관 쐐기압(pulmonary capillary wedge pressure)과 왼심실 확장기 압력 차이로 계산할 수 있다(그림 2-4-33).

전체 확장기 동안 허파동맥 쐐기압(pulmonary artery wedge pressure)이 왼심실 확장기의 압력보다 높다. 허파 고혈압은 승모판 협착증에서 빈번히 관찰되며, 질병 말기에 허파동맥압은 전체 동맥압과 비슷할 정도로 높아진다. 유효 판막 면적은 심박동수와 심박출량 승모판 압력차를 구하면 알 수 있는데, 승모판 면적이 1 cm^2 미만이면 심한 정도이고 1.0~1.5 cm^2이면 중등도, 1.5 cm^2 이상이면 경증의 승모판 협착증이라 한다. 정상의 승모판 면적은 4~6 cm^2이다.

치료 방법으로는 내과적 치료와 풍선 카테터를 이용한 중재적 시술이 있다.

약물 치료는 심박수가 증가되면 심박수를 조절하고, 허파울혈(폐울혈, pulmonary congestion)이 있는 경우 염분 제한과, 이뇨제를 사용한다. 심방잔떨림(심방세동, atrial fibrillation)이 있으면 불규칙한

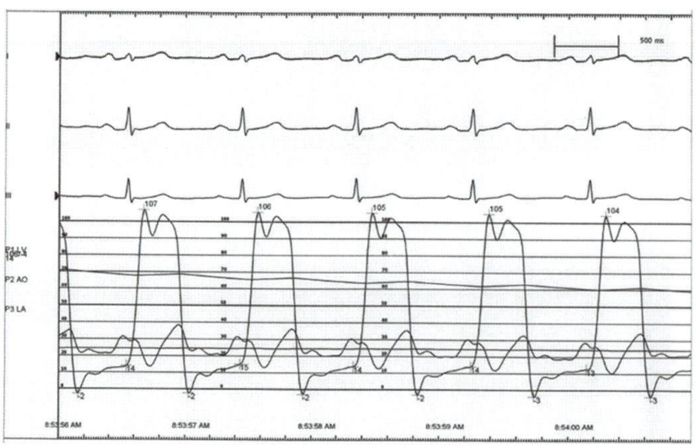

그림 2-4-33 허파 모세혈관 쐐기압(pulmonary capillary wedge pressure)과 왼심실 확장기 압력 차이

리듬을 규칙적인 리듬으로 돌리기 위한 약물투여나 치료를 하거나 안 되면 혈전색전증(thrombo embolism)을 예방하기 위해 항응고제를 복용한다.

풍선 카테터를 이용한 승모판막 확장술은 1984년 일본 외과의사인 Inoue에 의해 고안되어 사용되고 있다. Inoue Balloon은 라텍스 재질로 풍선에 압력을 가할 때 단계적으로 확장되게 고안되어 있다. 일차로 낮은 압력은 풍선의 끝부분만 확장되고 압력을 최대로 하면 곤봉 모양으로 부풀려진다. 직경은 25~30 cm 사이로 조절이 가능하다.

우리나라에서는 80년대 말부터 사용되고 있다. 그러나 모든 환자에게 적용될 수는 없기에 시술의 적응증 및 금기증에 대한 고려가 필요하다. 시술의 적응증은 ACC/AHA에 의해 제시된 지침을 따르며 중등도(판막 개구부 면적 1.5 cm^2 미만) 이상의 판막질환을 보이면서 내과적 치료 후에도 판막의 후유증으로 인한 증상을 호소하는 경우가 대상이며, 이러한 환자들 중 특히 수술에 대한 위험도가 아주 높다고 판단될 때, 적합한 판막 상태를 보이는 젊은 환자 등 시술이 적합하다고 판단될 때 시술의 주된 대상이 된다.

③ 금기증

- 중등도의 판막 협착증(판막 개구부 면적 1.5 cm^2 이상)
- 왼심방의 혈전
- 승모판 역류(mitral regurgitation)
- 큰 석화화 또는 두병변 이상의 석회화
- 다른 판막, 심혈관 또는 상행 대동맥의 심장외과적 수술이 필요한 경우
- 심방 중격 천자의 금기

그러나 증상이 없는 환자의 경우 시술의 대상은 아니지만 전신색전증의 위험이 있거나 중등도 이상의 허파동맥 고혈압(>50 mmHg, 운동 시 수축기압 >60 mmHg), 임신을 원하는 경우 등에는 시술이 적극적으로 고려되어야 한다. 치료 방법은 Brocken brough needle을 이용하여 심방 사이막의 난원와 부위를 천자하고 천자부위를 확장 카테터를 이용하여 넓힌 다음 풍선 카테터를 오른심방에서 왼심방으로, 풍선을 하단부위만 부풀리어 풍선 끝을 승모판막 개구부위 근처에 위치하도록 조작하면 풍선 카테터가 혈류를 따라 왼심방에서 왼심실로 유입되게 된다.

이때 풍선을 좀 더 크게 부풀리고 왼심방 쪽으로 당기면 풍선 카테터가 승모판막 개구부에 걸리게 된다. 이때 바로 풍선을 최대로 부풀리면 승모판막이 벌어지게 된다(그림 2-4-34).

승모판이 벌어질 때는 비교적 석화화가 덜 심한 부위로 벌어지고 판막 협착 및 변성이 심하지 않은 경우에는 대부분 교련부위가 벌어져서 이상적으로 된다. 판막 개구 면적은 환자의 체표 면적에 비례하므로 시술 전 체표 면적을 고려하여 풍선 크기를 정하게 된다.

시술 후 효과는 극적이어서 승모판막 개구 면적이 1.5~2.0 cm^2로 넓혀진다. 시술의 합병증으로는 Brockenbrough needle로 심방 사이막에 구멍을 낼 때 왼심방 후벽을 찔러 심낭 압전이 발생할 수 있다. 이 경우 혈압이 떨어지고 심한 경우 심정지까지 일어날 수 있으므로 약물의 투입(ex. norepinephrine)

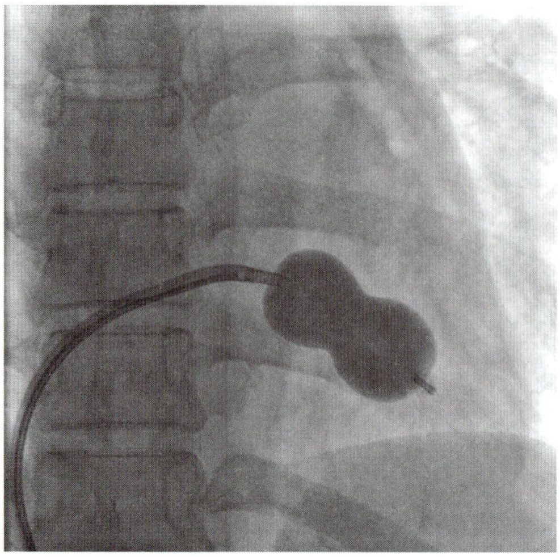

그림 2-4-34 승모판 협착(mitral stenosis: MS) 환자에서의 승모판 성형술(valvuloplasty)

준비 등 만반의 준비를 갖추어야 할 것이며, 가능하면 양면으로 투시가 가능한 방에서 시술하여야 한다. 기타 드물게 뇌혈전(cerebral thrombosis), 심실 천공 등이 발생할 수 있으나 매우 드문 합병증이다. 7~10년이 지나면 판막이 재협착이 될 수 있으며, 이런 경우 대부분 승모판 치환술(mitral valve replacement: MVR)이 필요하게 된다. 승모판 풍선 확장술은 재시도할 수 있으나 판막이 심하게 석회화 되거나 섬유화 되면 풍선 판막 성형술의 성공률은 매우 저조하다.

제 03 장 뇌혈관조영술 및 인터벤션 (Cerebral Angiography and Interventions)

학습목표

1. 속목동맥의 영상해부학을 설명할 수 있다. – 속목동맥에서 1차분지까지(1)
2. 척추동맥의 영상해부학을 설명할 수 있다. – 기저동맥에서 2차분지까지(1)
3. 바깥목동맥의 영상해부학을 설명할 수 있다.(1)
4. 모야모야병의 영상을 설명할 수 있다.(1)
5. 뇌동정맥샛길과 뇌동정맥기형의 차이를 구분할 수 있다.(1)
6. 앞척수동맥의 영상해부학을 설명할 수 있다.(2)
7. 거미막아래출혈의 원인을 설명할 수 있다.(2)
8. 뇌정맥동의 해부학적 구조를 설명할 수 있다.(3)
9. 뇌동맥자루의 시술 목적 및 재료를 설명할 수 있다.(1)
10. 목동맥해면굴샛길 시술 목적 및 재료를 설명할 수 있다.(1)
11. 뇌종양색전술의 목적을 설명할 수 있다.(1)

01 뇌혈관계 해부생리

1) 대동맥(aorta)

대동맥은 심장의 왼심실(좌심실, left ventricle)에서 일어나 배대동맥(복부대동맥, abdominal aorta)까지 연결되어 온몸순환(체순환, systemic circulation)을 통해 인체의 모든 부분에 산소를 머금은 혈액을 공급한다. 그 끝은 왼 · 오른 온엉덩동맥(좌 · 우 총장골동맥, common iliac artery)으로 나누어져 골반과 양다리로 이행된다. 대동맥의 구분은 오름대동맥(상행대동맥, ascending aorta), 대동맥활(대동맥궁, aortic arch) 및 내림대동맥(하행대동맥, descending aorta)으로 구분하며 하행대동맥은 가슴대동맥(흉부대동맥, thoracic aorta)과 배대동맥(복부대동맥, abdominal aorta)으로 나눈다.

(1) 주요 목 혈관(major neck vessel)

① 대동맥활(대동맥궁, aortic arch)

대동맥활은 왼허파동맥(좌폐동맥, left pulmonary artery)과 허파동맥줄기(폐동맥간, pulmonary trunk) 분지부의 위 방향으로 구부러져 올라오는 상행대동맥의 연장이다. 우측 제2복장갈비관절(흉늑관절, sternocostal articulation) 높이에서 좌상방으로 굽어 제4흉추체에 이르는 부분이다. 또한, aortic arch는

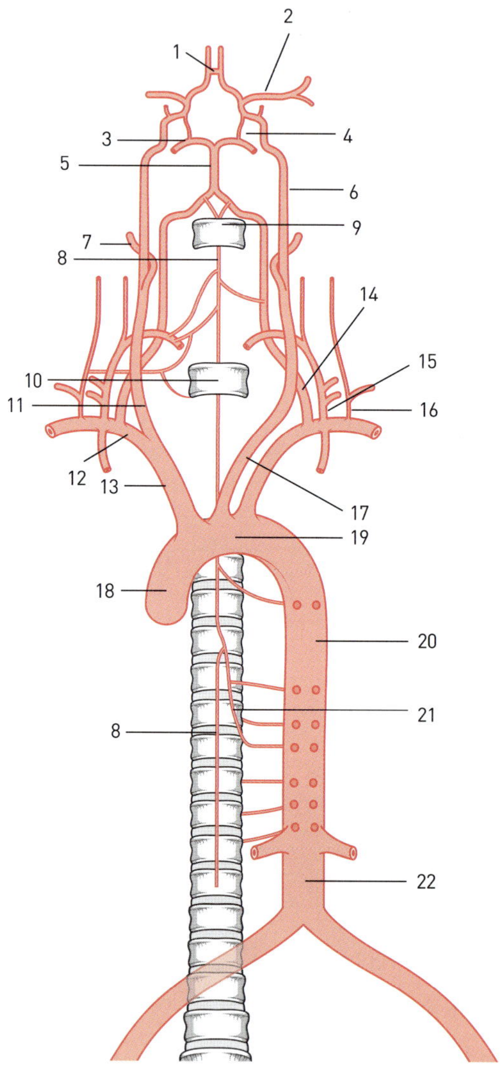

그림 3-1-1 대동맥의 순환경로 및 주요 동맥

1. 앞교통동맥(전교통동맥, anterior communicating artery: AComA), 2. 중간대뇌동맥(중대뇌동맥, middle cerebral artery: MCA), 3. 뒤대뇌동맥(후대뇌동맥, posterior cerebral artery: PCA), 4. 뒤교통동맥(후교통동맥, posterior communicating artery: PComA) 5. 뇌바닥동맥(뇌기저동맥, basilar artery: BA) 6. 속목동맥(내경동맥, internal carotid artery: ICA), 7. 바깥목동맥(외경동맥, external carotid artery: ECA), 8. 앞척수동맥(전척수동맥, anterior spinal artery) 9. 첫 번째 목뼈(cervical spine 1st level: C1) 10. 첫 번째 가슴뼈(thoracic spine 1st level: T1) 11. 오른온목동맥(우총경동맥, right common carotid artery: Rt. CCA), 12. 빗장밑동맥(쇄골하동맥, subclavian artery: SCA), 13. 팔머리동맥(완두동맥, brachiocephalic trunk or innominate artery) 14. 척추동맥(추골동맥, vertebral artery: VA) 15. 갑상목동맥(갑상경동맥, thyrocervical trunk), 16. 목갈비동맥(늑경추동맥, costocervical trunk) 17. 왼온목동맥(좌총경동맥, Left common carotid artery: Lt. CCA) 18. ascending aorta, 19. aortic arch, 20. descending thoracic aorta, 21. 아담키비츠동맥(adamkiewicz artery), 22. abdominal aorta.

팔머리동맥(완두동맥, brachiocephalic trunk or innominate artery), 왼온목동맥(좌총경동맥, left common carotid artery: left CCA)과 왼 · 빗장밑동맥(좌쇄골하동맥, left subclavian artery: left SCA)을 기시한다 (그림 3-1-1).

② 팔머리동맥(완두동맥, brachiocephalic trunk or innominate artery)

팔머리동맥은 우측의 팔, 흉부의 벽, 머리와 목 혈관에 혈액을 공급하는 대동맥활의 첫 번째 분지 혈관으로 right CCA와 right subclavian artery를 분지한다. 좌측은 완두동맥이 존재하지 않으며 left CCA와 left SCA가 직접 aortic arch에서 분지한다. 좌측에는 팔머리동맥이 존재하지 않으나 팔머리정맥(완두정맥, brachiocephalic vein or innominate vein)은 좌, 우측에 모두 존재한다(그림 3-1-2).

③ 온목동맥(총경동맥, common carotid artery: CCA)

총경동맥은 혈액을 좌 · 우측의 머리와 목에 공급하는 동맥으로 제4경추 또는 방패연골(갑상연골, thyroid cartilage)의 상연부분에서 ECA와 ICA로 나뉜다. 우측은 brachiocephalic trunk의 목부분에서 좌측은 가슴부위(흉부, thoracic region)의 aortic arch에서 기시하며 기시점에 관계없이 좌 · 우측이 동일한 진행방향을 가진다(그림 3-1-3).

④ 빗장밑동맥(쇄골하동맥, subclavian artery: SCA)

쇄골하동맥은 흉부 윗부분의 주요 혈관이며 우측은 brachiocephalic trunk, 좌측은 aortic arch에서 직접 기시한다. 양쪽 SCA로부터 VA, thyrocervical trunk, costocervical trunk 및 속가슴동맥(내흉동맥, internal thoracic artery) 등이 분지한다(그림 3-1-4).

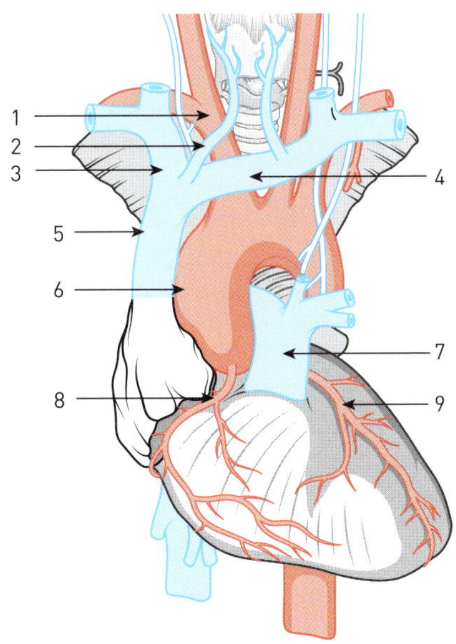

그림 3-1-2 **brachiocephalic trunk와 brachiocephalic vein**

1. brachiocephalic trunk, 2. 오른아래갑상정맥(우하갑상선정맥, rt. Inferior thyroid vein), 3. 오른무명정맥(rt. innominate vein), 4. 왼무명정맥(lt. innominate vein), 5. 위대정맥(상대정맥, superior vena cava: SVC), 6. ascending aorta, 7. pulmonary artery, 8. 오른심장동맥(우관상동맥, Rt. coronary artery: RCA), 9. 왼심장동맥(좌관상동맥, lt. coronary artery: LCA)

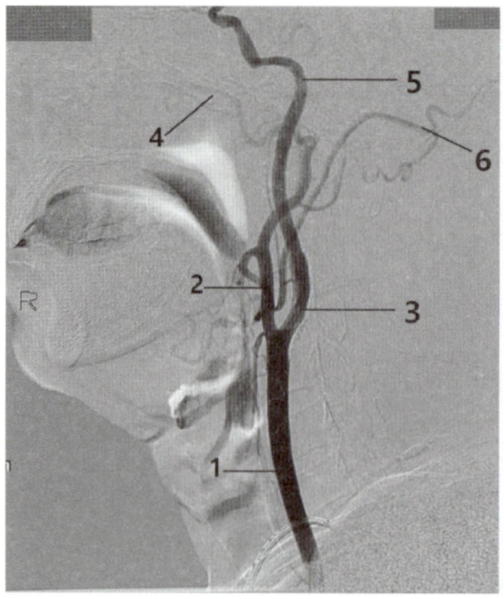

그림 3-1-3 CCA의 DSA 영상

1. CCA, 2. ECA, 3. internal carotid bulb, 4. 속위턱동맥(내상악동맥, internal maxillary artery), 5. ICA, 6. 뒤통수동맥(후두동맥, occipital artery)

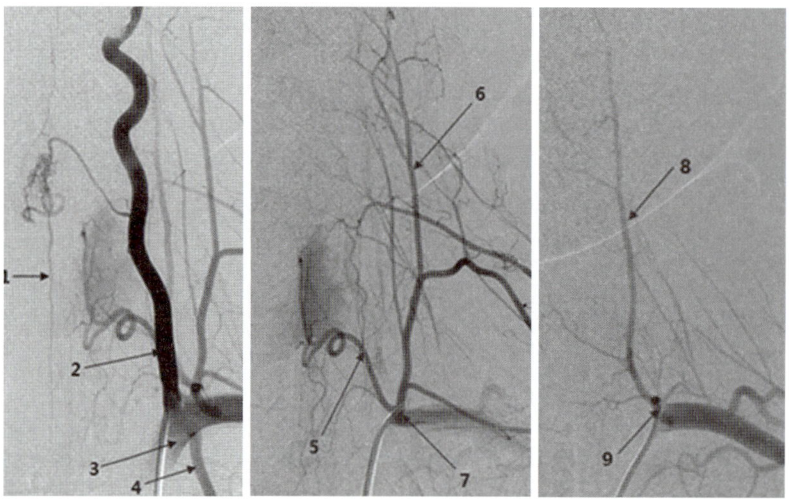

그림 3-1-4 SCA의 DSA 영상

1. anterior spinal artery, 2. VA, 3. subclavian artery, 4. internal mammary artery, 5. inferior thyroid artery, 6. 오름목동맥(ascending cervical artery), 7.갑상목동맥(thyrocervical trunk), 8. 깊은목동맥(deep cervical artery) 9. costocervical trunk.

⑤ 척추동맥(추골동맥, vertebral artery: VA)

추골동맥은 양쪽 각각의 쇄골하동맥으로부터 기시하여 제6목뼈(경추, C6)의 가로돌기(횡돌기, transverse process) 방향으로 깊이 들어가 가로돌기구멍(횡돌기공, transverse foramen)의 안에서 위로 향한다. 제1목뼈(경추, C1 level)의 횡돌기공을 나온 후 뒤고리(후궁, posterior arch)의 만곡부를 지나 목-숨뇌 접합부(경연수 접합부, cervicomedullary junction)의 외측에서 경질막(경막, dura mater)을 뚫고 큰구멍(대공, foramen magnum)을 통과한다. 숨뇌(연수, medulla oblongata)부 지점에서 뇌바닥동맥(뇌기저동맥, basilar artery)을 형성하기 위해 양측 척추동맥이 합쳐진다.

척추동맥은 보통 V1, V2, V3, V4의 4개의 분절로 구분하며 V1은 subclavian artery 기시부부터 C6 transverse foramen으로 들어가는 부위까지이며 골외분절(extraosseous segment)이다. V2는 C6부터 C1의 가로돌기구멍까지의 구멍분절(foraminal segment)이다. V3는 C1의 가로돌기구멍을 통과하는 부위로부터 경질막을 통과할 때까지의 척추외분절(extraspinal segment)이고, V4는 경질막을 통과한 후 연수의 앞쪽을 향해 내측으로 비스듬하게 전진하면서 양측의 VA가 합쳐져 basilar artery를 이루는 부위까지의 경막내분절(intradural segment)이다(그림 1-3-5).

∘ 척추(spine, vertebra)와 척수(spinal cord)의 혈관

척수(spinal cord)에 이르는 공급동맥은 척추사이구멍(추간공, intervertebral foramen)을 거쳐 척수신경(spinal nerve)들과 함께 신경근수질동맥(radiculomedullary artery)을 통하여 들어가서 척수에서 끝난다.

신경근수질동맥과 문합을 이룰 수 있는 동맥은 VA와 thyrocervical trunk 분지의 ascending cervical artery, costocervical artery 분지의 deep cervical artery와 intercostals artery, 허리(요추, lumbar)와 엉치뼈(천추, sacral vertebra)의 척추옆동맥(척추주위동맥, paraspinal artery), 엉덩동맥(장골동맥, iliac artery)이다.

척수의 주요 혈관은 전척수동맥 및 후척수동맥이며, 전척수동맥은 척수의 앞부분에 혈액을 공급하고 숨뇌 주변의 척추동맥으로부터 기시하고 후척수동맥은 척추동맥의 V3, V4구간 또는 후하소뇌동맥(posterior inferior cerebellar artery: PICA)부터 기시하여 척수의 후외측면(posterolateral plane)을 따라 흐른다. 척추동맥의 양쪽에서 기시한 두 개의 전척수동맥은 대공(foramen magnum)의 위치에서 단일의 전척수동맥을 형성하기 위해 척수의 정중선(midline)에서 문합을 이룬다. 문합을 이룬 전척수동맥은 척수의 앞의 표면을 따라 아래로 내려가며 추간공을 거쳐 척추관으로 들어오는 다른 분지 동맥과 합류하여 혈액 공급을 보강하게 된다.

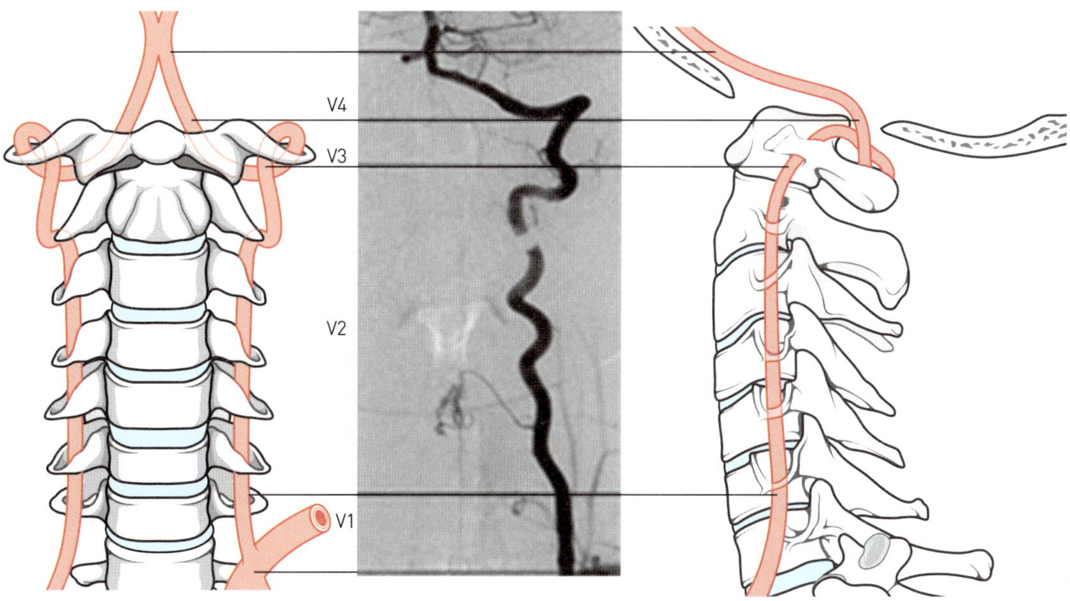

그림 3-1-5 척추동맥 구간

전척수동맥에 합류하는 분지동맥은 뇌(brain), 목(neck), 흉추(thorax), 복부(abdomen), 골반(pelvis)이며 뇌는 척추동맥 분지인 앞분절수질동맥(anterior segmental medullary artery), 목은 inferior thyroid artery 분지와 오름목동맥, 흉추는 intercostal artery, 복부는 요추(lumbar)와 요장골동맥(iliolumbar artery), 골반은 측천추동맥(lateral sacral artery)이다(그림 3-1-6).

아담키비츠동맥(adamkiewicz artery)은 큰앞신경근수질동맥(great anterior radiculomedullary artery) 또는 arteria radicularis anterior magna로 불린다. adamkiewicz artery는 척수에 혈액을 공급하는 우세한 흉요추동맥(thoracolumbar segmental artery)에게 주어진 명칭으로 다양하게 기시하지만 좌측에서 80%, 제 9~12번째 늑간동맥의 범위에서 70% 정도 기시한다(그림 3-1-7).

⑥ 갑상목동맥(갑상경동맥, thyrocervical trunk)

갑상경동맥은 척추동맥과 목늑골동맥의 중간 지점에 위치하며, 아래갑상동맥(하갑상동맥, inferior thyroid artery), 어깨위동맥(견갑상동맥, suprascapular artery)과 가로목동맥[경횡동맥, transverse(superficial) cervical]으로 분지한다. 아래갑상동맥의 분지는 갑상선 하부의 동맥, 목뿔아래근육(설골하근, infrahyoid muscle), 긴목근(경장근, longus colli muscle), 후두근(laryngeal muscle), 인두수축근(pharyngeal constrictor muscle) 하부의 근육 동맥 및 척추근의 오름목동맥(상행경동맥, ascending cervical artery)에 분포한다.

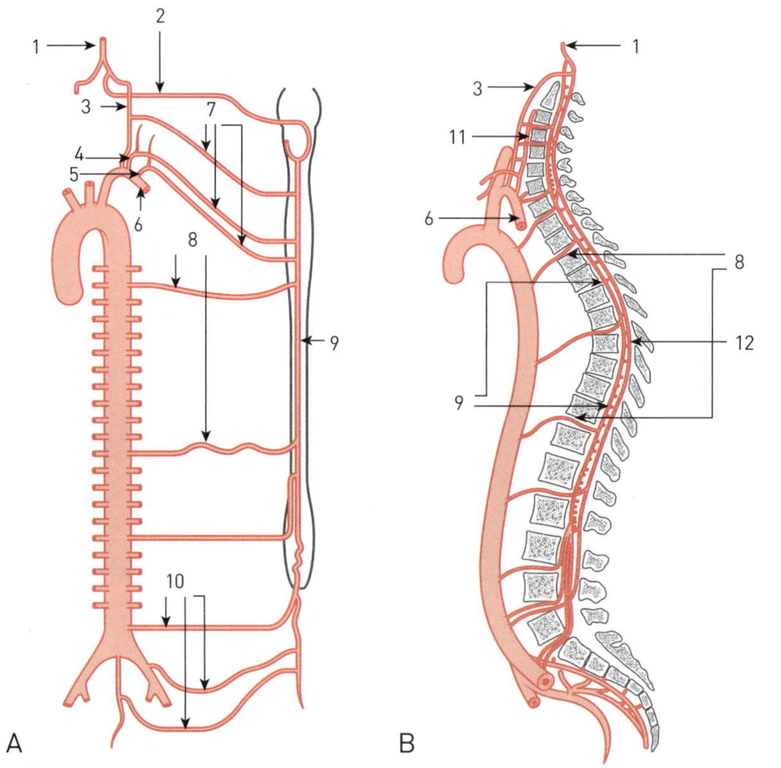

그림 3-1-6 전척수동맥에 합류하는 분지동맥

A. 정면, B. 측면. 1. basilar artery, 2. anterior radiculomedullary artery. from vertebral artery, 3. vertebral artery, 4. thyrocervical trunk, 5. costocervical trunk, 6. subclavian artery, 7. cervical anterior radiculomedullary artery, 8. thoracic anterior radiculomedullary artery, 9. anterior spinal artery, 10. upper sacral anterior radiculomedullary artery, 11. ascending cervical artery.

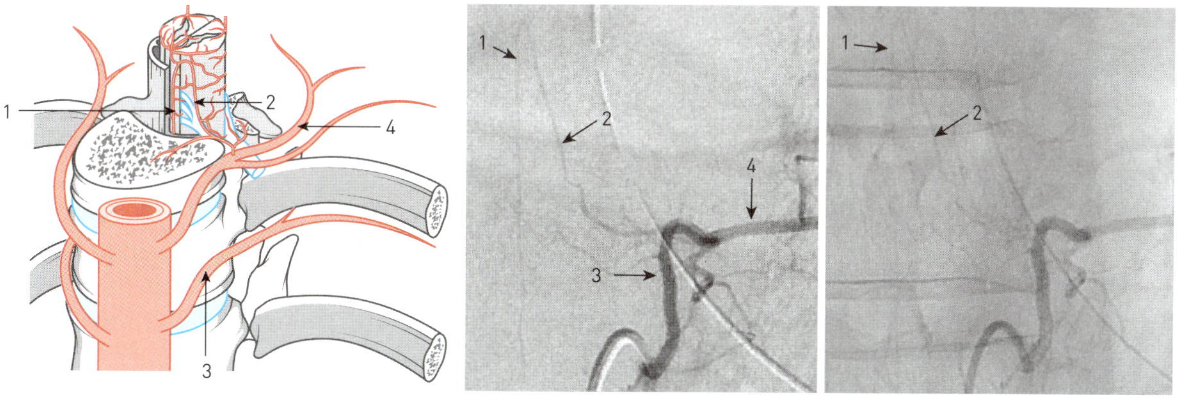

그림 3-1-7 척수동맥

1. anterior spinal artery, 2. adamkiewicz artery,(great anterior radiculomedullary artery), 3. segmental artery, 4. intercostal/muscular artery.

어깨위동맥의 분지는 가시위근(극상근, supraspinatus muscle), 목빗근(흉쇄유돌근, sternocleidomastoid muscle), 빗장밑근(쇄골하근, subclavius muscle) 및 흉부와 어깨 상단의 피부와 근육에 분포한다. 가로목동맥의 분지는 등세모근(승모근, trapezius muscle)과 그 주변 및 경부 림프절(cervical lymph nodes)에 분포하며, 갑상목동맥은 다양한 변이(variations)가 존재한다.

⑦ 목갈비동맥(늑경추동맥, costocervical trunk)

늑경추동맥은 맨위늑골사이(superior, supreme 혹은 highest intercostal) 및 깊은목동맥으로 분지한다. Highest intercostal artery는 제1과 제2의 후두늑골사이동맥(posterior intercostal artery)에서 기시하며, 제1과 2의 늑골의 목 앞쪽에서 흉막의 뒤로 내려온 후 제3 늑골사이 동맥과 문합(anastomosis)을 이루며 늑골사이공간(intercostal space)에 혈액을 공급한다.

깊은동맥은 대동맥의 갈비사이동맥(늑간동맥, intercostal artery)의 후방분지(posterior branch)와 유사하며, 목 뒤쪽으로 주행하여 제2경추까지 올라가서 후두(occipital) 및 척추동맥과 문합을 이룬다. C7–T1 척추사이구멍(추간공, intervertebral foramen)을 통하여 척추강내로 들어가 척추의 잔가지 동맥을 분지하고, 목늑골동맥은 다양한 변이(variations)가 존재한다.

⑧ 속목동맥(내경동맥, internal carotid artery: ICA)

CCA는 C–1으로부터 T–2까지의 범위에서 ICA와 ECA로 분지될 수 있지만 그 분기점은 거의 4번째 경추체 지점에서 갈라진다. 성인의 경우 C–4/C–5 지점에서 48%, C–3/C–4 지점에서 34%로 나타나고 소아의 경우는 성인보다 약간 더 높은 지점 C–2/C–3 또는 C–3/C–4에서 나타나며, 양측의 분기점은 거의 동일하다.

ICA는 뼈의 목동맥관(경동맥관, carotid canal)을 통과하여 머리뼈바닥(두개저, skull base)으로 들어가 안장(터어키안, sella turcica)의 앞침대돌기(전상돌기, anterior clinoid process)의 바로 위에서 분지되는 앞대뇌동맥(전대뇌동맥, anterior cerebral artery: ACA)과 중간대뇌동맥(중대뇌동맥, middle cerebral artery: MCA)의 분기점에서 끝난다(그림 1–3–8).

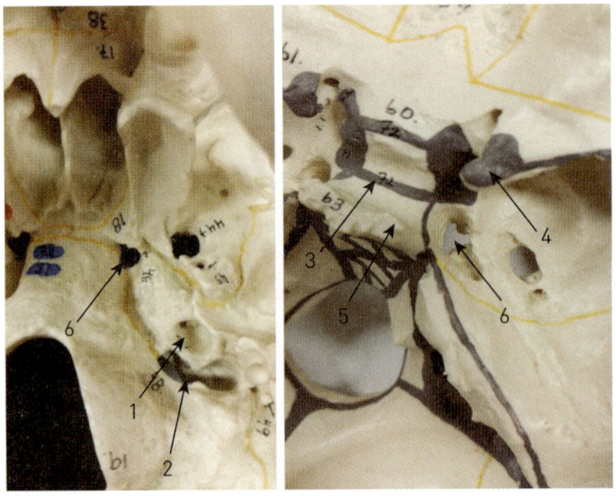

그림 3-1-8 경동맥관(carotid canal)과 침대돌기(clinoid process)

1. 목동맥관(경동맥관, carotid canal), 2. 목정맥구멍(경정맥공, jugular foramen), 3. 안장(터키안장, sella turcica), 4. 앞침대돌기(전상돌기, anterior clinoid process), 5. 뒤침대돌기(후상돌기, posterior clinoid process), 6. 파열구멍(파열공, foramen lacerum).

1998년, 국제 표준인 Terminologia Anatomica(TA)에서 내경동맥을 경부(cervical), 추체(petrous), 해면정맥동(cavernous sinus)과 두개내부분(cerebral or supraclinoid portion)으로 나누어 4부분으로 분류하였다(classification). 임상적 관점에서는 Fishcher(1938년)에 의해 경막외(extradural)구간은 경부, 추체부 및 해면정맥동 부분: C5(ascending), C4(horizontal), C3(carotid knee)으로 나누고 경막내(intradural) 구간은 C1, C2로 구분하였고, Bouthillier(1996년)는 내경동맥 시작점부터 C1: 경부(cervical), C2: 추체(petrous), C3: 파열(lacerum), C4: 해면정맥동내(intracavernous), C5: 침상(clinoid), C6: 눈 또는 상상돌기(ophthalmic or supraclinoid)와 C7: 교통 또는 말단(communicating or terminal)의 일곱 구간으로 나누었다(그림 3-1-9).

Bouthillier의 각 구간의 범위 및 분지혈관은 아래와 같다.

- C1: 내경동맥 시작점에서부터 경동맥관(carotid canal)의 시작점까지의 구간이다.
- C2: 바위(추체)구역(petrous segment)은 경동맥관의 시작점에서 머리뼈바닥(두개저, skull base) 안으로 들어가 위로 짧게 주행하다가 전내측으로 곡선을 이루며 나비뼈(접형골, sphenoid bone), 관자뼈(측두골, temporal bone)의 바위끝(추체첨, apex of petrous part)과 뒤통수뼈(후두골, occipital bone)의 기저부(basilar part) 사이에 위치한 삼각형 모양의 파열구멍(foramen lacerum)까지이다. C2의 구간분지동맥은 날개관(익돌관, pterygoid canal)의 동맥, 경동맥관 안에 있는 작은 구멍에서 분지하는 목동맥고실동맥(경동맥고실동맥, caroticotympanic artery)이 있다.
- C3: 파열구역(lacerum segment)은 파열구멍(foramen lacerum) 위에서 시작되어 추체설인대(petrolingual ligament)에서 끝나는 짧은 구간이며, C2와 C3는 일반적으로 불리는 추체부(petrous portion)를 구성한다.
- C4: 해면구역(cavernous segment)은 추체설 인대에서 시작하여 근위경막환(proximal dural ring)까지 확장되며 앞침상돌기의 내측과 아래의 골막(periosteum)으로 여겨지는 얇은 막에 의해 형성되어 해면정맥동에 의해 둘러싸여 있다. 해면정맥동의 구간 분지 동맥은 뇌막하수체동맥(meningo-

hypophyseal artery), 아래가쪽관(하외관, inferolateral trunk: ILT)동맥이 있다.

- C5: 침상구역(clinoid segment)은 해면정맥동을 빠져나온 내경동맥이 근위경막환(proximal ring)을 통과한 후 원위경막환(distal dural ring)부까지 확장하여 내측 경막을 통과하는 두 환(ring) 사이의 짧은 구간으로 경막외공간(extradural space)에 해당된다(그림 3-1-10). 이 구간에서 발생되어 파열(rupture)된 내경동맥 동맥류는 이 구간을 지난 이후 경막내(intradural)의 거미막밑공간(지주막하공간, subarachnoid space)에 발생되어 파열된 동맥류보다 임상적으로 적은 위험성을 가진다.

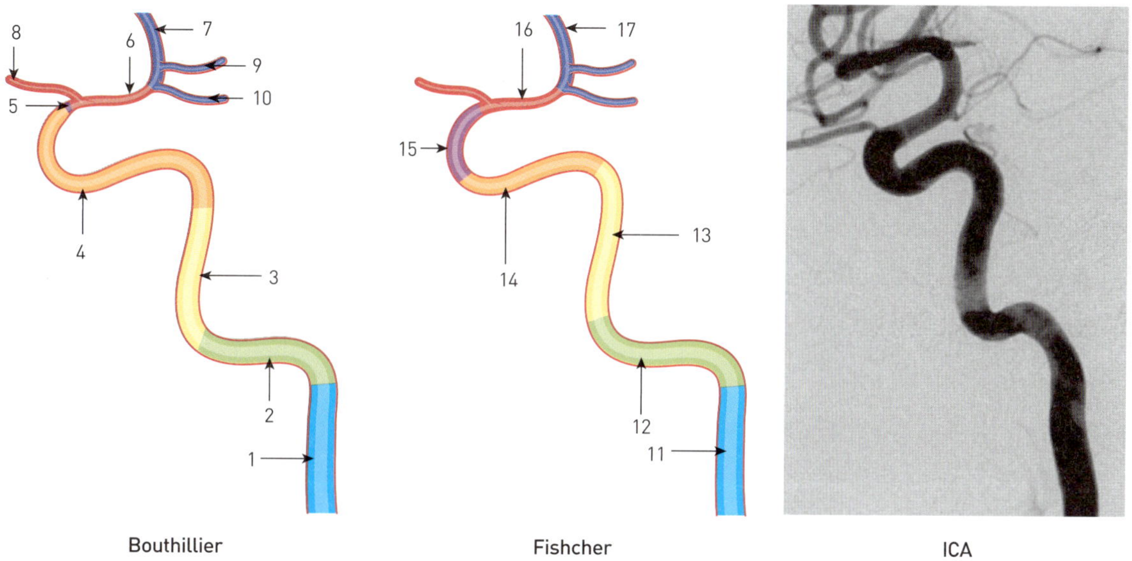

그림 3-1-9 **ICA 구간 분류의 정의**

C1: 경부(cervical), 2. C2: 추체(petrous), 3. C3: 파열(lacerum), 4. C4: 해면정맥동내(intracavernous), 5. C5: 침상(clinoid), 6. C6: 눈 또는 상상돌기(ophthalmic or supraclinoid), 7. C7: 교통 또는 말단(communicating or terminal), 8. 안동맥(눈동맥, ophthalmic artery), 9. 전상돌기동맥(anterior choroidal artery), 10. PComA, 11. 경부(cervical), 12. 추체(petrous), 13. C5(ascending), 14. C4(horizontal) 15. C3(carotid knee), 16. C1, 17. C2.

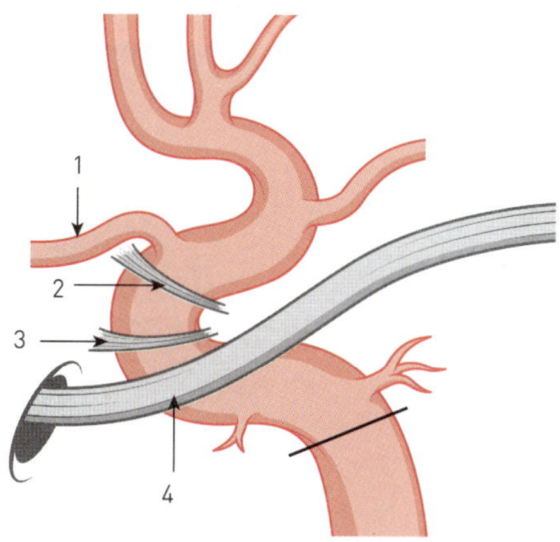

그림 3-1-10 **근위경맥환 및 원위경막환**

1. ophthalmic artery, 2. distal dural ring, 3. proximal ring, 4. oculomotor nerve

· C6: 눈 또는 상상돌기(ophthalmic or supraclinoid)구역은 원위경막환으로부터 뒤교통동맥(posterior communication artery: PComA)이 분지하는 지점까지의 구간으로 좌우의 대뇌반구에 낫 모양의 칸막이로 뻗고 있는 경막의 대뇌낫(대뇌겸, falx cerebri)으로 이어진다. 이 구간은 경막내의 지주막하공간에 해당되므로 뇌동맥류가 이 구간 안에서 발생하여 파열될 경우 거미막아래출혈(지주막하출혈, subarachnoid hemorrhage: SAH)을 일으켜 임상적으로 위험도가 높고, 안동맥(ophthalmic artery)과 위뇌하수체동맥(상하수체동맥, superior hypophyseal artery)이 있다.

안동맥의 분지는 눈알의 안구군(ocular group)과 안구가 들어가는 공간으로 뼈로 둘러싸여 눈 주위 근육, 혈관, 신경이 있는 안와군(orbital group)으로 나뉜다. 안구군은 망막중심동맥(central retinal artery)과 섬모체동맥(모양체동맥, ciliary artery) 등이며 안구의 맥락막 홍조(choroidal flush)는 안구벽의 중간층을 형성하는 혈관막부분으로 혈관과 멜라닌 색소가 많이 분포하며 측면 혈관조영상 초승달 모양의 blush로 보인다(그림 3-1-11).

맥락막층으로 공급되는 혈액 공급 정도는 안동맥의 기능을 나타내는 지표가 되며, 안와군은 누선동맥(lacrimal artery), 근육형동맥(muscular artery)과 골막동맥(periosteal artery)으로 분지된다.

· C7: 교통구역(communicating or terminal segment)은 뒤교통동맥(posterior communicating artery: PComA)의 기시점부터 전대뇌동맥(anterior cerebral artery: ACA)과 중대뇌동맥(middle cerebral artery: MCA)으로 내경동맥이 나누어지는 분기점까지의 구간이다. 이 구간은 외측대뇌열(lateral cerebral fissure)의 내측말단(medial extremity)에서 앞관통질(전유공질, anterior perforated substance) 쪽으로 향하는 시신경(optic nerve)과 눈돌림신경(동안신경, oculomotor nerve) 사이를 지난다.

교통 구간의 분지 동맥은 뒤교통동맥과 전맥락총동맥(anterior choroidal artery: AChA)이며 PComA는 전뇌순환과 후뇌순환을 연결하는 중요한 측부순환로(collateral pathway)로 윌리스 환(circle of Willis)으로 잘 알려져 있다(그림 3-1-12).

전맥락총동맥은 뒤교통동맥의 기시부에서부터 2~4 mm의 원위부 후벽에서 대부분 기시하며 끝뇌(종뇌, telencephalon), 사이뇌(간뇌, diencephalon)와 중간뇌(중뇌, mesencephalon) 조직 등에 혈액

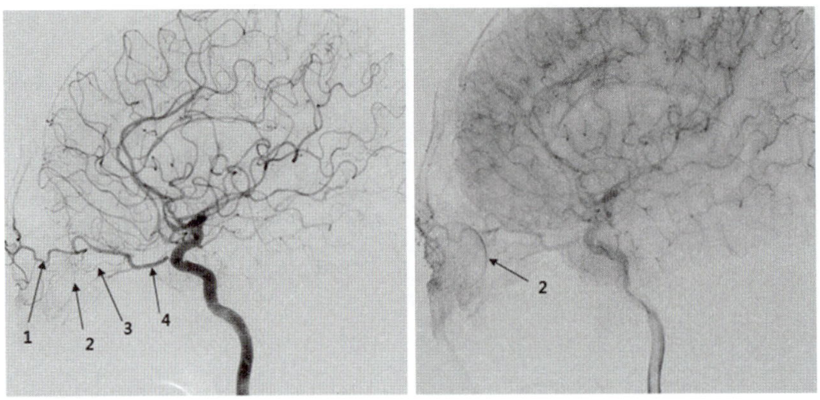

그림 3-1-11 안동맥(ophthalmic artery) 분지의 DSA 영상

1. ethmoidal artery, 2. choroidal blush, 3. retinal artery, 4. ophthalmic artery

을 공급하는 중요한 혈관이다. 일반적으로 C6와 C7은 대뇌 또는 상상돌기상부분(cerebral or supra-clinoid portion)으로 불린다.

속목동맥조영술(내경동맥조영술, internal carotid angiography)을 실시하여 관찰할 수 있는 주요 혈관은 다음과 같다.

- 눈동맥(ophthalmic artery): 눈동맥은 해면정맥굴을 나오면서 ICA에서 분지되는 가장 큰 혈관이며 시각신경의 내하방을 따라 시각신경관(optic canal)으로 들어가게 된다. 눈동맥에서 가장 흔한 혈관변이는 중간뇌막동맥(middle meningeal artery: MMA)에서 분지하는 되돌이뇌막동맥(reccurent meningeal artery)과 눈동맥의 눈물샘동맥(lacrimal artery)과의 연결(anastomosis)이 있는 경우이다.
- 앞교통동맥(전교통동맥, anterior communicating artery: AComA): 교통동맥은 1 mm~3 mm로 대뇌동맥 중 가장 짧은 혈관이며 양쪽 대뇌반구 교통에 가장 많은 부분을 차지하고 변이(variation)가 흔한 혈관이다. 만약 한쪽 ACA에 형성저하증(hypoplasia)이 심하면 양쪽 뇌들보주위동맥(pericallosal artery)이 더 큰 반대편 ACA에서 기시하게 되어 AComA는 실제로 반대편 뇌들보주위동맥과 교통하게 된다.
- 뒤교통동맥(후교통동맥, posterior communicating artery: PComA): PComA는 ICA의 뒤벽으로부터 기시하여 안장과 회색융기(회백융기, tuber cinereum) 사이를 통해 뒤쪽으로 향하며 눈돌림신경(oculomotor nerve)의 안쪽에 위치하게 된다. 이러한 이유로 PComA에 큰 동맥자루가 발생된 경

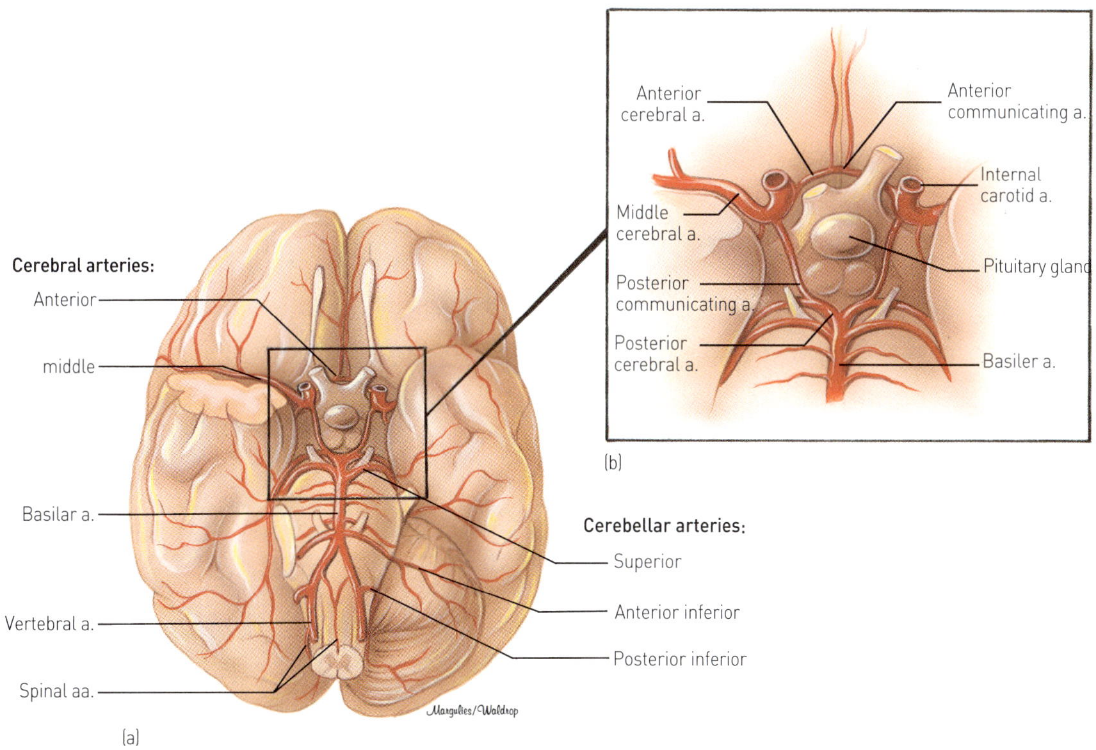

그림 3-1-12 **윌리스 환(circle of willis)**

우에 시각신경장애가 발생할 수 있다. PComA는 앞뇌순환과 뒤뇌순환을 연결함으로써 circle of Willis의 중요부분을 이룬다.

- 앞맥락동맥(전맥락총동맥, anterior choroidal artery: AChA): 맥락동맥은 PComA 이는 곳에서 2~4 mm 속목동맥 먼쪽부의 뒤벽에서 기시한다.
- 앞대뇌동맥(anterior cerebral artery: ACA): 앞대뇌동맥은 ICA 앞뒤방향(전후면)상에서 T자 모양으로 분지하고 대뇌의 뇌들보(corpus callosum) 상부를 따라 뒤로 가면서 주로 대뇌 안쪽면에 분포한다.
- 중간대뇌동맥(middle cerebral artery: MCA): ICA의 분지 중 가장 큰 분지로서 뇌의 바깥면을 따라 뒤위 방향으로 향하며 대뇌의 바깥면에 분포한다. MCA는 앞대뇌동맥과 달리 circle of willis의 한 부분을 이루지 않으므로 그 변이는 상대적으로 많지 않은 편이다.

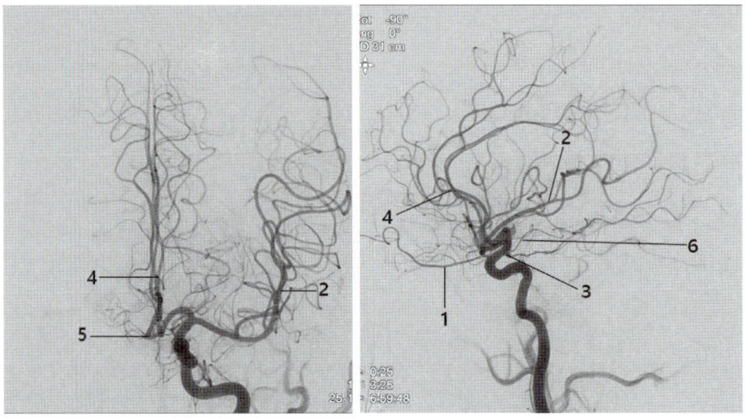

그림 3-1-13 속목동맥조영술(내경동맥조영술, internal carotid angiography)의 DSA 영상.

1. 눈동맥(ophthalmic artery), 2. 중간대뇌동맥(middle cerebral artery: MCA) 3. 뒤교통동맥(후교통동맥, posterior communicating artery: PComA), 4. 앞대뇌동맥(anterior cerebral artery: ACA), 5. 앞교통동맥(전교통동맥, anterior communicating artery: AComA), 6. 앞맥락동맥(전맥락총동맥, anterior choroidal artery: AChA).

⑨ 바깥목동맥(외경동맥, external carotid artery: ECA)

CCA의 네 번째 경추(C4) 또는 갑상연골 상연부분에서 ECA와 ICA로 나뉘며, 분지와 분포 조직은 아래와 같다(그림 3-1-14).

- 위갑상샘동맥(상갑상동맥, superior thyroid artery): 전방(anterior aspect)으로 분지하여 갑상선과 상부에 분포한다.
- 오름인두동맥(상행인두동맥, ascending pharyngeal artery): 내측[medial(deep) aspect]으로 분지하여 인두벽을 따라 위쪽으로 분포되고 두개저에 달한다.
- 혀동맥(설동맥, lingual artery): 전방 혀하면을 따라 혀끝까지 분포한다.
- 얼굴동맥(안면동맥, facial artery): 전방에서 발생한다. 씹기근육(저작근, masticatory muscle) 앞에서 턱을 넘어 안면에 이르며 눈 주변을 향하여 주행하면서 안면에 분포한다.
- 뒤통수동맥(후두동맥, occipital artery): 후방으로 분지하여 후두부의 피부조직, 근육 및 뇌경막에 분포한다.

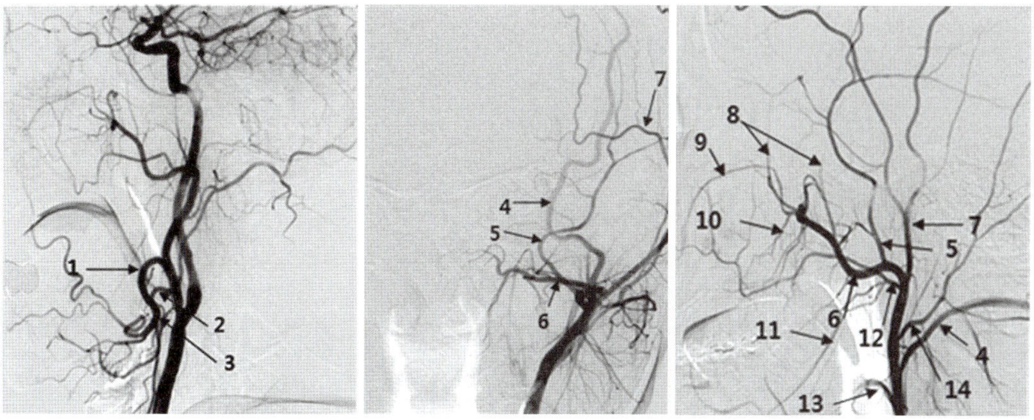

그림 3-1-14 ECA의 DSA 영상

1. facial artery, 2. lingual artery, 3. superior thyroid artery, 4. occipital artery, 5. 중간뇌막동맥(중수막동맥, middle meningeal artery: MMA), 6. internal maxillary artery, 7. superficial temporal artery: STA) 8. anterior, middle deep temporal artery, 9. 눈확아래동맥(안와하동맥, infraorbital artery), 10. 오름입천장동맥(상행구개동맥, palatine artery), 11. 아랫니틀동맥(하치조동맥, inferior alveolar artery), 12. 가로얼굴동맥(안면횡동맥, transverse facial artery), 13. facial artery, 14. posterior auricular artery.

- 뒤귓바퀴동맥(후이개동맥, posterior auricular artery): 후방(posterior aspect)으로 분지하여 귀밑샘(이하선, parotid gland) 밑을 상행하고 꼭지돌기(유양돌기, mastoid process)와 외이의 연골에 있는 고랑(구, groove)으로 들어가면서 귓바퀴, 고막(tympanic membrane)과 귀 뒤쪽의 근육에 분포한다.
- 얕은측두동맥(천측두동맥, superficial temporal artery: STA): 귓바퀴의 앞쪽으로 상행하여 피부와 근막에 둘러싸인 표재부에 위치하며 측두부에 분포한다.
- 내상악동맥(internal maxillary artery): 아래턱뼈(하악골, mandible)의 목(경부, neck)뼈부위보다 약간 깊은 외경동맥에서 분지하여 얼굴(face)의 깊은 조직에 분포한다.

(2) 전뇌순환(anterior circulation)

전뇌순환은 뇌의 앞부분에 혈액을 공급하는 것으로 ICA, 앞대뇌동맥(전대뇌동맥, anterior cerebral artery: ACA), 중간대뇌동맥(중대뇌동맥, middle cerebral artery: MCA)으로 크게 분류할 수 있고 세부적으로는 관통동맥(perforating artery), 겉질가지(피질지, cortical branches)를 포함한다.

① 앞대뇌동맥(전대뇌동맥, anterior cerebral artery: ACA)

전대뇌동맥은 ICA에서 분지된 혈관으로 이마엽(전두엽, frontal lobe)과 위마루엽(상두정엽, superior parietal lobe)의 내측에 분포하여 혈액을 공급하며 좌우측의 ACA는 앞교통동맥(anterior communicating artery: AComA)으로 연결된다. ACA는 A1에서부터 A5의 구간으로 나눌 수 있으며, A1은 ICA 분기점에서 시작하여 AComA까지이며 이 구간의 관통동맥은 내측렌즈핵선조체동맥(medial lenticulostriate artery)이 있으며 꼬리핵(미상핵, caudate nucleus)의 머리부분과 내각(internal capsule)의 앞부분 혈액을 공급한다. A2 구간은 AComA로부터 뇌량주위동맥(방뇌량동맥, pericallosal artery)과 뇌들보주변동맥(뇌량변연동맥, callosomarginal artery)이 형성되는 분기점까지의 구간이다(그림 3-1-16). 이 구간의 관통동맥은 휴브너-되돌이동맥(recurrent artery of heubner: RAH)이 있으며 미상핵 머리 아랫부분

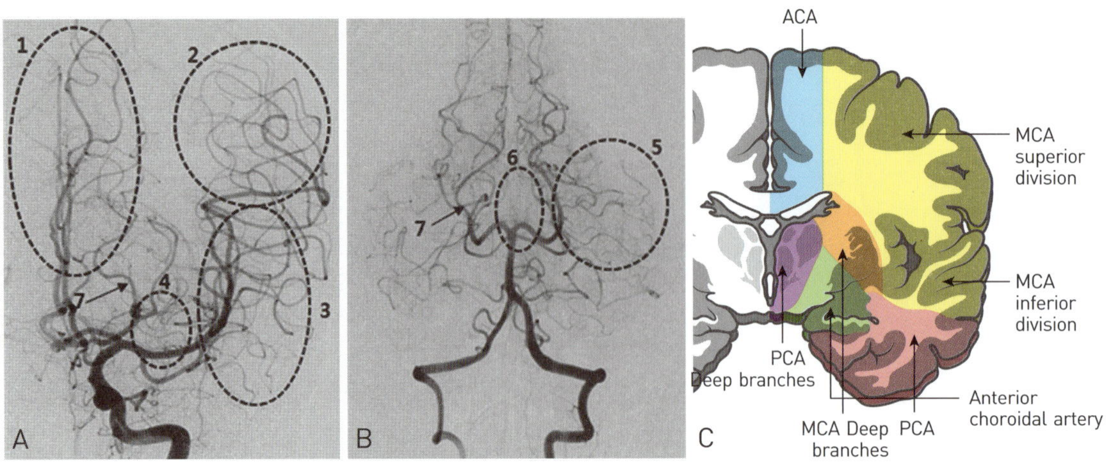

그림 3-1-15 전뇌순환의 DSA 영상 및 대뇌의 혈액공급 영역

A. ICA 혈관조영상, B. VA 혈관조영상. 1. 앞대뇌동맥(전대뇌동맥)영역(ACA territory), 2. middle cerebral artery(MCA) superior territory, 3. 중대뇌동맥 아래영역(MCA inferior territory), 4. MCA deep territory, 5. 뒤대뇌동맥(후대뇌동맥)영역(PCA territory), 6. PCA deep branches territory, 7. PComA.

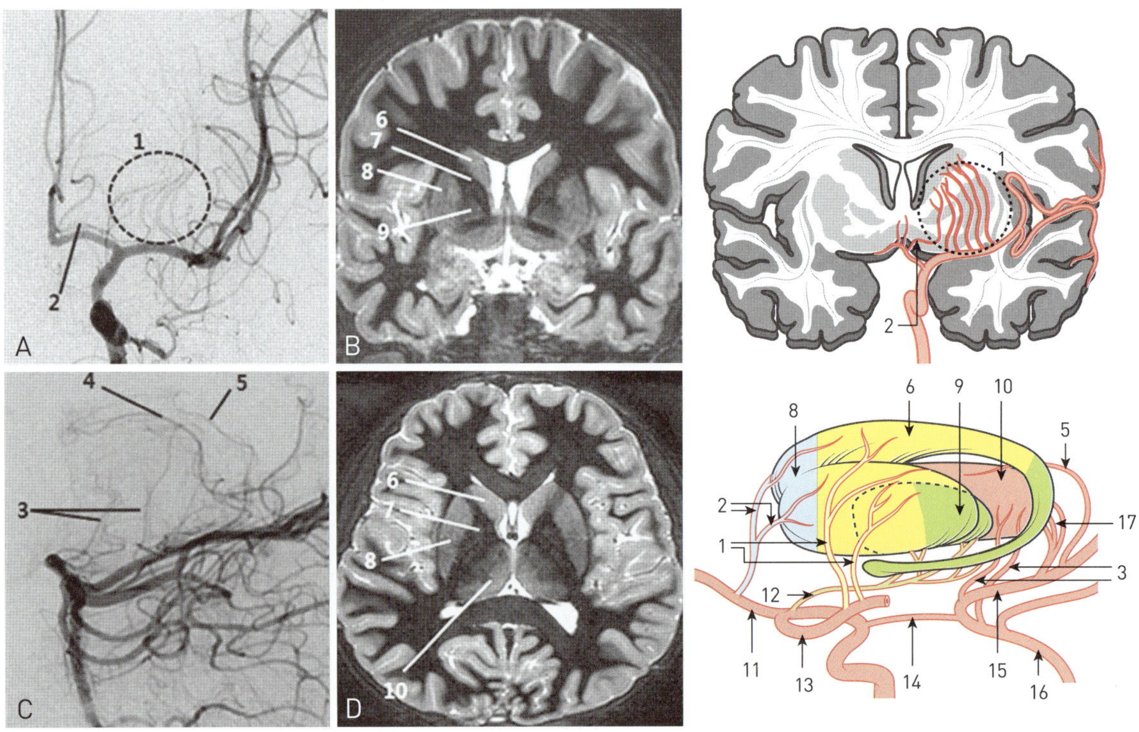

그림 3-1-16 전대뇌동맥 관통동맥의 DSA(A, C)와 MR(B, D) 영상

1. 렌즈핵선조체동맥(lenticulostriate artery), 2. recurrent artery of Heubner(RAH), 3. 시상관통동맥(thalamoperforating a), 4. medial posterior choroidal a, 5. lateral posterior choroidal a, 6. 꼬리핵(미상핵, caudate nucleus), 7. 속섬유막(내포, internal capsule), 8. 조가비핵(피각, putamen), 9. 창백핵(담창구, globus pallidus), 10. 시상(thalamus), 11. ACA, 12. anterior choroidal artery, 13. MCA, 14. PcomA, 15. PCA, 16. basilar artery.

과 조가비핵(피각, putamen)의 앞쪽 아랫부분 및 창백핵(담창구, globus pallidus)의 앞부분과 내각의 앞부분에 혈액을 공급한다. RAH는 주로 AConA를 지나 기시하지만 AConA나 A1부분에서도 기시한다. A3 구간은 pericallosal artery를 칭하며 뇌량의 무릎(슬, genu) 주위를 돌아가면서 쐐기앞부분(설전부, precuneus)에 혈류를 공급하며 뇌량주위열구(pericallosal sulcus)의 뒤로 확장된다.

Pericallosal artery는 후대뇌동맥(posterior cerebral artery: PCA)과 문합(anastomosis)을 이룰 수 있으며, pericallosal artery에서 보통 분지하는 callosomarginal artery도 이 구간에 속하며 중앙고랑(central sulcus) 및 앞중앙이랑운동부위(precentral gyrus motor zone)와 관련이 있다. A4와 A5는 pericallosal artery와 callosomarginal artery의 말단부분으로 분류할 수 있다(그림 3-1-17).

② 중간대뇌동맥(중대뇌동맥, middle cerebral artery: MCA)

중대뇌동맥은 ICA의 연속으로 내경동맥 말단에서 분지되는 가장 큰 대뇌동맥이며 외측구(lateral sulcus)를 따라 진행하여 측두엽(temporal lobe)과 섬(도, insula)의 측면 사이에 위치한다. 외측구는 대뇌의 전두엽(frontal lobe)과 두정엽(parietal lobe)으로부터 측두엽을 분리하는 구(sulcus)로 이곳에서 외측대뇌피질(lateral cerebral cortex)에 혈관을 분지하고 혈류를 공급하며 또한 앞측두엽(anterior temporal lobe)과 도피질(insular cortex)에도 혈류를 공급한다.

MCA의 구간은 M1: 수평부(horizontal or sphenoidal), M2: 도(insular), M3: 덮개(opercular) 및 M4: 피질분절(cortical segment)로 나눌 수 있다(그림 3-1-19).

M1은 접형모서리(접형골연, 접형골능, sphenoid ridge)와 평행하게 주행함으로써 sphenoid 분절이라고도 부르며 MCA의 근위부가 상분절(superior segment), 하분절(inferior segment)로 분지되는 지점이다. M1은 렌즈핵(lentiform nucleus)과 미상핵(caudate neucleus)이 합쳐져 구성된 렌즈핵선조체동맥(lenticulostriate artery)의 피각, 담창구, 내낭 및 미상핵의 외측면 일부에 혈액을 공급하고, 렌즈핵은 피각(putamen)과 담창구(globus pallidus)가 합쳐져 구성된다.

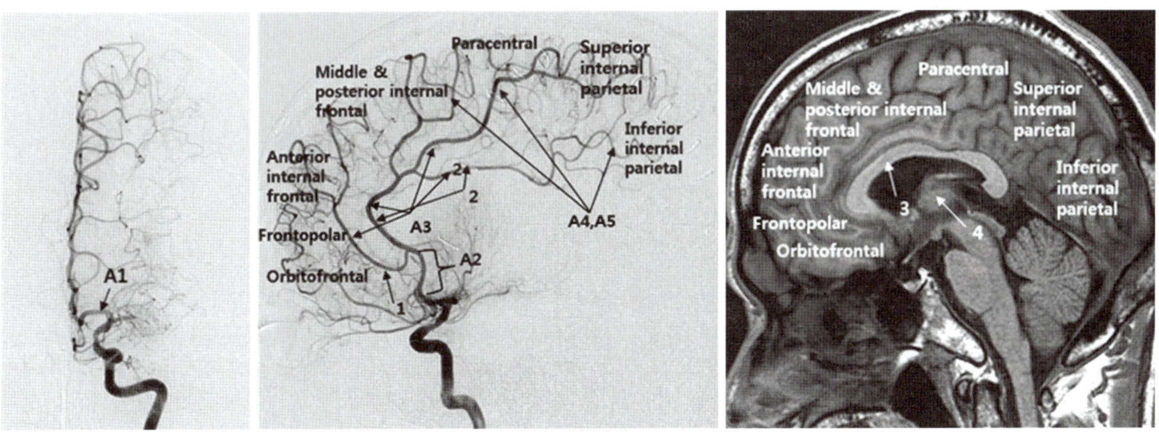

그림 3-1-17 ACA의 DSA 영상– 구간 및 분지동맥

1. 뇌들보주변동맥(뇌량변연동맥, callosomarginal artery), 2. 뇌들보주위동맥(방뇌량동맥, pericallosal artery), 3. 뇌들보(뇌량, corpus callosum), 4. 시상(thalamus)

M2는 상분절(superior segment), 하분절(inferior segment)로 나누어진 후의 부분으로 역삼각형 모양의 도(insula) 피질을 부채꼴 모양으로 지나가며 상도(superior insular)에 도달되면서 이 분지들이 예각(직각보다 작은 각)으로 꺾이면서 M3 분절로 이행한다. M2는 5~8개의 분지를 내어 도에 혈액을 공급하고 각각의 분지는 M3의 전두(frontal), 두정(parietal), 측두(temporal)부 덮개(operculum: Latin, meaning "little lid")의 내측을 지나간다.

M3는 도의 섬둘레고랑(circular sulcus of insula)에서 시작하여 외측구(lateral sulcus)의 실비우스열구(sylvian fissure)의 표층까지 이르는 부분으로 전두, 두정, 측두부 덮개(operculum)의 위를 지나간다(그림 3-1-20).

M4는 M3에서 나와 실비우스열구(sylvian fissure)를 빠져나와 대뇌반구의 측면에서 M4분지들이 피질동맥을 형성하여 뇌피질에 혈액을 공급한다.

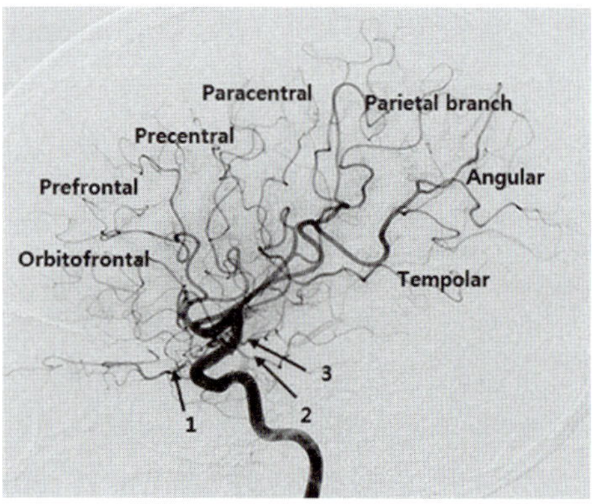

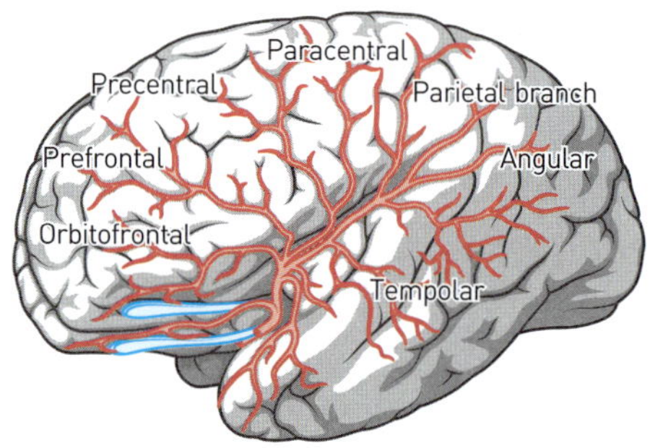

그림 3-1-18 중대뇌동맥 구간 및 분지동맥의 DSA 영상

1. ophthalmic artery, 2. PComA, 3. anterior choroidal artery

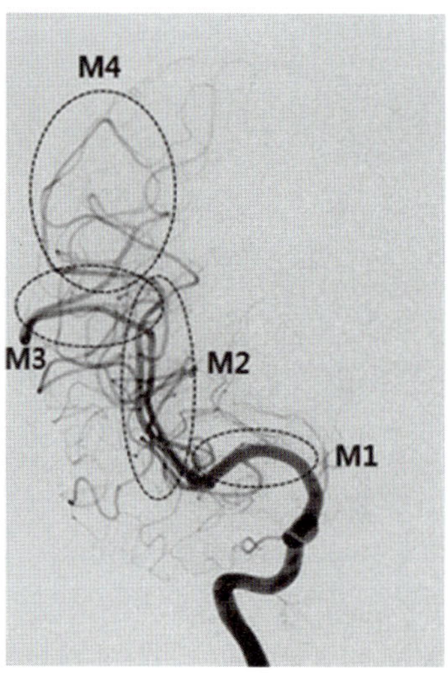

그림 3-1-19 오른중간대뇌동맥(Rt. MCA)의 4개 분절.

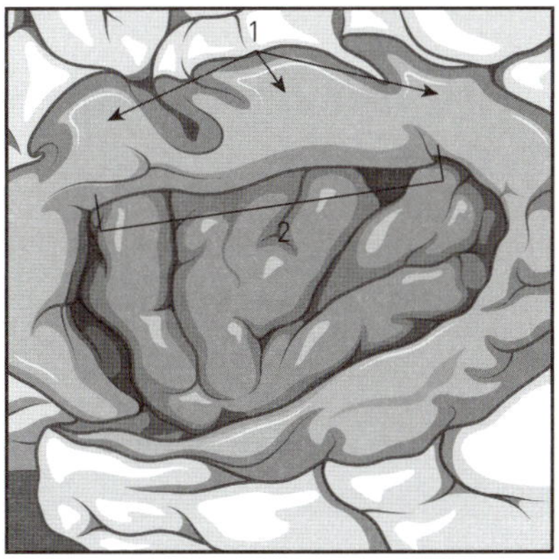

그림 3-1-20 섬둘레고랑과 덮개

1. 덮개(operculum), 2. 윤상(circular sulcus)

(3) 후뇌순환(posterior circulation)

① 뒤아래소뇌동맥(후하소뇌동맥, posterior inferior cerebella artery: PICA)

척추동맥에서 분지되는 후하소뇌동맥(PICA)은 대공 아래에서부터 추골-기저동맥 접합부까지 다양한 곳에서 기시하며, 약 80%는 대공의 위에서, 약 20%는 대공의 아래에서 기시한다.

PICA는 상소뇌동맥(superior cerebellar artery: SCA), 앞아래소뇌동맥(전하소뇌동맥, anterior inferior cerebellar artery: AICA)과 함께 소뇌의 동맥 혈액을 공급하는 동맥이다. 소뇌의 밑면의 하소뇌각(inferior cerebellar peduncle) 쪽 위의 제10미주신경(vagus nerve)과 제11부신경(accessory nerve)의 사이를 통과하여 연수(medulla oblongata) 상부 주위에서 뒤로 향해 있다. 두개의 소뇌 반구(hemisphere) 사이의 절흔(notch) 뒤의 방향으로 향하여 소뇌충부(vermis)와 소뇌반구의 혈액을 공급하는 작은 내측줄기(medial trunk) 분지와 소뇌의 표면 밑의 소뇌편도(cerebellar tonsil)와 소뇌반구 피질에 혈액을 공급하는 큰 외측줄기(lateral trunk) 분지로 나누어지며, AICA와 SCA의 반구분지가 문합을 이룬다.

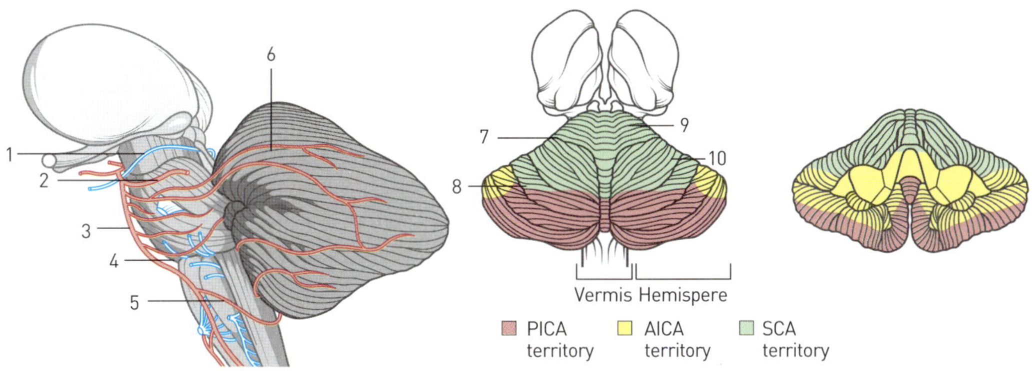

그림 3-1-21 후뇌순환의 기시점과 혈액 공급영역

1. oculomotor nerve, 2. posterior cerebral artery, 3. basilar artery, 4. anterior inferior cerebellar artery, 5. posterior inferior cerebellar artery, 6. superior cerebellar artery, 7. primary fissure, 8. horizontal fissure, 9. anterior lobe, 10. posterior lobe

② 앞아래소뇌동맥(전하소뇌동맥, anterior inferior cerebellar artery: AICA)

연수와 뇌교 사이의 연결지점에 뇌바닥동맥(BA)으로부터 기시하며, 소뇌 하면의 전방부로 분포하며 뒤쪽으로 향한다. 소뇌의 전면 및 하면의 1/4 정도의 영역에 혈류를 공급하고, 내이도동맥(internal auditory meatus artery)은 BA보다는 AICA로부터 흔히 기시하며 내이도를 통하여 내이를 공급하며, PICA 분지와 문합을 이룬다.

③ 뇌바닥동맥(뇌기저동맥, basilar artery: BA)

뇌바닥동맥은 뇌교연수 접합부(pontomedullary junction) 부근에서 두 개의 VA가 합쳐져 뇌교 정중부를 따라 상행하여 뇌교의 상연위치에서 양쪽 후대뇌동맥(posterior cerebral artery: PCA)으로 분기하는 곳까지이다. 뇌기저동맥은 뇌교천공동맥(pontine perforating artery), AICA, SCA, PCA 및 내이도동맥(internal auditory meatus artery)의 분지를 낸다.

④ 위소뇌동맥(상소뇌동맥, superior cerebellar artery: SCA)

뇌바닥동맥에서 기시하여 눈돌림신경(동안신경, oculomotor nerve) 아래에서 측면 방향으로 주행한다. 뇌교중뇌 접합부 근처에서 뇌간(brain stem)을 싸고돌며 활차신경(trochlear nerve)의 아래, 삼차신경(trigeminal nerve)의 위로 지나간다. 뇌간의 일부와 소뇌반구 및 충부의 윗부분에 혈액을 공급하며, PICA 분지와 문합을 이룬다.

⑤ 뒤대뇌동맥(후대뇌동맥, posterior cerebral artery: PCA)

후대뇌동맥은 상부 뇌교 앞쪽의 뇌바닥동맥 마지막 분지에서 시작하여 동안신경 상방을 주행한다. PCA의 분절은 P1, P2, P3, P4로 나눌 수 있으며, P1 분절은 뇌바닥동맥의 분지부에서 PComA와 만나는 사이의 구간이고, P2 분절은 PCA가 PComA와 만난 부위부터 하측두동맥(inferior temporal artery)이 시작하는 부위이다. P3 분절은 하측두동맥 분지부에서 2개의 말단분지부로 나누어지기까지의 부위를 말하고, 그 원위부를 P4 분절이라 한다.

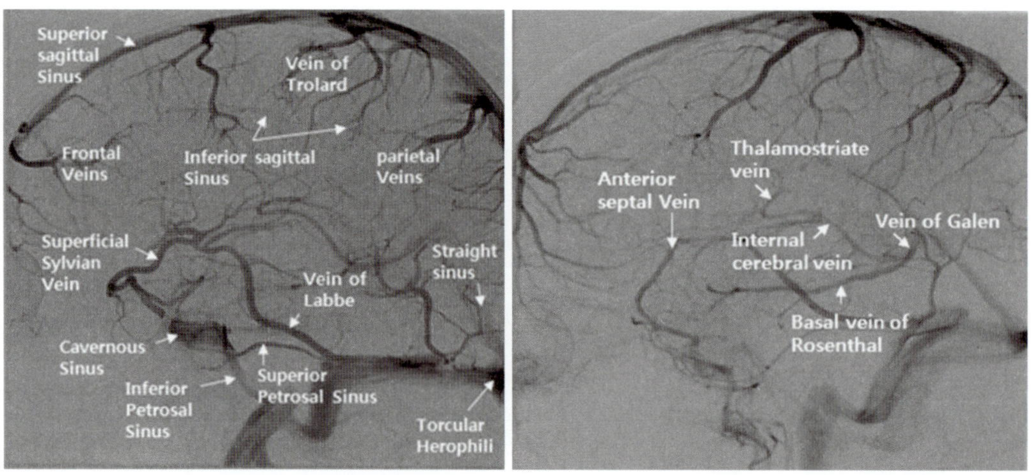

그림 3-1-22 대뇌 피질정맥의 DSA 영상

PCA는 관통동맥(perforatory artery), 맥락총동맥(choroidal artery), 겉질가지(피질지, cortical branches)로 구분한다.

관통동맥은 PComA에서 기시하는 전시상관통동맥(anterior thalamoperforate artery)과 PCA에서 기시하는 후시상관통동맥(posterior thalamoperforate artery)으로 나눈다. 관통동맥 분지는 시상관통동맥(thalamoperforating artery)과 시상슬상동맥(thalamogeniculate artery)을 내어 시상의 내측면과 제3뇌실(third ventricle)의 벽에 혈액을 공급하고, 뇌각관통동맥(peduncular perforating artery)은 대뇌각(cerebral peduncle)의 주위를 돌아 PCA에서 기시하여 시상의 많은 부분에 혈액을 공급한다.

맥락동맥 분지는 후내측맥락총동맥(posteriomedial choroidal artery), 후외측맥락총동맥(posteriolateral choroidal artery)을 분지한다. posteriomedial choroidal artery는 뇌량(corpus callosum)의 팽대(splenium) 아래에서 앞쪽으로 향하고 제3뇌실의 맥락막조직(tela chorioidea)과 맥락총(choroid plexus)에 혈액을 공급하고, posteriolateral choroidal artery는 대뇌각(cerebral peduncle), 뇌활(뇌궁, fornix), thalamus, caudate nucleus, 제3뇌실의 맥락총(choroid plexus)에 혈액을 공급한다.

피질지는 앞관자엽동맥(전측두동맥, anterior temporal artery), 뒤관자엽동맥(후측두동맥, posterior temporal artery), 가쪽뒤통수엽동맥(외측후두지, lateral occipital artery), 안쪽뒤통수엽동맥(내측후두지, medial occipital artery), 뒤뇌들보주위동맥(후뇌량주위동맥, posterior pericallosal artery)으로 분지된다.

요약하면, 후대뇌동맥은 중뇌(midbrain), 시상(thalamus), 맥락총(choroids plexus)과 대뇌반구(hemisphere) 일부에 혈액을 공급한다.

2) 정맥(vein)

두개강내 대뇌정맥(cerebral vein)과 소뇌정맥(cerebellar vein)으로 나눌 수 있다.

(1) 대뇌정맥(cerebral vein)

두개강내 대뇌정맥은 대뇌반구 표면의 안쪽과 바깥쪽의 위치에 따라 피질정맥(external or cortical vein)과 내부정맥(internal cerebral vein: deep cerebral vein)으로 나눌 수 있다.

피질정맥(cortical vein)은 위대뇌정맥(상대뇌정맥, superior cerebral vein), 아래대뇌정맥(하대뇌정맥, inferior cerebral vein) 및 중간대뇌정맥(중대뇌정맥, middle cerebral vein)으로 나눌 수 있다. 상대뇌정맥은 대뇌반구의 상, 측면, 내측 피질의 정맥으로 8~12개의 정맥을 가지고 대부분 이랑(gyrus)의 사이인 고랑(sulcus)에서 보이며, 상대뇌정맥은 개별적으로 위시상정맥굴(상시상정맥동, superior sagittal sinus)로 흘러 나간다.

하대뇌정맥은 대뇌반구의 밑면을 따라 흐르는 정맥으로 해면정맥굴(해면정맥동, cavernous sinus)과 가로정맥굴(횡정맥동, transverse sinus) 안으로 흘러 들어가며 전두엽의 안와부 피질의 정맥은 상대뇌정맥과 합쳐져 상시상정맥동으로 흘러 들어간다. 측두엽의 정맥은 중대뇌정맥과 기저정맥(basal vein)이 함께 문합을 이루고 해면정맥동, 나비마루정맥굴(접형두정정맥동, sphenoparietal sinus)과 위암석정맥동(상추체정맥동, superior petrosal sinus)이 합쳐진다.

중대뇌정맥은 얕은중뇌정맥(sylvian vein: superficial middle cerebral vein)과 심부중뇌정맥(deep mid-

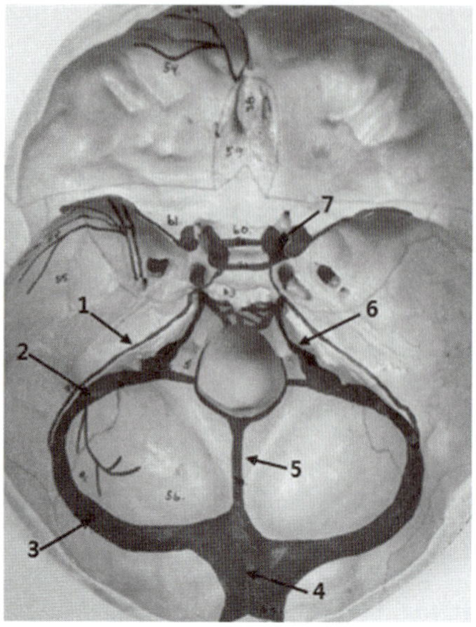

그림 3-1-23 정맥굴(정맥동, sinus)

1. 위암석정맥동(상추체정맥동, superior petrosal sinus), 2. 구불정맥굴(구불정맥동, sigmoid sinus), 3. 가로정맥동(횡정맥동, transverse sinus), 4. 헤로필루스공동(뒤통수정맥공동, 합류정맥동, torcular herophili), 5. straight venous sinus, 6. 아래암석정맥동(하추체정맥동, inferior petrosal sinus), 7. 해면정맥굴(해면정맥동, cavernous sinus)

dle cerebral vein; deep sylvian vein)으로 나누어지며, sylvian vein은 대뇌반구의 측면 피질에서 시작하여 측대뇌구(lateral cerebral sulcus)를 따라 흘러가면서 cavernous와 sphenoparietal sinus에서 끝난다. deep sylvian vein은 뇌섬(뇌도, insula)과 그 주변의 대뇌이랑(대뇌회, gyri)으로부터 유입되고 측대뇌구의 아랫부분으로 흐른다.

내부정맥(internal cerebral vein)은 대뇌반구 심부의 흐름으로 뇌실사이구멍(뇌실간공, interventricular foramen) 주변 정맥과 choroid vein을 형성한다. 두개의 내부정맥은 제3뇌실(third ventricle)의 맥락조직(tela chorioidea) 사이에서 서로 평행하게 뒤로 향하며, 뇌량 팽대부의 바로 아래에서 갈렌큰대뇌정맥(great cerebral vein of galen)을 형성하기 위해 합쳐진다. 갈렌대뇌정맥(cerebral vein of galen)과 합쳐지기 전에 뇌바닥정맥(basal vein) 또는 로젠탈바닥정맥(basal vein of rosenthal)을 만나고, 갈렌정맥은 앞대뇌동맥(anterior cerebral artery)들이 모여 형성된 작은 앞대뇌정맥(anterior cerebral vein)과 실비우스열구의 안쪽에서 도(insula)로부터 나오는 깊은중간대뇌정맥(deep middle cerebral vein) 및 기저핵의 하부를 유출하는 아래줄무늬체정맥(inferior vena striata)으로부터 나오는 압관통질(anterior perforated substance)들이 합쳐진다.

(2) 소뇌정맥(cerebellar vein)

소뇌정맥(cerebellar vein)은 주로 전방, 상방, 하방의 3방향으로 유출된다. 전방향으로 흐르는 정맥은 위팔정맥(상완정맥, brachial vein), 외측함요정맥(lateral recess vein: vein of the cerebellodullary fissure)이 있으며 상추체정맥으로 유출되고 전중심소뇌정맥(precentral cerebellar vein)은 갈렌정맥(vein of galen)으로 유출된다. 전방의 정맥들은 소뇌완(brachium cerebelli), 아래충부(inferior vermis), 제4뇌실(fourth

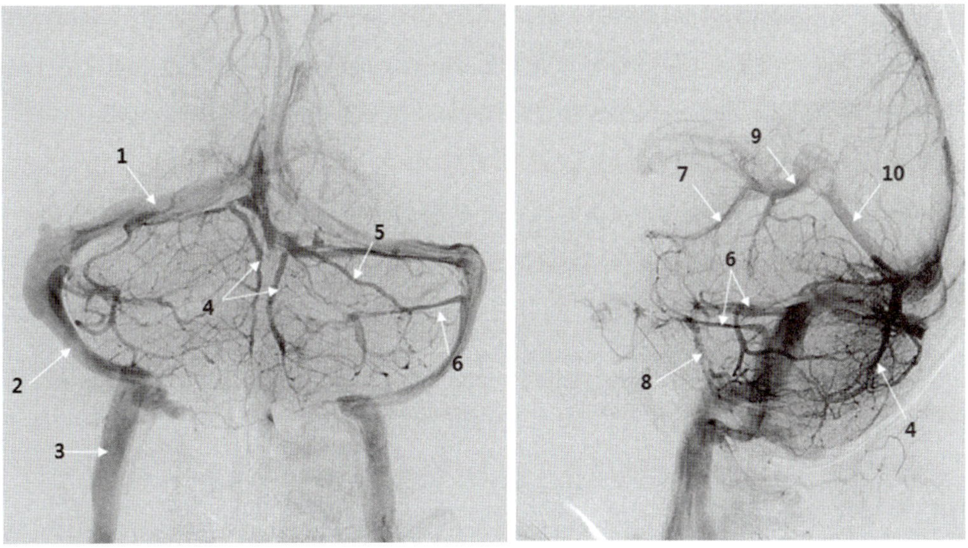

그림 3-1-24 **소뇌정맥의 DSA 영상**

1. transvers venous sinus, 2. sigmoid sinus, 3. jugular vein, 4. inferior vermian sinus, 5. inferior hemispheric vein, 6. superior petrosal sinus, 7. 로젠탈바닥정맥(로젠탈기저정맥, basal vein of rosenthal), 8. inferior petrosal sinus, 9. 갈렌정맥(vein of galen), 10. straight venous sinus.

ventricle), 하소뇌각(inferior cerebellar peduncle), 소뇌편도(cerebellar tonsil) 등에서 나오는 정맥이다.

소뇌의 내측상방 정맥은 위소뇌반구정맥(superior cerebellar hemispheric vein)과 위충부정맥(superior vermian vein)에 의해 유출되고 위충부정맥은 갈렌정맥, 곧은정맥동(straight venous sinus)과 torcular herophili로, 측면반구정맥(lateral cerebellar hamispheric vein)은 횡정맥동(transverse venous sinus)과 정맥동합류(torcular herophili)로 빠져나간다.

소뇌의 하방의 정맥은 아래소뇌반구(inferior cerebellar hemispheric)와 아래충부정맥(inferior vermian vein)으로 유출된다.

02 뇌혈관계조영술 및 인터벤션의 개요

1895년 Wilhelm Konrad Roentgen에 의해서 X-선이 발견되어 진단의학 분야에 획기적인 발전이 이루어 졌으나 X-선 이용이 머릿속(intracranial) 질환의 진단에는 별로 도움을 주지 못하였다. 뇌혈관조영술(cerebral angiography)은 처음 포르투칼 Lisbon대학의 신경과 교수인 Egas Moniz(에가스 모니츠)가 유용성조영제인 리피오돌(lipiodol)을 사용하는 척수조영술(myelography)을 토대로 창안하였다. 브롬화리튬(lithium bromide)과 브롬산 스트론튬(strontium bromide)을 이용하여 개와 사람의 시신을 대상으로 실험을 하였고, 실제 환자에서는 수술로 목동맥(carotid artery)을 노출한 부위에 조영제를 주입하여 뇌혈관상을 얻는 데는 성공하였으나 이 환자는 불행하게도 8시간 후에 사망하였다. 그 후 조영제를 스트론튬(strontium) 대신에 요오드(iodine salt)로 바꾸어 1927년 20세의 송과체 종양(pineal tumor) 환자에서 뇌혈관영상을 얻는 데 성공하였다.

일반적으로 카테터(catheter)를 사용하여 이루어지는 혈관조영술은 1953년 셀딩거(Seldinger)가 피부를 천자하여 주사바늘을 혈관 내로 삽입하고, guide wire와 catheter를 혈관 내로 삽입하는 방법이 고안된 이후에 가능하게 되었다. femoral artery를 천자하여 뇌혈관조영술을 시행하는 것을 넙다리동맥경유 뇌혈관조영술(transfemoral cerebral angiography: TFCA)이라 한다(그림 3-2-1).

뇌혈관계 인터벤션은 혈관내강 또는 경피적으로 직접 혈관을 천자하여 치료를 시행하는 방법으로 혈관내치료(endovascular treatment) 또는 혈관내수술(endovascular surgery)이라고도 불리고 있으며 외과적 수술을 대신하거나 수술 중에 발생될 수 있는 부작용을 최소화하기 위하여 현재 임상에서 시술이 증가되고 있다. 뇌혈관계 인터벤션은 고도로 발달된 혈관조영기기의 출현과 미세한 혈관에 접근이 용이한 catheter의 개발, 굴곡이 심한 혈관을 지지하고 잘 따라 올라갈 수 있는 가이딩카테터, 작은 직경의 stent 및 부드러운 balloon catheter와 여러 종류의 색전물질이 개발되어 보다 안전하고 보다 다양한 혈관질환에 적용이 가능하게 되었다.

역사적으로 1960년대부터 뇌혈관계 인터벤션이 시작되었으며 1980년대부터 시작된 뇌경색증에 시행된 혈전용해술(thrombolysis)과 1991년 Guglielmi 등이 전기적으로 분리가 가능한 분리형 백금코일의 개발로 뇌동맥자루의 치료가 가능해지면서 뇌혈관계 인터벤션이 활성화하게 되었고 지금도 다양한 방법을 이용한 시술기구들이 개발되고 있어 치료에 많은 도움을 주고 있다.

뇌혈관계 인터벤션에서는 기본적으로 질환의 해부학적 구조와 병리학적인 정확한 이해와 더불어 사용되는 기구들의 올바른 선택이 가장 중요한 요소라 할 수 있다. 일반적으로 뇌혈관계 질환은 시간 경과에 따라 기능 손상 및 후유증상이 달라지므로 신속한 치료 방법의 선택과 정확한 치료가 시행되어야 한다.

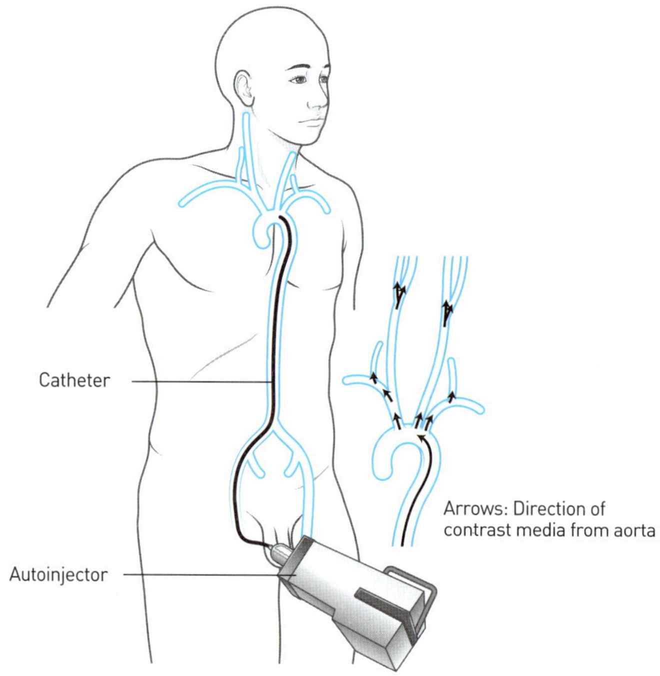

그림 3-2-1 뇌혈관조영술의 기본 원리

03 뇌혈관계조영술

뇌에 혈류를 공급하는 혈관은 두 개의 속목동맥(내경동맥, internal carotid arery: ICA)과 다리뇌(교뇌, pons) 앞에서 한 개의 뇌바닥동맥(뇌기저동맥, basilar artery: BA)으로 합쳐지는 두 개의 척추동맥(추골동맥, vertebral artery: VA)이 있다. 천막상부의 병소를 진단하기 위하여 속목동맥을 선택하여 조영술을 실시하고, 천막아랫부분 소뇌, 뇌줄기의 병변을 진단하기 위하여 척추동맥조영술을 실시한다.

1) 속목동맥조영술(내경동맥조영술, internal carotid artery angiography)

(1) 적응증

- 외상(trauma)
- 뇌종양(brain tumor)
- 죽상경화증(atherosclerosis)
- 뇌동맥자루(동맥류, cerebral aneurysm)
- 모야모야병(moyamoya disease)
- 뇌동맥 혈전증(cerebral artery thrombosis)
- 목동맥협착증(carotid artery stenosis)
- 수술 후 관찰(post operative evaluation)
- 뇌동정맥샛길(brain arteriovenous fistular: AVF)
- 뇌동정맥기형(brain arteriovenous malformation: AVM)
- 목동맥해면굴샛길(경동맥해면정맥동루, carotid cavernous fistular: CCF)

(2) 금기증

특별한 금기증은 없으나, 검사(시술) 관련 환자의 협조가 불가능한 경우에는 검사(시술)의 진행에 제한을 받는다.

(3) 전 처치

- 정맥주사 경로(IV route) 확보
- 검사(시술) 동의서(permission)
- 가능하면 검사 전 8시간 금식(NPO)
- 양쪽 발등동맥(족배동맥, dorsalis pedis artery) 맥박(pulse) 확인
- 시술부위 피부준비: 주로 오른쪽 샅굴부위(서혜부, inguinal area) 면도
- 시술 전 배뇨(voiding), 검사 시간이 길어질 경우는 소변 유치 카테터(foley catheter) 삽입
- 뇨 검사
  - · 크레아티닌 수치(creatinine: Cr)

· 혈액요소질소 수치(blood urea nitrogen: BUN)

– 혈액학적검사

· 혈소판 수치(platelet: PLT)

· 프로트롬빈 시간(prothrombin time: PT)

· 트롬보플라스틴 시간(thromboplastin time: PTT)

· 일반 혈액 검사(전혈구 검사, complete blood cell count: CBC)

(4) 시술 재료

명칭(영문명 또는 상품명)	제원	비고(용도)
Angio용 시술 세트		멸균 기구(tray, bowl 등)
Femoral package drap	대퇴부위 천자용 일회용 Drap	멸균 소독포
이동형 초음파	필요시	천자부위 탐색용
Lidocaine HCl		천자부위 국소마취용
피포(sheath introducer)	5F short, long	
안내철사(guide wire)	150 cm, 0.035″	
뇌혈관조영용 카테터	H1, HN3, HN5, Davis 등	뇌혈관 선택 후 혈관조영제
자동주입기 연결관 (injector connection tube)		조영제 자동주입기와 혈관조영술용 카테터와 연결
Locking syringe	10 cc.	필요시 사용
혈관조영제(contrast media)	비이온성 혈관조영제	비이온성 혈관조영제
지혈용 패드	Glyco SL, neptune pad 등	
모래주머니(sand bag)		지연출혈 방지용

가. 뇌혈관조영용 카테터(cerebral angiographic catheter)

뇌혈관조영술에서 사용되는 catheter는 시술자에 따라 달라지기는 하나 주로 곧고 끝만 굽은 berenstein type 또는 davis type과 목부분이 휘어진 headhunter type을 대체로 많이 사용한다. 대동맥활(대동맥궁, aortic arch)에서 기시하여 올라가는 혈관들이 동맥경화(arteriosclerosis) 등에 의해 기시부에 구불거림이 심한 경우에는 newton(HN3, HN4, HN5) type, simmon type 등의 catheter를 사용할 수도 있다.

Catheter에는 catheter 고유의 구부러짐(curve)을 가지고 있는데 구부러짐이 많은 catheter일수록 선택력은 좋으나 그 구부러진 모양으로 인하여 혈관벽에 손상을 줄 수 있으므로 사용에 주의하여야 하며 선택하고자 하는 혈관의 몸쪽부(proximal)까지만 catheter를 전진시키고, 먼쪽부분의 혈관 선택이 필요한 경우에는 구부러짐이 적은 catheter로 교체하여 조영술을 시행하는 것이 바람직하다. 사용되는 catheter의 굵기는 5 Fr 가 많이 사용되며, 길이는 femoral artery에서 carotid artery까지 선택에 충분한 길이인 100 cm 이상을 주로 사용한다.

① 안내철사(guide wire)

혈관조영술에 사용되는 안내철사는 그 끝이 부드러워 혈관 선택 시 혈관벽의 손상을 최소로 해야 한다. 뇌혈관조영술에 사용되는 guide wire의 굵기는 인치(inch) 단위로 0.038, 0.035, 0.025, 0.018, 0.014, 0.010 등으로 보통의 혈관부터 미세 혈관까지 접근할 수 있도록 다양한 굵기의 안내철사가 사

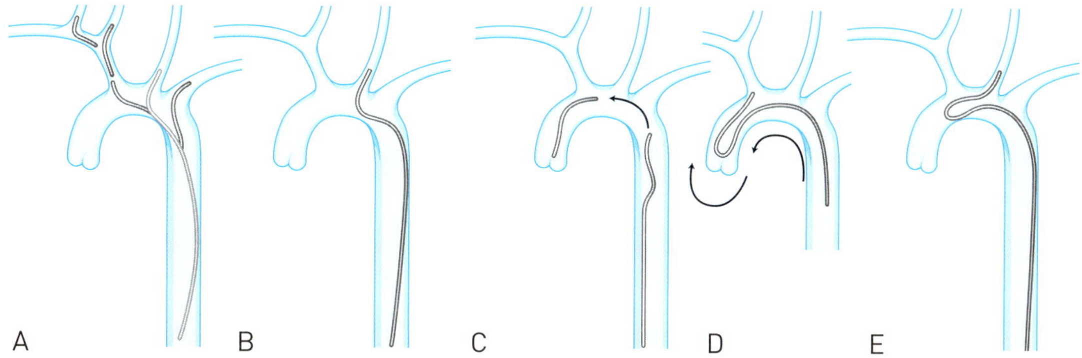

그림 3-3-1 **뇌혈관조영술시 카테터 사용원리**

A: berenstein catheter, B, C: headhunter catheter, D, E: simmon catheter.

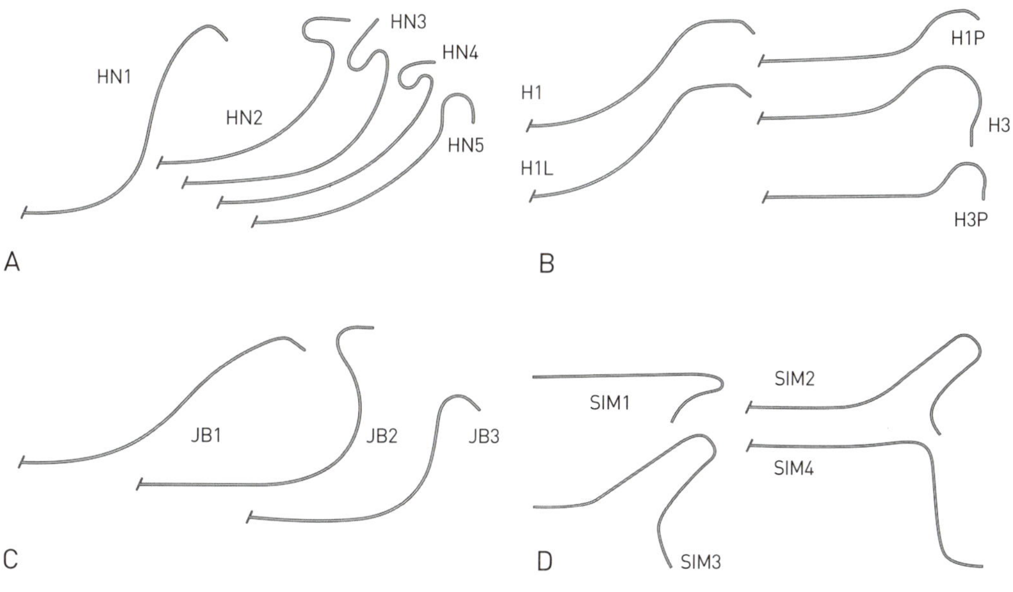

그림 3-3-2 **다양한 뇌혈관조영술용 catheter shape**

A: newton type catheter의 번호가 높을수록 굴곡이 심한 혈관을 선택하는데 사용된다. B: headhunter type catheter 번호가 높을수록 굴곡이 심한 혈관의 선택에 유리하고 특히 오른쪽 목동맥 선택 시 장점이 있다. C: berenstein type이 기본적으로 newton type과 비슷한 방법으로 사용한다. davis type의 catheter가 가장 간단한 모양을 갖고 있어 유도철심과 함께 거의 대부분의 선택에 사용할 수 있고 사용방법이 간단하나 굴곡이 심한 경우에는 선택이 어렵다. D: simmons type catheters는 굴곡이 매우 심한 혈관의 선택적 혈관조영술을 위한 catheter이다. 선택을 위해 미리 먼쪽부분을 고리모양(loop)으로 만들어 대동맥활에 위치시켜야 하며 먼쪽부분을 선택한 후 catheter를 잡아당겨 진입시킨다.

용된다. 얇을수록 선택력은 좋으나 힘이 약하여 구부러지기 쉽고 catheter를 유도하는 데 어려움이 따르기도 한다.

안내철사의 표면은 고분자재료를 사용하여 친수성 피복(hydrophilic coating)이 된 안내철사를 사용하며 일반적으로 길이는 150~180 cm를 사용하고 경우에 따라 catheter를 교체하기 위해서는 260 cm 이상의 안내철사가 사용되기도 한다. 안내철사의 끝(tip) 모양은 j type, angled type, straight type 등이 있으며, 끝부분이 유연하여 사용 목적에 따라 검사자가 원하는 모양으로 변형시켜 사용할 수 있는 끝 수정형 철사(tip shapeable wire)가 있다.

② 기타 재료

뇌혈관조영에서 사용되는 주사기(syringe)는 공기의 주입을 최대한 억제하기 위하여 주사기 끝이 catheter의 연결부위와 안전하게 밀착할 수 있는 잠김주사기(lock syringe)를 사용하는 것이 바람직하다(그림 3-3-3). 조영제 자동 주입장치의 주사기와 catheter를 연결시키는 연결관(connecting tube)은 높은 압력에도 안전성을 유지하기 위하여 연결부위는 주로 금속재질로 제작된 것을 사용하면 좋다. 또한 미세한 공기방울도 뇌혈관조영술에서는 치명적인 합병증을 발생할 수 있으므로 생리식염수에 Y

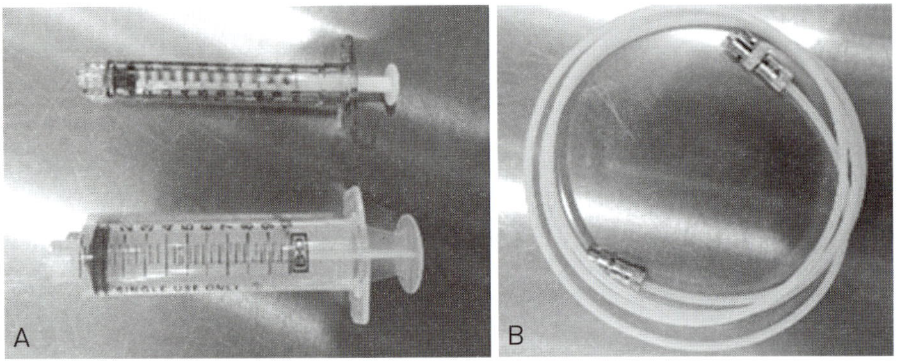

그림 3-3-3 **뇌혈관조영술 시 카테터 사용원리**

A. 뇌혈관조영술에 사용되는 lock syringe, B. 조영제 자동주입장치의 주사기와 catheter를 연결시키는 injector connecting tube

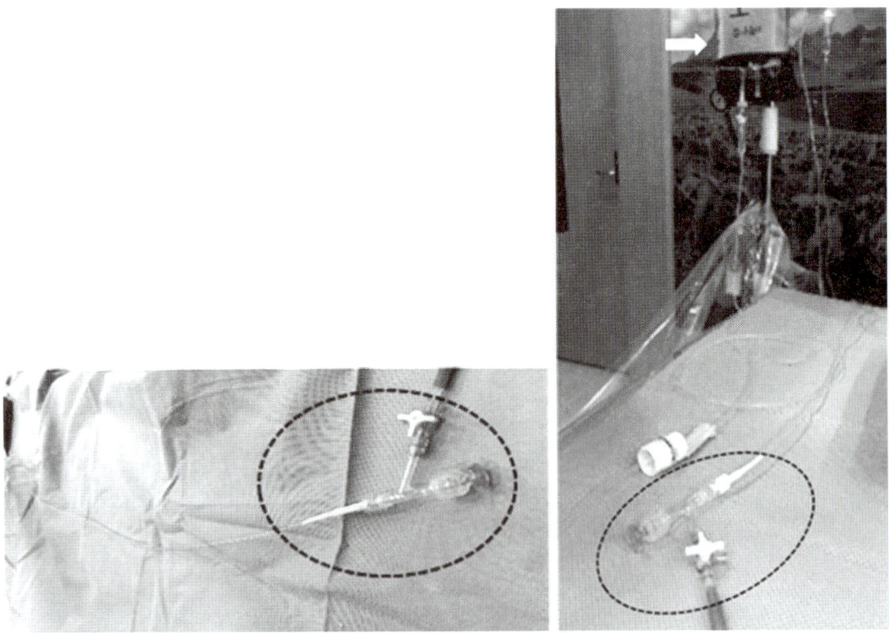

그림 3-3-4 **뇌혈관조영술에서 연속적으로 생리식염수를 공급할 수 있는 생리식염수 공급시스템**

점선 원: Y adaptor와 3 way를 연결한 상태, 화살표: 생리식염수

adaptor와 3 way를 연결하여 연속적으로 생리식염수를 공급할 수 있는 시스템을 이용하기도 한다(그림 3-3-4).

③ 조영제(contrast media)

뇌혈관조영술에 사용되는 조영제는 삼투압이 낮은 비이온성 조영제(nonionic contrast media)를 주로 사용한다.

(5) 뇌혈관조영 장치와 영상처리

뇌혈관의 검사는 앞뒤방향상(anterioposterior view: AP, frontal view), 측면상(lateral view: LAT) 어느 하나의 영상만으로는 병을 확진하기에는 어려움이 있다. 그러므로 두 방향(양방향, biplane) 모두 기본적으로 검사를 시행하고 필요에 따라서는 사방향(oblique)의 검사를 시행하여야 한다. 또한 회전 혈관조영상(rotating angiography)을 검사 후 볼륨 렌더링(volume rendering: VR)기법을 이용한 혈관의 3차원 영상(3dimension image: 3D image)을 얻어 혈관이나 동맥자루의 모양과 크기의 측정과 혈관의 협착 정도를 측정하여 수술적 치료나 인터벤션을 시행하기에 앞서 치료 결정에 많은 정보를 제공할 수 있다(그림 3-3-5). 일반적으로, 단(한) 방향 장치(single mono plane) 장비라면 앞뒤방향상을 얻고, 장비를 90도 회전하여 측면상을 얻어야 하며 이러한 방법으로 검사를 시행할 경우 환자에게 투여되는 조영제의 양이 두 배가 되고 검사 시간이 길어지는 단점이 있어 최근 뇌혈관조영 장치는 두 방향이 동시에 검사가 가능한 양방향 장치(biplane)가 많이 사용되고 있다(그림 3-3-6).

사용되는 평면 패널 디텍터(flat panel detector)의 크기는 뇌혈관 전용 장치일 경우 12인치 정도가 적당하다. 이는 복부, 사지 등의 검사에서 사용되는 16인치 이상의 영상증배관보다는 그 해상력이 우수하여 미세한 혈관의 관찰에 도움을 줄 수 있다.

현재 사용되고 있는 혈관조영장치의 매트릭스 사이즈(matrix size)는 1024 × 1024를 주로 사용하고 있어, 사용되는 대부분의 디지털 감산혈관조영장치(DSA)의 해상력은 2~3 lp/mm를 보이고 있다. 이러한 디지털 장치는 필름을 사용하는 아날로그 장치의 5~6 lp/mm보다는 해상력이 떨어지는 단점이 있다. 이에 대한 개선을 위해서는 보다 많은 매트릭스의 개발과 사용이 이루어져야 한다. 3차원 영상을 구성하기 위해서는 피사체를 회전하며 조영상을 획득하여야 하고, 이 영상을 재구성할 수 있는 워크스테이션(work station)이 필요하다(그림 3-3-7).

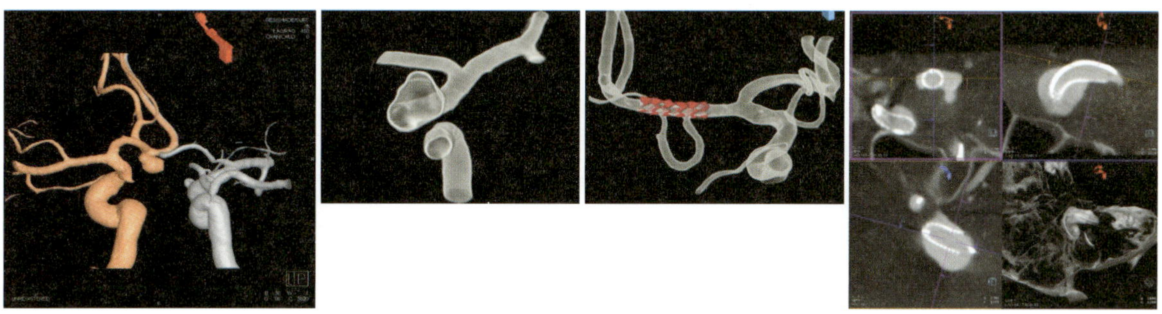

그림 3-3-5 뇌혈관조영술 후 볼륨 렌더링(volume rendering)기법을 이용한 뇌혈관의 3차원 영상(3D image)

3차원 영상을 표현하기 위해서는 먼저 X선관과 영상증배관이 200도 이상 회전하며 마스크상(mask image)을 얻고, 다시 시작 위치로 이동한 후에 조영제를 주입하며 감산처리된 혈관영상(DSA image)을 얻는다. 이때 영상재구성(image reconstruction) 시 혈관영상의 손실을 최소화하기 위해서 조영제를 주입한 후 1~2초의 간격을 두고 촬영을 시작한다. 3차원 영상은 단순히 인체를 투과한 X선이 표현하는 영상을 얻는 것이 아닌 피사체가 가지고 있는 볼륨의 데이터를 모두 얻은 후 영상의 재구성을 통해 표현하는 것이다(그림 3-3-8).

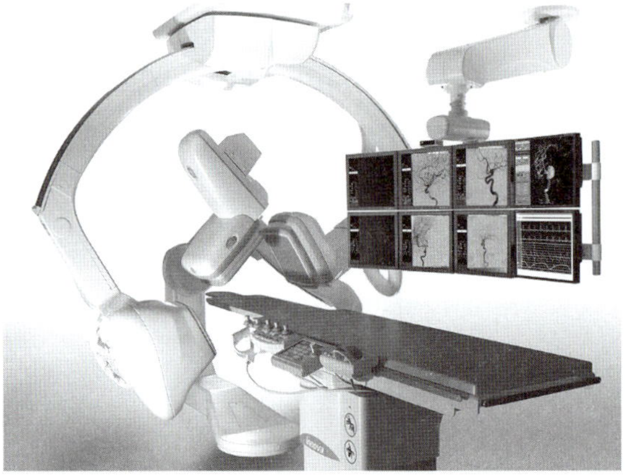

그림 3-3-6 양방향 뇌혈관조영 장치

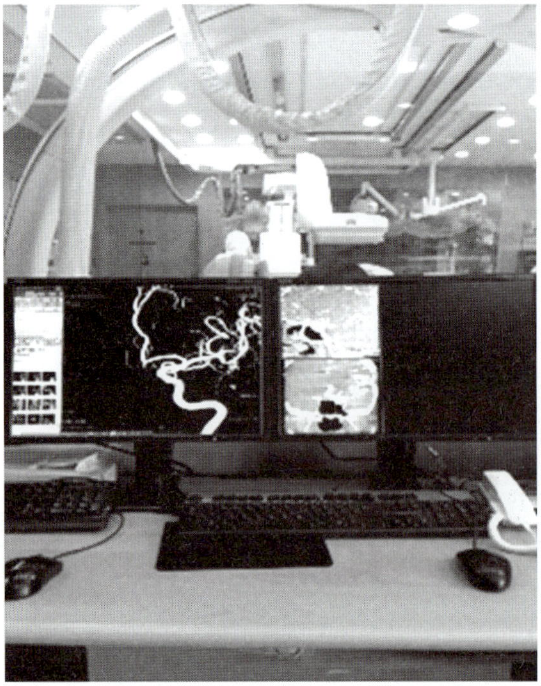

그림 3-3-7 3차원 영상을 작업하기 위한 워크스테이션(work station)

(6) 검사 방법

1] 주로 환자의 right femoral artery의 맥박을 촉지하고 2% 리도카인 주사액으로 천자부위를 마취한다.

2] Seldinger needle 또는 메디컷(medicut) 바늘을 사용하여 환자의 femoral artery를 천자한다.

3] 천자된 바늘 사이로 안내철사(guide wire)를 삽입하고 그 위로 5 Fr sheath를 femoral artery에 삽입한 후 고정한다(그림 3-3-9).

4] Sheath의 막을 통해 5 Fr catheter와 0.035인치 guide wire를 삽입한다.

5] Guide wire를 제거하고 catheter에서 발생할 수 있는 혈전을 제거하기 위해 혈액을 4 cc 이상 제거하고, 헤파린이 혼합된 생리식염수로 catheter의 내부를 세척한다.

6] Catheter를 CCA에 위치시킨 후 조영제를 주입하여 혈관의 road map영상을 얻고 그 영상을 따라 guide wire를 ICA로 전진시키고 다시 guide wire을 따라 catheter를 전진시킨다.

7] Catheter의 먼쪽부분(distal portion)은 혈관벽에 닿지 않게 ICA의 목부분에 위치시키고 소량의 조영제를 주사하여 상태를 확인한다.

8] 조영제 자동주입장치의 주사기와 catheter의 연결부위를 connecting tube로 연결한 후 공기가 없는지를 주사기를 후진시켜 확인한다.

9] 주입하는 조영제는 혈관의 분포와 혈류량에 따라 정하는 것이 바람직하다. 일반적으로 ICA에서는 3~6 flow(sec)/4~9 cc(Total) 정도를 주입한다.

10] 영상의 획득 또한 혈류의 흐름에 따라 결정되어야 하며 동맥상(arterial phase)은 초당 2~3장 정도가 적당하고 정맥상(venous phase or delayed phase)은 초당 1장 정도로 정맥이 완전히 보일(drainage) 때까지 관찰되어야 한다. 뇌동정 맥기형(AVM)이나 뇌동정맥샛길(AVF)처럼 혈류가

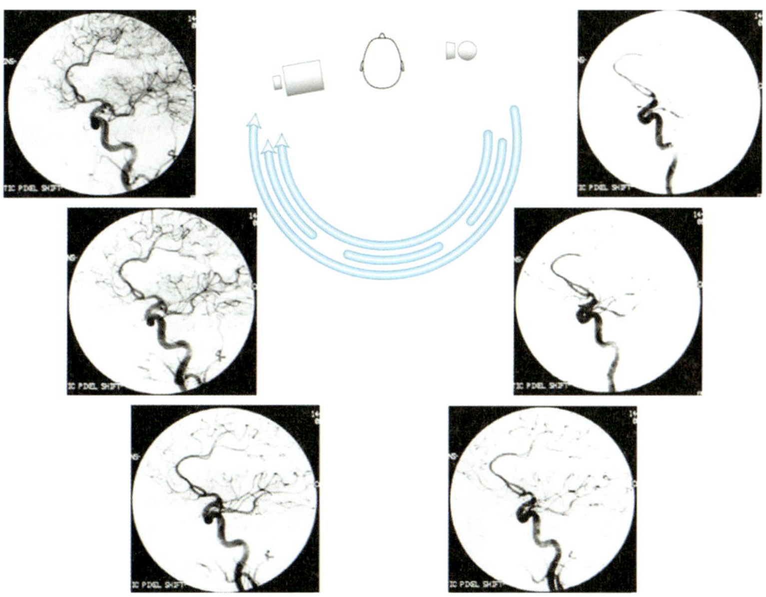

그림 3-3-8 3차원 회전 감산 영상(3D rotational angio Image)

출처 cannon medical system

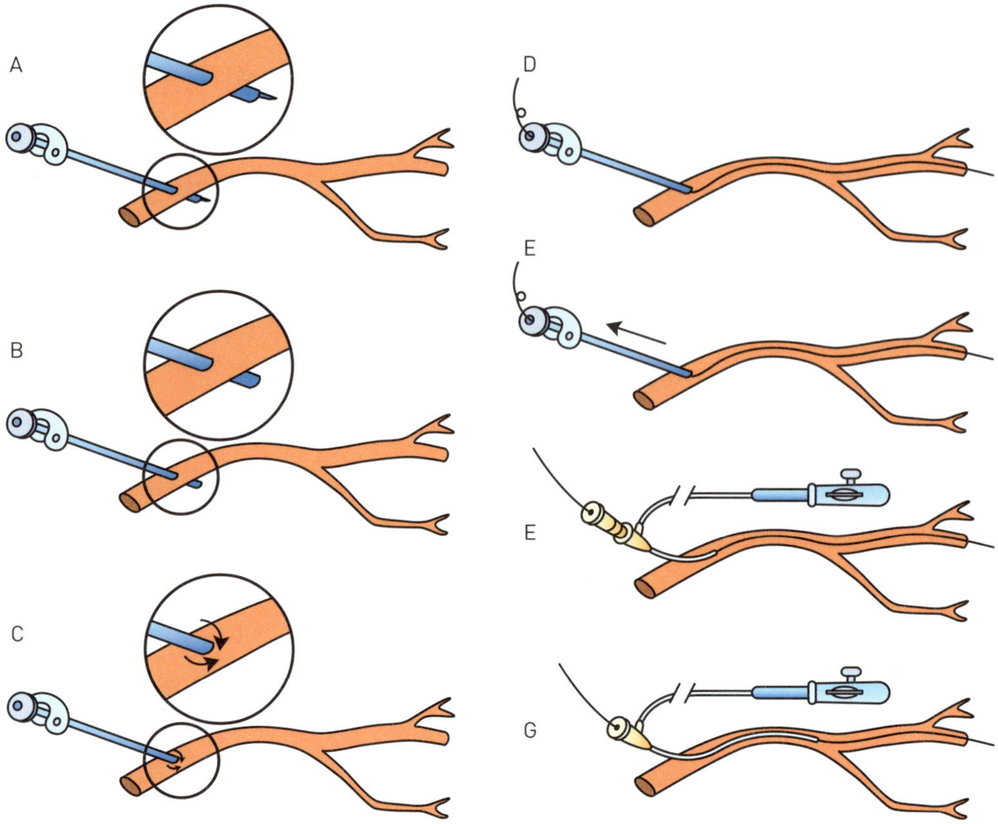

그림 3-3-9 혈관천자방법(seldinger technique, A~E) 및 sheath introducer의 삽입 방법(F, G)

빠른 경우에는 초당 4~5장까지 영상을 획득하여 이상혈관의 이는 곳부터 관찰하여야 한다(그림 3-3-10).

11] 촬영 방법은 앞뒤방향상(AP)과 측면상(LAT)의 촬영이 필수적이고 앞뒤방향상 촬영 시에는 뇌혈관이 겹치지 않도록 보기 위하여 일반적으로 towne's view로 촬영한다. 각도는 환자의 상태에 따라 두개 위치의 변화가 있으므로 속목동맥 촬영 시 눈확위모서리(supraorbital margin)와 petrosal ridge가 중복될 때까지 caudal로 각도를 준다.

(7) 검사 시 주의사항

- 뇌동맥자루 목부분(aneurysm neck)을 잘 관찰하기 위하여 여러 사위(oblique) 촬영이 요구된다. 그러나 3차원 혈관조영술을 실시하면 재구성하면 한 번의 촬영으로 보고자 하는 혈관이나 aneurysm neck을 보다 정확히 관찰 할 수 있다.
- 뇌동정맥기형(AVM)과 뇌동정맥샛길(AVF)의 관찰은 혈류가 매우 빠르므로 feeding artery와 유출정맥의 관계를 정확히 진단하기 위하여 보다 많은 조영제의 양과 많은 프레임(frame/sec) 촬영이 필요하다.
- 모야모야병의 진단에서는 질환의 특성상 큰 혈관들의 협착과 폐색이 주로 관찰되므로 정상혈관보다 조영제의 양을 줄여서 적은 프레임으로 촬영하는 것이 바람직하다.

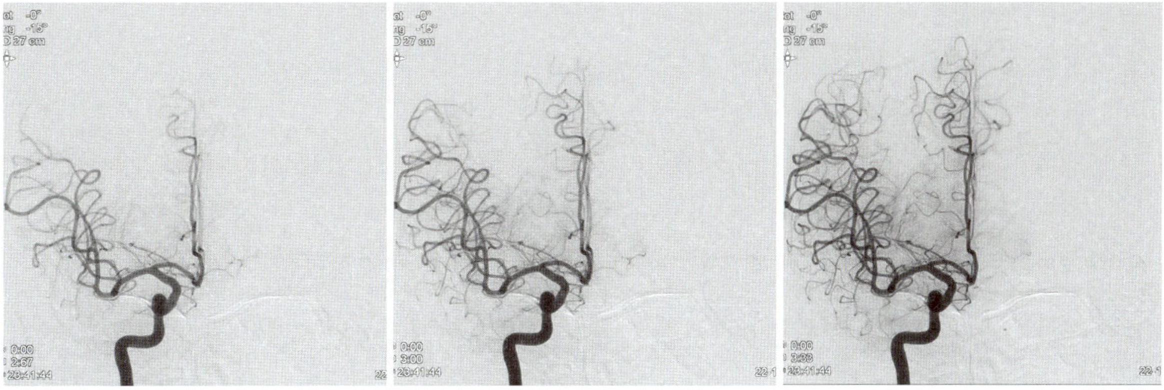

동맥상(arterial phase)

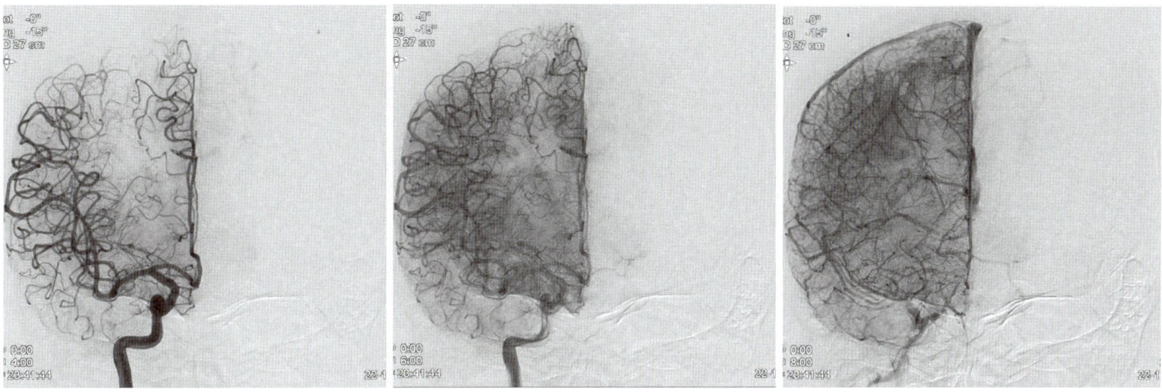

모세혈관상(capillary phase)

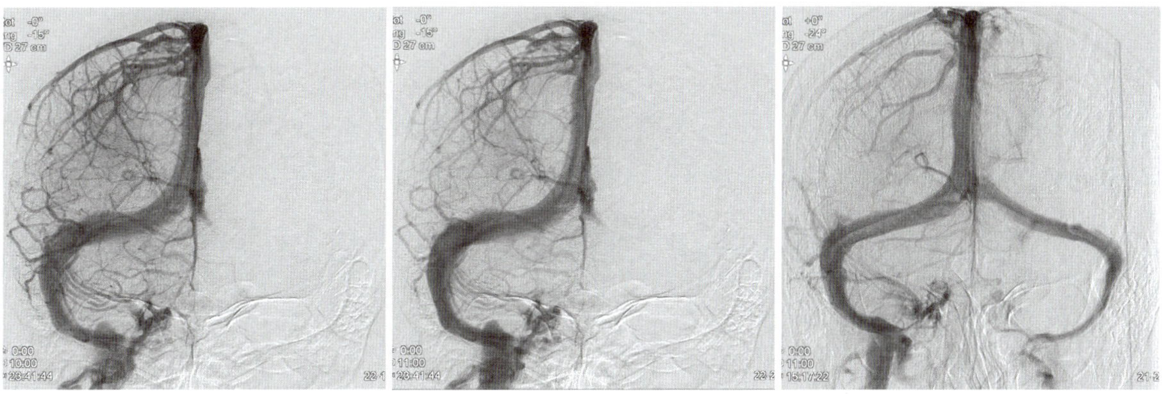

정맥상(venous phase) 또는 지연상(delayed phase)

그림 3-3-10 뇌혈관조영술시 조영제 주사 후 시간에 따른 동맥상, 정맥상, 모세혈관 상을 획득한 영상의 흐름

(8) 합병증

조영제의 개선과 장비 및 수기의 발달로 합병증의 빈도는 점차 낮아지고 있다. 그러나 침습적 검사 방법인 뇌혈관조영술은 심각한 합병증을 초래할 수 있으며 특히 뇌 혈류량이 감소되어 있는 질환이나 동맥경화증, 죽상경화증, 뇌거미막밑출혈로 인한 혈관연축(vasospasm)이 있는 경우에는 합병증의 발생 가능성이 높기 때문에 세심한 주의를 기울여야 한다. 발생할 수 있는 주요 합병증으로는

- 천자부위의 혈종, 내막밑주입(subintimal injection) 등 국소에 발생하는 증상.
- 조영제 자체에 기인하여 나타나는 전신반응으로 두통, 오심, 구토, allergy 반응.
  - 심한 경우 과민반응으로 사망에 이르기도 한다.
- 천자침이나 catheter 조작 중에 혈전이 떨어져 색전을 일으켜 실어증, 반신마비, 시야협착, 전신증상.
  - 대개의 경우 일시적 현상으로 곧 회복되지만 영구장애로 남는 경우도 있다.
- 그 외에 협심증, 경련발작, 저혈압증, 고혈압증 등의 여러 증상이 합병될 수 있으나 대개는 일시적 증상들이며 그 빈도가 낮다.

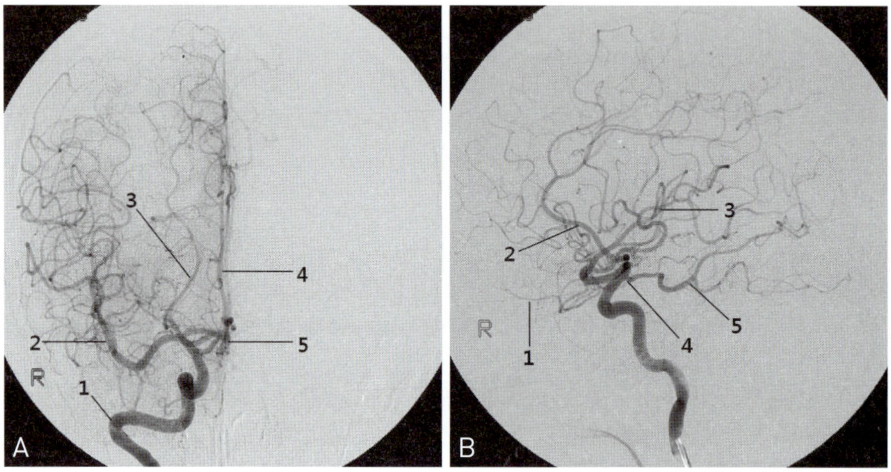

그림 3-3-11 ICA angiography(동맥상)

A. 정면상. 1. 속목동맥(ICA). 2. 중대뇌동맥(MCA). 3. 후대뇌동맥(PCA). 4. 전대뇌동맥(ACA). 5. 전교통동맥(AComA). B: 측면상. 1. 안동맥(othalmic arery). 2. 전대뇌동맥(ACA). 3. 중대뇌동맥(MCA). 4. 후교통동맥(PComA). 5. 후대뇌동맥(PCA).

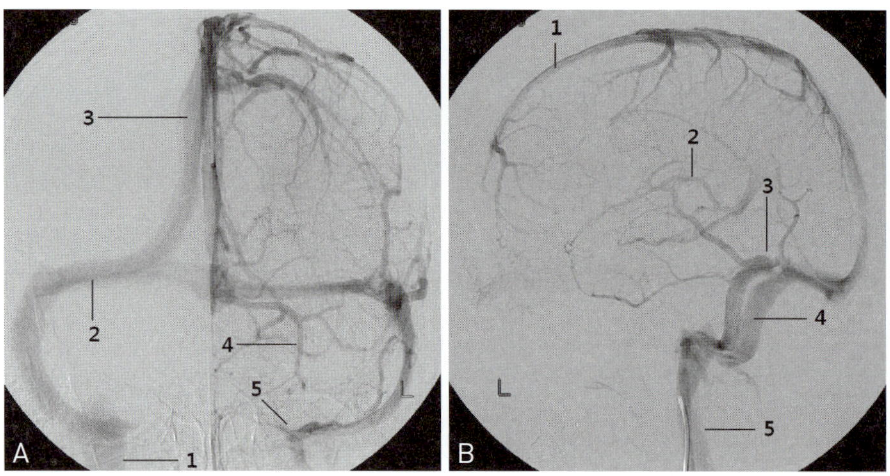

그림 3-3-12 ICA angiography(정맥상)

A. 정면상. 1. 내경정맥(internal jugular vein). 2. 횡정맥동(transverse sinus). 3. 상시상정맥동(superior sagittal sinus). 4. 전뇌정맥(anterior cerebral vein). 5. 경정맥구(jugular bulb). B: 측면상. 1. 상시상정맥동(superior sagittal sinus).2. 내경정맥(internal jugular vein). 3. 갈렌씨대정맥(great cerebral vein of galen). 4. 구불정맥동(sigmoid sinus). 5. 경정맥(jugular vein).

2) 바깥목동맥조영술(external carotid artery angiography)

(1) 적응증

- 외상(trauma)
- 뇌종양(brain tumor)
- 모야모야병(moyamoya disease)
- 뇌동정맥기형(brain arteriovenous malformation: AVM)
- 뇌경질막동맥샛길(brain dural arteriovenous fistular: AVF)

(2) 검사 재료

속목동맥조영술과 동일한 검사 재료와 장비를 사용한다.

(3) 검사 방법

1] – 5] 속목동맥조영술과 동일한 방법으로 진행한다.

6] Catheter를 CCA에 위치시킨 후 조영제를 주입하여 혈관의 road map영상을 얻고 그 영상을 따라 안내철사를 ECA로 전진시키고 다시 guide wire를 따라 catheter를 전진시킨다.

7] Catheter의 먼쪽부분은 혈관벽에 닿지 않게 ECA 이는 곳에 위치시키고 조영제를 주사하여 상태를 확인한다.

8] 조영제 자동주입장치의 주사기와 catheter의 연결부위를 connecting tube로 연결한 후 공기가 없는지를 주사기를 후진시켜 확인한다.

9] 주입하는 조영제는 혈관의 분포와 혈류량에 따라 정하는 것이 바람직하다. 일반적으로 ECA에서는 2~3 flow(sec)/3~5 cc(total) 정도를 주입한다.

10] 영상의 획득 또한 혈류의 흐름에 따라 결정되어야 하며 동맥상은 초당 2~3장 정도가 적당하고 정맥상은 초당 1장 정도로 정맥이 완전히 배액(drainage)될 때까지 관찰되어야 한다. 뇌동정맥기형(AVM)이나 뇌동정맥샛길(AVF)처럼 혈류가 빠를 경우 초당 4~5장까지 영상을 획득하여 이상혈관의 이는 곳부터 관찰하여야 한다.

11] 촬영 방법은 앞뒤방향상(AP)과 측면상(LAT)의 촬영이 필수적이고 앞뒤방향상 촬영 시에는 뇌혈관이 겹치지 않게 보기 위하여 일반적으로 Towne's view로 촬영한다. 각도는 환자의 상태에 따라 두개 위치의 변화가 있으므로 속목동맥 촬영 시 눈확위모서리(supraorbital margin)와 petrosal ridge가 중복될 때까지 caudal로 각도를 준다.

12] 얼굴부에 있는 병변을 관찰할 경우에는 앞뒤방향상에서 각도를 주지 않고 촬영할 수도 있다.

(4) 검사 시 주의사항

ECA는 ICA 또는 VA와의 연결(우회 혈관)이 많이 발생하므로 혈관조영술 시 주의하여 관찰하여야 한다.

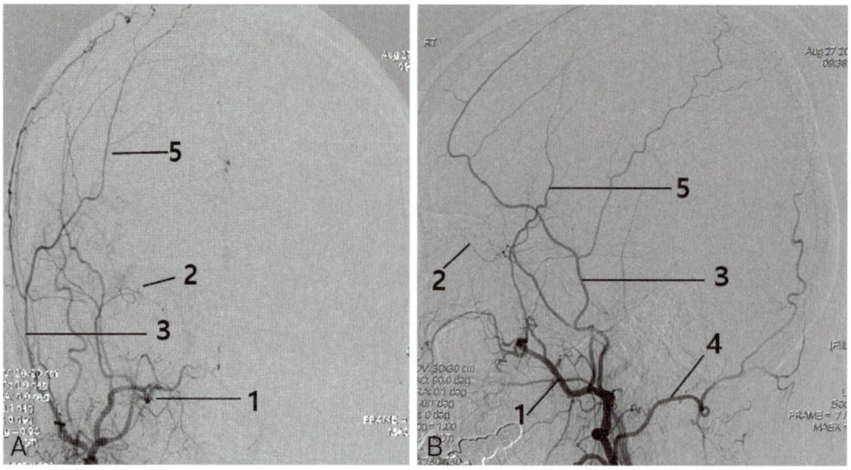

그림 3-3-13 ECA angiography(동맥상)

A: 정면상, B: 측면상. 1. 상악동맥(maxillary artery), 2. 안면동맥(facial artery), 3. 천측두동맥(superficial temporal artery: STA), 4. 후두동맥(occipital artery), 5. 중수막동맥(middle meningeal artery: MMA)

(5) 합병증

ECA는 혈관의 크기가 작으므로 catheter에 의한 혈관내벽 손상을 주의하여야 한다.

3) 척추동맥조영술(vertebral artery angiography)

(1) 적응증

– 외상(trauma)

– 뇌종양(brain tumor)

– 뇌동맥자루(cerebral aneurysm)

– 죽상경화증(atherosclerosis)

– 모야모야병(moyamoya disease)

– 뇌동맥색전증(cerebral thrombosis)

– 수술 후 관찰(postoperative evaluation)

– 뇌동정맥샛길(brain arteriovenous fistular: AVF)

– 뇌동정맥기형(brain arteriovenous malformation: AVM)

(2) 검사 재료

속목동맥조영술과 동일한 검사 재료와 장비를 사용한다.

(3) 검사 방법

1] – 5] 속목동맥조영술과 동일한 방법으로 진행한다.

6] Catheter를 왼쪽(또는 오른쪽) 빗장밑동맥(쇄골하동맥, subclavian artery: SCA)에 위치시킨 후 조

영제를 주입하여 혈관의 road map영상을 얻고 그 영상을 따라 guide wire를 전진시키고 다시 guide wire를 따라 catheter를 전진시킨다.

7] Catheter의 먼쪽부분은 혈관벽에 닿지 않게 목뼈 5~6번 높이에 위치시키고 조영제를 주사하여 상태를 확인한다.

8] 조영제 자동주입장치의 주사기와 catheter의 연결부위를 connecting tube로 연결한 후 공기가 없는지를 주사기를 후진시켜 확인한다.

9] 주입하는 조영제는 혈관의 분포와 혈류량에 따라 정하는 것이 바람직하다. 일반적으로 ICA에서는 4~5 flow(sec)/8~10 cc(total) 정도를 주입한다.

10] 영상의 획득 또한 혈류의 흐름에 따라 결정되어야 하며 동맥상은 초당 2~3장 정도가 적당하고 정맥상은 초당 1장 정도로 정맥이 완전히 보일(drainage) 때까지 관찰되어야 한다. 뇌동정맥기형(AVM)이나 뇌동정맥샛길(AVF)처럼 혈류가 빠를 경우 초당 4~5장까지 영상을 획득하여 이상혈관의 이는 곳부터 관찰하여야 한다.

11] 촬영 방법은 앞뒤방향상(AP)과 가쪽면상(LAT)의 촬영이 필수적이고 앞뒤방향상 촬영 시에는 뇌혈관이 겹치지 않게 보기 위하여 일반적으로 towne's view로 촬영한다. 각도는 환자의 상태에 따라 머리 위치의 변화가 있으므로 속목동맥 촬영 시 눈확위모서리(supraorbital margin)와 눈확아래모서리(infraorbital margin)가 중복될 때까지 caudal로 각도를 준다.

(4) 검사 시 주의사항

- 대체적으로 왼쪽 척추동맥이 오른쪽 척추동맥보다 굵다.
- 대부분의 경우에서 왼쪽 빗장밑동맥이 대동맥 궁에서 직접 기시하므로 오른쪽보다 catheter로 선택하기 용이하다.

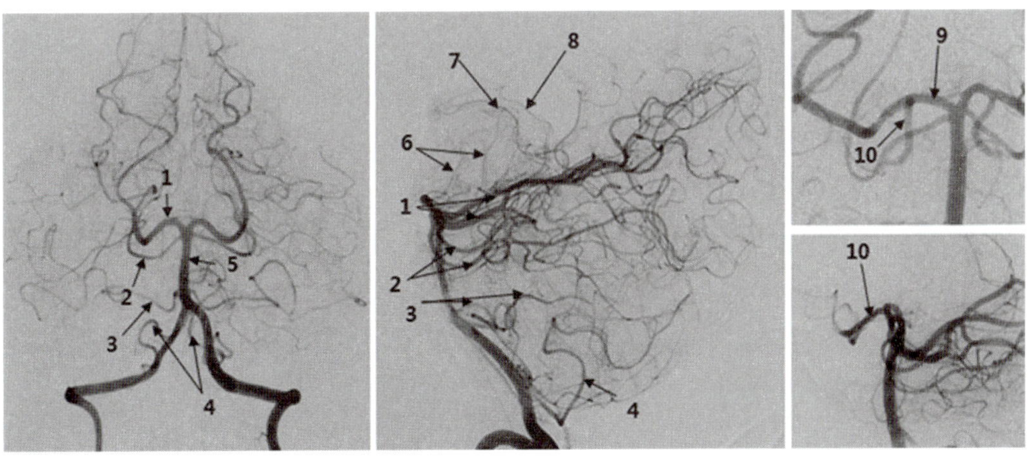

그림 3-3-14 척추동맥조영술(vertebral artery angiography)의 동맥상(arterial phase)

A. 정면상, B. 측면상. 1. 뒤대뇌동맥(후대뇌동맥, posterior cerebral artery: PCA), 2. 위소뇌동맥(상소뇌동맥, superior cerebellar artery: SCA), 3. 앞아래소뇌동맥(전하소뇌동맥, anterior inferior cerebellar artery: AICA), 4. 뒤아래소뇌동맥(후하소뇌동맥, posterior inferior cerebellar artery: PICA), 5. 뇌바닥동맥(뇌기저동맥, basilar artery: BA), 6. 시상관통동맥(thalamoperforating artery) 7. 안쪽뒤맥락동맥(내측후맥락동맥, medial posterior choroidal artery) 8. 가쪽뒤맥락동맥(외측후맥락동맥, lateral posterior choroidal artery) 9. PCA P1 10. PComA.

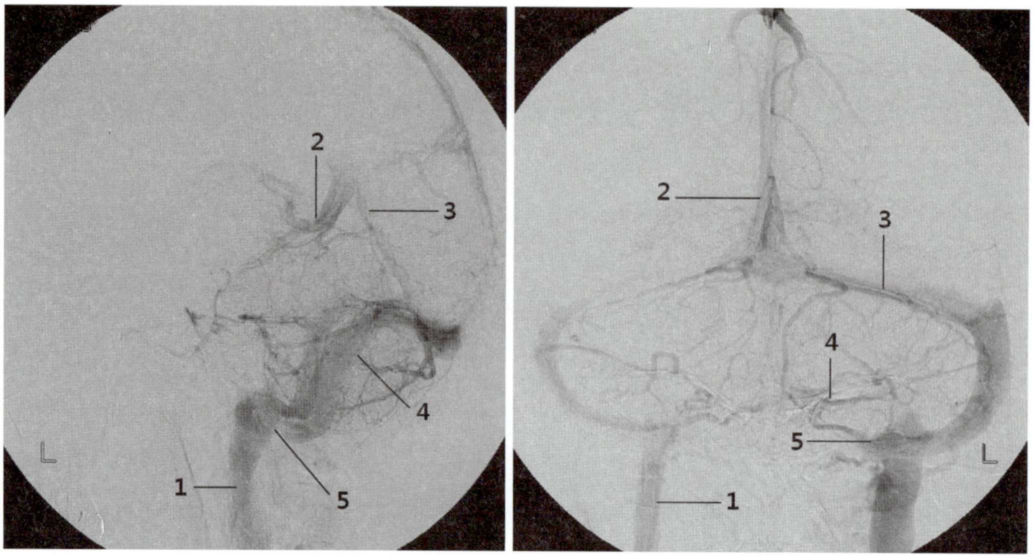

그림 3-3-15 척추동맥조영술(vertebral artery angiography)의 정맥상(venous phase)

A. 정면상. 1. 내경정맥(internal jugular vein), 2. 곧은정맥동(straght sinus), 3. 횡정맥동(transverse sinus), 4. 추체정맥(petrosal vein), 5. 경정맥구(jugular bulb), B: 측면상. 1. 내경정맥(internal jugular vein), 2. 횡정맥동(transverse sinus), 3. 상시상정맥동(superior sagittal sinus), 4. 전뇌정맥(anterior cerebral vein), 5. 경정맥구(jugular bulb)

- 한쪽의 척추동맥조영술만 실시하는 경우에는 반대쪽 척추동맥과 뇌바닥동맥의 접합부위(vertebro-basilar junction)를 관찰하여야 한다.
- 척추동맥의 선택이 어려운 경우는 catheter를 왼쪽 빗장밑동맥에 위치시킨 후 혈압측정 띠(cuff)를 왼쪽위팔부분에 감고 압력을 200 mmHg 이상 올린 후 촬영한다.
- 양쪽 빗장밑동맥에서 척추동맥이 기시하여 뇌바닥동맥에서 합쳐지는 구조이므로 뒤뇌순환만을 관찰하고자 할 경우에는 한쪽 척추동맥의 조영만 실시한다. 그러나 척추동맥의 병변을 의심하는 경우에는 양쪽을 모두 검사하는 것이 바람직하다.

(5) 합병증

대체로 ICA에서 발생할 수 있는 합병증과 유사하다.

4) 임상증례(clinical cases)

뇌혈관질환은 허혈성 병소(ischemic lesion)를 일으키는 폐쇄성 뇌혈관질환(occlusive cerebrovascular disease)과 두개내 출혈(intracranial hemorrhage)을 동반하는 출혈성 뇌혈관질환(hemorrhagic cerebrovascular disease)으로 구분할 수 있다. Harvard Cooperative Stroke Registry의 통계에 의하면 뇌혈관질환으로 입원한 환자를 검사한 결과 죽상동맥경화성혈전증(atherosclerotic thrombosis)이 32%, 열공성경색(lacunar infarction)이 18%, 색전증(embolism)은 32%, 고혈압성출혈(hypertensive hemorrhage)은 11%, 뇌동맥자루와 혈관기형 파열은 7%로 나타났다. 이 통계에 의하면 뇌경색증과 뇌출혈의 비는 4 : 1이었으며 색전증은 전체의 3분의 1을 차지하였다. 국내의 경우는 출혈성질환이 오히려 많게 나타났으나 근래의 보고에 따르면 허혈성질환이 증가 추세에 있어 51.5%로 출혈성질환보다 많이 나타나고 있다.

뇌혈관질환의 발병은 계절에 따라 차이가 있는데 겨울철과 봄철에 많고, 여름철에는 적은 경향이 있다. 또한 뇌혈관질환은 중년 후 고령자에 이르기까지 나이에 따라 발병환자 수가 증가하고, 고혈압과 당뇨병환자에서 더 많이 발생하고 흡연, 과도한 음주 등의 위험인자에 노출이 많은 55세 이상의 남성에서 발생빈도가 높게 나타난다.

(1) 허혈성 혈전 뇌혈관질환(ischemic thrombotic cerebrovascular disease: ITCVD), 폐쇄성 뇌혈관질환(occlusive cerebrovascular disease)

허혈성 혈전 뇌혈관질환(ITCVD)이란 뇌에 혈류를 공급하는 혈관에 여러 가지 형태의 병리학적 이상이 발생하여 국소적으로 정상적 뇌혈류의 장애를 초래하게 되는 질환을 말한다. 원인으로는 큰 동맥의 협착이나 폐색, 열공성경색, 심장성 원인에 의하며 그 원인을 알 수 없는 경우도 전체의 30%를 차지한다.

허혈성 뇌질환은 성인의 가장 흔한 신체장애와 치명적인 신경학적질환을 야기한다. 24시간 이내로 지속되어 부분적이고 일시적인 신경학적 증상을 나타내면 일시적 허혈성 발작(transient ischemic attack: TIA)이라 하고 가역성 허혈성 신경학적 결손(reversible ischemic neurologic deficit: RIND)은 뇌신경 장애증상이 발병 후 24시간 이상 3주 내에 완전히 회복될 경우를 말하며 증상이 3주 이상 지속되는 소견들은 영구적 허혈 후유증으로 생각되며 뇌경색증(brain infarction)으로 진단된다.

뇌혈관조영술을 통해 양쪽 목동맥 및 그들의 분지, 뇌속목동맥 순환, 그리고 척추 및 뇌바닥동맥의 순환 등을 검사하여야 하며 이 검사를 통하여 혈관에 발생한 협착, 궤양형성, 폐색 등과 혈류순환속도, 측부혈행 등을 확인해야 한다.

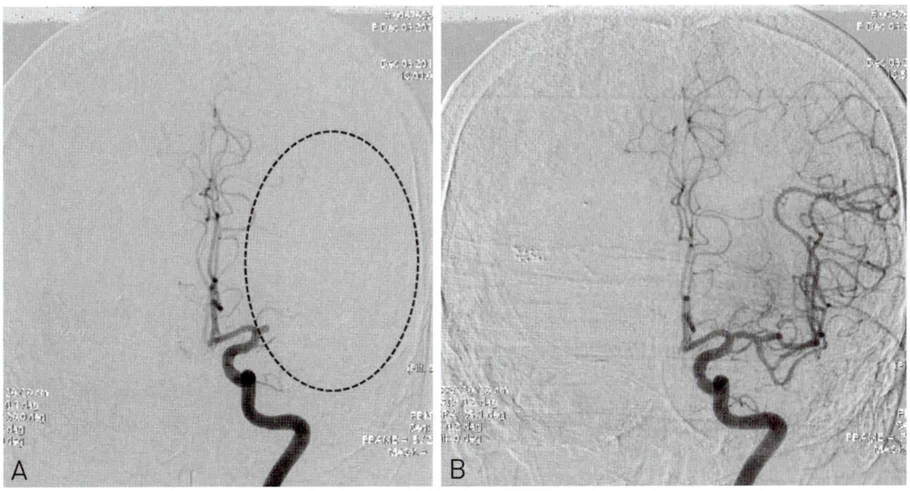

그림 3-3-16 허혈성 뇌혈관질환의 속목동맥조영상

A. 중간뇌동맥 뇌경색영상(점선 원), B. 혈전제거술(thrombectomy)로 재개통된 중간뇌동맥영상

(2) 출혈성 뇌혈관질환(hemorrhagic cerebrovascular disease)

① 거미막밑출혈(지주막하출혈, subarachnoid hemorrhage: SAH)

젊은 연령층의 거미막밑출혈은 대부분이 외상에 의한 것이나 중장년층의 경우는 뇌내동맥자루 파열(ruptured intracranial aneurysm)이 70~80%, 뇌내동정맥기형 파열(ruptured intracranial AVM)이 5%, 원인을 알 수 없는 경우가 5~10%, 머릿속출혈(두개내출혈, intracranial hemorrhage: ICH)에 동반되어 나타나는 경우가 10%로서 대부분 두개내 동맥자루 파열에 의한 비외상성 거미막밑출혈이다.

뇌동맥자루(동맥류, cerebral aneurysm)는 거대동맥자루를 제외하고 대부분의 경우는 파열되어 출혈을 일으키기 전까지는 증상을 일으키지 않아 임상적으로 발견이 어렵다. 뇌동맥자루의 보통의 경우에는 CT나 MRI검사로도 진단이 가능하나 뇌혈관조영술이 뇌동맥자루를 정확히 진단하고 치료 여부를 결정하고 치료하는 데에 있어 가장 믿을 만하고 정확한 진단 방법이다. 가장 우수한 해상력으로 정확한 부위와 뇌동맥자루의 양상을 진단할 뿐만 아니라 인터벤션을 결정하는 데 가장 중요한 요인이 된다. 뇌혈관조영상은 4개의 혈관에서 시행하는 것이 원칙이며 뇌동맥자루가 없는 경우 의심되는 질환에 따라 바깥목동맥(ECA)과 척추동맥(VA)의 목부분을 검사함으로써 다른 혈관병변을 확인하는 것이 필요할 수 있다. 뇌동맥자루가 발견된 환자는 다발성 동맥자루의 가능성이 있으므로 관련된 모든 환자에서 모든 뇌혈관의 검사를 실시한다.

뇌동맥자루가 흔히 발생하는 위치 모두를 뇌혈관조영술을 통해 확인하여야 하며 적어도 양쪽 앞대뇌동맥(ACA)과 앞교통동맥(AComA)의 연결부위, 속목동맥(ICA)에서 뒤교통동맥(PComA) 및 눈동맥(ophthalmic artery)의 잇는 곳, 중간대뇌동맥(MCA)의 분지부위, 속목동맥의 분지부위, 양쪽 뒤아래소

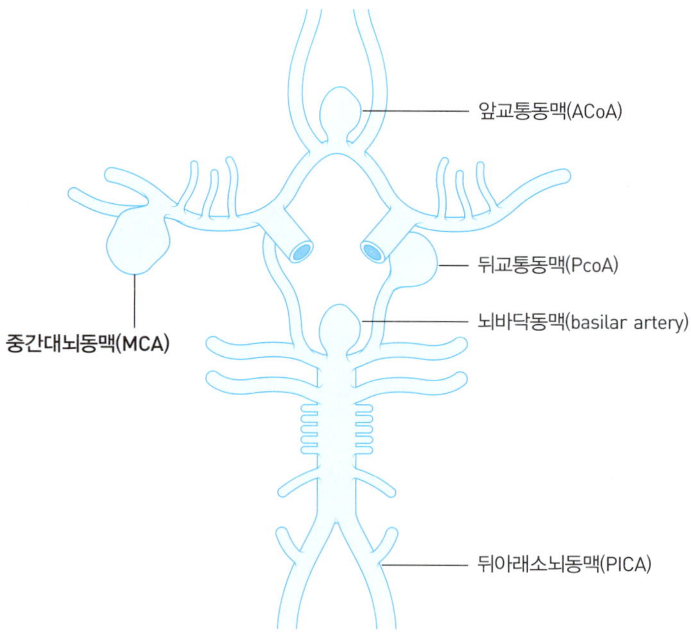

그림 3-3-17 뇌동맥자루(동맥류, cerebral aneurysm)의 호발부위

뇌동맥(PICA)의 잇는 곳 등은 혈관 잇는 곳의 가쪽면상이 확인되어야 한다.

뇌혈관조영술에서 뇌동맥자루의 위치나 모양 및 방향과 목부분(neck)의 위치 그리고 모세혈관과의 관계도 확인하여야 수술 및 인터벤션에 있어서 도움이 된다. 먼저 앞뒤방향상 및 측면상을 통하여 동맥자루의 양상을 확인하고 목부분의 방향에 따라 입사각을 조절하여 뇌동맥자루의 목부분이 잘 표현되는 영상을 얻어야 한다.

주머니형(낭상형, saccular) 뇌동맥자루는 앞뇌순환(84%)과 뒤뇌순환(14%)에 분포하고 있으며 가장 많이 발생하는 부위는 앞교통동맥(25%), 뒤교통동맥(19%), 중간뇌동맥(13%), 속목동맥분지(7%), 뇌바닥동맥분지(7%)이다.

앞교통동맥 동맥자루(AComA aneurysm)는 대부분 혈류를 공급받는 쪽의 반대쪽 방향으로 돌출하므로 조영제를 주입하는 반대쪽으로 약간 돌린 사위상(15~20° oblique view)을 촬영하는 것이 좋으며 대부분의 뇌동맥자루가 전방을 향하므로 water's view 각도의 촬영을 하면 앞대뇌동맥이 펴져 동맥자루의 위치를 잘 볼 수 있다.

뒤교통동맥의 동맥자루(PComA aneurysm)는 대부분 뒤바깥방향으로 돌출하는데 역시 반대쪽으로

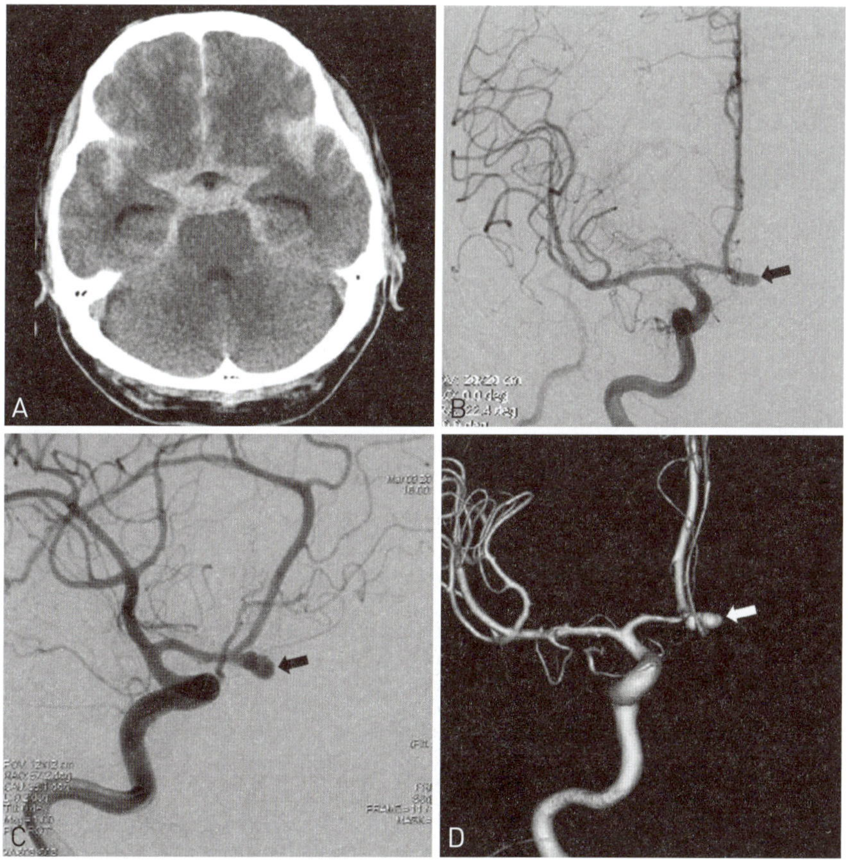

그림 3-3-18 뇌동맥자루(화살표) 진단영상

A. SAH brain CT 영상, B, C: 속목동맥 조영상의 AcomA aneurysm(화살표), D. 볼륨 렌더링(volume rendering: VR)기법을 이용한 뇌혈관의 3차원 영상으로 전교통동맥 뇌동맥자루 영상(화살표)

돌린 사위상을 촬영하면 목부분을 잘 관찰할 수 있다. 중간대뇌동맥분지부의 동맥자루는 환측의 눈확을 통한 사위상이 유용하며 뇌바닥동맥 분지부의 동맥자루는 각도 없이 정면의 앞뒤방향상에서 목부분이 잘 관찰된다. 뇌동맥자루의 뇌혈관조영상은 양면동시촬영 디지털 감산 혈관조영술이 가장 효과적이며 road mapping과 확대(magnification) 등이 가능한 장비를 이용하여야 안전하고 정확한 검사를 시행할 수 있다. 또한 실시간 감산 road mapping은 안전하고도 정확한 혈관 선택에 있어 필수적이며 3차원 뇌혈관조영술은 뇌동맥자루의 위치나 모양 및 크기와 목의 위치 등을 관찰하는 데 유용하다.

비외상성 거미막밑출혈에서 많게는 15%에서 뇌혈관조영술로 그 원인을 발견할 수 없는 경우가 있다. 일시적인 혈전이나 혈관연축(vasospasm)이 원인인 경우 반복적인 뇌혈관조영검사로 뇌동맥자루가 진단될 수 있는데 이러한 원인이 의심되면 1~2주 후에 다시 뇌혈관조영술을 실시한다.

② 두개내출혈(뇌속출혈, Intracerebral hemorrhage: ICH), 머릿속출혈(두개내출혈, Intracranial hemorrhage)

두개내 출혈은 국내 뇌졸중(cerebral stroke) 환자의 약 반수를 차지할 정도로 빈도가 높다. 뇌실질내 출혈의 원인은 학자에 따라 차이가 있으나 고혈압 소견이 60% 정도로 가장 많이 보고되고 있다. 고혈압의 원인이 아닌 뇌실질내출혈의 경우 뇌혈관조영술이 필요한데 다른 원인으로는 뇌동정맥기형(arteriovenous malformation: AVM), 모야모야병(moyamoya disease), 정맥성뇌경색(venous infarction), 뇌종양에 의한 출혈(brain tumor bleeding) 등이다.

(3) 모야모야병(moyamoya disease)

모야모야병은 속목동맥의 먼쪽(distal) 부분이 점진적으로 좁아져 마침내는 폐색으로 이르는 원인 불명의 질환으로서 한국, 일본 등 극동아시아에 흔하다. 병리학적으로 혈관내막이 증식하여 협착 및 폐색을 초래한다. 양쪽성이 대부분이나 일측성도 있으며 이때 시간이 지나면 양쪽성으로 발전하기도 한다. 초기에는 속목동맥의 먼쪽부분에서 앞대뇌동맥과 중간대뇌동맥의 몸쪽부분에 걸쳐 협착이 관찰되다가 시간이 경과하면 폐색으로 진행되고 그다음 더 진행되면 뒤대뇌동맥까지 좁아질 수 있다.

이 병의 발병 연령을 보면 10세 이하의 어린이군과 30세 주위의 젊은 청장년군 등 두 연령군에서 호발하고 모야모야병을 앓고 있는 환자들의 7~12%가 가족력을 갖고 있다.

모야모야병의 임상증상은 일과성 뇌허혈발작(transient cerebral ischemic attack: TIA), 뇌경색, 뇌실질내 출혈 및 기둥발작(column attack) 등 다른 뇌내혈관 이상 질환과 유사한 증상을 나타낸다. 소아인 경우는 일시적 뇌허혈발작이나 뇌경색 등으로 인한 column attack, 운동장애, 언어장애 및 지능저하 등이 주로 발생하는 반면 성인에서는 뇌출혈로 인한 두통, 의식장애 등이 주로 나타난다.

모야모야병의 확진을 위해서 뇌혈관조영술은 필수적이며 양쪽 ICA와 VA 및 양쪽 ECA의 검사도 필요하다. 혈관조영상에서 모야모야병의 특징은 뇌내 ICA 말단부와 전 및 중간대뇌동맥들의 잇는 곳에서 혈관의 협착이나 폐색 등이 보이고, 뇌바닥핵부위에 비정상적인 많은 작은 혈관들이 그물상 형태로 곁순환이 이루어지는 것이 보인다. 모야모야라는 어원은 수증기가 올라가는 모양을 일본어로 표현한 것이다.

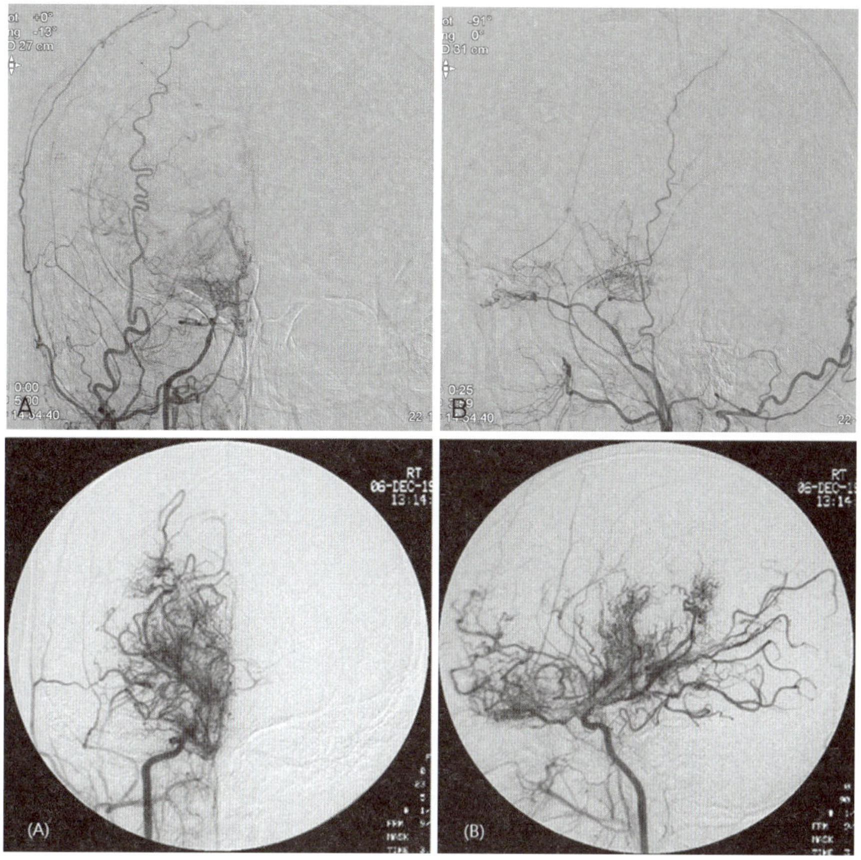

그림 3-3-19 모야모야병(moyamoya disease)의 ICA 뇌혈관조영상

A: 정면상, B: 측면상.

뇌의 큰 혈관들의 협착이나 폐색이 많으므로 주입되는 조영제는 30~50% 정도 줄여서 조영술을 시행하는 것이 바람직하다.

(4) 뇌동정맥기형(brain arteriovenous malformation: AVM)

뇌동정맥기형은 선천적인 혈관의 기형으로 동맥과 정맥 사이에 정상적으로 있어야 할 모세혈관의 이행 없이 동맥에서 직접 정맥으로 이행하는 경우를 말하며 뇌혈관의 발생과정에서 원시혈액망이 동맥, 모세혈관, 정맥으로 분화되는 태생 초기(수정 후 약 4~6주)에 영양동맥과 유출정맥 사이에 모세혈관이 발생이 되지 않아 생기는 혈관기형이다.

정상적으로는 모세혈관이 말초저항을 증가시킴으로써 뇌혈류를 감소시키게 되는데 이러한 모세혈관이 없는 동정맥기형에서는 말초저항의 감소로 뇌혈류량이 증가되며 동맥압과 정맥압의 이상, 즉 동맥압이 낮아지고 정맥압이 높아져서 기형혈관 주위의 뇌조직에 혈류장애를 초래하게 되고 기형혈관의 병소(핵, nidus)는 높은 압력에 의하여 출혈을 발생하게 된다.

뇌동정맥기형의 발생빈도는 0.14% 정도이고 처음 나타나는 증상은 병변의 파열에 의한 출혈, 발작(seizure), 두통, 허혈이나 팽창된 혈관구조에 의한 신경학적 결손 등이다. 이 중 출혈이 가장 흔하고 중요한 증상이며 환자의 약 50%에서 나타난다. 대부분 뇌내출혈(ICH)로 나타나지만 약 1/3에서는 거미막밑출혈(SAH)을 일으키기도 한다.

뇌혈관조영술은 뇌혈관의 해부학적 연계관계를 파악하기 위하여 필요하며 뇌동정맥기형은 크게 4개의 요소로 이루어지는데 영양동맥(feeding artery), 곁순환동맥(arterial collaterals), 핵(nidus), 유출정맥(draining vein) 등이다. 병변의 핵은 작은 동맥에 직접 연결되어 혈류를 받고 있는 정맥들이 뭉쳐 있는 혈관의 덩어리이다. 핵의 대부분은 실제로는 정맥의 일부이며 이 부위에서 동맥과 정맥이 연결되어 있다. 유출정맥은 핵에서 나오는 여러 개의 정맥이 모여 몇 개의 큰 정맥을 이루며 정상 뇌조직에서 유출되는 정맥과 만나 함께 유출된다.

뇌동정맥기형(AVM)에서 feeding artery는 증가된 혈류로 인해 내경이 커져 있고 그 혈류도 매우 빠른 것이 특징이므로 촬영 시 동맥을 관찰하기 위해서는 초당 3프레임 이상의 빠른 촬영이 이루어져야 혈관의 핵(nidus) 및 구조를 정확히 관찰할 수 있다. 유출정맥도 매우 커져 있는 것이 보통이고 빠른 혈류로 인하여 혈관의 많은 변화가 발생한다. 병변의 약 10%에서 뇌동맥자루가 동반되는데 이는 증가된 혈류에 의하여 생기며 보통 병변의 동맥 몸쪽부분에서 발견된다. 경우에 따라 핵(nidus) 근처에서도 발견되는데 이러한 병변 근처의 동맥자루가 출혈과 밀접한 관계가 있다.

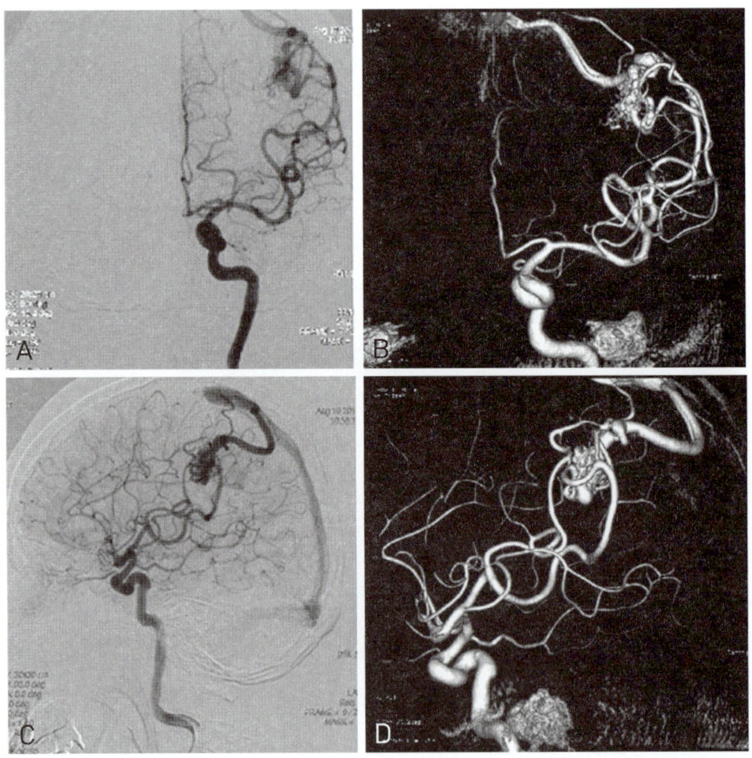

그림 3-3-20 뇌동정맥기형(arteriovenous malformation: AVM)의 뇌혈관조영영상

A. DSA 정면상, B. 볼륨 렌더링 정면상, C. DSA 측면상, D. 볼륨 렌더링 측면상.

(5) 뇌종양(brain tumor)

뇌내종양이란 뇌조직이나 뇌를 싸고 있는 막으로부터 발생되는 원발성 뇌내종양(primary intracranial neoplasm)과 머리뼈나 그 주변 구조물 혹은 머리부에서 멀리 떨어진 부위에서 뇌나 경질막(경막, dura mater)으로 전이된 이차성 뇌내종양(secondary intracranial neoplasm)을 총칭하여 일컫는 말이다.

엄밀한 의미의 뇌종양(brain tumors)은 뇌실질이나 뇌실(cerebral ventricle) 내에서 발생한 축내종양(intraaxial tumor)만을 의미하며, 수막종(meningioma), 뇌하수체종양(pituitary tumors), 전이성 종양같이 거미막밑 공간이나 뇌막에 발생한 종양은 축외종양(extraaxial tumor)으로 불린다. 뇌내종양은 다른 장기에서 발생되는 종양에 비해 몇 가지 특징적인 소견을 보이는데 종양이 견고한 머리뼈 내에서 발생하므로 종양의 크기가 증가하면서 초기에 신경학적 증상을 나타낼 수 있으며 두개내 내압항진 증상을 보인다.

뇌종양에는 여러 가지가 있으나 혈관조영에서 발견할 수 있는 혈관과다종양은 대표적으로 수막종(meningioma), 곁신경절종(paraganglioma), 유년(성) 혈관섬유종(연소성 혈관섬유종, juvenile angiofibroma: JAF), 혈관주위세포종(혈관외피세포종, hemangiopericystoma: HPC), 신경집종(슈반세포종, schwannoma), 혈관모세포종(hemangioblastoma)과 전이성 종양(metastatic tumor) 등이 있다.

뇌종양에서의 혈관조영술의 시행은 CT와 MRI에 추가해서 진단의 재평가와 수술계획을 수립하는 데 중요한 의의를 가지며 종양의 부위, 혈관분포정도, 종양과 정상 뇌혈관과의 관계 등의 정보를 얻을 수 있다. 혈관과다종양은 종양제거술 시 출혈의 위험이 많아 가능하다면 종양색전술(tumor embolization)을 시행한 후 수술을 하는 것이 바람직하다.

① 수막종(meningioma)

뇌내종양의 약 20%를 차지하며 수막의 거미막세포에서 발생되고 상당수에서 완전치유가 가능한 종양이다. 뇌경질막에 부착되어 있고 보통 구형이며 피막으로 덮여 있다. 뇌경질막 아랫부분으로 하여 뇌실질을 압박하나 악성을 제외하고는 뇌실질 조직의 침윤(invasion)은 없다. 뇌경질막으로부터 쉽게 박리되나 뇌경질막과 정맥굴 침윤은 흔히 볼 수 있다. 주로 성인에 발생되며 45세 앞뒤에 제일 많고 2 대 1의 비율로 여자에게 많이 발생한다.

혈관조영에서 수막종의 전형적인 소견은 ECA의 분지가 전반적으로 확장 비대해지지만 몸쪽부분보다 종양에 가까운 먼쪽부에서 더 뚜렷하게 나타난다. 종양이 경질막에 부착되어 있는 곳은 마치 불꽃(sunburst) 모양을 나타내며 종양착색(tumor stain)은 정맥상에서 균일의 농도로 둥글고 진하게 보인다.

특징적인 종양혈관으로는 경질막으로 혈류를 공급하는 중간뇌막동맥(middle meningeal artery: MMA)이 주를 이루고 안장이나 천막(tentorium)에서 발생한 수막종은 속목동맥에 의해서만 혈류를 받을 수 있다. 이러한 양상은 선택적으로 바깥목동맥조영술을 실시하면 자세히 관찰할 수 있으므로 수막종 진단에서는 ECA angiography가 필수적이다.

② 유년(성) 혈관섬유종(연소성 혈관 섬유종, juvenile angiofibroma: JAF)

코인두(nasopharynx)에서 발생하는 양성종양 중 비교적 흔한 질환이며, 10대 초반 남자에 선택적으로 빈발하며 호르몬의 불균형이 그 원인이라 추측되고 있다. 과혈관성의 양성종양이지만 주위로 침습을 잘하는 경향이 있다. 주로 바깥목동맥에서 공급을 받으나 머리 바닥부(skull base)에 침습한 경우는 바깥목동맥뿐만 아니라 속목동맥에서도 공급되므로 입자성색전물질을 사용할 경우 신경학적 결손이 발생할 가능성이 많기 때문에 매우 위험하다.

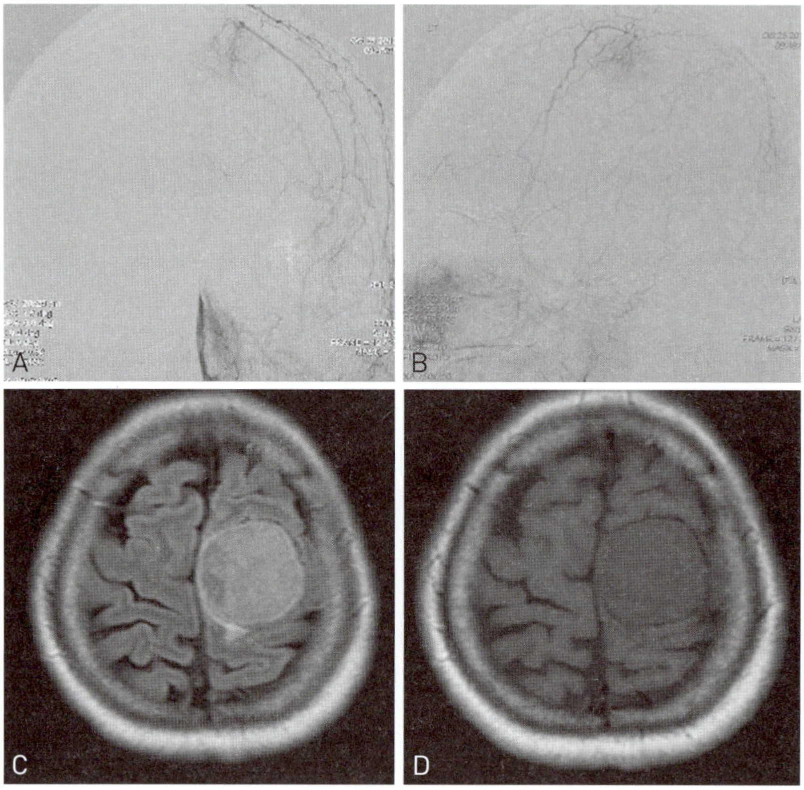

그림 3-3-21 **수막종(meningioma)의 뇌혈관조영상**

A: DSA 정면상, B: DSA 측면상, C, D: MR영상.

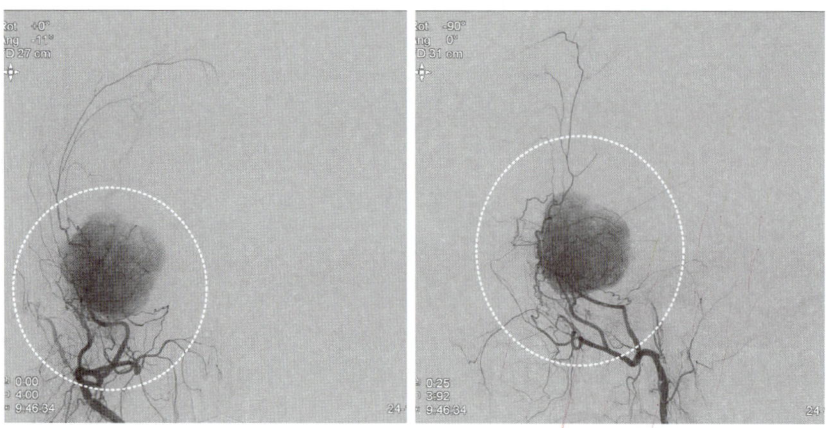

그림 3-3-22 **유년(성) 혈관섬유종(연소성 혈관 섬유종, juvenile angiofibroma: JAF)의 ECA 정면상, 측면상의 뇌혈관조영상.**

04 뇌혈관계 인터벤션

뇌혈관계 인터벤션이란 혈관내강 또는 경피적으로 직접 혈관을 천자하여 치료를 시행하는 방법으로 혈관내치료(endovascular treatment) 또는 혈관내수술(endovascular surgery)이라고도 불리고 있으며 외과적 수술을 대신하거나 수술 중에 발생될 수 있는 부작용을 최소화하기 위하여 현재 임상 이용이 증가되고 있다. 뇌혈관 인터벤션은 고도로 발달된 혈관조영기기의 출현과 미세한 혈관에 접근이 용이한 미세 카테터(micro catheter)의 개발, 굴곡이 심한 혈관들을 잘 따라 올라가고 지지할 수 있는 가이딩 카테터(guiding catheter), 작은 직경의 stent 및 부드러운 balloon catheter의 출현 그리고 발전된 여러 색전물질의 개발로 보다 안전하고 보다 많은 혈관질환에 적용이 가능하게 되었다.

역사적으로 1960년대부터 뇌혈관계 인터벤션이 시작되었으며 1980년대부터 시작된 뇌경색증에 시행된 혈전용해술(thrombolysis)과 1991년 Dr. Guglielmi 등이 전기적으로 분리가 가능한 분리형 백금코일(Guglielmi detachable coil: GDC)의 개발로 뇌동맥자루(뇌동맥류, cerebral aneurysm)의 치료가 가능해지면서 뇌혈관계 인터벤션이 활성화되었고 지금도 다양한 방법을 이용한 시술기구들이 개발되고 있어 치료에 많은 도움을 주고 있다.

뇌혈관계 인터벤션은 기본적으로 질환의 해부학적 구조와 병리학적인 정확한 이해와 더불어 사용되는 기구들의 올바른 선택이 가장 중요한 요소라 할 수 있다. 일반적으로 뇌혈관질환은 시간 경과에 따라 기능 손상 및 후유증이 달라지므로 신속한 치료 방법의 선택과 정확한 치료가 시행되어야 한다.

현재 주로 치료가 이루어지는 시술은 뇌동맥자루코일색전술(뇌동맥류코일색전술, cerebral aneurysm coil embolization), 뇌동정맥기형색전술(brain arteriovenous malformation: AVM embolization), 경막동정맥샛길(경막동정맥누공, dural arteriovenous fistula: AVF embolization), 목동맥성형술(carotid artery angioplasty) 및 스텐트설치술(stent insertion), 두개내혈전제거술(intracranial thrombectomy), 목동맥해면굴샛길(경동맥해면정맥동루, carotid cavernousfistula: CCF embolization), 뇌혈관과다 종양색전술(brain hypervascular tumor embolization) 등이 시행되고 있다.

1) 색전술(embolization)

(1) 뇌동맥자루(뇌동맥류, cerebral aneurysm) 코일색전술(coil embolization)

뇌동맥자루 파열(뇌동맥류 파열, cerebral aneurysm disruption)에 의한 거미막밑출혈(지주막하출혈, subarachnoid hemorrhage: SAH)이 있는 경우 subarachnoid hemorrhage의 시기 및 출혈 당시의 환자의 상태가 중요하다. 또한 출혈되지 않은 동맥자루에서도 출혈의 가능성과 출혈 후에 발생할 수 있는 합병증의 위험으로 인하여 가급적 적절한 치료가 필요하다.

① 시술 목적

동맥자루의 치료원칙은 동맥자루에 혈류에 의한 압력을 배제함으로써 출혈을 방지하는 것이다. 두개내에서 발생하는 주요혈관 분지에서의 전형적인 동맥자루는 외과적 수술인 aneurysm clip을 이용한 뇌동맥자루 경부 클립결찰술 치료가 주된 치료 방법이었으나 최근에는 최소침습의 잇점과 인터벤션 장비, 기구 및 시술재료의 발달로 많은 경우에서 비침습적 시술(noninvasive procedure)인 혈관 내로 동맥자루를 치료하는 뇌동맥자루 코일색전술을 이 많이 시행되고 있다.

1960년대 처음 혈관 내로 동맥류의 치료가 시행되었고, 1974년에는 분리형 풍선(detachable balloon)을 이용한 동맥류의 치료가 보고되었다. 그 후 1988년 Dr. Hilal는 합성사(fiber)로 도포한 백금코일(platinum coil)을 이용하여 cerebral aneurysm embolization을 처음 소개한 이래, 동맥자루 내에서 코일 이동이 적고 혈전 형성을 높인 다양한 형태의 platinum coil들이 개발되고 있었다. 그러나 동맥류 내로 삽입된 platinum coil은 동맥류 내의 위치 유지가 불안정하여 처음의 위치를 이탈하고 다른 혈관을 색전시키는 등의 문제점을 발생시켜 1991년 Dr. Guglielmi 등이 개발한 분리형 백금코일(Guglielmi detachable coil: GDC)은 기존에 사용되던 단순 백금코일의 단점들을 개선시켰다. GDC는 전기적으로 인도용 스테인레스 철사(introducing stainless wire)로부터 코일 분리가 가능한 구조로서 동맥류 내로 삽입된 백금코일이 동맥류 내에서 적절한 위치를 잡은 다음 서로 분리가 되도록 하는 특징이 있어 정확하고 안전하게 coil을 삽입할 수 있다.

② 적응증

- 수술 또는 시술 후 재발하거나 남은 뇌동맥자루
- Aneurysm의 위치가 수술적으로 치료가 어려운 경우
- 고령 또는 환자의 상태가 불안정하여 외과적 수술이 어려운 환자
- 파열 또는 파열되지 않은 대부분의 뇌동맥류

위의 소개된 적응증 및 재료는 대부분 뇌동맥자루의 경부가 체부보다 작은 경우이고 최근에는 다양한 재료가 소개됨에 따라 경부가 체부보다 큰 동맥자루의 형태도 다양한 방법으로 인터벤션 시술이 이루어지고 있다.

③ 시술 재료

인터벤션 시술은 뇌혈관조영술(TFCA) 진행 후 시술이 진행되며, 검사 재료는 cerebral angiography 검사 재료와 동일하며 시술에 필요한 재료는 아래와 같다.

명칭(영문명 또는 상품명)	제원	비고(용도)
피포(sheath introducer)	6~7 Fr. sheath	
안내 카테터(guiding catheter)		혈관의 굴곡 극복과 지지, 그밖에 미세 카테터나 치료재료를 안내하는 역할
미세 카테터(micro catheter)	2개의 tip marker	뇌동맥자루 초선택
미세안내철사(micro guide wire)		미세카테터 안내 및 초선택
분리형 백금코일 (detachable platinum coil)		뇌동맥자루 색전용
코일 분리 장치 (coil detachable device)		뇌동맥자루 색전용 코일 분리

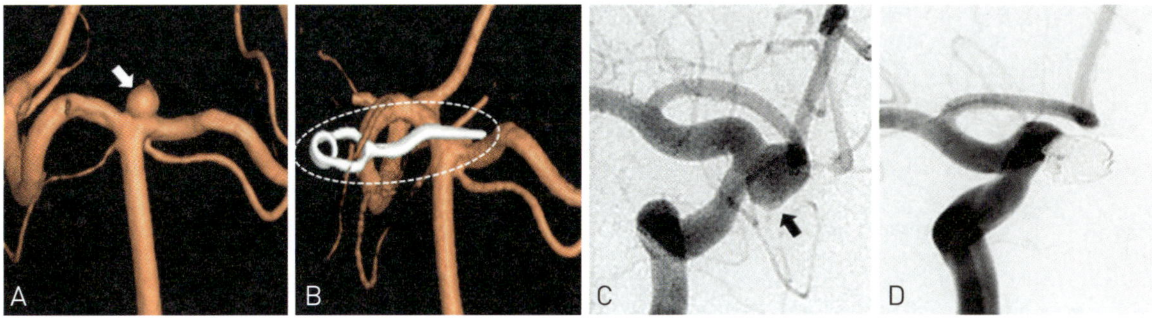

그림 3-4-1 외과적 동맥자루 결찰술(A, B)과 동맥자루 코일색전술(C, D)을 시행한 동맥자루 치료 방법

A. 외과적 결찰술 시행 전 볼륨 렌더링 영상(화살표– cerebral aneurysm), B. 외과적 결찰술 시행 후 볼륨 렌더링 영상(점선 원– clip), C. 코일색전술 전 혈관조영상(화살표– cerebral aneurysm), D. 코일색전술 후 혈관조영상.

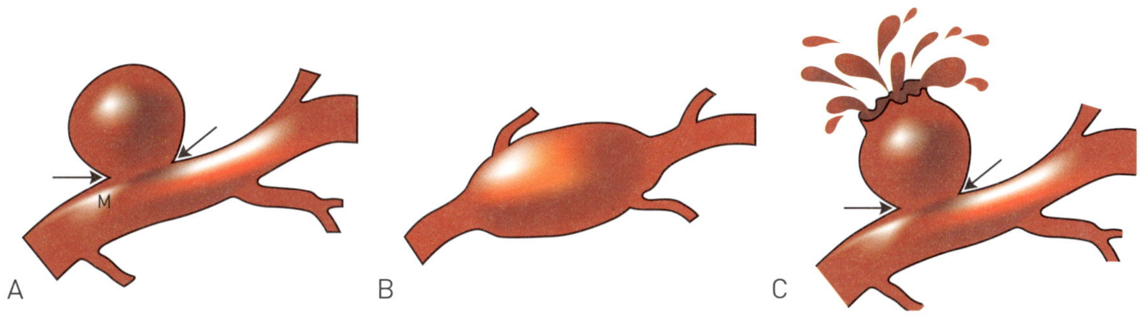

그림 3-4-2 Aneurysm의 형태

(화살표: 동맥자루 목, aneurysm neck, M: 모동맥, parent artery), A: 낭상의 파열되지 않은 동맥자루(saccular Aneurysm) B: 방추형의 파열되지 않은 동맥자루(fusiform aneurysm), C. 파열된 동맥자루(ruptured aneurysm).

가. 안내 카테터(guiding catheter)

안내 카테터는 catheter 내부를 통해 미세 카테터(micro catheter)나 인터벤션에 사용되는 재료들의 이동이 용이하게 하기 위하여 사용되는 catheter이며, 혈관영상을 얻기 위한 조영제의 주입 및 항혈액응고 목적인 헤파린이 혼합된 수액의 투여가 용이하도록 충분한 내경(inner diameter)을 가지고 있어야 한다.

대부분 guiding catheter의 가까운 쪽과 먼 쪽의 내경이 동일한 non tapered형이며, 한 위치에서 오랜 시간 많이 움직이지 않아야 하며, 굴곡이 큰 혈관에서 버틸수 있는 강도를 유지하여야 한다. 혈관벽에 손상을 주지 않기 위하여 catheter의 먼쪽부분은 부드럽게 만들어져야 하나 꼬임(kinking)이 되거나 붕괴(collapse)가 발생할 정도로 너무 부드러운 것은 곤란하다.

만약 동맥경화증 등에 의해 좁아지거나 구부러진 혈관에서 guiding catheter의 내경이 좁아진다면 그 안에 들어가 있는 동축시스템(coaxial system)과의 간격이 작아져서 혈전을 일으키기 쉽고 내부 시스템의 이동에도 큰 어려움을 줄 수 있다. 대부분의 guiding catheter는 먼쪽부분을 제외하고 catheter 내부는 초미세 철사가 합사된(braiding) 구조(그림 3–4–3)로 제작되어 일정한 내경을 유지하도록 제작된다. 주로 사용되는 6F guiding catheter의 경우, 내경이 0.064인치 이상을 가지고 있어 micro catheter를 삽입하고도 road map기능과 헤파린 수액의 주입이 가능하다. 따라서 guiding catheter의 결정은 사용되는 시술 재료의 구성을 정확히 파악한 후에 결정되어야 한다.

나. 미세 카테터(micro catheter)

Micro catheter의 재질은 polyethylene, polyamide, polyurethane, polyester, silicone, teflon 등이 쓰인다.

Micro catheter는 다양한 기준으로 구분할 수 있다. 혈관을 선택하고 전진시키는 방법에 따라 와이어 유도형 카테터(wire directed micro catheter)와 혈류 유도형 카테터(flow directed micro catheter)로 구분할 수 있다. 또한 catheter의 이동을 용이하게 하기 위하여 표면에 친수성 피복(hydrophilic coating)의 유무에 따라서도 구분이 되고, catheter의 재질 내부에 다른 물질(stainless steel, nitinol, platinum 등)로 braiding되어 있는 여부에 따라서도 구분이 된다. catheter 내부가 braiding되어 있으면 혈관 내에서 catheter의 kinking과 굴곡이 심한 혈관을 지나갈 때 catheter의 내경이 좁아지는 문제 등을 방지할 수 있다.

Micro catheter가 가져야 할 주요 특징은 조영제 및 시술 재료가 들어갈 수 있는 적당한 내경이 필수적이며, 비외상성 팁(atraumatic tip), 투시상에 보일 수 있는 방사선의 불투과도와 시술자에 의해 쉽게 움직여 작은 혈관까지 안전하게 도달할 수 있어야 한다는 것이다. flow directed micro catheter는 wire

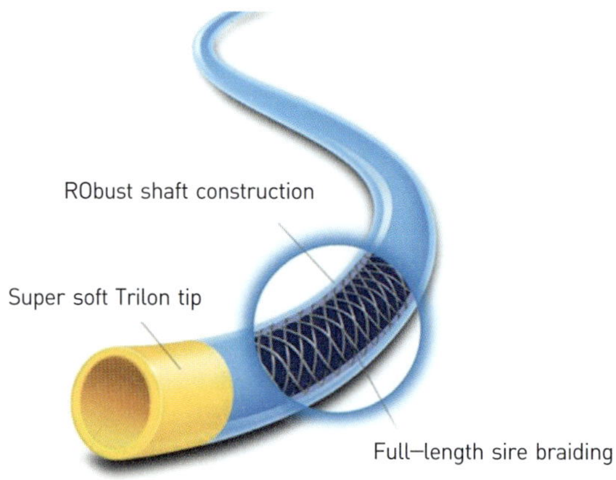

그림 3-4-3 **초미세 철사가 합사된(braiding) catheter의 내부구조**

http://www.bostonscientific.com/en-US/medical-specialties/interventional-cardiology에서 인용

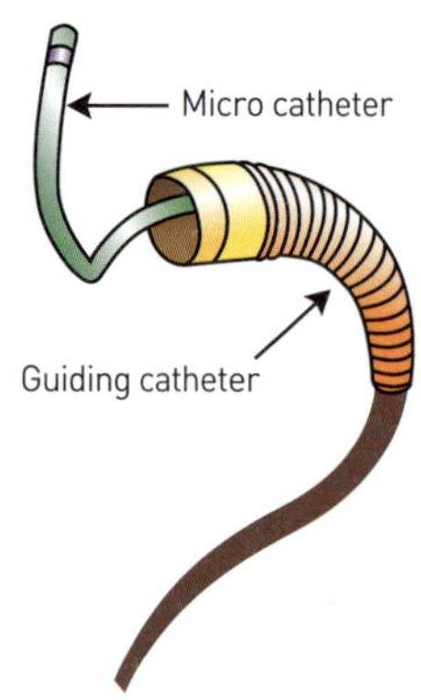

그림 3-4-4 **Guiding catheter와 micro catheter의 동축시스템(coaxial system)사용 예.**

directed micro catheter보다 더 유연하고 작은 distal segment를 가지고 있어 작은 물리적 충격에도 손상될 수 있으므로 사용상에 더욱 주의를 기울여야 하며, 주로 혈류가 빠른 뇌동정맥기형 색전술에 사용하기 쉽다.

일반적으로 micro catheter의 명칭 중 뒤에 붙는 숫자는(tracker 10, prowler 14 등) 내경의 직경에 따라 사용이 가능한 micro wire의 굵기를 표시하고 1개 또는 3 cm간격으로 2개의 tip marker(방사선 비투과 표지)를 가진 catheter로 구분이 가능하다. 분리형코일색전술을 시술할 때는 코일의 위치를 정확히 파악하기 위해서 2개의 tip marker를 가진 catheter를 이용하는 것이 바람직하다. 이 밖에도 catheter의 굵기, 유연성의 정도, 내부 코팅 유무와 같이 micro catheter의 종류는 대단히 많으며 시술에 목적 및 사용되는 재료에 따라 선택하여 사용하여야 한다.

다. 미세안내철사(micro guide wire)

미세안내철사의 구성은 distal tip과 mandrel core로 구성된다. 원위부 끝(distal tip)은 대개 platinum coil이나 stainless steel로 만들어지고 mandrel core는 안내철사의 가운데 부분이며 stainless coil, nitinol, 기타 금속 합금으로 두 부분이 접합되어 만들어진다.

미세안내철사도 micro catheter와 동일한 특성이 요구된다. 특히 distal tip이 부드러워 혈관벽에 손상을 주지 않는 것이 무엇보다 중요하며 시술자의 의도에 따라 움직임이 용이하여야 한다. 또한 방사선 투시상에 잘 관찰되어야 하며 micro catheter의 이동을 지지할 수 있을 정도의 강도를 유지하고 있어야 한다.

라. 뇌혈관색전술용 코일(cerebral embolization coil)

다양한 형태 및 크기의 코일이 있으나 사용의 주목적은 혈관 또는 혈류공간의 폐색이다. 현재 주로 뇌동맥자루의 색전술에 사용되는 분리형 코일(detachable coil)은 초기 사용된 GDC(Guglielmi detachable coil)에 비하여 다양한 종류와 형태의 detachable coil이 사용되고 있으며, coil의 분리방법은 코일과 연결된 wire를 통해 전류를 흘림으로써 연결부위를 단락시키는 전기적인 방법과 전기를 사용하지 않는 기계적인 방법이 이용되고 있다.

coil은 굵기 및 spring의 직경, 유연성 정도 등에 따라 여러 종류로 분류되어 있으므로 aneurysm의 크기 및 모양에 따라 적절한 선택이 이루어져야 한다(그림 3-4-5).

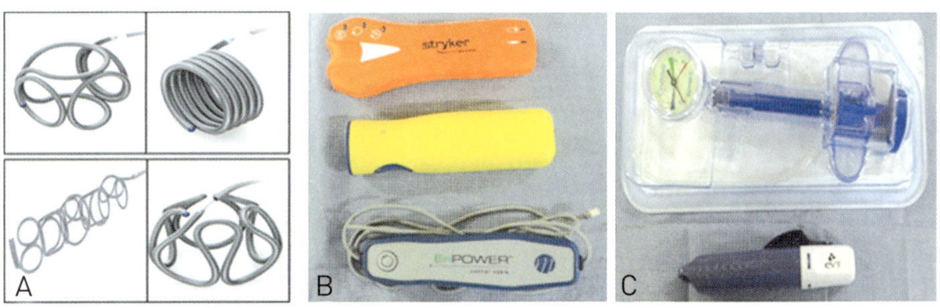

그림 3-4-5 분리형 코일과 코일을 분리하는 기구

A. 다양한 형태의 분리형 코일, B. 전기를 이용하여 코일을 분리하는 기구, C. 기계적인 방법으로 코일을 분리하는 기구

Detachable coil은 다양한 크기의 나선(helix)과 다양한 길이, 코일의 3차원 형태와 부드러운 정도에 따라 구분되어 frame용, filling용, finish용으로 사용하고 있으며 코일의 제조사에 따라 코일의 직경 또한 구분된다. Coil의 사양은 aneurysm의 크기와 모양에 따라 첫 번째 coil을 결정하여 frame을 잡고, 이후에는 filling과 finish용으로 작은 coil과 부드러운 coil을 단계적으로 aneurysm 내로 삽입하여 색전이 가능하도록 한다.

Coil에 연결되어 있는 안내철사의 먼쪽부위의 3 cm 위치에 방사선 비투과성 표지(radiopaque marker)가 부착되어 있어 코일이 micro catheter 밖으로 이동되는 것의 관찰이 가능한데 이때에는 두 개의 표지(2−tip marker)가 붙어 있는 micro catheter를 사용하여야 coil의 위치 확인을 할 수 있다.

최근에는 제조사에 따라 다양한 종류의 detachable coil이 출시되고 있으며 다양한 형태의 coil의 분리 방법이 소개되고 있다.

④ 시술 과정

1] 시술은 가급적 전신마취 유도하에서 시행하는 것이 안전하고 시술 시간을 줄일 수 있다.

2] Sheath introducer를 femoral artery에 삽입한 후 guiding catheter를 동맥자루가 있는 뇌동맥의 근위부에 위치시킨다.

3] Guiding catheter를 삽입한 후 파열되지 않은 동맥자루의 경우 혈전방지를 위해 환자의 체중에 따라 헤파린을 3,000~5,000 unit 정맥주사하고 ACT(activated clotting time)를 환자의 평소보다 2~3배 유지시킨다.

4] Guiding catheter를 통하여 micro catheter를 이동시켜(그림 3−4−3) micro catheter의 먼쪽부분을 동맥자루 내에 안전하게 위치시킨다. 이때 aneurysm rupture의 위험이 있으므로 micro guide wire는 부드러운 것을 사용하는 것이 좋다.

5] 장시간의 시술에 따른 혈전예방을 위해 guiding catheter와 micro guide wire에 헤파린을 섞은 식염수를 계속 주입한다.

6] Micro catheter를 통해 coil을 삽입하는데 첫 번째 coil은 aneurysm 직경의 90%의 크기로 선택하여 서서히 삽입하면서 aneurysm 전체의 모양과 비슷한 코일망(coil net)을 만든다.

7] 가장 적당한 모양이 만들어지면 혈관조영을 통해 다른 혈관의 폐색 및 coil의 이탈을 확인하고 coil과 micro guide wire를 분리시킨다.

8] Coil이 micro guide wire로부터 분리되면 micro guide wire를 서서히 체내에서 제거한다.

9] 위와 같은 방법으로 동맥류 내에 빈 공간이 없어질 때까지 점차 작은 크기와 부드러운 coil을 사용하여 동맥류를 폐색시킨다(그림 3−4−6).

10] 동맥류를 모두 폐색시킨 후 마지막으로 guiding catheter를 통하여 조영제를 주입하고 시술 중 발생할 수 있는 합병증의 유무를 확인한다.

⑤ 시술 과정에 따른 색전술의 분류

− 단일, 이 중 catheter를 이용한 방법(single & double catheter method)

− Balloon catheter를 이용한 보조 방법(balloon assisted method)

- Stent를 이용한 보조 방법(stent assisted method)
- 혈류 전환 원리를 이용한 방법(flow diverted method)

심화 - 혈류 방해 원리를 이용한 방법(flow disruptor(woven endobridge: WEB) method)flow-disruptor(WEB) device를 이용한 cerebral aneurysm embolization은 뇌동맥자루 혈관 내 치료방법 중 하나로 최근에 개발된 치료법이다.

Chapter 03

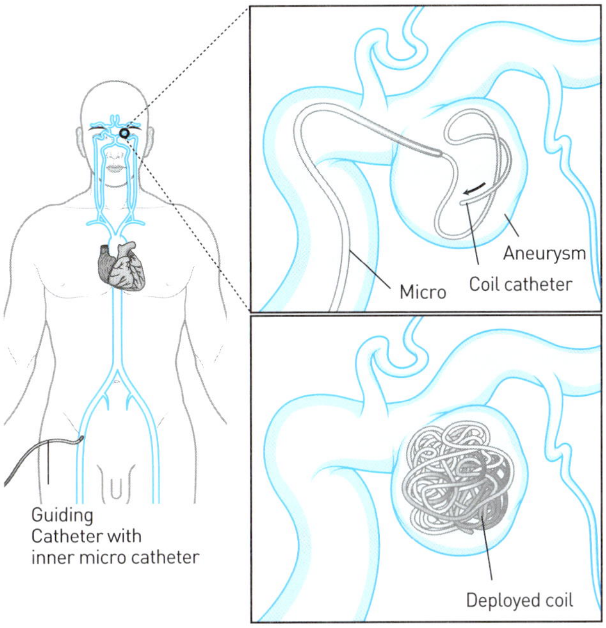

그림 3-4-6 **뇌동맥자루의 코일색전술 과정**

화살표-coil이 micro catheter에서 나오면서 서서히 뇌동맥자루 내부에서 말리는 과정

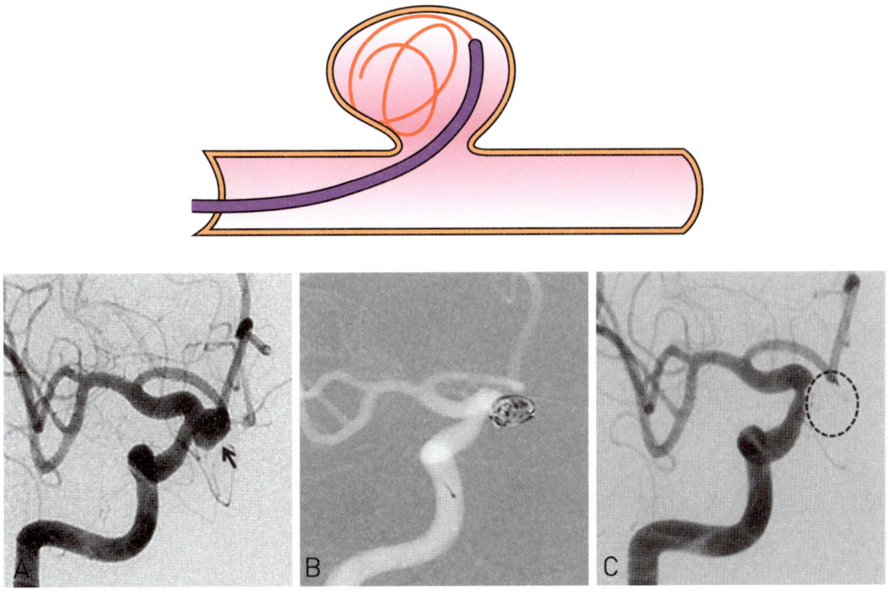

그림 3-4-7 **뇌동맥자루 코일색전술 – single catheter method**

A. aneurysm(화살표), B. micro-catheter 안으로 코일삽입, C. 코일색전술 후 DSA 영상(점선 원-폐색된 동맥자루)

⑥ 시술관련 유의사항

- Coil을 분리하기 전 혈관조영술을 통해 모동맥의 폐색을 확인한다.
- 파열되고 크기가 작은 동맥자루에서 coil의 굵기를 결정할 경우는 0.010인치의 coil을 사용하고 파열되지 않은 큰 동맥자루에는 0.018인치 coil을 사용한다.
- 동맥자루의 목부분이 큰 경우에는 첫 번째 코일을 3차원 코일(3D coil)로 사용하거나(그림 3-4-4) balloon catheter 또는 stent를 이용하여 동맥자루 목부분(aneurysm neck)의 일부를 폐색한 후 남은 공간을 통해 코일을 삽입한다.

⑦ 부작용

- 시술 중 동맥자루 파열
- 혈관 내에서 백금코일의 절단
- 동맥자루색전술 중 원위부 혈관의 색전증 발생
- 동맥자루 내에서 분리된 코일의 이동으로 인한 모동맥 폐색

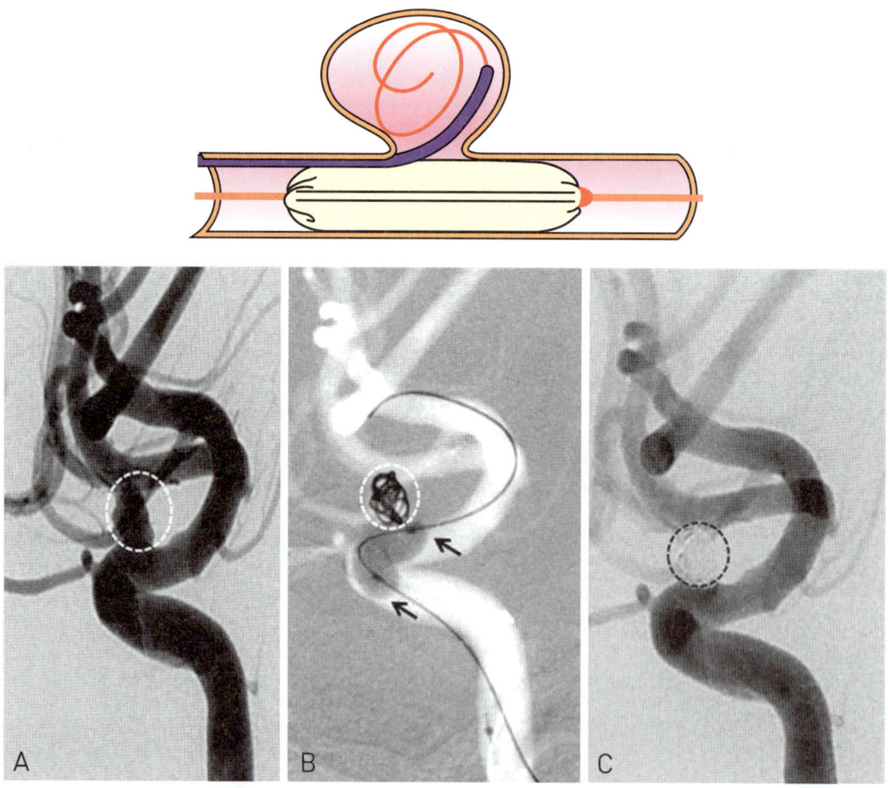

그림 3-4-8 뇌동맥자루 코일색전술–balloon assisted method

A. aneurysm(점선 원), B. 풍선(화살표) 확장 후 코일(점선 원)을 삽입하는 과정, C. 코일색전술 후 DSA 영상(점선 원–폐색된 aneurysm)

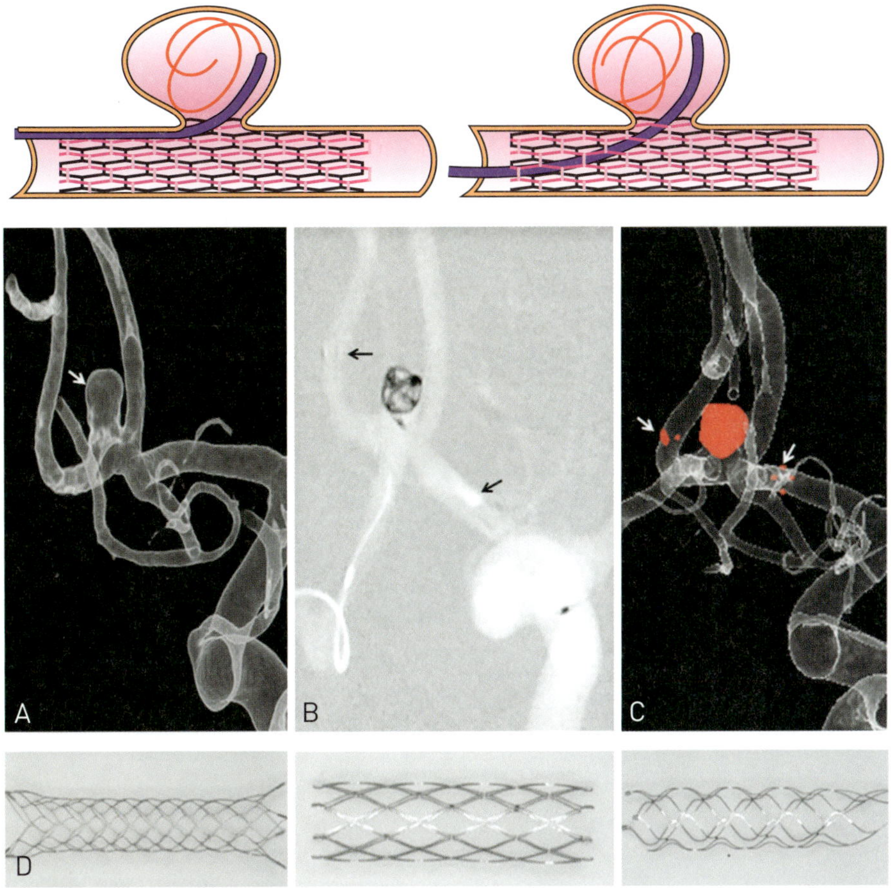

그림 3-4-9 뇌동맥자루 코일색전술–stent assisted method

A. aneurysm(화살표), B. stent 삽입(화살표: stent 말단) 후 코일을 삽입하는 과정, C. 코일 삽입 후 3차원 영상(화살표: stent 말단), D. 코일색전술의 보조 역할을 하는 다양한 형태의 stent

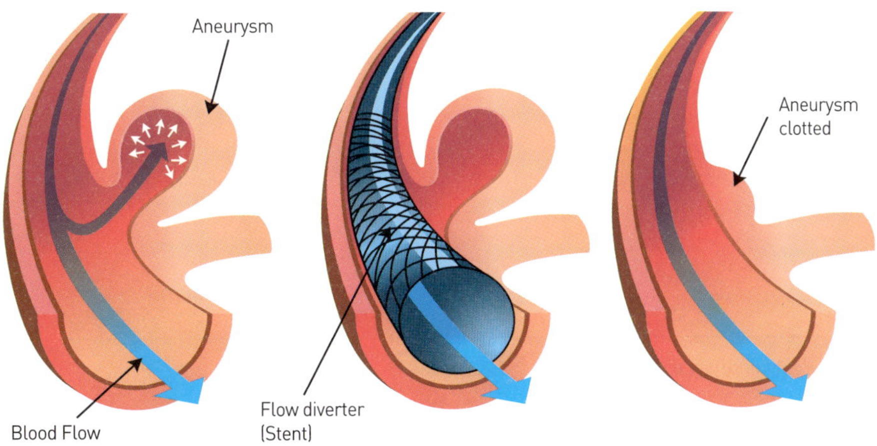

그림 3-4-10 뇌동맥자루 색전을 위한 혈류전환용 스텐트설치술(diverted stent insertion)의 시술 원리

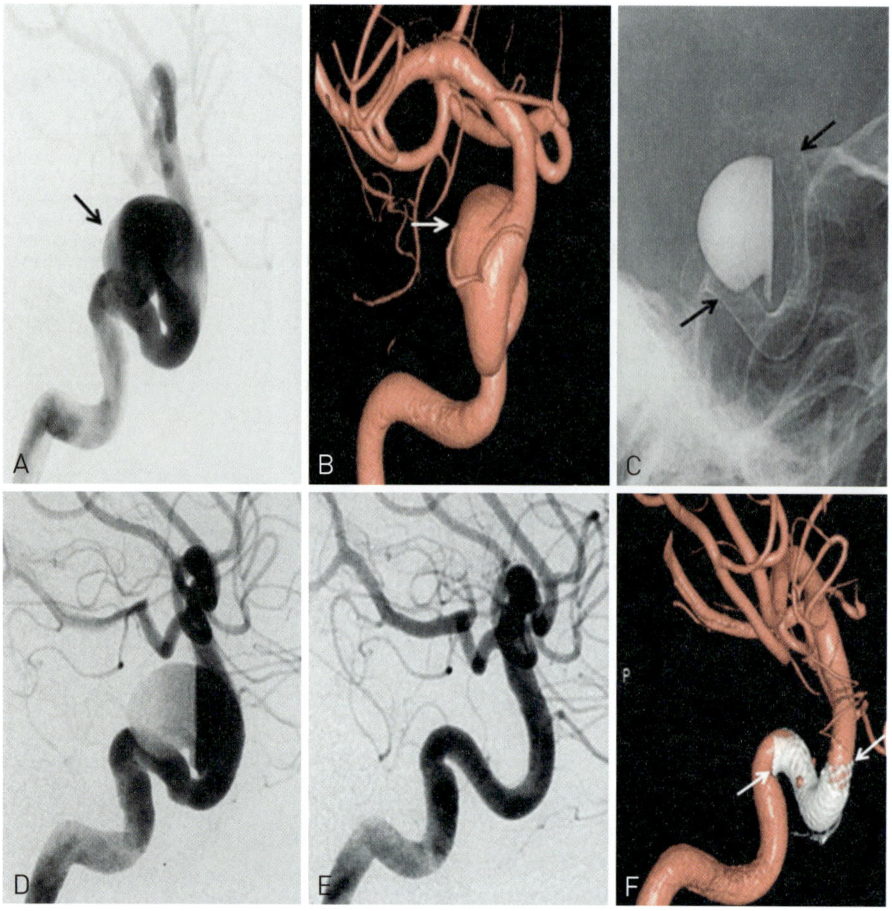

그림 3-4-11 뇌동맥자루 색전을 위한 혈류전환용 스텐트설치술(diverted stent insertion)

A. aneurysm(화살표), B. 삼차원 영상의 aneurysm(화살표), C. 화살표: 혈류 전환용 stent(flow diverter), D. stent 삽입 직후 DSA 영상, E. 시술 1년 후 추적 DSA 영상(동맥류는 관찰되지 않음), F. 시술 1년 후 추적 삼차원 영상(화살표: flow diverter).

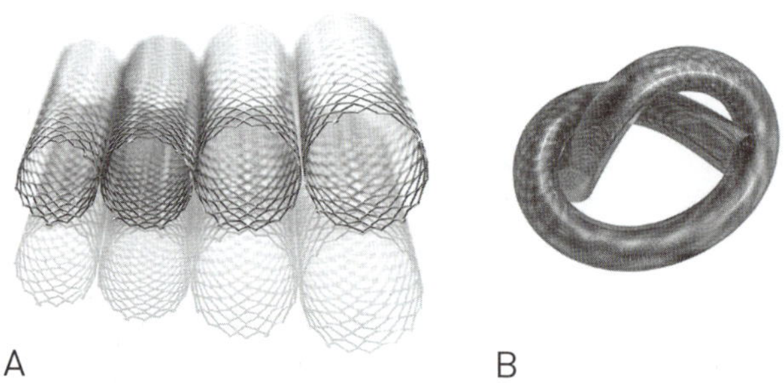

그림 3-4-12 혈류전환용 stent(flow diverter)

A. 일반적인 vascular stent, B. aneurysm 색전용 stent(pipeline). 일반적인 vascular stent와 비교하여 stent 세선이 교차되는 메쉬(mesh)의 크기가 작고 촘촘한 구조로 되어 있다. (www.ev3.net에서 그림 인용)

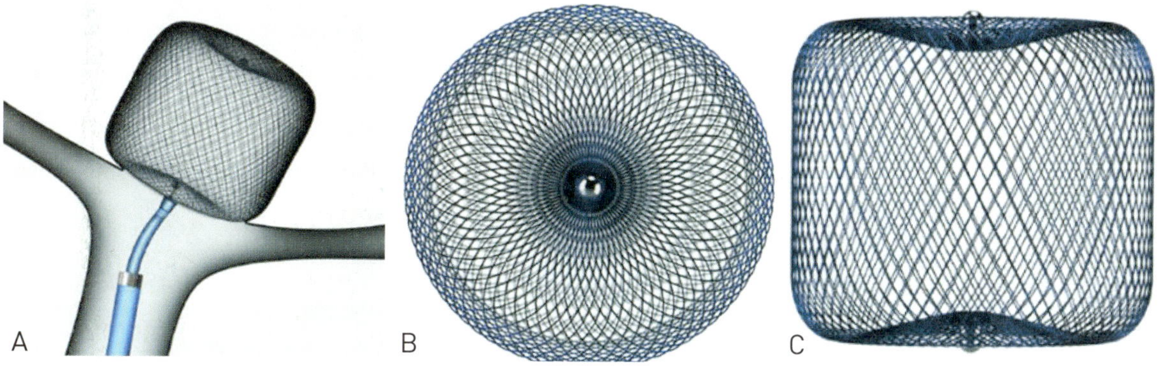

그림 3-4-13 **flow-disruptor(WEB) device**

A. 시술 모식도 B. WEB device 단면 C. WEB device SL & SLS type (www.miceovention.com 에서 그림 인용)

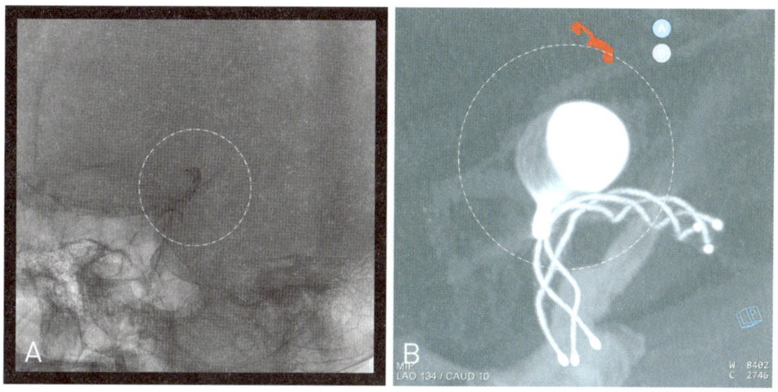

그림 3-4-14 **뇌동맥자루 색전을 위한 flow-disruptor(WEB) embolization.**

A. WEB device 설치된 영상, B. 스텐트 지지하에 설치된 WEB device 삼차원 MIP 영상

(2) 뇌동정맥기형(arteriovenous malformation: AVM) 색전술(embolization)

뇌동정맥기형(brain AVM)의 주요 증상으로는 출혈, 발작(seizure), 신경학적 결손(neurologic deficit), 두통 등이 있고 그중 출혈이 50% 이상으로 가장 많이 발생하는 증상이다.

일반적으로 AVM에서의 혈관 내 치료의 색전술은 기형 혈관의 크기를 줄여 수술의 위험성을 낮게 만들고 완전 적출이 가능하게 하거나 혹은 방사선수술(radiosurgery)에 적합하게 하는 전 처치로 행하여진다. 경우에 따라서는 기형으로 인한 두통, 출혈의 증상완화를 목적으로 시행하기도 하며, 색전술만 시행하여도 10~15%의 환자에서 완치가 가능하다. 흔히 사용되는 색전물질은 고형입자성인 polyvinyl alchol(PVA)과 이보다 영구적이며 액성(liquid)인 Cyanoacrylate(의료용 순간접착제) N-butyl Cyanoacrylate(NBCA), isobutyl cyanoacrylate(IBCA) 서서히 굳어 좀 더 많은 정맥까지 채울 수 있도록 고안된 Onyx, PHIL 등이 사용된다. 그러나 이러한 물질들을 사용하여 색전시킨 기형혈관에서 시간의 흐름에 따라 새로운 혈관의 생성, 재관류 형성 등이 발생될 수 있다.

치료를 결정하는 데 있어 고려하여야 할 일반적인 위험인자는 동정맥기형의 크기, 위치, feeding artery 및 유출 정맥의 형태 등이다. 색전하여야 할 혈관의 위치가 운동, 기억, 언어, 시각 등의 뇌기능과

관련이 있는 경우에는 더욱 주의를 요하여야 한다.

① 시술 목적 및 적응증

시술은 아래와 같은 시술 목적 및 적응증에 따라 구분하여 시행한다.

- 완치적색전술(curative embolization): 영구적인 생체 내 비분해물질을 이용하여 뇌동정맥기형의 혈관구조인 핵 내부에 주조(cast)를 만들어야 하는데, 이런 경우에는 입자성 혹은 흡수성 물질은 사용할 수 없다. 색전술에 의한 치료는 적어도 6개월 후에 확인할 수 있으며 1~2년 후에 혈관조영상을 확인하면 더욱 확실하다. 색전술이 끝난 직후에 병변의 소실을 완치로 판정하기 어려운데 그 이유는 후에 동맥의 측부순환(측부혈행, collateral circulation)이 발달할 수 있기 때문이다.
- 수술 전 색전술(preoperative embolization): 큰 병변이나 혈류가 매우 빠른 뇌동정맥기형에서 수술적 제거의 보조적 수단으로 많이 행하여지고 있다. 수술 전 색전술은 출혈을 감소시켜 수술시간을 줄이고 병변제거 시 혈류학적 변화를 최소화시킬 수 있다.
- 방사선수술(radiosurgery): 방사선수술이 가능한 크기 이하로 병변을 줄이는 목적으로 시행한다. 핵의 크기가 체적 10 cm^3 경우 치료성적이 좋다.

② 시술 재료

Intervention 시술은 cerebral angiography 진행 후 시술이 진행되며, 검사 재료는 cerebral angiography 검사 재료와 동일하며 시술에 필요한 재료는 아래와 같다.

명칭(영문명 또는 상품명)	제원	비고(용도)
NBCA(N-Butyl-2-Cyanacrylat: Histoacryl) 또는 Onyx PHIL		AVM 색전용 OnyxPHIL사용 시 lipiodol과 tungsten powder 사용 안 함
리피오돌(lipiodol)		NBCA와 혼합용
Tungsten powder 또는 Tantalum powder		NBCA와 혼합용
5% 포도당용액	비이온성 용액	

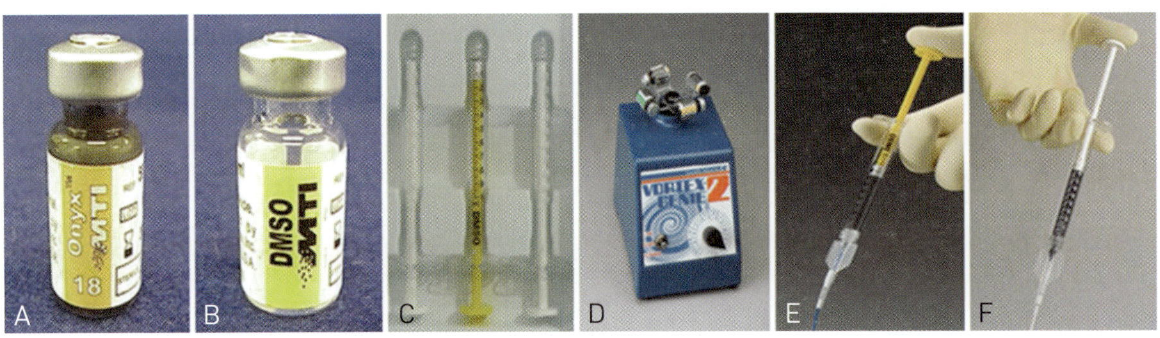

그림 3-4-15 Onyx liquid embolic system의 구성과 준비

A. Onyx(Ta powder와 혼합), B. DMSO, C. 1cc Luer-lock syringe, D. Onyx vial을 20분 이상 shaking(Ta powder와 혼합이 잘되기 위하여), E. DMSO micro-catheter 내로 주입, F. Onyx를 micro catheter로 주입

가. Onyx liquid embolic system

NBCA보다 경화속도가 느려 시간의 제약 없이 혈관조영상을 확인하며 보다 안전하게 원하는 부위를 충분히 색전할 수 있는 혈관색전물질이다. Onyx liquid embolic system은 에틸렌비닐알코올의 공중합체(ethylene-vinyl alcohol copolymer: EVOH)와 디메틸설폭시드 용매(dimethyl sulfoxide solvent: DMSO), 미세탄탈륨가루(micronized tantalum(Ta) powder)의 혼합체이며, Onyx는 DMSO 외의 다른 액체(혈액, 증류수 등등)와 접촉 시 경화가 진행되므로 DMSO는 micro catheter를 통하여 Onyx를 주입할 때, 색전 발생 요구병변부까지 전달되기 전에 경화되는 것을 방지하는 역할을 한다. 현재는 AVM과 경막동정맥샛길(경막동정맥누공, dural arteriovenous fistula: DAVF)의 색전술에 주로 사용되어지고 있다.

③ 시술 과정

1] 6 Fr. sheath를 femoral artery에 삽입하고 guiding catheter를 AVM이 있는 혈관의 몸쪽부분에 위치시킨다.

2] Guiding catheter를 통해 혈류유도형 micro catheter를 삽입하고 혈류의 흐름에 따라 micro catheter를 이동시켜 micro catheter의 먼쪽부분을 기형혈관의 핵 내(병소내 동맥자루, 병소내 동맥류, intranidal artery)에 위치시킨다.

3] Micro catheter를 통해 혈관조영술을 실시하여 혈류속도 및 유출정맥과의 관계, 정상혈관의 조영 여부를 확인한다.

4] 혈류속도와 선택된 기형혈관의 크기에 따라 NBCA와 lipiodol의 필요에 따라 tungsten powder를 적절히 혼합한다.

5] Catheter 주입부 및 내부를 비이온성 용액(포도당용액을 주로 사용)으로 씻어낸 후 NBCA혼합물을 주입한다.

6] 뇌동정맥기형을 폐색시킨 후 마지막으로 guiding catheter를 통하여 조영제를 주입하고 시술평가와 함께 시술 중 발생할 수 있는 합병증의 유무를 평가한다.

④ 시술관련 유의사항

- 기형혈관의 핵 내에 동맥자루 발생 가능성이 높으므로 catheter 이동 시 주의하여야 한다.
- 신경학적 결손과 같은 합병증이 발생한 경우에는 증상이 호전된 후에 다시 시행하는 것이 바람직하다.
- Micro catheter를 통하여 색전물질을 주입할 때 색전물질이 혈액과 작용하여 응고되기 전에 catheter를 신속히 제거하여야 한다.
- 색전술로 인한 급격한 뇌혈류의 변화에 따른 부작용을 최소화하기 위하여 큰 병변은 단계적으로 여러 번에 걸쳐 색전술을 시행한다.

⑤ 부작용

- Catheter 이동에 의한 기형혈관 파열
- 색전물질의 정상혈관색전으로 인한 뇌경색
- 색전물질의 유출정맥으로 색전으로 인한 정맥출혈

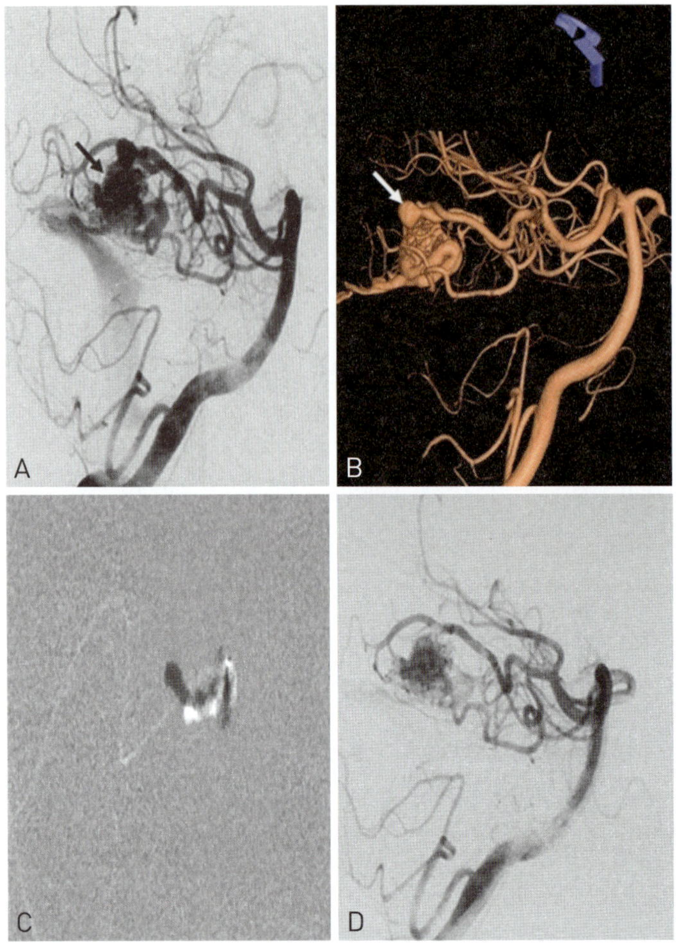

그림 3-4-16 뇌정맥기형 색전술(NBCA 이용)

A. 가성동맥류(false aneurysm)를 가진 AVM(화살표), B. 3D 혈관조영 영상의 false aneurysm(화살표), C. 색전물질(NBCA) 주입(화살표), D. 색전물질 주입 후 false aneurysm의 소멸과 기형 용적이 축소된 소견이 보이는 DSA 영상(색전술 후 추가적인 치료 필요)

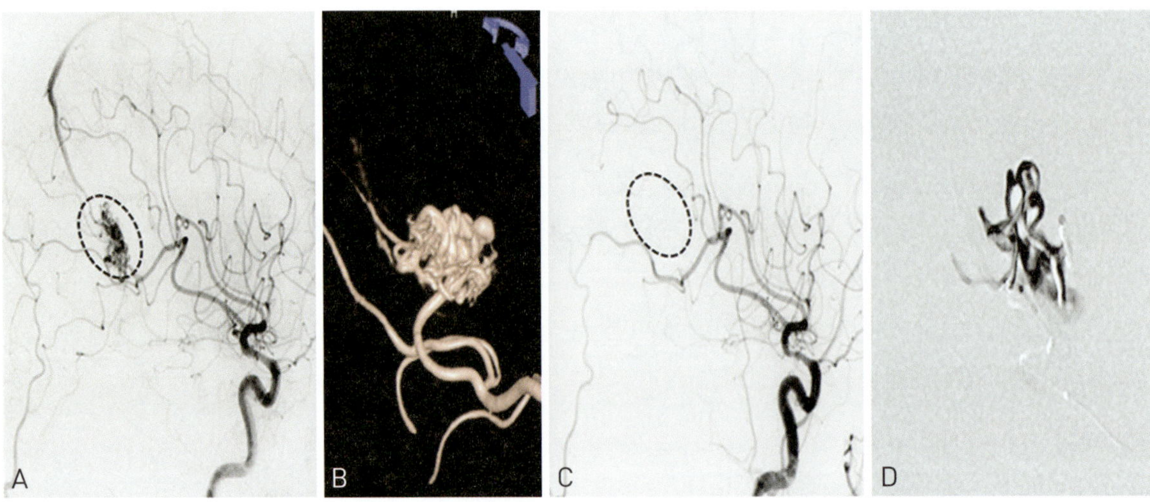

그림 3-4-17 뇌정맥기형 색전술(onyx 이용)

A. 뇌동정맥기형(점선 원), B. 3차원 영상의 AVM, C. 색전물질(onyx) 주입, D. 색전물질(onyx) 주입 후 AMV이 소멸된(점선 원) DSA 영상

(3) 목동맥해면굴샛길(경동맥해면정맥동루, carotid cavernous fistula embolization: CCF) 색전술(embolization)

동정맥샛길(동정맥루, Arteriovenous fistula)이란 동맥과 정맥이 동시에 손상을 받았을 때 발생하는 것으로 동맥과 정맥 간에 비정상적인 교통이 발생하여 동맥으로부터 높은 압력을 가진 많은 피가 저항이 낮은 정맥 내로 흘러 들어가는 증상이 나타난다. CCF는 많은 정맥얼기(venous plexus)로 형성되어 있는 해면정맥굴(해면정맥동, carvernous sinus)과 해면정맥동 내를 지나는(C3−C5 level) ICA 사이에서 동맥벽이 찢어져 동맥과 정맥 사이에 비정상적인 교통이 일어나는 질환이다.

CCF는 발생원인에 따라 외상성샛길(traumatic fistula)과 자발샛길(자발누공, spontaneous fistula)로 구분되며 ICA가 직접 carvernous sinus와 교통되는 직접형(direct type)과 여러 동맥이 관련되는 간접 혹은 경질막형(indirect or dural type)으로 나눌 수 있다.

직접형의 경우, catheter에 연결된 latex나 silicon balloon으로 fistula만을 차단시킨 다음 catheter를 제거하는 분리형 풍선색전술(detachable balloon embolization)이 많이 이루어졌으나 지금은 분리형 풍선이 생산되지 않아 사용되지 않고 있다. 최근에는 풍선 지지하에 분리형 코일을 이용한 색전술과 stent graft를 이용한 스텐트 이식 설치술이 많이 시행되고 있다. 분리형 풍선색전술은 detachable balloon을 해면정맥굴 내에 위치시키고 팽창시켜 fistula를 통한 혈류를 차단시킴으로써 fistula를 막히게 하는 방법이다. 이러한 detachable balloon을 이용한 색전술이 가장 적절한 일차적 치료법이지만, 풍선을 삽입할 수 없을 정도로 fistula가 작은 경우나 한 개의 balloon을 삽입한 후 남은 fistula을 다른 풍선으로 더 이상 폐색하기 어려울 때는 동맥이나 정맥으로 접근하여 coil을 삽입할 수도 있다.

CCF의 주요 증상은 안와잡음(orbital bruit), 눈알돌출(증)(안구돌출(증), exophthalmos), 결막부종(결막부기, chemosis), 점진적 시력장애(progressive visual deficit), 눈근육마비(안근마비, ophthalmoplegia), 안압상승(elevated intraocular pressure), 겹보임(diplopia) 및 두통(headache) 등이 있다. 잡음은 가장 빈번한 초기 증상이며, 결막부종은 동맥혈이 눈정맥으로 역류 시 발생되며, 겹보임은 안와 내용물이 많아져 눈근육이 늘어나고 약화되어 눈운동이 부분적으로 제한될 때 나타나며, 시력장애는 가장 심각한 합병증으로서 외상에 의한 시각신경손상, 눈정맥압의 상승, 눈돌출증에 의한 시각신경 압박 등으로 발생한다. 시력 장애가 나타나거나 안압이 상승되면 영구적 시력 상실이 발생될 수 있으므로 신속한 치료가 필요하다.

해면정맥굴의 경질막에 분포되는 동맥은 주로 ICA와 ECA의 분지들이다. 해면정맥동에서 유출되는 정맥이 더욱 중요한데, 이는 CCF에서 나오는 대부분의 임상증상이 CCF를 통한 동맥혈로 인한 정맥압 상승에 기인하기 때문이다. carvernous sinus에서 전방으로 유출되는 정맥은 위눈정맥(상안정맥, superior ophthalmic vein)과 나비마루정맥굴(접형두정정맥동, sphenoparietal sinus)인데 전자는 눈돌출증을 유발하는 데 관여하며, 후자는 대뇌겉질로 역류되는 정맥압으로 인한 신경증상, 뇌출혈 및 발작을 일으키는 데 관여한다. 후방으로 유출되는 정맥으로는 위암석정맥굴(상추체정맥동, superior petrosal sinus), 아래암석정맥굴(하추체정맥동, inferior petrosal sinus)과 뇌바닥정맥얼기(뇌저정맥총, basilar venous plexus)인데 이들을 통하여 뒤머리뼈우묵(후두개와, posterior cranial fossa)으로 정맥압이 전달되면 뇌줄기와 소뇌증상을 일으킬 수 있다.

① 시술 목적

CCF는 여러 발생원인에 따라 생긴 누공(fistula)를 분리형 풍선이나 풍선 지지하에 분리형 코일을 이용한 색전술과 stent graft를 이용한 스텐트 이식 설치술로 fistula와 통한 혈류를 차단하여 fistula를 막히게 하는 것이다.

② 적응증

- 외상성목동맥해면굴샛길(외상성경동맥해면정맥동루, traumatic carotid cavernous fistula)
- 자발성목동맥해면굴샛길(자발성경동맥해면정맥동루, spontaneous carotid cavernous fistula)

③ 시술 재료

Intervention 시술은 cerebral angiography 진행 후 시술이 진행되며, 검사 재료는 cerebral angiography 검사 재료와 동일하며 시술에 필요한 재료는 아래와 같다.

명칭(영문명 또는 상품명)	제원	비고(용도)
피포(sheath introducer)	8~9 Fr.	
안내 카테터(guiding catheter)	8~9 Fr.	micro guiding catheter
미세 카테터(micro catheter)		coaxial catheter용(분리형 풍선 삽입 시)
미세안내철사(micro guide wire)		
분리형 풍선(detachable balloon) 또는 분리형백금코일(detachable platinum coil)과 pushable coil stent graft		cavernous fistula 색전용

④ 시술 과정(그림 3-4-18)

1] Sheath introducer를 femoral artery에 삽입하고 guiding catheter를 CCF가 있는 ICA로 삽입한다.

2] Micro catheter에 detachable balloon을 장착한다. handtied 형을 사용할 경우에는 coaxial catheter의 끝에 balloon을 끼운 후 balloon의 목부분을 일정한 강도를 유지하면서 얇은 고무줄을 이용하여 묶는다. self sealed valve를 사용할 때는 catheter의 끝을 valve에 직접 끼워서 사용한다.

3] Detachable balloon이 장착된 micro catheter를 ICA를 통해 해면정맥굴과 연결된 궁 사이로 이동시킨다.

4] 희석된 조영제로 풍선을 확장시키면서 fistula가 막히고, ICA의 혈류장애가 있는지를 확인한다.

5] Detachable balloon의 팽창 정도와 위치가 결정되면 micro catheter를 balloon에서 분리한다.

6] CCF를 폐색시킨 후 guiding catheter를 통하여 조영제를 주사하고 시술결과를 평가하고, 시술 중 발생할 수 있는 합병증 등을 점검한다.

⑤ 시술관련 유의사항

- Balloon embolization 후 fistula가 완전히 막히기까지 수 주일이 소요된다. 조기에 balloon이 수축되면 재발될 수 있다.
- Balloon의 위치를 확인하기 위하여 색전술 후 5~7일 동안 뇌부분 앞면상(AP view)과 가쪽면상(LAT view)을 촬영하여 확인한다.

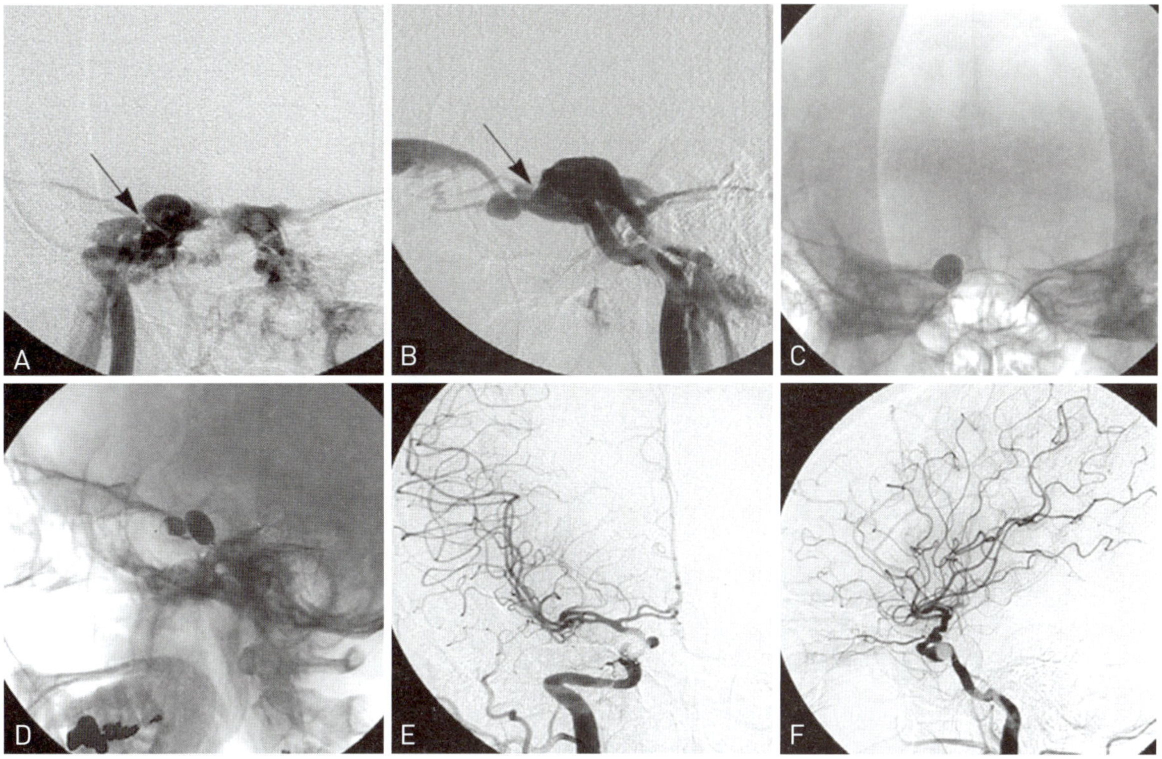

그림 3-4-18 **Carotid carvernous fistula embolization**

A(AP view), B(lat. view). ICA와 carvernous sinus 사이에 발생된 CCF(화살표). C, D. detachable balloon으로 CCF를 차단시킨 영상. E(AP view), F(lat. view). 색전술을 시행한 후 ICA의 DSA 영상

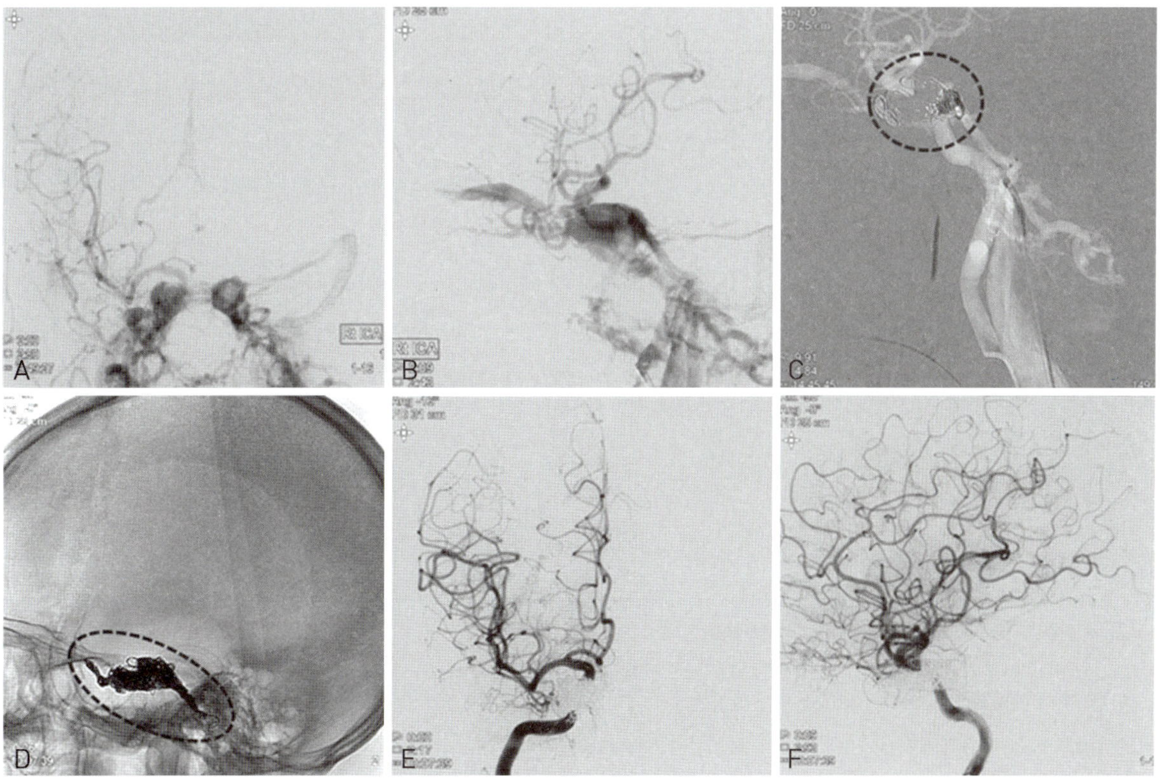

그림 3-4-19 **목정맥해면굴샛길 색전술(정맥을 경유하는 coil embolization)**

A(AP view), B(lat. view). ICA 조영상에서 ICA와 carvernous sinus 사이에서 CCF 소견 보임. C, D. 정맥으로 접근하여 분리형코일과 pushable 코일로 동정맥샛길을 차단시킴(점선 원). E(AP view), F(lat. view). 색전술을 시행한 후의 ICA 조영상에 ICA의 혈류만 관찰됨.

- 최근에는 detachable balloon의 공급이 원활하지 않아 detachable coil(그림 3-4-19), pushable 코일, stent graft(그림 3-4-20) 등을 사용하기도 한다.

⑥ 부작용

- Balloon의 위치 이탈
- Fistula가 완전히 막히기 전에 balloon의 조기 수축
- 색전부위에 발생한 혈전의 이탈로 인한 동맥색전증

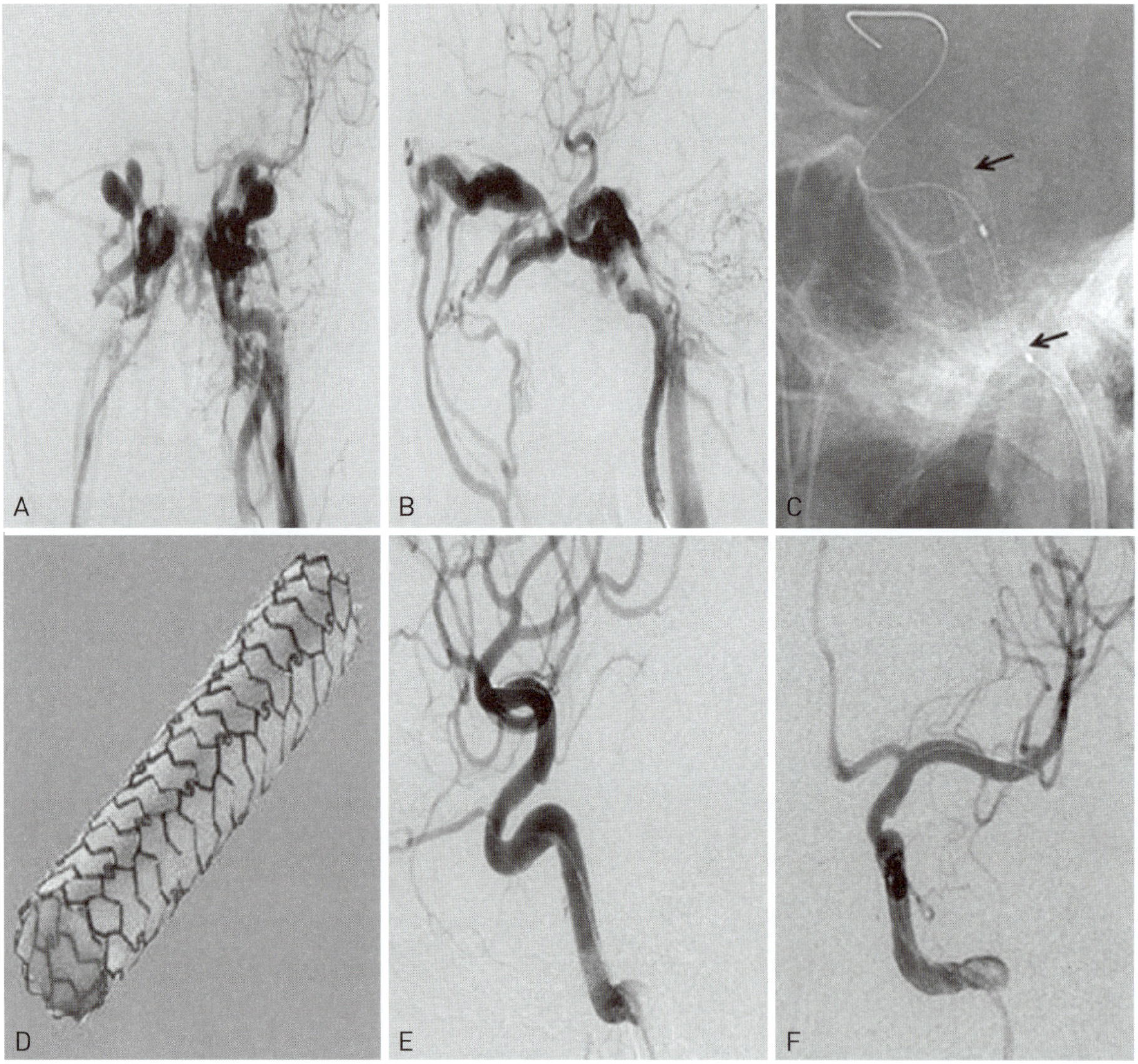

그림 3-4-20 목정맥해면굴샛길 색전술(stent graft 이용)

A. ICA 정면상에서 관찰되는 CCF, B. ICA 측면상에서 관찰되는 CCF, C. stent graft 삽입과정, D. 시술에 사용된 stent graft, E. 시술 후 내경동맥 정면상, F. 시술 후 ICA 측면상

(4) 경막동정맥샛길(경막동정맥누공, dural arteriovenous fistula: DAVF) 색전술(embolization)

DAVF는 동맥과 경질막정맥굴(경막정맥동, dural venous sinus) 및 수막정맥 사이에 다발성 교통이 생기는 질환이며 dural venous sinus의 부분적 혹은 완전한 혈전적 폐쇄로 인해 발생한다. 즉, 혈전을 동반하는 정맥굴이 막힌 후 경질막에서 잠재적 순환경로가 열리는 것으로 보고 있다. DAVF는 대부분 가로정맥굴(심장막가로굴, transverse sinus)과 구불정맥굴(구불정맥동, sigmoid sinus)에서 생기는 것으로 알려져 있으나 국내에서는 외국문헌의 보고와는 달리 cavernous sinus의 병변이 흔하게 발생되고 있다. 이 경우 혈류를 공급하는 혈관은 중간뇌막동맥(중경막동맥, middle meningeal artery), 덧뇌막동맥(부뇌막동맥, accessory meningeal artery), 나비입천장동맥의 수막분지(sphenopalatine dural branches), 오름인두동맥(상행인두동맥, ascending pharyngeal artery), 중간깊은관자동맥(middle deep temporal artery) 등이다.

임상적 증상은 병변의 위치와 유출정맥의 형태에 따라 다양하게 나타나는데 두통, 이명, 신경학적 결손, 출혈, 치매 등이 나타날 수 있다.

치료에 사용되는 색전물질은 치료하고자 하는 혈관에 따라 다르게 선택된다. 주공급(main feeder) 혈관은 NBCA와 같은 액체 색전물질로 치료하는 것이 효과적이며, 그 외 혈관들은 PVA와 같은 입자성 색전물질을 사용하는 것이 안전하다. 여러 동맥의 공급이 한 곳으로 모여 연결되는 양상을 흔히 볼 수 있으며 이와 같이 복잡한 혈류공급과 색전이 불가능한 영양동맥(유입동맥, feeding artery)이 있는 경우 목정맥 치료가 효과적이다. 이는 유출정맥을 통한 접근로가 있는 경우에 가능하며 여러 금속코일을 이용하여 샛길에 연결된 정맥굴을 폐쇄하여 치료할 수 있다.

① 시술 목적

DAVF에서 혈관 내 치료의 가장 중요한 목적은 동정맥샛길과 관련된 정맥굴에 걸린 압력을 낮추거나 정상화하는 것이다. 발생되는 증상 및 합병증은 이러한 정맥 고혈압에 기인하며 따라서 치료 목적도 이와 같은 상황을 개선시키는 것이다.

② 적응증

- 해면굴샛길(해면정맥동루, cavernous fistula)
- 경막동정맥샛길(경막동정맥누공, dural arteriovenous fistula: DAVF)

③ 시술 재료

Intervention 시술은 cerebral angiography 진행 후 시술이 진행된다. 기본적인 시술 재료는 CCF embolization과 동일하며 색전물질만 다른 종류를 사용한다.

명칭(영문명 또는 상품명)	제원	비고(용도)
액체성색전물질(NBCA, histoacryl: N-Butyl-2-Cyanacrylate), 리피오돌 Onyx, PHIL		fistula 동정맥 색전용
입자성색전물질(PVA: Polyvinyl alchol)		fistula 동정맥 색전용
분리형백금코일(detachable platinum coil)과 Pushable coil		fistula 동정맥 색전용

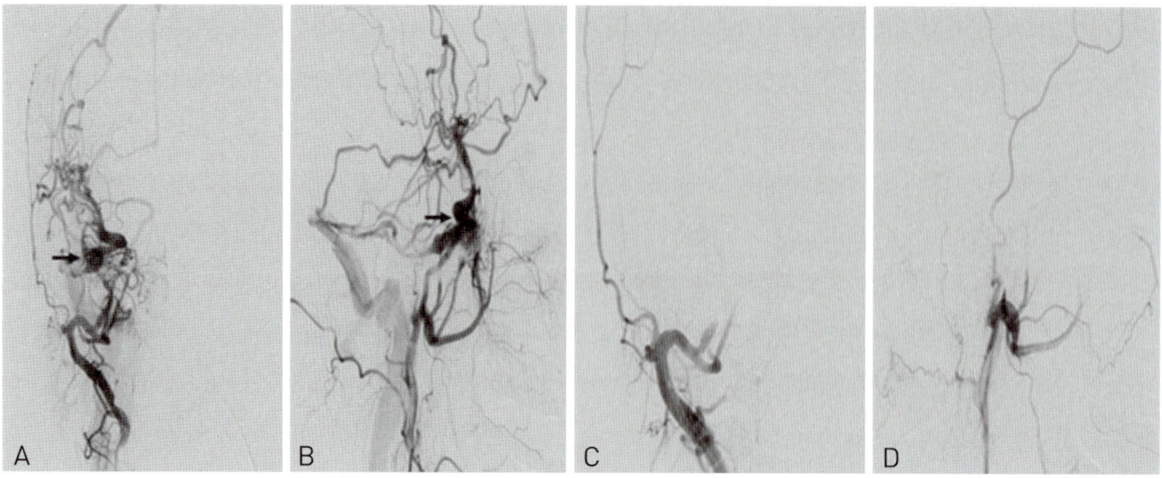

그림 3-4-21 동맥으로 접근한 DAVF embolization(색전물질: PVA, Onyx PHIL).

A. DAVF(화살표) 소견이 보이는 외경동맥의 DSA 정면상, B. DAVF(화살표) 소견이 보이는 외경동맥의 측면상, C. 시술 후 외경동맥의 DSA 정면상, D. 시술 후 외경동맥의 DSA 측면상

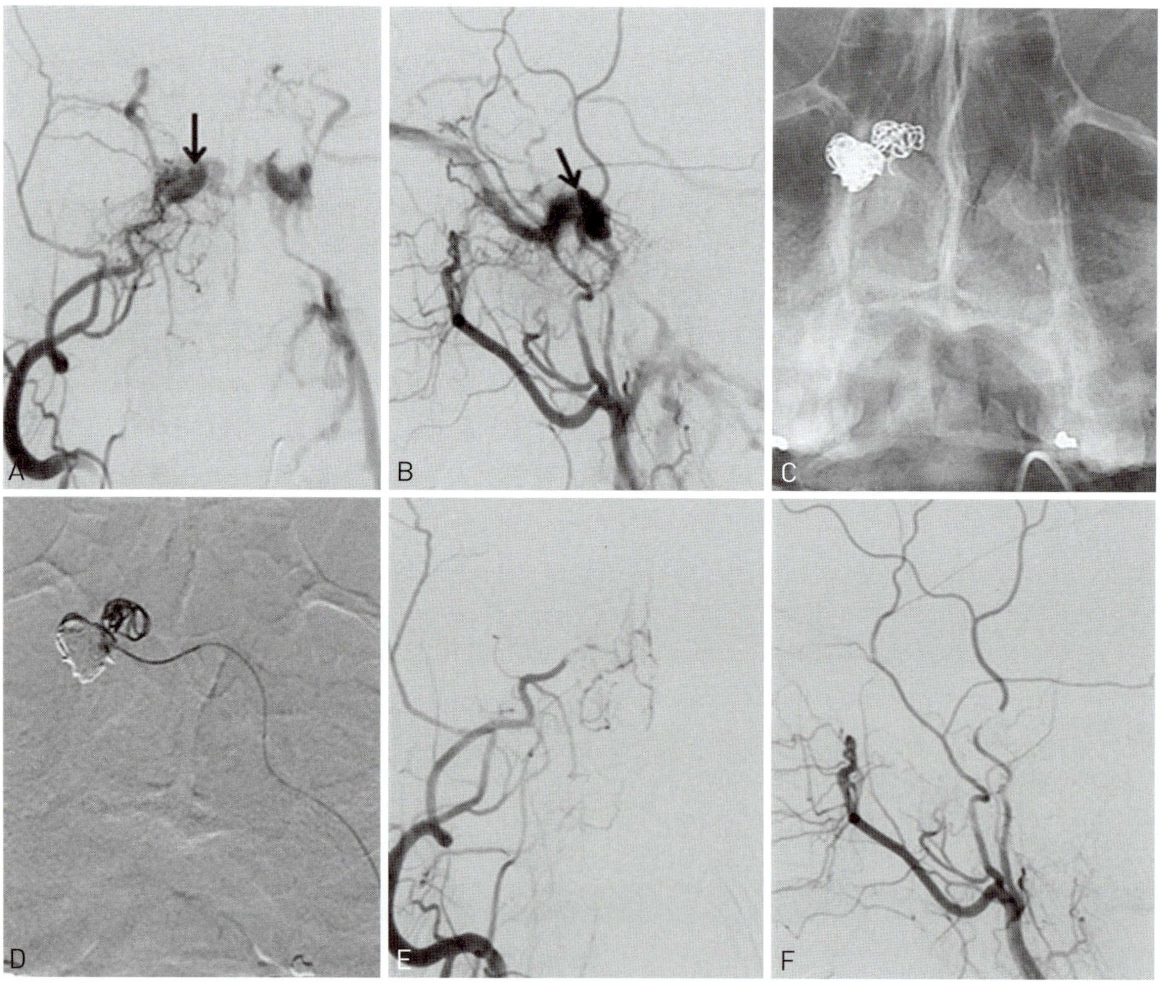

그림 3-4-22 정맥으로 접근한 DAVF embolization

A. DAVF 소견(화살표)이 보이는 ECA의 DSA 정면상, B. DAVF 소견(화살표)이 보이는 외경동맥의 측면상, C, D. metallic coil, E. 시술 후 외경동맥의 DSA 정면상, F. 시술 후 외경동맥의 DSA 측면상

④ 시술 과정

1] 6 Fr. sheath introducer를 femoral artery에 삽입하고 guiding catheter를 병변이 있는 혈관에 위치시킨다.
2] 혈관조영술을 실시하여 동맥 또는 정맥을 통한 치료 방법을 결정한다.
3] Feeding artery의 초선택(super selection)이 가능한 경우 micro catheter를 이용하여 선택한 후 NBCA를 혼합하여 색전술을 시행한다.
4] NBCA로 색전한 후 주위에 작은 feeding artery가 있는 경우는 super selection하여 PVA를 사용하여 색전한다.
5] Feeding artery의 초선택이 불가능하고 정맥을 통한 접근이 가능한 경우에는 femoral vein을 통해 guiding catheter 및 micro catheter를 삽입한다.
6] Micro catheter로 sinus와 연결된 정맥굴을 선택한 후 sinus와 근접한 부위에서부터 coil을 사용하여 완전히 색전술을 시행한다.
7] 정맥을 통한 색전술이 동맥을 통한 색전술보다 재발 발생율이 적다.

⑤ 시술관련 유의사항

- 액체성 색전물질이 DAVF의 구멍보다 먼쪽부로 흘러갈 경우 정맥성 경색이 발생할 수 있다.
- Feeding artery의 몸쪽부분 폐색 또는 불완전한 폐색이 일어난 경우 측부혈행의 발달로 인하여 feeding artery의 재집결이 생겨 다음 시술이 불가능할 수 있다.
- 혈류가 많지 않은 경우에는 목동맥 압박(carotid artery compression)을 시행함으로써 좋은 효과를 얻을 수 있다.

⑥ 부작용

- 신경학적 결손
- feeding artery 몸쪽부분 폐색
- 가쪽혈행 발달로 인한 재발
- 색전물질 유출로 인한 정맥성 경색

(5) 혈관과다종양(hypervascular tumor) 색전술

영상진단으로 혈관과다종양이 의심되면 혈관조영술을 실시하여 정확한 feeding artery의 분포와 종양의 혈관분포를 확인하며 수술 중 목동맥의 결찰술이 필요한 경우에는 목동맥의 일시차단 검사(temporary balloon occlusion test)를 시행한다. 혈관조영술을 통하여 feeding artery를 찾을 수 있을 뿐만 아니라 종양의 혈관분포 및 정맥유출의 경로, 종양과 정맥의 위치관계 등도 관찰할 수 있다.

종양의 위치에 따라 검사하는 영역이 다소 달라질 수 있는데 앞머리뼈우묵(전두개와, anterior cranial fossa)에 위치한 경우는 양쪽 ICA과 ECA를 검사하며, carvernous sinus를 침범하여 ICA 주위로 종양이 침범한 경우에는 일시적 풍선 폐색검사를 시행하여 수술 중 일시적인 ICA의 혈류차단이 뇌혈류에 영향을 주지 않는지를 확인한다. 뒷머리뼈우묵(후두개와, posterior cranial fossa)에 위치한 경우는 양쪽 척추동맥(추골동맥, vertebral artery)과 오름인두동맥(상행인두동맥, ascending pharyngeal artery), 뒤통수동맥(후두동맥, occipital artery)을 반드시 검사하여야 한다.

종양의 색전에서 흔히 사용되는 입자성 색전물질은 PVA 150~250 μm를 주로 사용하며 그보다 작은 50~150 μm를 사용하는 경우에는 종양내로 입자의 더 많은 침투를 유도할 수 있는 반면 종양 내 출혈의 위험성이 높고 뇌신경손상을 유발할 수 있는 단점이 있다. 색전물질을 주입하기 전에 ICA와 ECA, VA 사이에 위험한 연결(anastomosis)이 있는지를 확인하여야 한다.

① 시술 목적 및 적응증

아래의 종양(tumor)을 치료하기 위한 수술을 시행하기 전, 혈관색전술(transcatheter embolization)을 시행함으로써 수술 중 발생할 수 있는 출혈을 줄이고, 수술시간을 단축하며, 종양의 괴사를 유도하여 완전한 수술적 제거를 용이하게 하며, 재발의 위험을 감소시킬 목적으로 시행한다.

- 전이성 종양(metastatic tumor)
- 혈관모세포종(hemangioblastoma)
- 혈관성 종양인 수막종(meningioma)
- 신경집종(슈반세포종, schwannoma)
- 혈관주위세포종(hemangiopericytoma)
- 연소성 혈관섬유종(juvenile angiofibroma)

② 시술 재료

Intervention 시술은 cerebral angiography 진행 후 시술이 진행된다. 기본적인 시술 재료 cerebral embolization과 동일하며 색전물질만 다른 종류를 사용한다.

명칭(영문명 또는 상품명)	제원	비고(용도)
입자성 색전물질(polyvinyl alchol: PVA)	150~250 ㎛를 주로 사용	혈관색전용
폐색용 풍선 카테터(occlusion balloon catheter)		일시적 풍선 폐색 검사 필요시 사용

③ 시술 과정

1] 6 Fr. sheath introducer를 femoral artery에 삽입하고 guiding catheter를 색전하고자 하는 혈관의 몸쪽부분에 위치시킨다.

2] Micro catheter를 이용하여 종양의 feeding artery를 super selection한다.

3] 선택된 혈관에 혈관조영술을 실시하여 정상 혈관의 조영 여부와 위험한 연결 존재 여부를 확인한다.

4] 입자성 색전물질을 조영제에 혼합하여 천천히 주입한다.

5] 색전물질 주입 중 역류가 관찰되면 주입을 멈춘다.

심화 ∘ 일시적 풍선 폐색 검사

- Guiding catheter를 통해 5 Fr. occlusion balloon catheter를 ICA 또는 CCA에 위치시킨 후 일시적인 혈관 폐색을 시행한다.

- 폐색(막힘, occlusion)은 20분 동안 시행하며 폐색 중에 뇌파검사(뇌전도검사, electroencephalography: EEG)와 신경학적 검사(neurological examination)를 병행하여 시행한다.
- 핵의학적 관류검사(radioisotope single photon emission computed tomography: RI SPECT)를 실시하는 경우에는 occlusion 5분 후에 정맥을 통해 동위원소를 주사한다.
- 만약, 검사 도중 신경학적으로 이상이 발생하면 즉시 검사를 중단한다.

④ 시술관련 유의사항

- 색전술과 수술 사이에 이상적인 기간에 대한 명확한 기준은 없으나 1주일 이상 경과하면 혈관재통(재혈관화, 재혈관분포, revascularization)이 형성되므로 3~5일 이내에 시행하는 것이 보편적이다.
- 입자성 색전물질과 조영제의 혼합비율이 적고 천천히 주입할수록 종양 내 혈관의 먼쪽부(distal)가 색전된다.
- 위험한 연결

ο ECA와 ICA

- middle meningeal artery–cavernous internal carotid artery
- accessory meningeal artery–cavernous internal carotid artery
- ascending pharyngeal artery–cavernous internal carotid artery

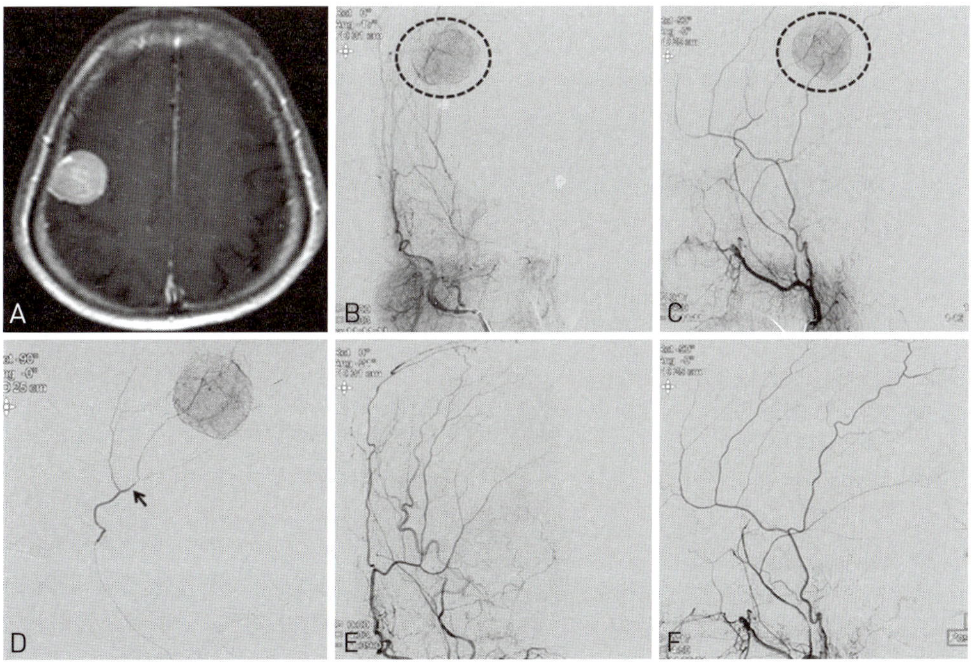

그림 3-4-23 과혈관성 수막종 색전술

A. 뇌수막에 과혈관성 수막종 소견을 보이는 MR 영상, B. ECA의 DSA 정면상(화살표: 중수막동맥(중간뇌막동맥, middle meningeal artery)이 종양의 feeding artery), C. ECA의 DSA 측면상(화살표: middle meningeal artery가 종양의 feeding artery), D. micro catheter를 이용한 middle meningeal artery의 super selection 영상, E. PVA를 이용한 embolization 후 시행한 ECA의 DSA 정면상, F. PVA를 이용한 embolization 후 시행한 ECA의 DSA 측면상.

- ECA와 OA
  - middle meningeal artery–ophthalmic artery
  - anterior deep temporal–ophthalmic artery
- ECA와 VA
  - ascending pharyngeal artery–vertebral artery
  - occipital artery–vertebral artery

⑤ 부작용

- 종양 내 혈관의 색전 없이 feeding artery의 몸쪽부분만 폐색
- 연결을 통한 색전물질의 이탈로 주요 뇌조직 손상

2) 목동맥 스텐트설치술(carotid stent insertion)

목동맥협착증(carotid stenosis)이 발생하면 뇌혈류의 감소로 인하여 뇌졸중(뇌중풍, stroke)이 발생할 수 있다. 뇌졸중은 우리나라 성인 사망률의 1위를 차지하는 질병으로서 그 예방이 가장 중요하다. 뇌졸중은 출혈성과 허혈성으로 나누어지며 전체 stroke 중에서 나이가 많아짐에 따라 허혈성 뇌졸중의 빈도가 증가하게 되는데, 이 중 carotid stenosis가 원인이 되는 경우는 30~40% 정도이다. 일단 뇌졸중이 발생한 후 생존시에도 심각한 후유장애인 실어증, 반신불수 등이 동반될 수 있기 때문에 예방이 매우 중요하다. 목동맥협착증을 일으킬 수 있는 위험인자로는 나이, 성별, 고혈압, 당뇨, 흡연 등이 있으며 이러한 위험 인자를 많이 가지고 있을수록 뇌졸중 발생 위험도가 증가된다고 북미 경동맥 내막 제거술 공동 연구회(north american symptomatic carotid endarterectomy trial collaborators, NASCET)에서 보고하고 있다. 증상이 없는(무증상, asymptomatic) 환자의 뇌졸중 발생빈도는 협착률이 75% 미만일 때 1.5%이지만 협착률이 75% 이상인 경우는 10.5%로 증가한다. 또한 심한 협착(severe stenosis)을 보이는 증상이 있는 환자에서는 뇌졸중 발생빈도가 28%에 달한다. 최초 뇌혈관 증상이 심할수록 뇌졸중의 발생빈도는 더욱 증가하게 된다.

목동맥협착증의 치료법은 내과적 치료법과, 외과적 치료법 및 인터벤션에 의한 혈관성형술(angioplasty)과 stent insertion으로 나눌 수 있다.

- 내과적 치료법: 항혈소판응고요법(antiplatelet aggregation treatment)으로 아스피린(aspirin)과 티클로피딘(ticlopidine)을 함께 투여함으로써 위험인자를 줄여 예방하는 방법이다.
- 외과적 치료법: 목동맥조영상에서 stenosis가 있는 경우 목동맥내막절제술(경동맥내막절제술, carotid endarterectomy)을 시행하면 stroke의 발생이 내과적 치료법에 비해 현저히 감소하나, 수술 자체의 위험도가 크고 예방적 의미와 부작용 등을 고려하면 70% 이상 협착률이 있는 환자에서 시행하는 것이 효과적이다.
- 인터벤션의 치료법: 심근경색증(myocardial infarction) 등의 심장동맥(관상동맥, coronary artery)질환이 있는 경우나 심한 내과적 질환으로 인하여 전신마취 또는 수술의 위험도가 클 경우 시행되고 있다. 최근에는 인터벤션 치료인 목동맥 스텐트설치술이 증가하고 있다.

Stent의 직경과 길이는 ICA와 CCA의 크기와 협착의 범위에 따라 결정되며, 혈전 형성을 예방하기 위하여 stent는 반드시 혈관벽(vessel wall)에 밀착시켜야 한다. stent를 밀착시키기 위하여 사용되는 balloon catheter는 크기 및 기압을 적절히 사용하여 풍선의 과확장(over expansion)으로 인한 vessel wall의 손상이 발생되지 않도록 balloon의 직경 선택에 주의하여야 한다.

(1) 시술 목적

목동맥협착증(carotid stenosis)이나 폐쇄(occlusion)에 의한 뇌혈류의 감소로 발생할수 있는 뇌졸중(뇌중풍, Stroke)을 예방하고 치료하기 위해 시행한다.

(2) 적응증

- 70% 이상의 carotid stenosis
- 고령으로 수술이 위험한 경우
- 방사선조사로 인한 carotid stenosis
- 심장동맥질환 등의 심장질환이 있는 경우
- Carotid endarterectomy 후 재협착(restenosis)이 발생한 경우
- 척추뇌바닥동맥(척추뇌기저동맥, vertebrobasilar artery)의 severe stenosis로 마취가 위험한 경우 등

(3) 시술 재료

Intervention 시술은 cerebral angiography 진행 후 시술이 진행된다. 기본적인 시술 재료는 아래와 같다.

명칭(영문명 또는 상품명)	제원	비고(용도)
피포(sheath introducer)	9 Fr.	
목동맥용 피포(carotid sheath)	8 Fr–9 Fr. 길이: 90 cm	
안내철사(guide wire)	길이: 300 cm 이상	
카테터(catheter)	5 Fr.	혈관조영술용
자가팽창형 스텐트(self-expandable stent)	길이: 120 cm 이상	
풍선 카테터(balloon catheter)	길이: 110~120 cm	
색전보호기구(embolic protection device)		시술 중 색전증 발생 예방목적으로 필요한 경우 사용
임시 박동조율기(temporary pacemaker)		

① 신경계 인터벤션에 사용되는 혈관확장용 balloon catheter

Balloon catheter는 micro catheter와 마찬가지로 혈관에 손상을 주지 않아야 하며, 협착부위를 쉽게 통과할 수 있게 부드러움을 유지하여야 한다. 신경계의 미세한 혈관이나 stenosis region을 통과하기 위해선 catheter의 자체 굵기가 얇은 것이 유리하며 협착부위에서 balloon을 확장하였을 때 파열되지 않는 안정성을 가지고 있어야 한다. balloon catheter는 balloon을 확장하는 방법에 따라 monorail type과 over the wire type로 구분되며, monorail type이 catheter의 굵기가 조금 가늘고 같이 사용하는 wire길이가 짧아도 되는 장점이 있다.

② 색전보호용 기구(embolic protection device)

ICA에 위치하는 병변 및 경동맥 분지와 관련된 병변에 대한 stent insertion 및 기계적 혈전제거술을 시행할 때 시술 과정에서 발생할 수 있는 원위부색전증(distal embolization)을 방지하기 위하여 사용되는 기구이며 병변의 근위부에 사용하는 풍선 형태의 보호기구와 병변의 원위부에 사용하는 그물망 형태의 보호기구가 있다.

근위부 보호기구(proximal protection device: PPD)는 micro guide wire가 병변을 통과하기 전에 풍선형의 보호기구를 사용하므로 시술 중 색전증이 발생할 위험을 최소화할 수는 있으나 시술하는 동안 뇌혈류차단에 대한 위험성이 있으며, 그물망의 원위부 보호기구(distal protection device)는 보호기구의 사

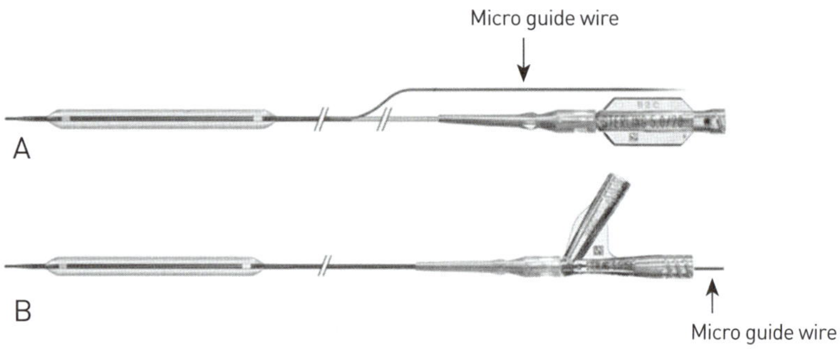

그림 3-4-24 신경계 인터벤션에 사용되는 balloon catheter

A. monorail type, B. over the wire type

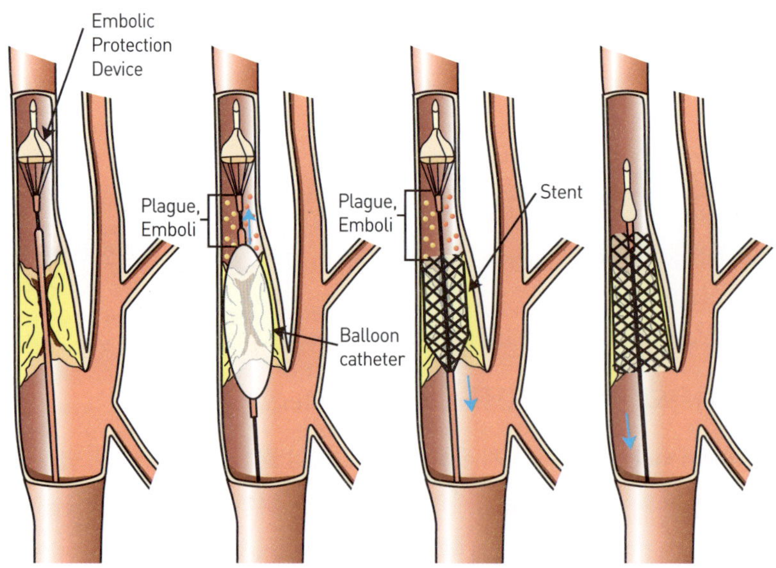

그림 3-4-25 색전보호기구(embolic protection device)의 사용 원리

A, B. 풍선 확장술 시 사용되는 원위부 보호기구(distal protection device: DPD), C, D. 스텐트설치술 시 사용되는 원위부 보호기구(distal protection device)

용 전에 micro guide wire의 사용으로 원위부의 색전증을 유발할 위험성은 있으나 보호기구의 사용 후에는 근위부 보호기구와 달리 뇌혈류를 시술하는 시간 동안 차단하지 않아도 된다는 장점이 있다. 그러므로 근위부 보호기구를 선택할 때 교통동맥을 통한 뇌혈류의 이동을 파악하여야 한다.

(4) 시술 과정

1] 시술 48~72시간 전부터 항혈소판응고제인 Aspirin(100mg/일) 및 Ticlopidine(500 mg/일)을 투약한다.

2] 시술 중 과도한 목동맥 확장으로 인한 느린맥(서맥, bradycardia)을 예방하기 위해 temporary pacemaker를 femoral vein을 통해 삽입하거나 external pacing, 도파민 등을 준비한다.

3] 9 Fr. sheath를 femoral artery에 삽입하고 5 Fr. catheter를 이용하여 협착된 혈관을 선택한다.

4] 혈관조영술을 실시하여 협착된 혈관의 크기 및 길이를 측정한다.

5] 교체용 안내철사(exchange guide wire)를 사용하여 carotid sheath를 협착부위 아래에 위치시킨다. 이때, 협착부위의 자극을 최소화하기 위하여 guide wire의 끝을 ECA에 두고 교체하는 것이 보다 안전하다.

Tip

시술중에 발생랼 수 있는 뇌경색을 예방하기 위해 색전보호용 기구(emblic protection device)를 설치한다 (그림 3-4-27).

6] 부드러운 guide wire로 협착부를 통과시킨 후 3~4 mm balloon catheter를 이용하여 예비 확장(predilatation)을 실시한다. 협착부가 심한 경우에는 두께 3 Fr. micro catheter를 사용한다.

7] 예비 확장 후 self expandable stent를 협착부에 위치시킨다.

8] Stent가 충분히 확장되지 않은 경우 목동맥 직경에 맞는 balloon catheter를 이용하여 stent를 vessel wall에 밀착시킨다. 이때, bradycardia, 혈압강하 등의 부작용이 발생할 수 있으므로 증상에 따라 아트로핀(atropine)과 도파민(dopamine)을 적절히 투여한다.

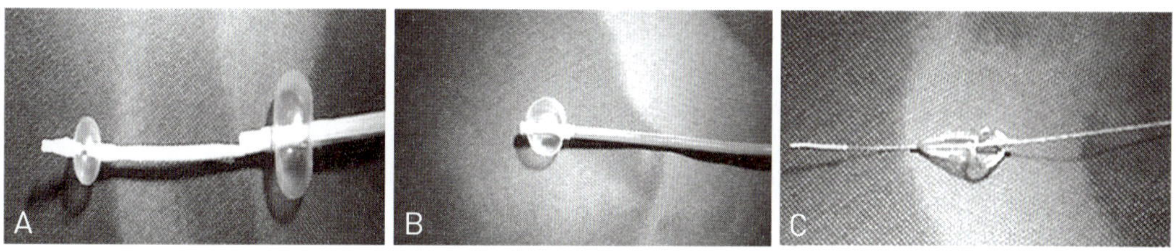

그림 3-4-26 색전보호용 기구(embolic protection device)

A. 근위부 보호기구(double balloon), B. 근위부 보호기구(single balloon), C. 원위부 보호기구(그물망 형태)

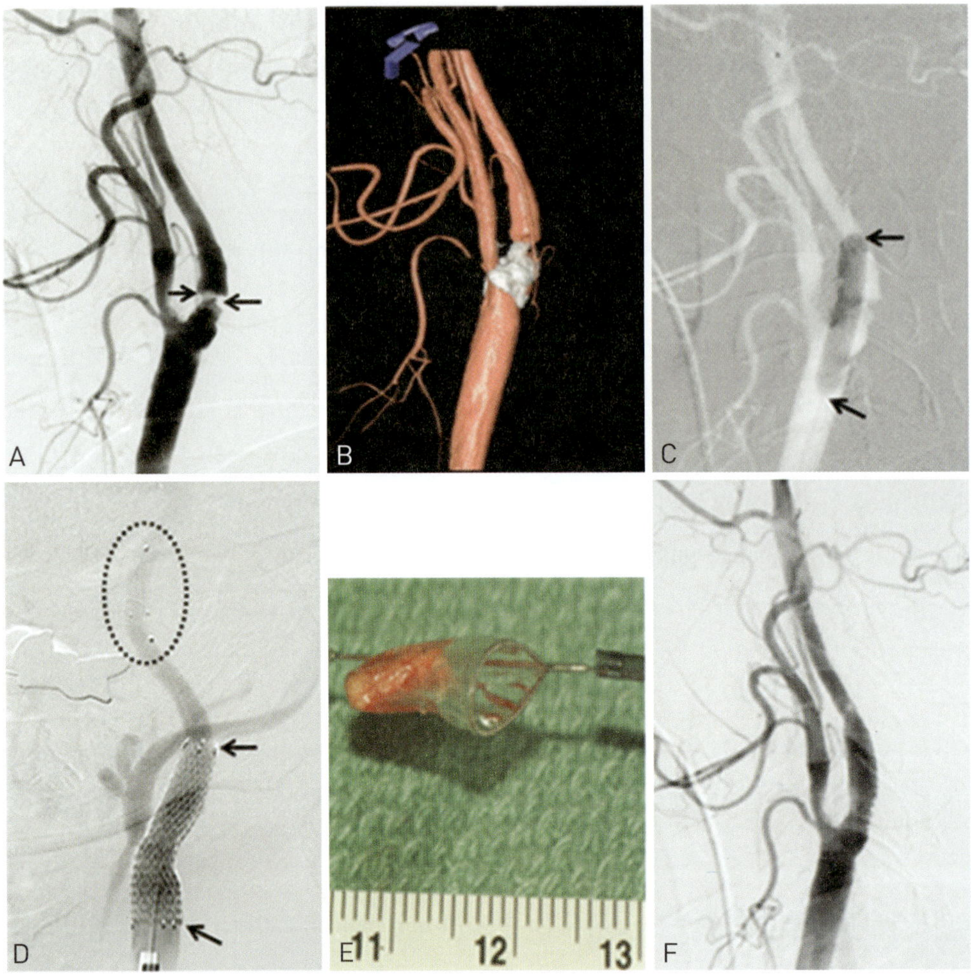

그림 3-4-27 Carotid artery stent insertion

A. ICA 이는 곳 협착(화살표). B. 동일 부위의 3차원 혈관조영상을 기반으로 혈관의 크기를 측정. C. 3mm 직경의 balloon catheter로 협착부위를 예비 확장. D. cerebral embolic protection device(점선 원)와 stent(화살표). E. distal protection device에서 포획된 체내 색전물. F. stent insertion 후 DSA 영상

(5) 시술관련 유의사항

- Stent insertion 후 많은 환자에서 색전증이 발생하나 대부분이 임상증상을 초래하지 않는 미세한 크기이다.
- 시술 후 색전증을 예방하기 위하여 시술 중 협착부 상방에 balloon catheter나 그물망과 같은 cerebral embolic protection device를 사용할 수 있다.

(6) 부작용

- 재협착(restenosis)
- 혈관경련(혈관연축, vasospasm)
- 혈관내막 박리(endothelial dissection)
- 혈류증가로 인한 뇌출혈(cerebral hemorrhage)

– 시술에 따른 색전물 이탈에 의한 뇌경색(cerebral infarction)

3) 뇌동맥 혈전용해술(cerebral thrombolysis)과 기계적 혈전제거술 (mechanical thrombectomy)

뇌졸중의 가장 흔한 병인으로 뇌혈관계의 혈전색전증(thrombo embolism)이 알려져 있다. 1933년 Dr. Tillett 등에 의해 스트렙토키나제(streptokinase)가 발견되고 Dr. Sherry 등에 의해 인체섬유용해체계의 상호작용이 규명된 이후 혈전용해술이 임상에서 시행되었다. 1980년대부터 급성심근경색(acute myocardial infarction), 급성폐색전증(급성허파색전증, acute pulmonary embolism), 말초혈관폐색(peripheral artery occlusion) 등에 대한 혈전용해술이 시행되었고 같은 시기에 cerebral infarction에 대한 혈전용해술이 시행되었다. Thrombolysis는 극적인 치료 효과가 있는 반면 생명을 위협하는 출혈 등의 심각한 합병증을 유발할 수 있다. 최근에는 thrombolysis의 가장 큰 합병증인 뇌출혈의 방지를 위하여 동맥내 혈전용해제의 사용보다는 흡인성 카테터(aspiration catheter) 또는 회수성 스텐트(retrievable stent)를 이용한 기계적 혈전절제술(혈전제거술, mechanical Thrombectomy)이 널리 이용되고 있다.

Cerebral infarction에 대한 전신요법의 혈전용해술은 비교적 낮은 재개통률과 높은 출혈 등의 합병증으로 인하여 동맥 내 thrombolysis에 대한 관심이 증대되었다. 동맥 내 thrombolysis는 micro catheter를 이용하여 막힌 혈관을 선택적으로 치료함으로써 보다 적은 양의 혈전용해제(thrombolytic drugs)의 투여로 보다 효과적인 thrombolysis를 가능케 하였다. 그러나 지금도 thrombolytic drugs의 적절한 투여 시기, 용량, 투여 방법 등에 대해 많은 논란이 있다.

(1) 시술 목적

여러 원인에 의해 발생된 뇌혈관색전증(혈전증)에 의한 뇌경색을 치료하기 위함이다.

(2) 적응증

– 출혈소견이 없는 경우
– 6시간 이내에 혈류차단으로 인한 cerebral infarction

(3) 금기증(contraindication)

– 출혈성질환
– 임신, 수술 후 10일 이내
– 다른 전신질환(위궤양, 혈액응고장애, 조절되지 않는 고혈압 등)
– Cerebral aneurysm disruption, AVM disruption 등의 출혈소견

(4) 시술 재료

Intervention 시술은 cerebral angiography 진행 후 시술이 진행된다. 기본적인 시술 재료는 아래와 같다.

명칭(영문명 또는 상품명)	제원	비고(용도)
유로키나제(urokinase: UK)	현재는 FDA off level로 사용 중지	혈전용해제(thrombolytic drugs)
Aspiration catheter와 vaccum	penumbra reperfusion catheter 등	기계적 혈전제거 기구 (mechanical thrombectomy device)
Retrievable stent	solitaire stent 등	기계적 혈전제거 기구 (mechanical thrombectomy device)
Balloon guding catheter	optimo 등	풍선 가이딩 카테터 (balloon guiding catheter)

① Mechanical thrombectomy device: MTD

최근에 두개 내 혈관 폐색으로 인한 허혈성 뇌졸중 환자의 혈류 복원을 위해 사용된다. 정맥 조직 플라즈미노겐 활성제(IV t-PA)에 부적합하거나 해당 요법에 실패했던 환자들을 치료하는 데 사용되며 두개내 혈관을 폐색시킨 혈전을 제거하는 데 사용된다.

혈전제거 기구는 혈전 앞에 위치시키고 압력(진공, vacuum)을 이용하여 thrombus를 catheter 안으로 흡인하여 제거하는 aspiration catheter와 혈전부위에 stent를 위치시킨 후 일정 시간이 지난 후 흡인하며 설치된 stent를 회수하여 혈전을 제거하는 retrievable stent가 있다.

(5) 시술 과정

1] 8~9 Fr, sheath를 femoral artery에 삽입하고 guiding catheter를 병변이 있는 동맥의 몸쪽부분에 위치시킨다.

2] Balloon guiding catheter를 통하여 micro catheter를 폐쇄 부위에 밀착시킨다.

3] 폐쇄부 몸쪽부분에서의 혈전용해가 비효과적이면 폐쇄부위에 묻어 놓고 약제를 투여하기도 하며 micro guide wire로 폐쇄부위를 통과시켜 thrombectomy를 시도하기도 한다.

4] 폐색부위에 aspiration catheter를 위치시킨 후 balloon guiding catheter의 balloon을 ballooning 후 Vacuum을 이용하여 흡입(aspiration)을 시행한다.

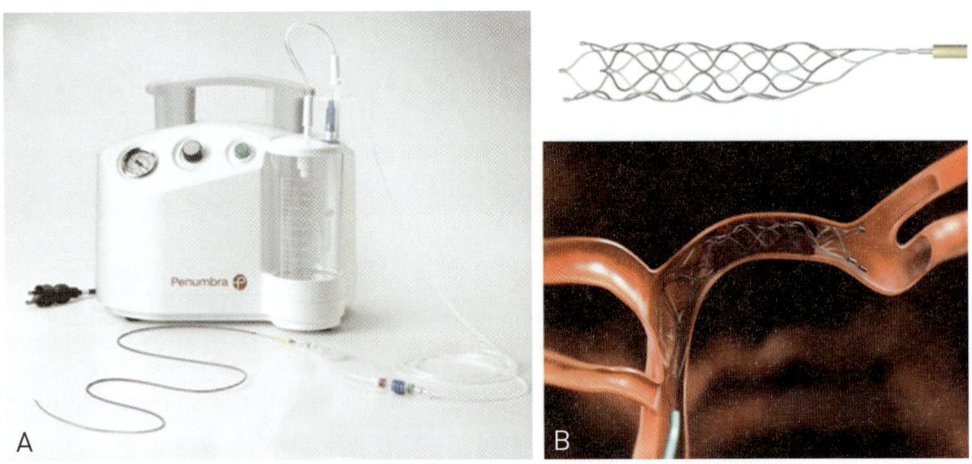

그림 3-4-28 MTD

A. Aspiration catheter와 vacuum, B. 수성 stent(상)와 stent 혈전 제거 원리(하)

5] 또는 폐색부위에 회수성 스텐트(retrievable stent)를 위치시킨 후 balloon guiding catheter의 balloon을 ballooning한 후 당겨 혈전을 제거한다.

6] 협착에 의해 막힌 부위가 완전히 소통되지 않을 경우 풍선혈관성형술(balloon angioplasty)를 추가로 시행하기도 한다.

Tip

Thrombolytic drugs에 의한 뇌내출혈(뇌속출혈, Intracerebral hemorrhage)을 방지하기 위하여 기계적 혈전제거술을 주로 이용하고 있으며, 그 방법으로는

- Aspiration catheter를 폐색된 부위 앞에 위치시키고 용량이 큰 주사위 또는 흡인하는 기계를 이용하여 혈전을 제거한다(그림 3-4-28).
- Retrievable stent를 이용하여 폐색된 부위의 혈전이 있는 곳에 stent를 설치하고 5분여 후에 stent를 회수하며 회수한 stent의 그물망에 의해 혈전이 제거된다(그림 3-4-29).

(6) 시술관련 유의사항

- Thrombolysis 시행 전에 CT를 시행하여 출혈소견이 보이면 절대적 금기가 된다.
- 혈전용해술에 의하여 일부 용해되거나 잘게 부서진 색전자(embolus)에 의하여 2차적 색전이 발생할 수 있다.
- 혈전용해제의 전신적 부작용으로 배막뒤공간(복막뒤공간, retroperitoneal space)의 출혈 등이 발생할 수 있다.
- CT상 큰 경색부위(infarction)가 보이거나, 덩이효과(종괴효과, mass effect)가 있는 경우는 출혈이 잘 발생되므로 치료대상에서 제외시킨다.
- 최근에는 UK(유로키나아제) 사용이 금지되었고(off level) 출혈의 합병증이 상대적으로 높은 혈전용해술보다는 다양하고 발전된 기구들이 개발된 기계적 혈전제거술을 많이 시술하고 있다.

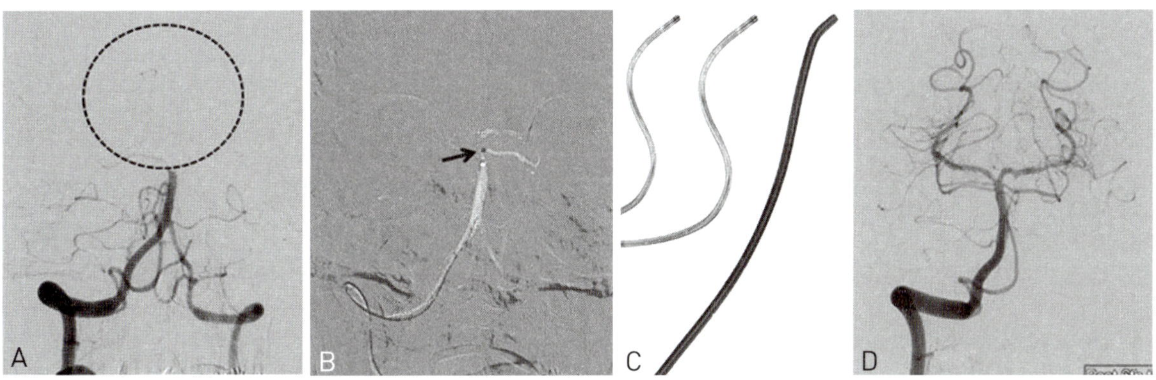

그림 3-4-29 뇌동맥 기계적 혈전제거술(aspiration catheter)

A. B. 뇌바닥동맥의 폐쇄(점선 원), C. aspiration catheter를 폐쇄부위 앞까지 초선택(화살표), D. aspiration catheter를 이용한 기계적 혈전제거술 후의 VA 조영상

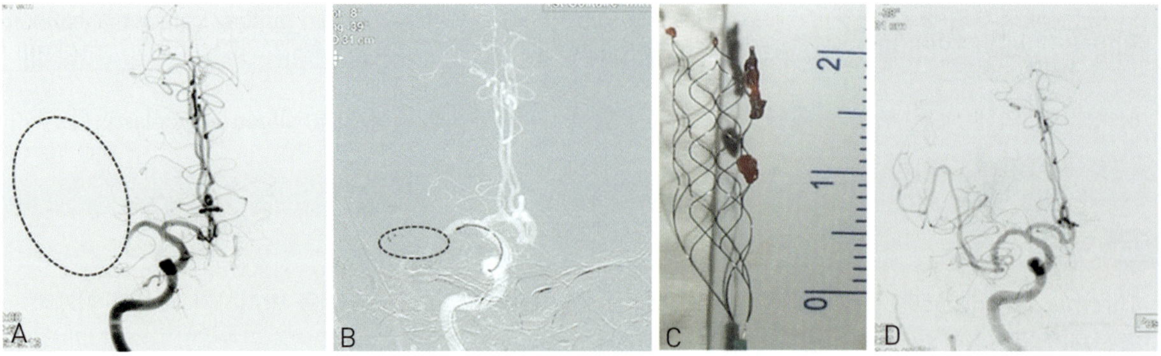

그림 3-4-30 뇌동맥 기계적 혈전제거술(retrievable stent)

A. 중간대뇌동맥의 폐쇄(점선 원), B. retrievable stent를 폐색부위에 위치(화살표), D. retrievable stent를 이용하여 제거된 혈전, D. retrievable stent를 이용한 기계적 혈전제거술 후의 ICA 조영상

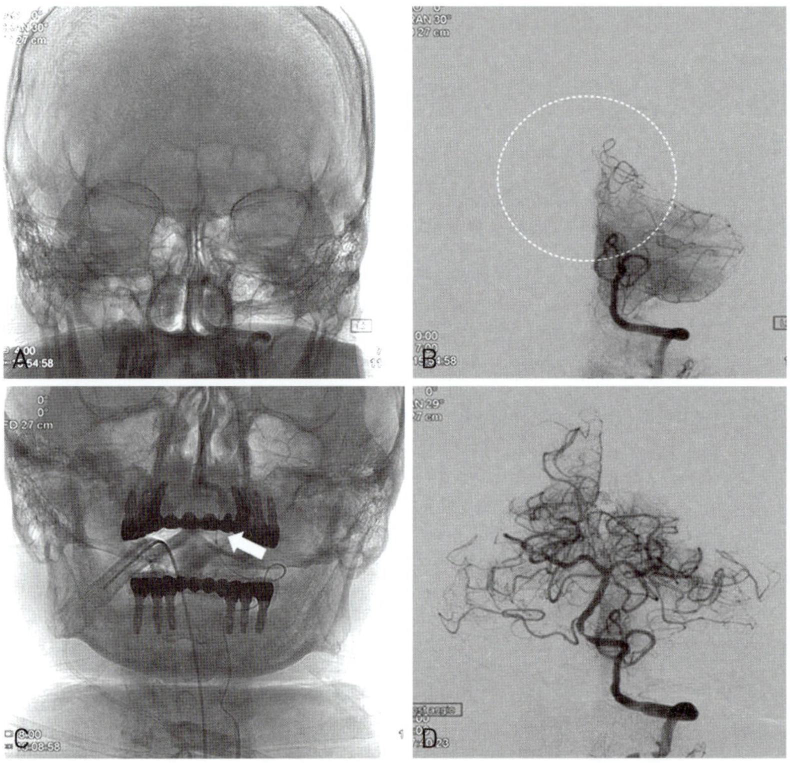

그림 3-4-31 뇌동맥 혈전용해술(cerebral thormbolysis)

A,B, 기저동맥의 폐쇄(점선 원), C. micro catheter를 폐색부위에 위치하고(화살표) 혈전용해제를 주입, D. 혈전이 녹으며 재개통된 후의 VA 조영상.

(7) 부작용

- 2차적 색전
- Intracerebral hemorrhage
- 출혈성 뇌경색(hemorrhagic cerebral infarction)
- 동맥 파열(arteriorrhexis) 및 retroperitoneal space 출혈

제 04 장 대동맥조영술 및 인터벤션 (Aortography and Intervention)

학습목표

1. 대동맥의 해부학 구조와 관련 질환을 이해한다.(1)
2. 대동맥 관련 인터벤션 대해 이해하며, 설명할 수 있다.(2)
3. 스텐트그라프트의 특징을 설명할 수 있다.(2)

01 대동맥 혈관의 해부생리

1) 대동맥 해부학

(1) 가슴대동맥(thoracic aorta)

① 오름가슴대동맥(상행대동맥, ascending thoracic aorta)

가. 위치

왼심실(lt. ventricle)의 바닥(base)에서 팔머리동맥(완두동맥, brachiocephalic trunk, 무명동맥, innominate artery)이 기시하기 전까지를 말한다.

나. 분지혈관(branches)

오른심장동맥(rt. coronary artery), 왼심장동맥(lt. coronary artery)

② 대동맥활(aortic arch)

가. 위치

brachiocephalic trunk가 기시하는 부위에서 왼빗장밑동맥(쇄골하동맥, lt. subclavian artery)가 기시하는 곳까지를 말한다.

나. 분지혈관(그림 4-1-1)

Brachiocephalic trunk, 왼온목동맥(총경동맥, lt. common carotid artery), Lt. subclavian artery.

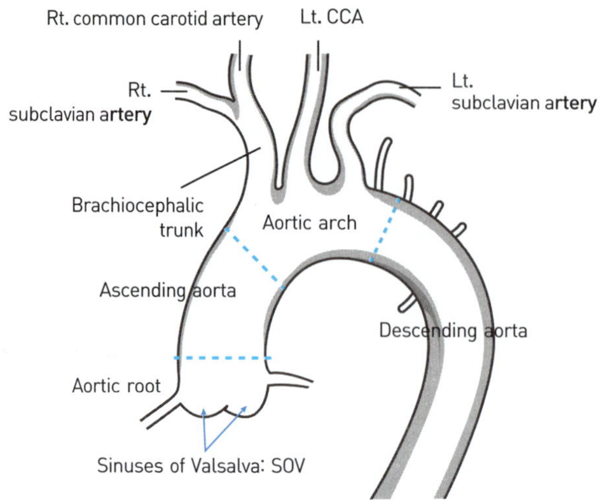

그림 4-1-1 대동맥활(대동맥궁, aortic arch)의 분지혈관

③ 내림가슴대동맥(하행흉부대동맥, descending thoracic aorta)

가. 위치

Lt. subclavian artery가 분지한 이후(제 4 등뼈(흉추, thoracic vertebra: T)아래)부터 가로막(횡경막, diaphragm)의 상부(T12 아래)까지를 말한다.

나. 분지혈관(그림 4-1-2)

기관지동맥(bronchial arteries), 세로칸가지(종격지, mediastinal branches), 식도동맥(esophageal arter-

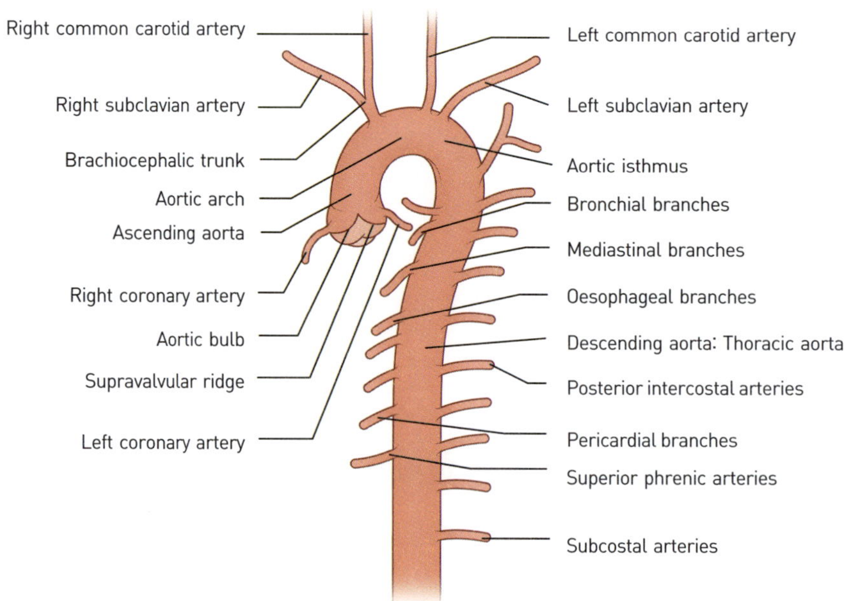

그림 4-1-2 내림가슴대동맥(descending thoracic aorta)의 분지혈관

ies), 심장막가지(심막지, pericardial branches), 가로막 가지(횡격지, phrenic branch), 뒤갈비사이동맥(후늑간동맥, posterior intercostal arteries)

(2) 배대동맥(복부대동맥, abdominal aorta)

가. 위치

Diaphragm 하부(T12 아래)에서 온엉덩동맥(총장골동, common iliac artery)이 분지(제 4 허리뼈(요추, lumbar vertebra: L)와 L5 사이)하는 부위까지를 말한다.

나. 분지혈관(그림 4-1-3)

복강동맥(celiac trunk), 위창자간막동맥(상장간막동맥, superior mesenteric artery: SMA), 아래가로막

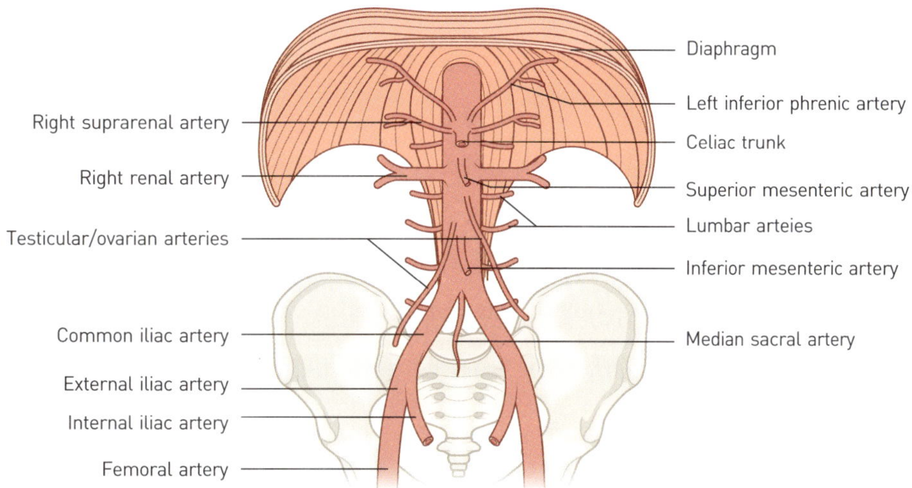

그림 4-1-3 배대동맥(abdominal aorta)의 분지혈관 모식도

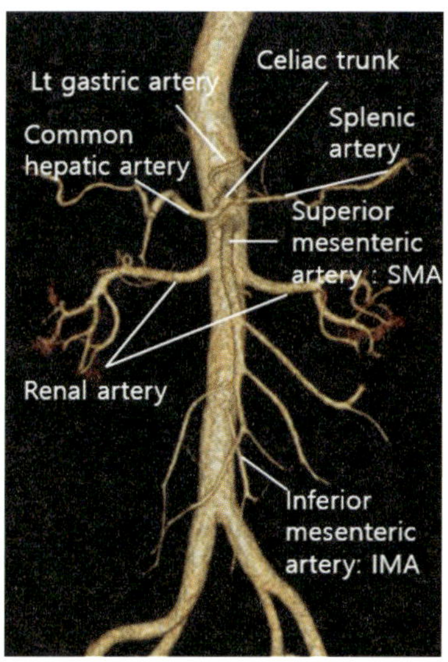

그림 4-1-4 배대동맥(abdominal aorta)의 CT angiography VRT

동맥(하횡경막동맥, inferior phrenic artery), 중간부신동맥(middle adrenal artery), 콩팥동맥(신장동맥, renal artery), 생식샘동맥(성선동맥, gonadal artery) 고환동맥(testicular artery) 또는 난소동맥(ovarian artery), 아래창자간막동맥(하장간막동맥, inferior mesenteric artery: IMA), 허리동맥(lumbar artery), 정중엉치동맥(median sacral artery)

2) 대동맥질환

(1) 대동맥자루(대동맥류, aortic aneurysm)

동맥자루는 동맥에 생긴 주머니로, 혈관의 일부가 늘어나 풍선처럼 보이는 것을 의미한다(대동맥의 일부가 정상적인 직경의 1.5배 이상으로 늘어난 상태).

동맥자루는 뇌, 심장, 하지 등 우리 몸에 있는 동맥 어디에나 생길 수 있다. 하지만 대동맥에서 가장 흔하게 발생한다.

대동맥자루의 대부분(75%)은 복부 대동맥에, 25%는 흉부 대동맥에 생기고, 복부 대동맥류의 대부분(약 90%)은 신동맥이 나오는 곳보다 아래 부위에 생긴다.

대동맥류가 생기는 가장 중요한 원인은 동맥경화증이다. 그 외에 외상, 유전, 동맥염, 선천성 기형, 매독, 곰팡이 감염 등이 원인이 된다.

미국에서는 60세 이상 성인의 5~7%에게서 복부 대동맥자루가 발생한다. 복부 대동맥자루의 75%는 60세 이상에게 발생하며, 여성보다 남성에게서 흔하게 발생한다. 60세 이상으로 고혈압, 관상동맥 질환, 혈관질환이 있는 사람, 흡연자, 가족 중에 복부 대동맥자루 환자가 있는 사람에게 더 흔하게 발생한다.

대동맥자루는 모양에 따라 방추형(fusiform), 주머니형(낭상형, saccular)으로 나뉘며 fusiform aneurysm이 발생 빈도가 높다. 대동맥자루의 자연 경과는 라플라스의 법칙(laplace's law)에 따라 동맥자루 확장이 진행되며, 점차적으로 대동맥의 혈관 벽이 얇아지고, 동맥자루 파열(aneurysm rupture)에까지 진행된다. aneurysm rupture로 인한 전체 사망률은 97%이며, 파열을 예측할 수 있는 가장 중요한 척도는 대동맥자루의 크기이다.

대동맥류는 대부분 증상이 없으므로 대동맥자루로 진단된 사람의 70~80%가 무증상으로 정기 검진이나 다른 질환으로 검사 도중 대동맥자루를 발견한다. 혹 증상이 있다면 배, 옆구리, 허리 등에서 느껴지는 통증이나 뱃속에서 박동하는 혹이 만져지는 경우가 가장 흔하다. 대동맥자루가 주위 장기를 누르는 경우에는 조금만 먹어도 배가 부르거나 구역질, 구토 등이 나타난다. 때로는 요관을 눌러 요관의 부분 폐쇄에 의한 증상이 나타나기도 한다.

대동맥자루의 안쪽에는 엉긴 핏덩어리가 자리하고, 정상적인 혈관에서 피만 흐르는 것과는 다르다. 엉긴 핏덩어리가 아래쪽으로 옮겨가 동맥 색전증이나 동맥류 혈전증을 일으키기도 하며, 그런 경우에는 하지에 찬 느낌이 들거나 다리에서 통증이 발생한다.

대동맥자루가 갑자기 터지는 경우는 전체 환자의 20% 정도이며, 대동맥자루가 흉강 및 복강 안으로 터지면 갑작스러운 통증과 쇼크가 발생하고 사망에 이른다.

대동맥자루를 진단하는 방법으로는 초음파 검사, 전산화 단층촬영(CT), 전산화 단층 혈관조영술(CT angiography), 자기공명영상(MRI), 자기공명 혈관조영술(MR angiography), 혈관 내로 카테터를 삽입하여 조영제를 주입한 후 X-선 촬영을 시행하여 혈관의 구조와 비정상적인 병변을 확인하는 혈관 조영술(angiogrphy) 등이 있다.

대동맥자루의 병인(원인)은 아래와 같이 발생 위치에 따라 다르다.

- Descending thoracic aorta와 abdominal aorta의 aneurysm:
  죽상동맥경화증(atherosclerosis), 감염성 동맥염(infectious arteritis), 외상(injury)
- Ascending thoracic aorta의 aneurysm:
  마르팡증후군(Marfan syndrome), 엘러스단로스증후군(Ehlers-danlos syndrome) 에 의한 낭성중간막괴사(cystic medial necrosis), 매독(syphilis)에 의한 감염, 타카야수 동맥염(Takayasu's arteritis), 베체트병(Behcet's disease)과 같은 염증성 질환

표 4-1-1 대동맥류 직경에 따른 복부대동맥류 파열 빈도

대동맥자루 직경(cm)	파열빈도(%/년)
4 cm 미만	0
4~5 cm	0.5~5
5~6 cm	3~15
6~7 cm	10~20
7~8 cm	20~40
8 cm 이상	30~50

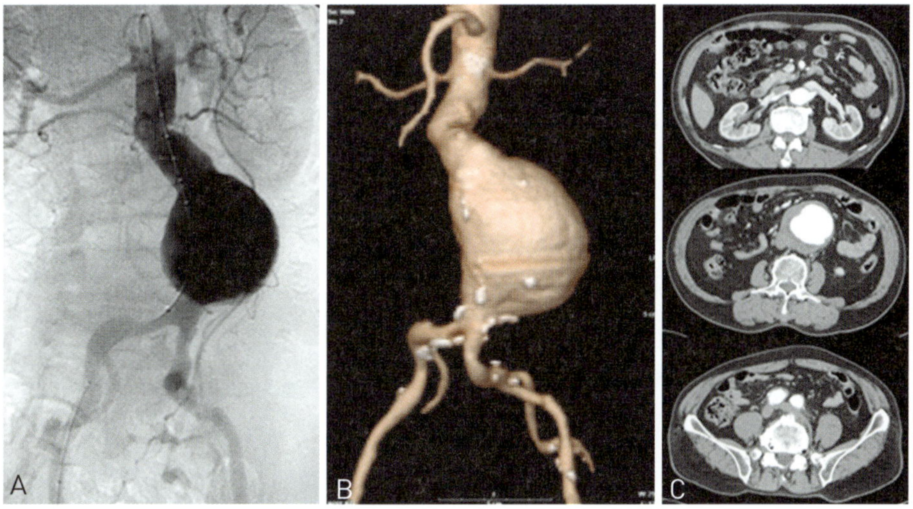

그림 4-1-5 복부 대동맥자루 검사 영상.

A. 복부 대동맥 조영술, B. 복부 대동맥 CT 3D VRT 영상, C. 복부 대동맥자루의 CT Axial 영상(조영제를 사용한 동맥상)

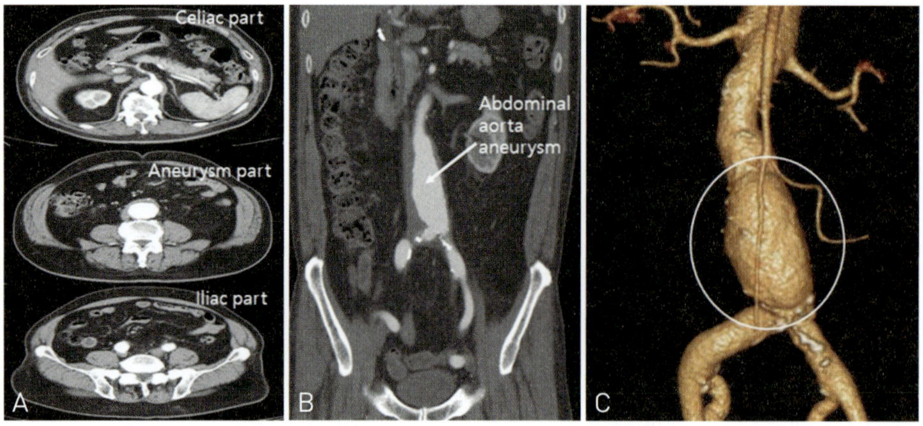

그림 4-1-6 A. CT abdominal aorta angiography axial image B. abdominal aortic aneurysm 4.1 cm in coronal image(arrow), no iliac extension. C. CT 3D AAA image(white circle)

심화 (2) 대동맥박리(aortic dissection)

대동맥 박리는 대동맥을 침범하는 가장 치명적 질환 중 하나로 연간 발생률은 10만 명당 3~30명 정도로 보고되고 있다. 대동맥 박리는 혈관 내막(intima)의 일차적인 파열(혈관 벽이 째짐(tear)이 발생하여 그로 인해 대동맥내 혈류가 중막(media)으로 흘러 들어와 박리(dissection)를 일으키며 세로(종축, longitudinal)방향으로 혈관 막층의 분리를 파급시키는 질병이다(그림 4-1-7). 또는 혈관 중막에 존재하는 혈관 맥관(vasa vasorum)의 파열로 인해 발생한 혈관벽 내 출혈(intramural hematoma)이 내막을 손상시켜 이차적인 파열을 일으켜 발생시킨다고 알려져 있다.

내막 파열은 오름대동맥에 위치하는 경우가 약 65%로 가장 흔하고, 다음으로는 30%에서 내림대동맥에 위치하며, 10%미만에서 대동맥 활, 약 1%에서 배대동맥에 위치한다.

오름대동맥을 침범하는 급성 박리의 경우 응급수술이 필요하며 아래대동맥을 침범하는 경우 내과적 치료를 선택하는 것이 일반적인 치료 지침이다.

대동맥 박리는 고혈압이 가장 중요한 요인이며, 그 외 Marfan syndrome, Ehlers-Danlos syndrome에 의한 낭성중간막괴사(cystic medial necrosis)가 원인이 될 수 있다. 또한, 대동맥파열(aortic rupture),

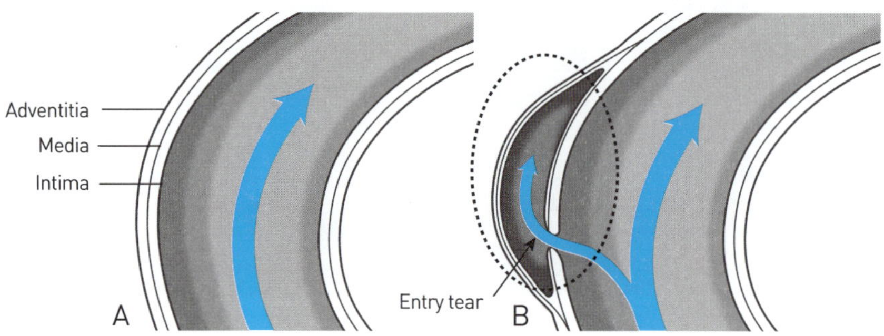

그림 4-1-7 **대동맥박리(aortic dissection)의 모식도**

A. 정상 혈관의 혈관벽 구조(화살표: 혈규 방향), B. 박리된 혈관의 구조(점선 원)

대동맥판 역류(aortic regurgitation), 대동맥 분지 폐쇄에 의한 장기 허혈(organic ischemia) 등을 유발할 수 있다. 대동맥 박리는 일반적으로 박리의 해부학적 위치에 따른 분류 방법이 널리 쓰이고 있고, 그 외 발생 시간, 합병증의 유무에 따른 분류 방법이 있다. 해부학적 위치에 따른 분류 방법 중 가장 흔히 쓰이는 분류 체계는 DeBakey와 Stanford로 그림 4-1-8과 같이 분류한다.

심화

- DeBakey 분류(일차적 내막파열의 위치에 따른 분류)
  - I형: 오름 대동맥에서 박리가 시작되어 대동맥활과 내림대동맥을 모두 침범하는 경우
  - II형: 오름대동맥에서 박리가 시작되고 국한된 경우
  - III형: 내림대동맥에서 박리가 시작되고 위치하는 경우로, 주로 좌측 빗장밑동맥 직하방에 발생하여 원위부로 진행
  - IIIa형: 가슴내림 대동맥에만 박리가 국한된 경우
  - IIIb형: 박리가 가로막 이하로 진행된 경우

심화

- stanford 분류
  - A형: 아래대동맥으로의 진행 여부와 관계없이 박리가 오름대동맥을 침범한 경우
  - B형: 박리가 대동맥 활을 포함한 아래대동맥에만 국한된 경우

- 시간에 따른 분류

전통적으로 증상 발생 후 2주 이내를 급성 박리, 2주 이상을 만성 박리로 정의하고 있으며, 대부분의 연구 및 치료 지침에서 이러한 분류를 사용하고 있다. 이는 1958년에 발표된 대동맥 박리 환자의 부검 연구에서 74%의 환자가 2주 이내에 합병증으로 사망했다는 결과를 근거로 2주를 기점으로 급성과 만성으로 나누게 되었다. 하지만, 이는 근래의 진단 기법 및 치료 방법이 사용되기 전의 결과로 이를 지금에도 적용해야 되는가에 대한 논란이 있다. 특히, 급성 박리 직후의 기간(>2주)인 아급성

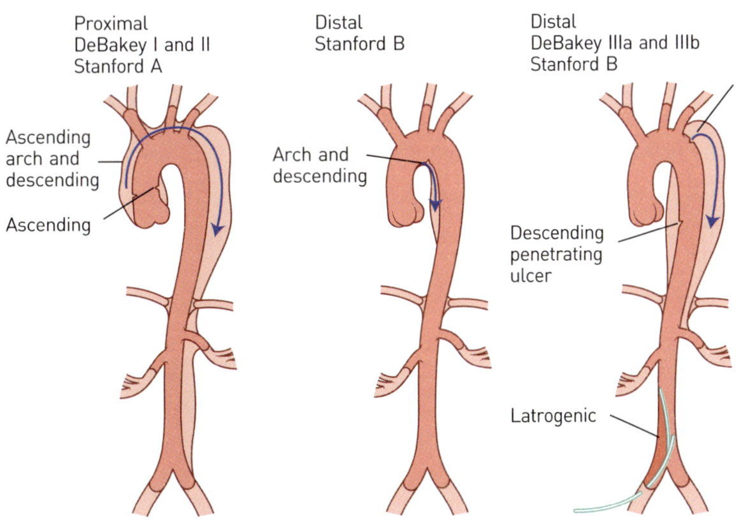

그림 4-1-8 대동맥박리(aortic dissection)의 분류 방식

(subacute) 기간에도 임상 사건의 발생빈도가 높고, 혈관 내 대동맥 치료의 적절한 시행 시점과 관련하여서도 아급성 기간의 정의가 필요해, 최근에는 아급성 기간을 따로 구분해서 정의하고 있다. 하지만 아급성 박리 기간을 유럽 심장학회에서는 15~90일로 정의하고, 다른 연구들에서는 8~30일, 15~30일, 2~6주로 공통된 정의가 필요하다.

심화

∘ 합병증 유무에 따른 분류

합병증의 유무에 따른 분류는 특히 Stanford B형 대동맥 박리 환자에서 치료 방향을 결정하는 데 중요한 방법으로, 합병증이 있는 대동맥 박리(complicated aortic dissection)와 없는 대동맥 박리(uncomplicated aortic dissection)로 나눌 수 있다. 여기서, 합병증이 있는 대동맥 박리는 혈관 파열이 발생했거나 임박한 경우, 장기(뇌, 신장, 장, 간, 비장) 및 상하지의 혈류 장애로 인한 허혈 치료에 반응 없는 고혈압 및 통증이 있는 경우로 정의하고 있으며, B형 대동맥 박리 환자의 약 30%에서 초기 진단 시 동반되어 있다.

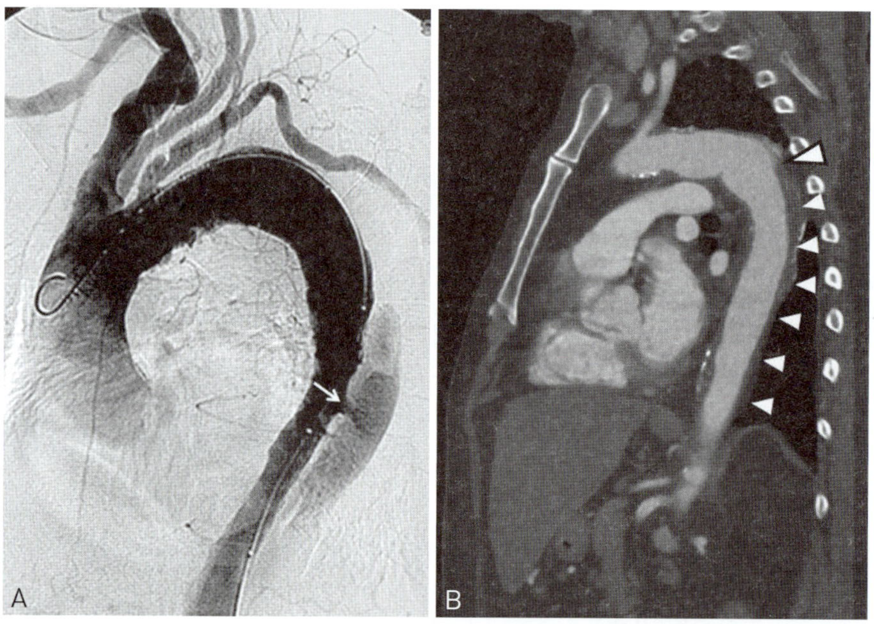

그림 4-1-9 DeBakey Type III(stanford type B) 대동맥박리증 환자의 DSA 영상(화살표: entry tear)

A. DeBakey type III(stanford type B) 대동맥 박리증 환자의 DSA 영상(화살표: entry tear). B. CT angiography sagittal image(세모 박스: tear 시작 부분부터 대동맥 박리 침범 영역)

Chapter 04

02 대동맥 혈관조영술 및 인터벤션

1) 가슴·배대동맥조영술(흉·복부대동맥조영술, thoracic & abdominal aortography)

(1) 검사 목적

대동맥류(aortic aneurysm), 대동맥 박리증(aortic dissection) 등에 있어서 인터벤션 시술 전, 후 평가를 위해 시행하는 경우가 대부분이며, Takayasu's arteritis 등의 진단 또는 abdominal aorta의 경우 renal artery의 위치 및 개수 등을 파악하기 위해서도 시행된다.

(2) 검사 재료 및 기구

명칭(영문명 또는 상품명)	제원	비고(용도)
Angio용 시술 세트		기본 시술 재료
Femoral package Drap	대퇴부위 천자용 일회용 Drap	무균술
2% Lidocaine HCl		천자부위 국소마취용
Sheath introducer	5 Fr. short, long	
Guide wire	0.035 inch	
혈관조영용 카테터	5 Fr. Pigtail sizing catheter 또는 5 Fr. multipurpose catheter(multiside holes)	혈관조영용
자동주입기 연결관 (injector connection tube)		조영제 자동주입기와 혈관조영술용 카테터와 연결
혈관조영제(contrast media)	비이온성 혈관조영제	
지혈 기구		

(3) 검사 방법

1] Rt. femoral artery을 천자한 후 guide wire를 검사부위에 위치시킨다.

2] Guide wire를 따라 5 Fr. sheath를 삽입하고, sheath 내로 5F. pigtail sizing catheter를 삽입한다.

3] Guide wire를 이용하여 pigtail catheter를 진행시켜 검사하고자 하는 목적부위에 위치시킨다. 검사부위에 따라 차이는 있지만, 일반적으로 thoracic aorta의 경우는 ascending aorta 시작부위, abdominal aorta의 경우는 T12 높이에 위치시킨다.

4] 일반적으로, 조영제 양은 15 ~ 20cc/sec, total volume 30 ~ 40cc로 하며, 1 ~ 2 frame/sec으로 aortography를 시행한다.

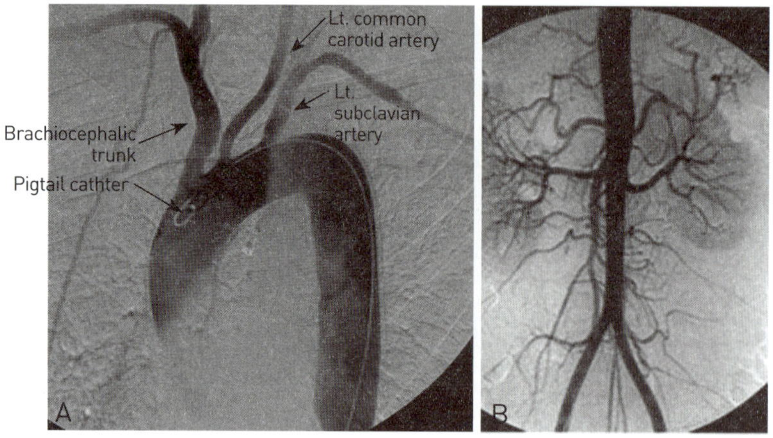

그림 4-2-1 가슴대동맥조영술과 배대동맥조영술

A. 흉부대동맥조영술(thoracic aortography), B. 복부대동맥조영술(abdominal aortography) (web.stanford.edu에서 인용)

2) 가슴·배대동맥 스텐트 그라프트 설치술(흉·복부대동맥 스텐트 그라프트 설치술, thoracic & abdominal aorta atent graft insertion)

심화 (1) 대동맥질환의 치료

① 수술적 치료 방법

수술은 환자의 상태나 aneurysm의 형태 또는 동반된 혈관 병변에 따라 복막통과접근(transperitoneal approach)이나 복막뒤접근(retroperitoneal approach)으로 병소부위에 접근하여 늘어난 동맥류를 제거하고 인조혈관(graft)으로 대체하는 수술을 시행한다.

② 스텐트그라프트(stent graft)를 이용한 혈관 내 치료 방법

대부분의 병원에서는 전신마취하에 복부대동맥류의 혈관내 치료 EVAR(endovascular aneurysm repair)와 흉부대동맥류의 혈관 내 치료 TEVAR(thoracic endovascular aortic repair) 시술이 이루어지고 있으나, 일부 병원에서는 국소마취하에 혈관 내 치료 시술을 시행하고 있다. perclose device와 같은 지혈기구를 사용하면 혈관을 절개하지 않고 경피적 천자만으로 시술이 가능하다. 국소 마취하에 경피적 천자로 EVAR와 TEVAR를 시행할 경우 시술시간과 입원기간을 단축할 수 있고, 심폐기능의 합병증을 줄일 수 있다.

Stent graft 의 도입기구(introducer)는 직경이 대략 6mm를 넘는 경우가 대부분이며 엉덩동맥이 작거나 매우 구불구불한 경우에는 기구의 삽입이 어렵다. 또한 EVAR 시술과 관련된 사망의 가장 흔한 원인은 환자의 엉덩동맥이 작아서 발생하는 장골동맥 파열이다. 엉덩동맥이 작거나 구불구불한 경우 수술로 도관을 만들어서 EVAR를 시행할 수도 있다.

- 대동맥자루에 있어 stent graft의 목적은 동맥류 주머니(낭, aneurysm sac)의 혈류를 차단하여 주머니(낭, aneurysm sac) 내의 압력을 감소시키고 혈전을 유발하여 결과적으로 동맥류의 팽창이나 파열을 방지하는 것이다.

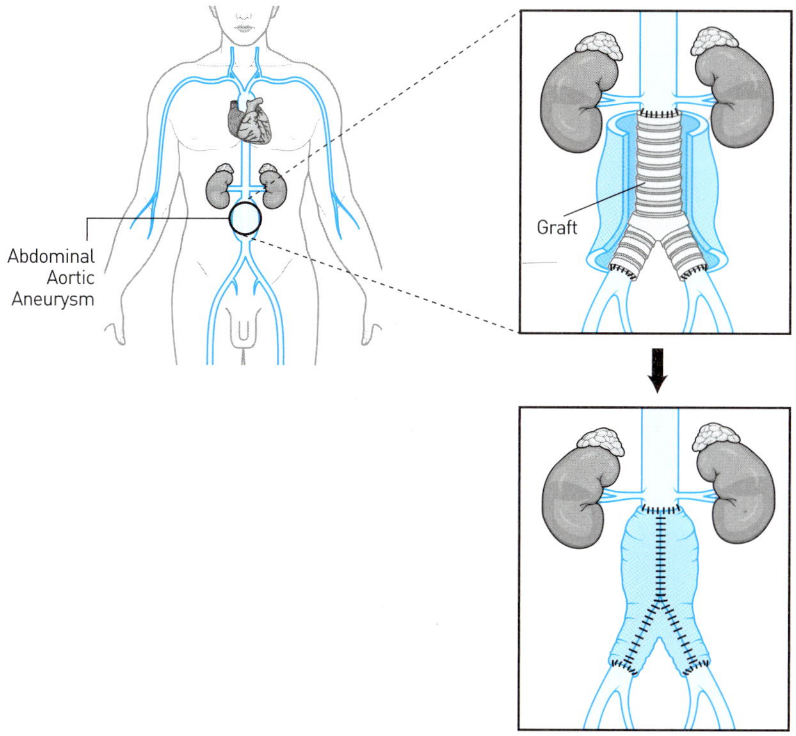

그림 4-2-2 복부대동맥자루(abdominal aortic aneurysm : AAA)의 수술적 치료.

- 대동맥박리의 stent graft 치료 원리는 primary entry tear부위에 stent graft를 설치하여 false lumen으로의 혈류를 차단하는 것이다.

(2) 시술 목적

대동맥류(aortic aneurysm), 대동맥 박리증(aortic dissection) 환자를 치료하기 위한 비수술적 치료로 시행된다.

(3) 적응증

대동맥류는 발견 당시 굵기가 5.5cm 이상으로 늘어나 있거나 1년 동안 지켜봐서 1년에 5mm 이상 늘어나는 추세가 발견되면 반드시 치료를 해야 대동맥 파열에 의한 급사를 막을 수 있다.

(4) 시술 재료 및 기구

Intervention 시술은 aortography 검사 후 진행된다. 시술에 필요한 재료는 아래와 같다.

명칭(영문명 또는 상품명)	제원	비고(용도)
Extra-stiff guide wire	0.035″ Lunderquist exchangeable guide wire	
스텐트그라프트(stent-graft)	직경: 20~40 mm	- 가슴대동맥자루: 직선형 - 배대동맥자루: 직선형 또는 분지형 - 배대동맥에서 엉덩동맥까지 이어진 동맥자루: 분지형과 직선형의 결합
지혈 기구	Prostar®, Perclose®	

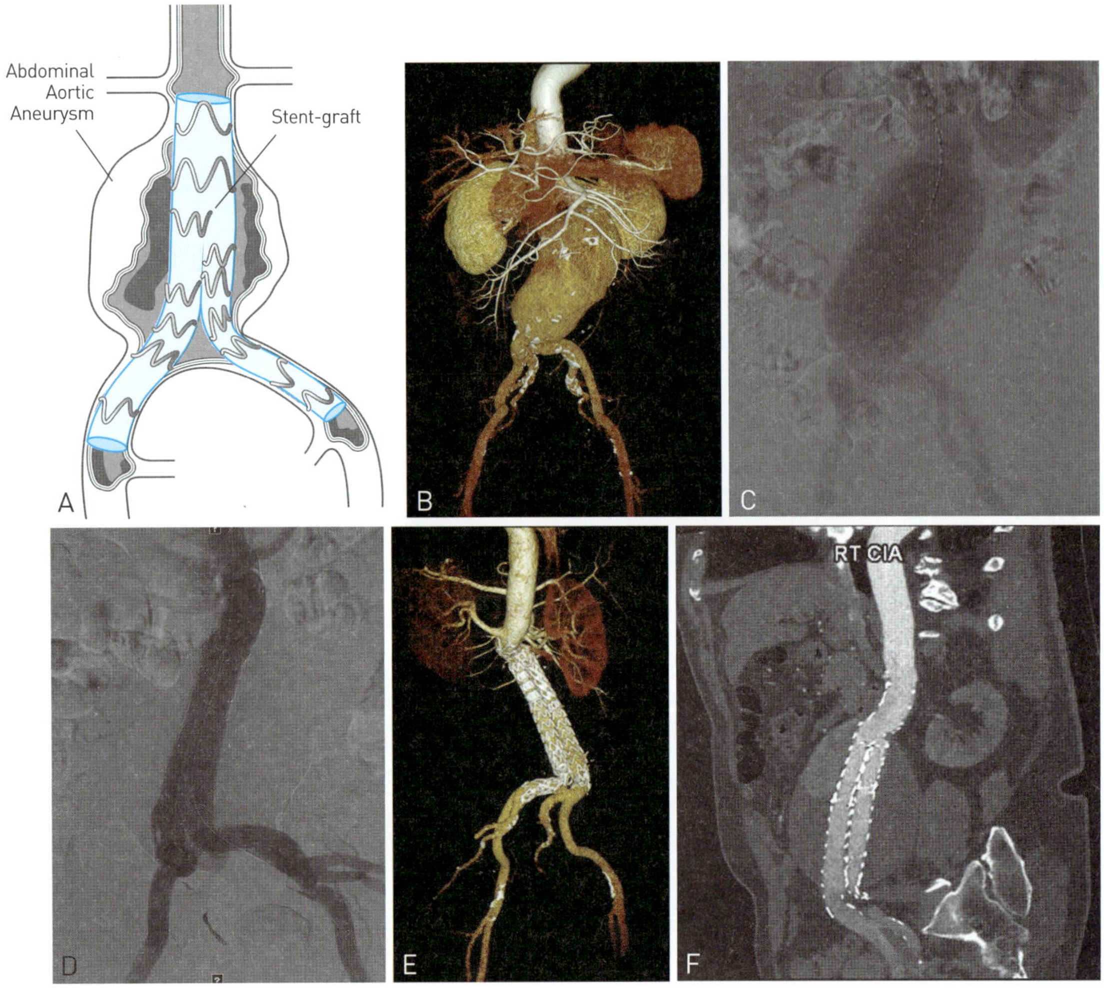

그림 4-2-3 Stent–graft를 이용한 혈관 내 치료 방법(화살표: 혈류 흐름)

A. stent graft를 이용한 혈관 내 치료 방법(화살표: 혈류 흐름) B. CT abdominal aorta angiography 3D VRT C. abdominal aortogram(prestent graft) D. stent graft 삽입 후 abdominal aortogram 영상 E. Post AAA CT angiography 3D VRT F. Post AAA CT angiography curved MPR

심화 ① 스텐트그라프트(stent–graft)

Stent graft는 용어의 뜻 그대로 metallic stent와 인조혈관(graft)가 결합된 형태이고, 이 둘을 연결하는 봉합선(suture) 등으로 구성되는 의료기기로 혈관에 적용되는 스텐트의 한 종류이다. 일반적인 금속망으로 되어 있는 스텐트와 다르게 동맥류 등에 사용되는 스텐트그라프트는 금속망과 막(그라프트)으로 구성되어 동맥주머니(낭, sac)으로 가는 혈액을 조절하여 혈류를 개선하게 된다. 혈관박리의 경우에는 혈관의 내층과 외층의 박리된 부분으로 가는 급격한 혈류를 막아 더 이상 추가적인 박리가 진행되지 않게 한다.

금속 재질의 stent가 기본골격을 이루고, 폴리테트라플루오로에틸렌(polytetrafluoroethylene: PTFE)이나 폴리에스터(polyester) 재질의 실을 직조해 만든 graft가 stent를 싸고 있는 구조로 이루어져 있다. 그 형태에 따라 직선형(straight type)과 분지형(bifurcated type)으로 나눌 수 있다(그림 4–2–4).

혈관 내 stent graft의 이동을 방지하고, 대동맥의 혈관 벽과의 견고한 밀착을 위하여 보통 병변의 위,

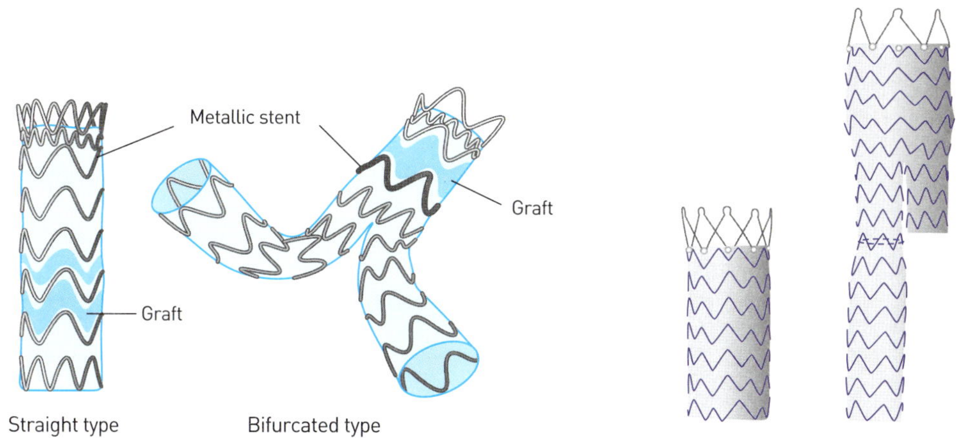

그림 4-2-4 스텐트그라프트(stent-graft)의 기본구조와 형태

아래의 주위 정상 대동맥의 직경보다 10 ~ 20% 정도 큰 stent graft를 사용한다. 특히 대동맥궁의 굴곡 부위에는 스텐트 그라프트에 의한 혈관손상을 줄이기 위해 10% 정도 큰 스텐트 그라프트의 크기를 사용하는 것이 권고된다. 또한, 시술 후 내부 누출(endoleak)을 방지하기 위하여 병변의 양끝 보다 1.5cm 이상 길이가 긴 stent graft를 사용하여 병변을 완전히 덮을 수 있도록 한다.

대동맥 박리가 길게 있는 경우 스텐트를 길게 넣을 것인지 짧게 넣을 것인지에 대해서 장단점을 보면 짧은 스텐트 그라프트을 이용하는 경우에는 스텐트 그라프트 하방에서 혈류가 가강내로 역방향으로 유입될 수 있는 위험이 증가한다. 반면 긴 스텐트 그라프트를 삽입하는 경우에는 사지마비의 위험이 증가할 수도 있다. 대동맥 박리증 환자에서 스텐트 그라프트를 삽입하는 경우에는 스텐트 그라프트의 원위부가 추가적인 내막파열을 유발시킬 수 있기 때문에 원위부 직경이 점차 감소하는 직경 감소형 스텐트 그라프트를 이용하는 것도 적절한 선택이 될 수 있다. 그 외에는 척수로 혈류를 공급하는 혈관이 진강이 아닌 가강에서 기시하는 경우에 사지마비가 발생할 수 있다. 환자의 상태를 고려하여서 적절한 선택이 필요하다.

내부 누출(endoleak)은 stent graft insertion 후에도 stent graft의 바깥쪽으로 지속적인 혈류가 관찰되는 것으로 아래와 같이 구분할 수 있다.

- Type I: stent graft의 근위부나 원위부가 대동맥 혹은 장골동맥의 내벽과 완전히 밀착되지 않아 발생한다. 환자의 4~6%에서 발견된다고 보고되고 있다. 1a형은 근위부에 발생하는 것이고, 1b형은 원위부(엉덩동맥)에 발생하는 것이다. 시술 전에 stent graft를 시행하기에 적당한 환자를 고르고, 환자에 맞는 stent graft를 선택하는 것이 1형 endoleak를 예방하는 최선의 방법이다(stent graft 근위부 또는 원위부에 혈관벽간의 혈류의 유출).
- Type II: 아래창자간막동맥, 허리동맥, 속엉덩동맥 등의 대동맥의 분지혈관을 통하여 혈류가 역행하여 동맥류와 연결되는 경우이며, endoleak 중에서 가장 흔하여서 전체 환자의 10~25%에서 발생한다고 보고 됨(collateral branch를 통한 혈액의 역류).
- Type III: stent graft를 구성하는 연결부위나 graft가 파열되어 발생하는 경우이며, type I endoleak

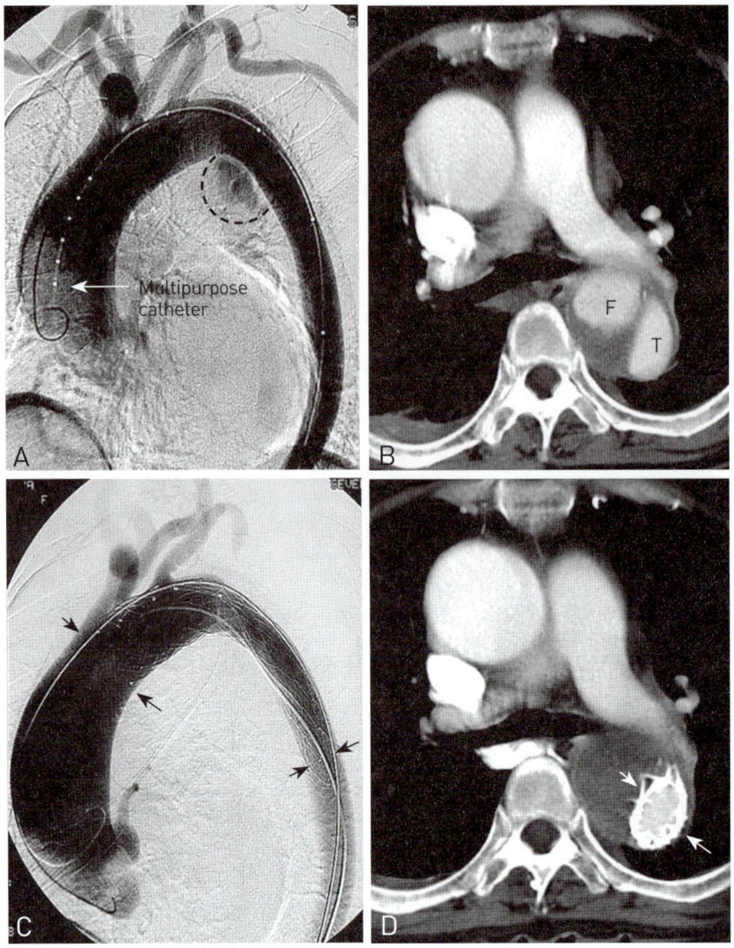

그림 4-2-5 가슴대동맥자루 환자(DeBakey type III, stanford type B)의 stent-graft insertion

A. 시술 전 가슴대동맥조영술(점선 원: 대동맥자루), B. 시술 전 CT 영상(F: 가성혈관, false lumen, T: 진성혈관, true lumen), C. 시술 후 가슴대동맥조영술(화살표: stent-graft), D. 시술 후 CT 영상(화살표: stent-graft)

와 비슷하게 즉시 치료하여야 한다. 혈관의 구부러짐이 심한 경우 발생할 가능성이 많으며, 대개는 추가적인 stent graft를 설치하여 치료한다(graft 파열 또는 접합부 분리).

- Type IV: stent graft의 그라프트의 틈(fabric pore)을 통하여 혈류가 동맥류 내로 통하는 경우
- Type V: endoleak가 보이지 않으나 동맥류의 크기가 증가하는 경우로 endotension이라고도 하며, graft의 벽에 전달되는 맥박이 동맥류의 혈전을 거쳐서 동맥류벽에 전달되는 것으로 생각하고 있다(정확한 원인을 알 수 없는 aneurysm의 확장).

(5) 시술 과정

1] ~ 4] 대동맥조영술을 시행하여 aneurysm 부위의 직경, 길이를 측정하여 삽입할 stent graft의 사양을 결정한다.

5] Guide wire를 extra-stiff guide wire로 교체한다.

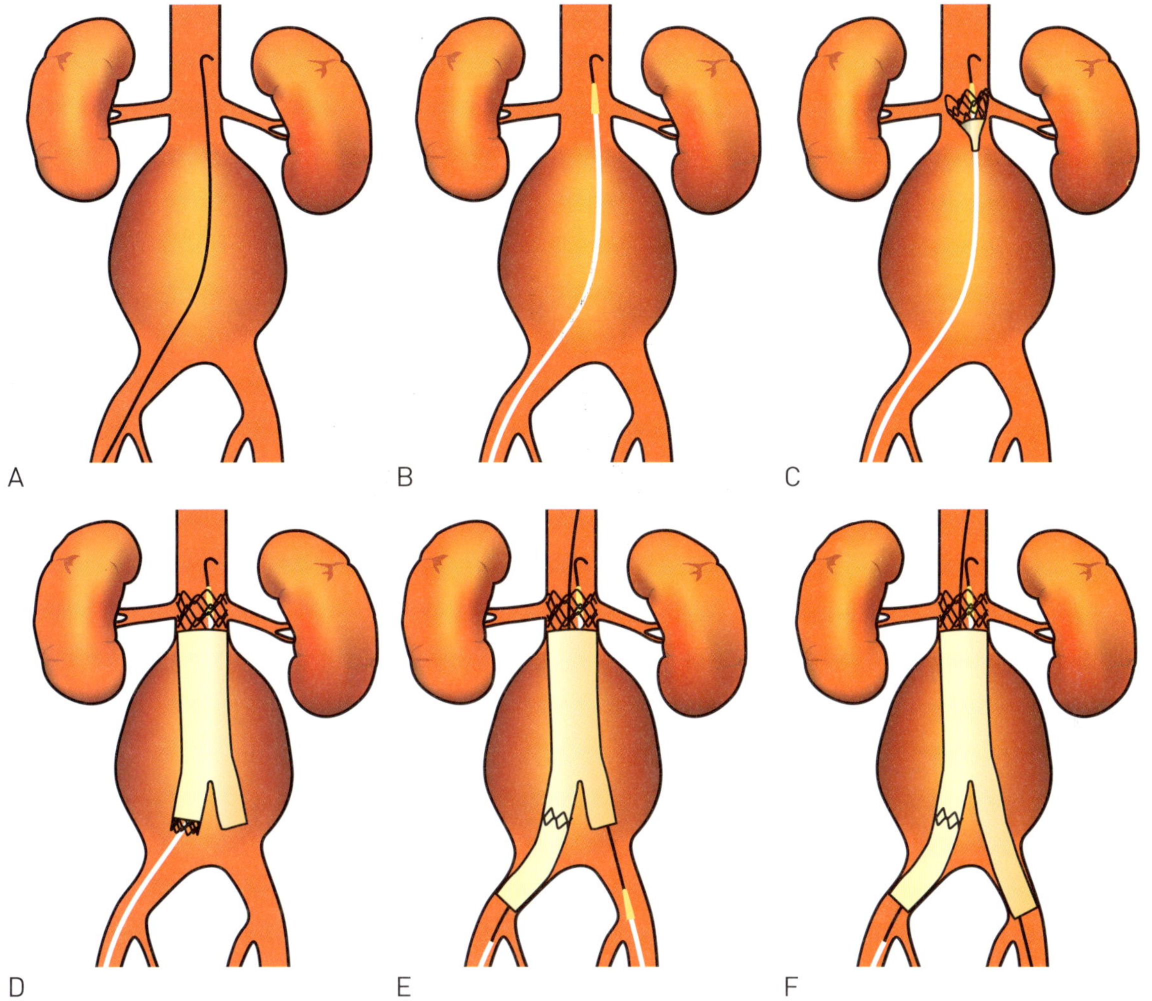

그림 4-2-6 배대동맥자루(AAA) 환자의 stent-graft insertion 과정(A~F)

6] Extra stiff guide wire를 따라 stent graft가 장착된 introducer를 aneurysm 부위에 위치시켜 설치술을 시행한다. 이때, heparin을 주사하여 혈전과 같은 혈액 성 합병증 발생을 예방한다.

7] 대동맥조영술을 시행하여 stent graft가 설치된 부위의 endoleak를 확인한다. 만약, stent가 완전히 펴지지 않아서 혈액 누출(leakage)가 있을 경우에는 풍선확장술(balloon dilatation)을 시행하여 혈관 벽에 완벽히 밀착되도록 한다.

(6) 합병증 및 치료

- 혈관 손상
- 색전증
- 천자 부위 출혈, 혈종, 감염, 가성동맥류(pseudoaneurysm)
- Stent graft의 혈전 및 감염
- Device failure

대동맥류가 파열되면 사망률이 80~90%에 이르며, 이는 수술적 치료를 하여도 전신 염증반응과 다기관부전(multiorgan failure)으로 사망하는 경우가 많기 때문이다.

Stent graft를 이용한 EVAR(endovascular aneurysm repair)는 국소마취로도 가능하고, 개복하지 않아서 출혈이 적으며, 시술 시간도 절반으로 줄일 수 있고, 수혈의 양도 적어서 환자의 체온 유지에 유리하여 사망률을 낮출 수 있는 것으로 보고된다. 여러 연구에서 수술적 치료의 30일 사망률은 40% 전후로 보고되고 있는데 반하여 EVAR의 30일 사망률은 20% 전후로 보고된다.

응급으로 EVAR를 성공적으로 시행하기 위해서는 응급의학과, 마취과, 혈관외과, 영상의학과의 유기적인 협력시스템이 갖추어져 있어야 되며, 의사, 방사선사 및 간호사의 응급 호출시스템이 필수적이다. 복부구획증후군(abdominal compartment syndrome)은 파열된 대동맥류에 대하여 EVAR를 시행한 환자에서 20%까지 보고되는 합병증이다. 복부가 팽창되고, 소변량이 감소하며, 폐모세혈관압, 기도압력과 방광압이 증가하는 것으로 임상적으로 진단한다.

동맥류가 양측 온엉덩동맥을 침범한 경우 양측 속엉덩동맥을 색전하고 stent graft는 양측 바깥엉덩동맥까지 연장하여야만 하는 경우가 종종 있다. 이런 경우 양측 속엉덩동맥색전술을 시행하면 엉덩이파행(buttock claudication), 골반 허혈이나 직장 허혈과 같은 합병증이 발생할 가능성이 있다. 분지형 stent graft를 이용하여 속엉덩동맥의 혈류를 보존하면서 바깥엉덩동맥까지 stent graft가 내려오도록 시술하면 이러한 합병증을 예방할 수 있으며, 아주 좋은 초기 결과를 보고하고 있다.

동맥류가 가슴대동맥과 배대동맥을 모두 침범한 경우 분지형 stent graft를 이용하여 복강동맥, 위창자간막동맥과 콩팥동맥의 혈류를 보존하면서 EVAR를 시행할 수 있다. 이런 경우는 아담키비츠(Adamkiewicz)동맥이 T9에서 T11 사이에서 기시하는 경우가 많아서 하지마비의 위험성이 있으므로 시술 중에 고혈압을 유지하고 뇌척수액을 배액하는 것으로 하지마비의 위험을 줄이도록 해야한다.

(7) 시술 후 영상검사

동맥류파열의 방지가 성공적인 EVAR 치료의 목적이며, 치료의 결과를 평가하고 EVAR의 합병증을 검사하는데 영상 검사가 필수적이다. 영상 검사는 동맥류의 크기를 측정하고, endoleak를 발견하고, stent graft의 구조를 평가할 수 있어야 한다.

일반촬영검사는 stent graft의 구조 변화를 평가하고, stent graft의 골절(fracture)이나 꼬임(kink)을 발견하는데 유용하다. 초음파는 편리하고, 비침습적이고, 방사선 위해나 조영제 부작용이 없는 장점이 있어 선별검사로 유용하지만, 사용자에 따라 결과가 달라질 수 있어 논쟁의 대상이 된다. 초음파는 동맥류의 크기를 측정하는데 있어서 CT만큼 정확한 것으로 보고되고 있으나, endoleak를 발견하는데 있어서는 CT보다 낮은 정확성을 보이며, 66~69%의 민감도와 91~93%의 특이도를 보이는 것으로 보고된다. CT는 가장 널리 사용되고 있으며, 동맥류 크기의 측정에서 표준검사로 인정받고 있고, endoleak의 발견율도 초음파나 혈관조영술보다 우수한 것으로 보고되고 있다. 조영증강전영상, 동맥기 영상, 지연기 영상을 포함하는 3 phase CT가 endoleak의 발견율이 가장 높은 것으로 보고되고 있으나, 방사선 노출이 증가하는 단점이 있다. CT는 stent graft의 구조 변화를 보는데도 유용하며, 특히 3D 재구성 영상이 도움이 된다. CT의 단점은 조영제 유발 신독성과 반복적인 검사로 인한 방사선 피폭이 있다.

MR은 비싼 가격, 긴 영상검사시간, 스테인레스스틸로 만들어진 stent graft의 감수성 인공음영이 문제가 되어 우리나라에서는 거의 사용되지 않는다. 그러나, 동맥류 크기의 측정과 endoleak의 발견율은 CT와 비슷한 것으로 알려져 있고, 방사선 노출이 없고, 신독성이 적으므로 신장 기능이 감소된 환자에서는 MRI가 유용할 수 있다.

제 05 장 가슴·배 혈관계조영술 및 인터벤션 (흉·복부 혈관계조영술, Thoracic and Abdominal Angiography and Intervention)

학습목표

1. 복강동맥의 영상해부학을 설명할 수 있다.(1)
2. 흉복부대동맥의 영상해부학을 설명할 수 있다.(1)
3. 위창자동맥의 영상해부학을 설명할 수 있다.(1)
4. 아래창자동맥의 영상해부학을 설명할 수 있다.(1)
5. 좌우간동맥의 영상해부학을 설명할 수 있다.(1)
6. 콩팥동맥의 영상해부학을 설명할 수 있다.(1)
7. 위, 아래 대정맥의 영상해부학을 설명할 수 있다.(1)
8. TACE시술의 필요조건을 설명할 수 있다.(1)
9. TACE시술 시 SMA검사의 목적을 설명할 수 있다.
10. 간문맥색전술의 목적을 설명할 수 있다.(1)
11. IVC필터의 시술 목적을 설명할 수 있다.(1)
12. TIPS의 시술 목적을 설명할 수 있다.(1)
13. 중심정맥카테터 끝단 위치 및 용도를 설명할 수 있다.(1)
14. 혈관성형술의 특징을 설명할 수 있다.(1)
15. 스텐트삽입술의 특징을 설명할 수 있다.(1)
16. TACE시술 시 사용 색전물질의 특징을 설명할 수 있다.(2)
17. TACE시술 시 영구색전물질의 제한을 설명할 수 있다.(2)
18. IVC필터의 설치 위치를 설명할 수 있다.(2)
19 BRTO의 시술조건을 설명할 수 있다.(2)
20. 기관지동맥색전술의 시술 목적을 설명할 수 있다.(2)
21. 상부와 하부 위장관 출혈에 대한 설명을 할 수 있다.(1)

01 가슴·배 혈관계 해부생리

1) 허파동맥(폐동맥, pulmonary artery)

Pulmonary artery는 폐에 혈액을 공급하는 기관으로 크게 오른허파동맥(우폐동맥, rt. pulmonary artery)과 왼허파동맥(좌폐동맥, lt. pulmonary artery)으로 구분된다. rt. pulmonary artery는 lt. pulmonary artery보다 약간 길며 ascending aorta와 위대정맥(상대정맥, superior vena cava: SVC)의 우측을 지나 rt. pulmonary vein과 오른기관지(우기관지, rt. bronchus)의 사이에서 3분지로 나눠지며 lt. pulmonary artery에 비해 수평으로 분포한다.

Lt. pulmonary artery는 rt. pulmonary artery에 비해 수직으로 분포되어 있으며 descending aorta의 앞과 lt. bronchus 위에서 좌측 폐의 상, 하엽(upper, lower lobe)으로 분지되며 rt. pulmonary vein은 SVC와 ascending aorta의 우측을 지나 왼심방(좌심방, lt. atrium: LA)으로 유입되고, lt. pulmonary vein은 lt. pulmonary artery의 아래와 thoracic aorta을 지나 LA으로 유입된다.

2) 기관지동맥(bronchial artery)

Bronchial artery는 기관-기관지계(tracheobronchial system), 세로칸림프절(종격림프절, mediastinal lymph node), 폐신경얼기(폐신경총, pulmonary plexus), pulmonary artery, 배쪽식도(복측식도, ventral esophagus) 그리고 내장쪽식도(내장측식도, viscerad esophagus) 일부에 혈류를 공급하며, aorta에서 이는 가슴막(흉막, pleura)에 분포하는 것을 제외하고는 말단 세기관지(bronchiole)까지 분포한다. 그 이

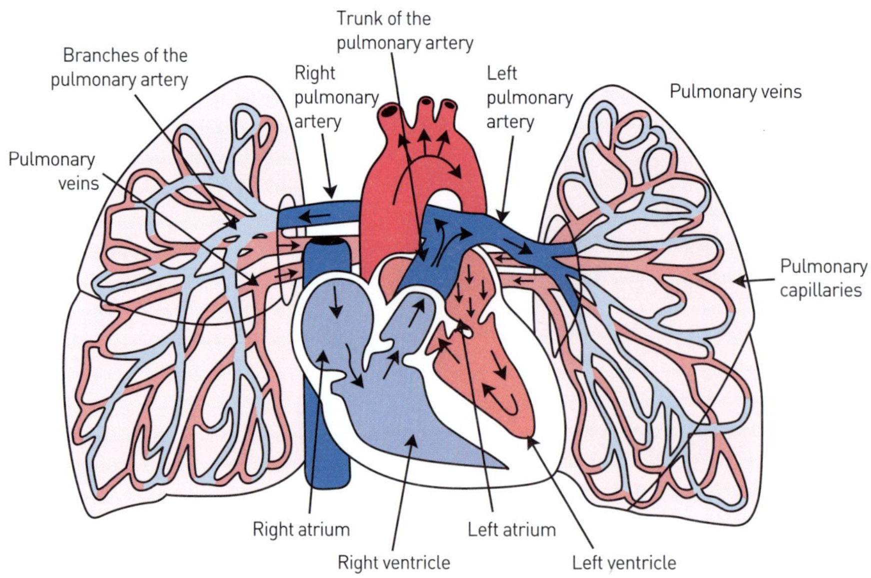

그림 5-1-1 허파순환(폐순환, pulmonary circulation)

하 부위에서는 bronchial artery의 형태가 소실되고 pulmonary artery나 모세혈관(실핏줄, capillary)에 흡수되어 모세혈관그물(모세혈관망, capillary network)을 형성하며, normal bronchial artery의 혈류는 심박출량의 1% 정도이다. Bronchial artery는 T3에서 T8사이(특히 T5~T6)의 aorta에서 주로 시작하며, rt. bronchial artery는 갈비사이동맥(늑간동맥, intercostal artery)과 이는 부분을 공유하는 것이 흔하며, lt. bronchial artery는 대부분 별도로 분지한다. Bronchial artery도 다양한 변이를 보이며, lt. bronchial artery가 2개, rt. bronchial artery는 1개가 기시하는 경우가 가장 흔한 형태이다.

결핵(tuberculosis)이나 기관지확장증(bronchiectasis), 폐암(lung cancer), 폐렴(pneumonia) 등의 만성 폐질환(chronic lung disease: CLD)에 동반되는 객혈(hemoptysis)은 비교적 흔한 합병증으로 대부분 그 양이 적고 24시간 내에 자연적으로 지혈이 된다. 그러나 24시간 동안 300ml 이상의 대량객혈(massive hemoptysis) 등은 질식(asphyxia)과 과다출혈(excessive bleeding) 때문에 그 자체로도 사망률이 매우 높다.

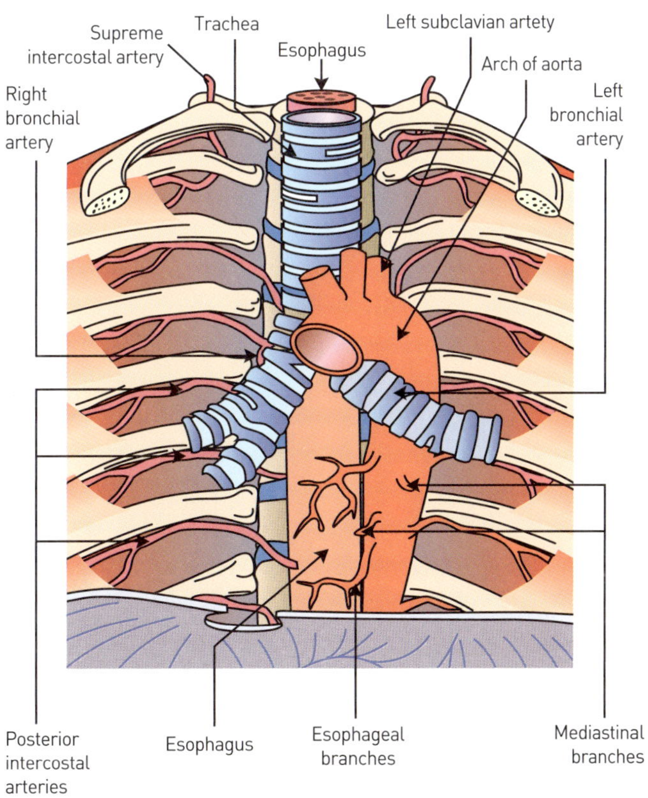

그림 5-1-2 기관지 동맥(bronchial artery)의 해부학

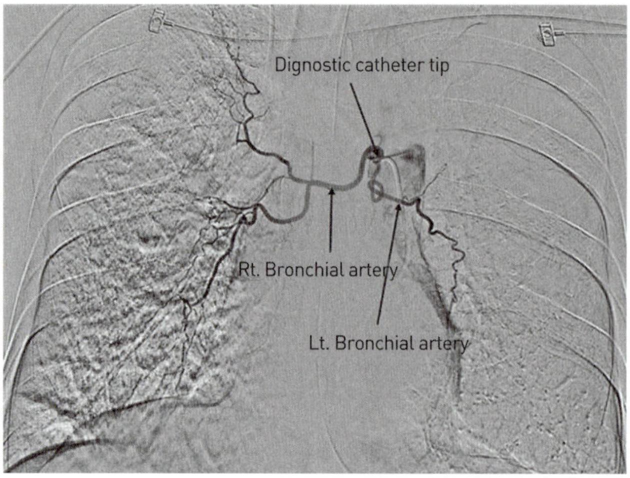

그림 5-1-3 기관지동맥 혈관조영영상(bronchial artery angiography)

3) 배대동맥(복부대동맥, abdominal aorta)

배 혈관은 가로막 하부(T12 아래)에서 온엉덩동맥(총장골동맥, common iliac artery)이 분지(L4와 L5 사이)하는 부위까지의 abdominal aorta와 분지하는 여러 혈관들로 구성되어 있다. 제 4장에서도 언급하였듯이 abdominal aorta에서 분지하는 혈관은 복강동맥(celiac trunk), 위창자간막동맥(상장간막동맥, superior mesenteric artery: SMA), 아래가로막동맥(하횡격막동맥, inferior phrenic artery), 중간부신동맥(중부신동맥, middle suprarenal artery), 콩팥동맥(신(장)동맥, renal artery) 생식샘동맥(성선동맥, gonadal artery): [고환동맥(정소동맥, testicular artery) 또는 난소동맥(ovarian artery)], 아래창자간막동맥(하장간막동맥, inferior mesenteric artery: IMA), 허리동맥(요동맥, lumbar artery), 정중엉치동맥(정중천골

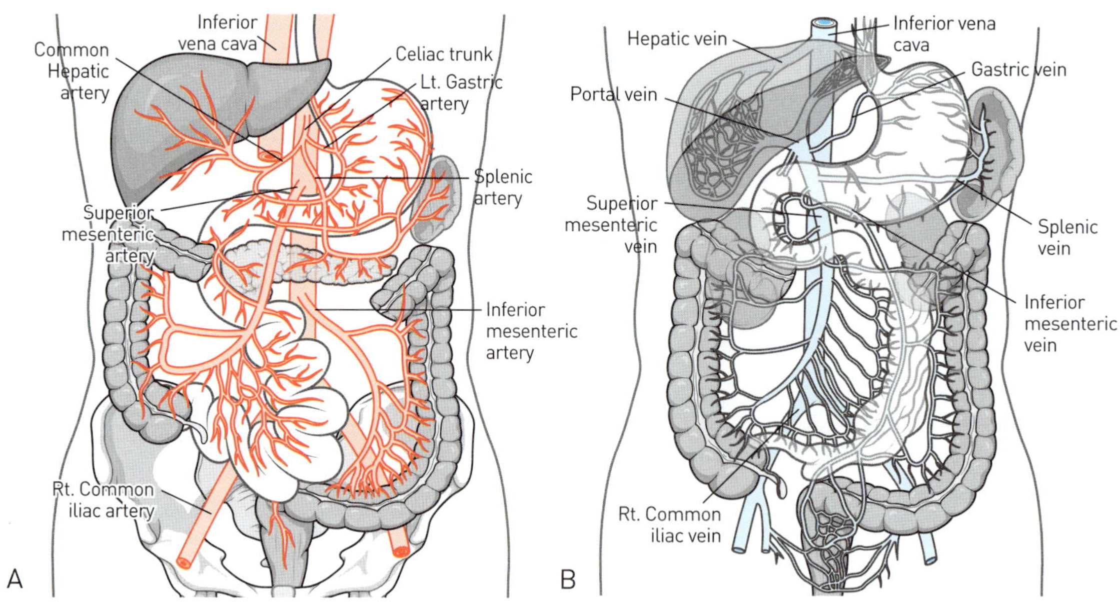

그림 5-1-4 배대동맥(복부대동맥, abdominal aorta)의 분지동맥(A)과 정맥(B)

동맥, median sacral artery) 등의 배를 공급하는 혈관들이 있다. 특히 소화기계 혈관의 해부학적 특징은 abdominal aorta를 통해 각 장기로 공급된 동맥혈이 모두 문맥(portal vein: PV)을 통해 유입되고 간(liver)의 화학공정을 통해 온 몸으로 순환하게 된다.

4) 복강동맥(celiac artery)

Celiac artery는 T12와 L1 사이의 abdominal aorta 전방에서 분지되며, 분지혈관으로는 온간동맥(총간동맥, common hepatic artery: CHA), 지라동맥(비동맥, splenic artery), 왼위동맥(좌위동맥, lt. gastric artery: LGA), 아래가로막동맥(하횡격막동맥, inferior phrenic artery) 등이 있으며 다양한 혈관의 정상 변이를 관찰할 수 있다.

Hepatic artery는 60~70%정도 celiac artery에서 CHA가 분지되는 경향이 있으며, 위샘창자동맥(위십이지장동맥, gastroduodenal artery: GDA)을 분지한 후 고유간동맥(proper hepatic artery: proper HA)이 된다. Proper hepatic artery에서 오른간동맥(rt. hepatic artery: RHA)과 왼간동맥(lt. hepatic artery: LHA)

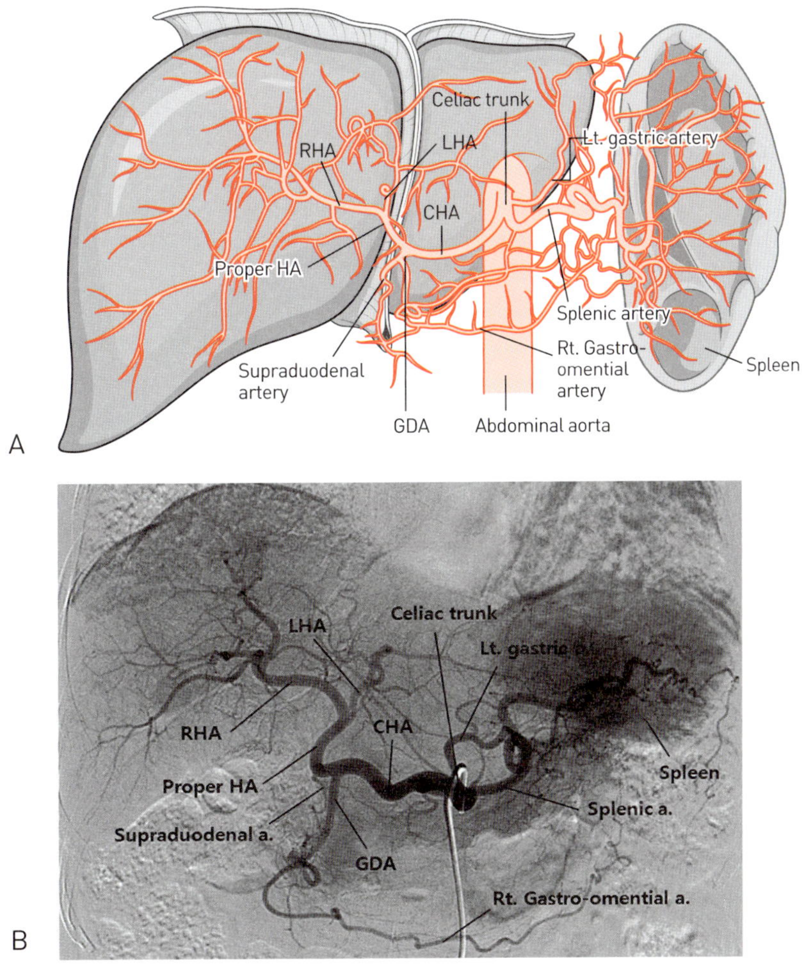

그림 5-1-5 복강동맥(celiac artery)의 해부학 구조(A)와 DSA 영상(B)

으로 나누어진다.

Splenic artery는 celiac artery가 분지하는 혈관 중에서 가장 큰 가지로서 이자(췌장, pancreas) 상연을 따라 비장내로 주행하며, 이자 상연에서 많은 이자가지(췌장가지, pancreatic branches)를 분지하고, splenic artery 말단부에서 위저부(위바닥, fundus)에 분포하는 3~5개의 짧은위동맥(단위동맥, short gastric artery)을 분지한다.

5) 위·아래창자간막동맥(상·하장간막동맥, superior·inferior mesenteric artery: SMA·IMA)

Superior mesenteric artery(SMA)는 L1 상부 즉, celiac trunk 하방 약 1 cm 정도의 abdominal aorta 전방에서 기시하여 앞(뒤)아래이자샘창자동맥[전(후)하췌십이지장동맥, anterior(posterior) inferior pancreaticoduodenal artery], 빈창자가지(공장가지, jejunal branch), 돌창자가지(회장지, ileal branch), 돌잘록창자동맥(회결장동맥, ileocolic artery), 오른창자동맥(rt. colic artery), 중간잘록창자동맥(중결장동맥, middle colic artery)의 거의 모든 부분(3/4)에 혈액을 공급하고(그림 5-1-6), IMA는 L3 부위의 복부대동맥 좌측 전방에서 기시하여 middle colic artery의 좌측 1/4부위, 왼잘록창자동맥(좌결장동맥, lt. colic artery), 구불창자동맥(구불결장동맥, sigmoid artery), 곧창자동맥(직장동맥, rectal artery)의 일부에 혈액을 공급한다(그림 5-1-7).

특히, 식도협착(esophageal stricture), 식도암(esophageal cancer) 환자 등에서 식도-대장-위문합술(esophagocologastrostomy)을 수술하기 전 SMA와 IMA로부터 공급받는 가로잘록창자(횡행결장, transverse colon)의 혈관 연결성을 보기 위해 SMA, IMA를 진단 목적으로 시행한다.

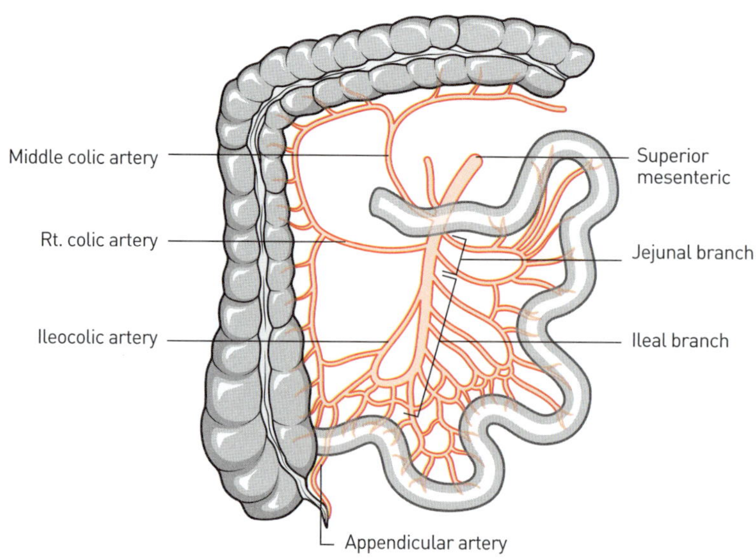

그림 5-1-6 위창자간막동맥(상장간막동맥, superior mesenteric artery: SMA)의 분지 혈관

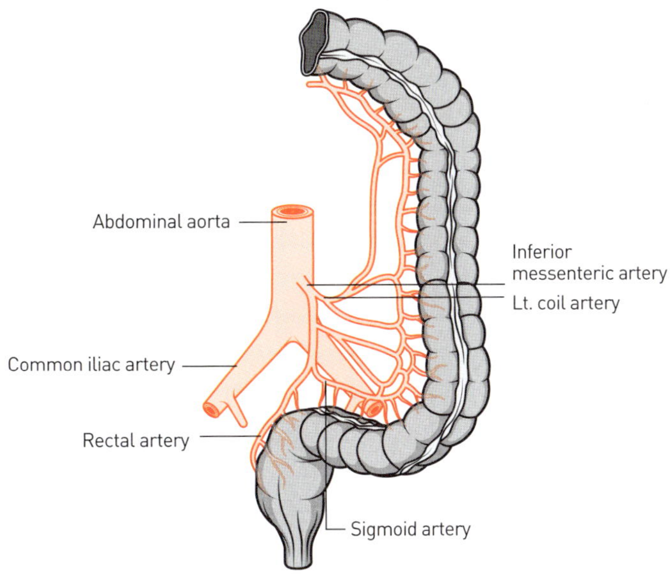

그림 5-1-7 아래창자간막동맥(하장간막동맥, inferior mesenteric artery: IMA)의 분지 혈관

6) 콩팥동맥(신(장)동맥, renal artery)

콩팥동맥은 L1와 L2 사이의 abdominal aorta의 측부(lateral portion)에서 분지되고, 좌우 각각 1개이며, 약 30% 정도에서는 부수적 콩팥동맥(accessory renal artery)이 있다. 콩팥의 위쪽에는 콩팥위샘(부신, adrenal gland)이라고 하는 작은 장기가 있으며 renal artery의 이는부(기시부, origin) 바로 위에서 주로 혈류를 공급한다. 대동맥에서 콩팥으로 혈액이 들어가면 정화작용이 일어나 불필요한 것은 소변으로 버려지고, 깨끗해진 혈액은 콩팥정맥(신정맥, renal vein)과 아래대정맥(하대정맥, inferior vena cava: IVC)을 거쳐 심장으로 순환하게 된다. 이때 해부학 구조상 IVC로 지나가는 lt. renal vein이 abdominal

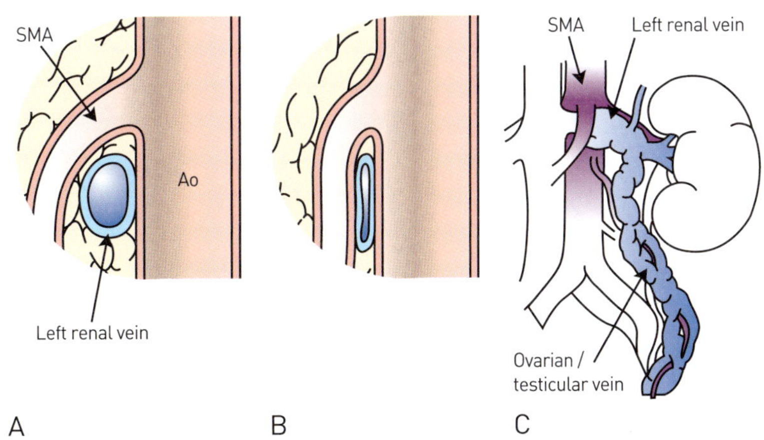

그림 5-1-8 호두까기 현상(nutcracker phenomenon)

A. Lt. renal vein이 abdominal aorta와 SMA 사이로 순환되는 것을 알 수 있음. B., C. Lt. renal vein의 flow가 IVC로 순환을 하지 못하고 Lt. testicular(ovarian) vein으로 역류하고 있음.

aorta와 SMA의 사이로 지나가게 되는데 해부학적 이상현상으로 rt. renal vein이 abdominal aorta와 SMA의 압력에 의해 눌려 호두까기현상(넛크래커현상, nutcracker phenomenon)이 오는데 이는 lt. testicular(ovarian) vein에 이차적인 울혈(congestion)이 생기는 주된 원인으로 작용하기도 한다.

7) 위대정맥(상대정맥, superior vena cava: SVC)

상대정맥(SVC)은 인체에서 하대정맥 다음으로 큰 정맥으로서 빗장밑정맥(쇄골하정맥, subclavian vein)과 속목정맥(내경정맥, internal jugular vein)이 합쳐져서 오른 · 왼 팔머리정맥(좌 · 우 완두정맥, rt. · lt. brachiocephalic vein)을 이루고 다시 이들이 합쳐져 SVC를 형성한다. 아래쪽으로는 오름대동맥(상행대동맥, ascending aorta)의 오른쪽을 따라 내려가 오른심방(우심방, rt. atrium)과 연결되며, 신체의 팔과 머리 등의 혈액을 rt. atrium으로 유입하게 한다.

SVC가 여러 가지 원인으로 내강이 좁아지거나 폐색되는 질환을 상대정맥증후군(SVC syndrome)이라 한다. 위대정맥 주위에는 rt. bronchus, aorta, 림프절(lymph node) 등이 위치한다. 가슴세로칸(종격동, mediastinum)의 종양이나 혈전들에 의해 SVC가 막히는 증상이며 머리, 목, 상지, 상흉부의 혈류가 원활하지 않아 안면과 상지의 부종(edema), 가슴막(흉막, pleura)이나 심낭삼출액(심막액, pericardial effusion)이 발생할 수 있다. 치료는 방사선치료(radiation therapy)와 항암화학요법(cancer chemotherapy)이며, 인터벤션과 병행 치료를 시행하기도 한다.

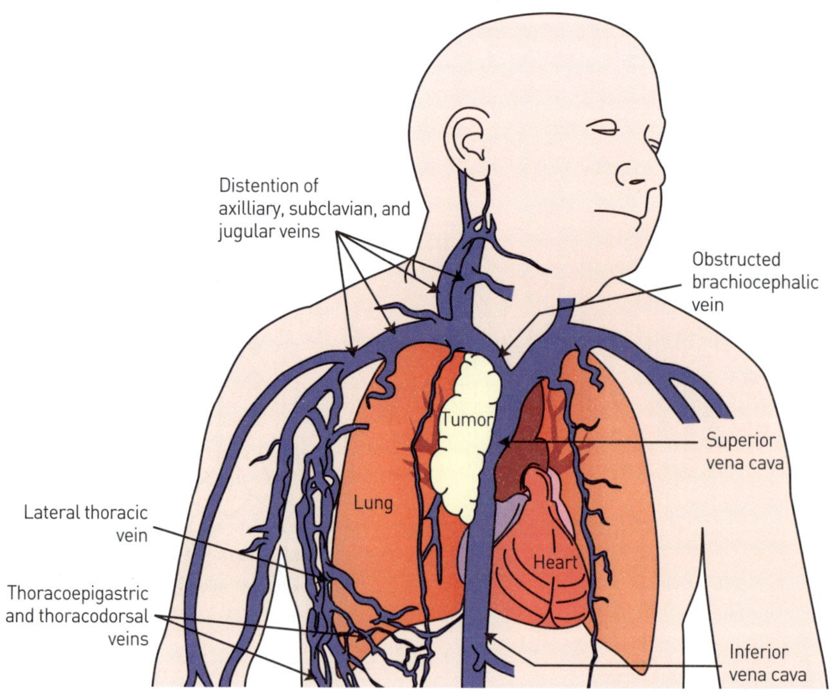

그림 5-1-9 위대정맥증후군(상대정맥증후군, superior vena cava syndrome: SVC syndrome)

8) 아래대정맥(하대정맥, inferior vena cava: IVC)

하대정맥(IVC)은 배안(복강, abdominal cavity), 골반(pelvis) 및 다리(하지, lower extremity)에서 유입되는 정맥들을 모아 오른심방(우심방, rt. atrium)에 개구하는 인체에서 가장 큰 정맥이다. L5 부위의 우측에서 왼 · 오른엉덩동맥(좌 · 우 총장골동맥, lt. · rt. common iliac artery)이 합쳐져서 복부대동맥의 오른쪽을 따라 올라가 가로막(횡격막, diaphragm)의 아래대정맥구멍(대정맥공, vena caval foramen)을 지나 가슴안(흉강, thoracic cavity)으로 들어가서 Rt. atrium의 후하벽(posteroinferior wall)에 개구한다. IVC로 유입되는 정맥으로는 hepatic vein과 renal vein, 4쌍의 lumbar vein, median sacral vein, gonadal vein, adrenal vein, 홀정맥(기정맥, azygos vein) 등이 있다.

다양한 원인으로 간정맥이나 간정맥의 혈류가 유입되는 하대정맥의 상방 부위가 좁아지거나 폐쇄되는 희귀 질환을 바드-키아리 증후군(Budd-Chiari syndrome)이라 한다. 주요 증상은 복수(뱃물, ascites)와 하지의 심한 부종(edema), 간비대증(hepatomegaly), 지라비대(비장비대, splenomegaly), 황달(jaundice), 간정맥의 폐쇄로 인한 간괴사(liver necrosis) 등이 발생할 수 있다. Budd-Chiari syndrome 환자에서는 간정맥과 하대정맥의 혈류가 오른심방(우심방, right atrium: RV)으로 유입이 원활하지 못하여 azygos vein과 반홀정맥(반기정맥, hemiazygos vein) 등의 측부순환(측부혈행, collateral circulation)이 발달한다.

Azygos vein은 요추의 우측을 따라 상행하는 오른오름허리정맥(우상행요정맥, rt. ascending lumbar vein)에서 시작하여 diaphragm을 뚫고 thoracic cavity로 들어가 thoracic aorta의 우측을 따라 T4 높이까지 올라가서 SVC에 유입된다. 흉강 속에서 유입되는 정맥으로는 늑간정맥(intercostal vein), 식도정맥(esophageal vein), 기관지정맥(bronchial vein) 등이 있다. 반기정맥은 왼오름허리정맥(좌상행요정맥, lt. ascending lumbar vein)에서 시작하여 허리(요추, lumbar) 왼쪽을 따라 올라가 diaphragm을 뚫고 thoracic cavity 속으로 들어간다. 이어서 등뼈(흉추, thoracic vertebra)의 왼쪽을 T8 높이까지 상행하여 그곳에서 척추 앞을 가로질러 azygos vein에 유입된다.

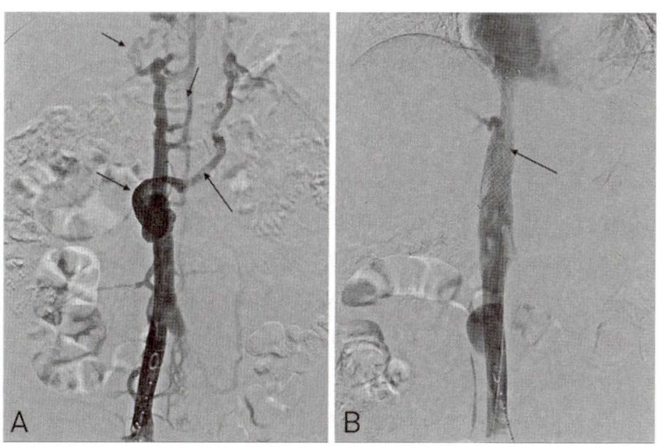

그림 5-1-10 Budd-chiari syndrome 환자의 인터벤션영상

A. 좁아진 IVC 때문에 측부 혈관(화살표)이 많이 발달 한 angiography B. Stent(화살표)를 이용한 인터벤션 시행 후 post angiography.

9) 간정맥(hepatic vein)

오른간정맥(우간정맥, rt. hepatic vein: RHV)은 우측간엽(rt. hepatic lobes)의 뒤구역(뒤분절, posterior segment)과 앞구역(앞분절, anterior segment)의 일부 혈류를 유출하며, 중간간정맥(중간정맥, intermediate hepatic vein: MHV)은 오른엽(우엽, rt. lobe)의 전분절 일부와 왼엽(좌엽, lt. lobe)의 중간분절의 혈류를 유출한다. 왼간정맥(좌간정맥, lt. hepatic vein: LHV)은 좌엽의 외측분절과 중간분절의 일부 혈류를 유출한다. MHV과 LHV은 대부분의 환자에서 공동간선(common trunk)을 형성하여 IVC로 연결된다. Hepatic vein은 크게 RHV, MHV, LHV의 세 개의 큰 가지를 형성하여 IVC로 유입된다.

HV의 위치 및 주행방향은 해부학적이나 영상의학적으로 liver를 여러 개의 엽(lobe)이나 분절(segment)로 나누는데 중요한 기준이 된다. 간의 상부에서는 RHV을 중심으로 오른엽(우엽, rt. lobe)을 앞쪽위구역(전상분절, anterior superior segment: S8)과 뒤쪽위구역(후상분절, posterior superior segment: S7)으로 나눌 수 있으며, 간의 하부에서는 우엽을 앞쪽아래구역(전하분절, anterior inferior segment: S5)과 뒤쪽아래구역(후하분절, posterior inferior segment: S6)으로 구분할 수 있다. 우엽의 상부분절(superior segment)과 하부분절(inferior segment)을 나누는 기준은 오른간문맥(우간문맥, rt. portal vein: RPV)을 기준으로 위쪽은 상부분절, 아래쪽은 하부분절로 나눌 수 있다. 중간정맥을 중심으로 간의 상부에서는 오른엽(우엽. rt. lobe)과 왼엽(좌엽, lt. lobe)을 나누는 기준이 되고, 간의 하부에서는 쓸개(담낭, gallbladder)와 IVC를 연결한 가상의 선을 중심으로 rt. lobe과 lt. lobe으로 구분할 수 있다. LHV을 중심으로 간의 외측엽(lateral segment)은 위쪽과 뒤쪽에 위치한 왼가쪽위구역(외측상부분절, lateral superior segment: S2)과 아래쪽과 앞쪽에 위치한 왼가쪽아래구역(외측하부분절, lateral inferior segment ; S3)으로 구분할 수 있다. 꼬리엽(미상엽, caudate lobe: S1)은 IVC와 정맥관인대틈새(정맥관삭렬, 정맥인대열, fissure for ligamentum venosum) 사이를 말하며, RHV과 MHV 또는 원인대열(fissure for lig-

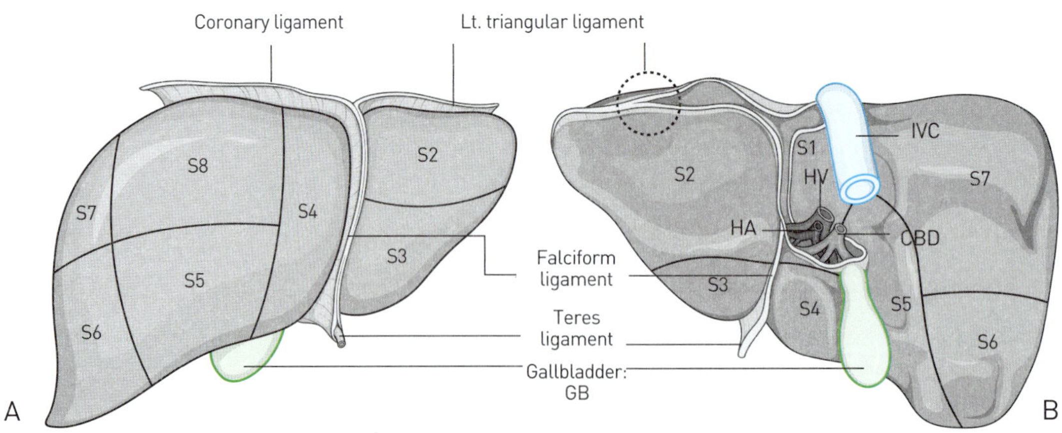

그림 5-1-11 간의 8개 분절과 해부학

S1: 꼬리엽(미상엽, caudate lobe), S2: 왼가쪽위구역(외측상부분절, lateral superior segment), S3: 왼가쪽아래구역(외측하부분절, lateral inferior segment), S4: 네모엽(방형엽, quadrate lobe), S5: 앞쪽아래구역(전하분절, anterior inferior segment), S6: 뒤쪽아래구역(후하분절, posterior inferior segment), S7: 뒤쪽위구역(후상분절, posterior superior segment), S8: 앞쪽위구역(전상분절, anterior superior segment) ament teres) 사이를 네모엽(방형엽, quadrate lobe: S4)이라 한다. 이러한 CT영상에서 간 분절에 대한 구분은 간동맥 화학색전술(TACE) 등의 liver의 vascular intervention 시술을 진행하는데 기초지식이 되므로 반드시 이해하고 있어야 한다(그림 5-1-11).

10) 문맥(간문맥, portal vein: PV)

주문맥(main portal vein: MPV)은 간문부(hepatic portal)에서 RPV과 LPV으로 나뉜다. RPV은 간의 rt. lobe로 들어가 2~3cm 정도 주행한 후 anterior와 posterior segmental branch로 나누어지고, 각각의 segmental branch는 다시 superior와 inferior branch로 나누어져 rt. lobe의 4개의 segment에 혈류를 공급한다. LPV은 medial segment와 caudate lobe 사이를 1~5cm 정도 평행하게 주행한 후 fissure for ligament teres를 만나 복벽을 향해 앞쪽으로 주행한다.

Portal vein은 L1 – L2 사이에서 IVC의 전방과 췌장(이자, pancreas)의 neck 부위의 후방에서 SMV과 지라정맥(비정맥, splenic vein)이 합류하여 형성되며, 간 혈류의 약 75%를 담당한다. SMA에 의해 분지된 빈창자동맥(공장동맥, jejunal artery), 돌창자동맥(회장동맥, ileal artery) 오른 · 중간잘록창자동맥(우 · 중결장동맥, rt. · middle colic artery) 등이 capillary를 통하여 SMV을 형성하여 PV에 연결되고, IMA에 의해 분지된 lt. colic artery, sigmoid artery, 위곧창자동맥(상직장동맥, superior rectal artery) 등이 capillary를 통하여 하장간막정맥을 형성하여 비정맥 또는 SMV 등과 합쳐져 PV에 연결된다.

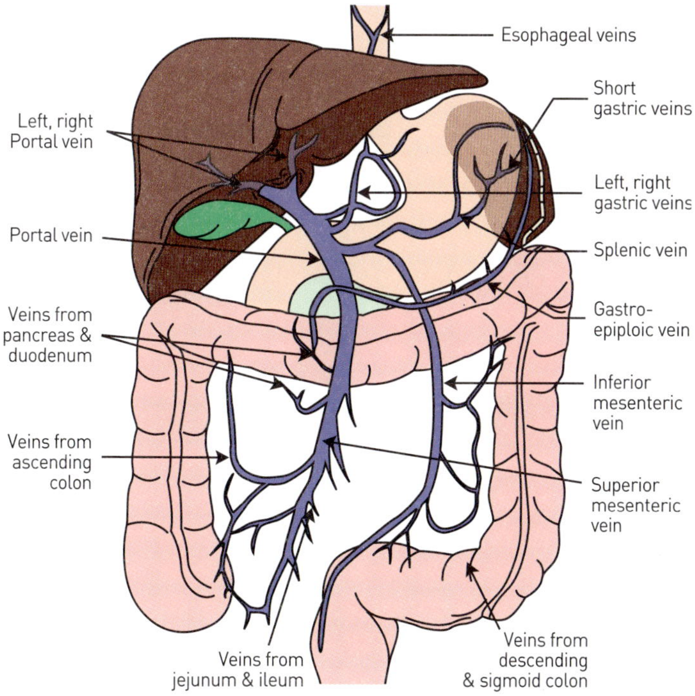

그림 5-1-12 문맥(간문맥, portal vein: PV) 해부학

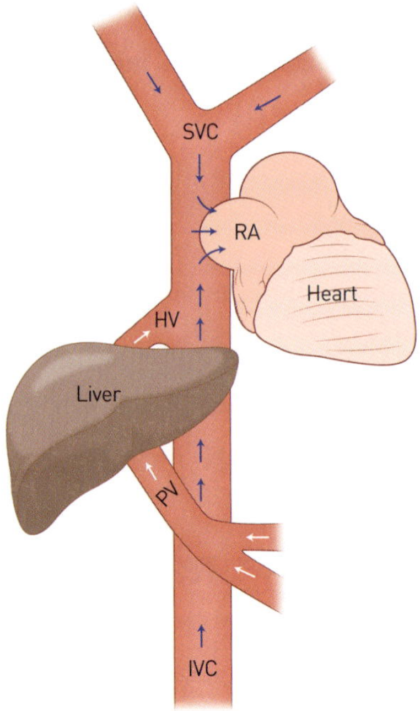

그림 5-1-13 PV(portal vein), HV(hepatic vein), IVC(inferior vena cava), SVC(superior vena cava) 의 혈관 해부 모식도

02 가슴·배 혈관계조영술

1) 허파동맥조영술(pulmonary angiography)

(1) 검사 목적 및 적응증

허파동정맥기형(폐동정맥기형, pulmonary arteriovenous malformation: PAVM)이나 허파동정맥샛길(폐동정맥루, pulmonary arteriovenous fistula: PAVF)의 인터벤션 전, 후 평가를 위하여 시행한다. 기타 허파동맥색전증이나 협착 등을 진단하기 위해선 비침습적인 CT 혈관조영술(CT angiography: CTA)이나 자기공명혈관조영술(MR angiography: MRA)로 대치되었다.

(2) 검사 재료

명칭(영문명 또는 상품명)	제원	비고(용도)
Angio용 시술 세트		
Femoral package Drap	대퇴부위 천자용 일회용 Drap	
2% Lidocaine HCl		천자부위 국소마취용
Blade & 18G angio cath. 또는 Seldinger needle		
안내철사(guide wire)	0.038, 0.035, 0.032 inch	
혈관조영용 카테터	Pigtail, H1, Cobra, Grollman catheter	혈관조영용

명칭(영문명 또는 상품명)	제원	비고(용도)
자동주입기 연결관 (injector connection tube)		조영제 자동주입기와 혈관조영술용 카테터와 연결
Locking syringe	10, 20 cc.	
3-way stopcock & 1-way stopcock		
혈관조영제(contrast media)		비이온성 혈관조영제

(3) 검사 과정

1] 환자를 바로누운자세(앙와위, supine position)를 유지하고, Seldinger needle로 femoral vein을 천자한다.

2] Seldinger needle 내로 guide wire를 삽입하고 Seldinger needle을 제거한다.

3] Guide wire를 따라 혈관조영 검사용 catheter를 삽입하고, 검사하고자 하는 폐혈관의 기시부(main pulmonary trunk)에 catheter tip을 고정한다.

4] Injector connection tube를 사용하여 catheter와 autoinjector를 연결한다.

5] Autoinjector를 사용하여 연속촬영하고 필요에 따라 선택적 조영촬영(selective angiography)을 시행하기도 하는데 각각 RAO or LAO 30~40°로 촬영한다.

(4) 합병증

- 천자부위의 혈종, 발열
- 급성 허파동맥고혈압증(급성 폐동맥고혈압증, acute pulmonary hypertension)

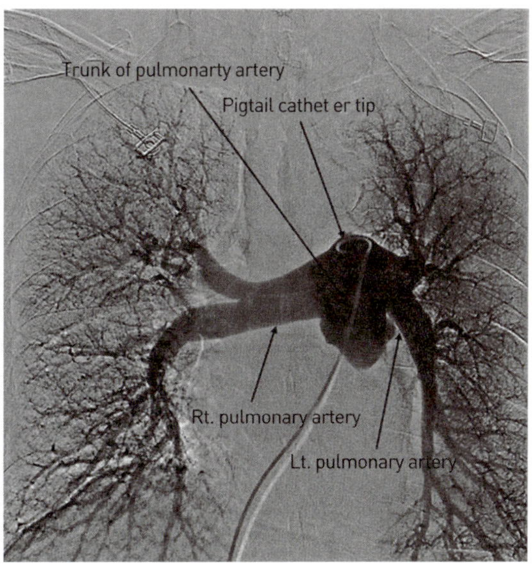

그림 5-2-1 허파동맥조영술(pulmonary angiography)

2) 배대동맥조영술(복부대동맥조영술, abdominal aortography)

(1) 검사 목적 및 적응증

진단목적의 대동맥조영술(aortography)은 비침습적인 MRA나 CTA로 대부분 대치되었다. 현재 대동맥조영술은 aortic aneurysm 및 aortic dissection에서 stent-graft 시술 전, 후를 평가하기 위하여 시행되는 경우가 대표적이며, 인터벤션시술시 혈관의 전체적인 위치를 알기 위해서 시행된다. 대동맥조영술로 진단 가능한 질환으로는 죽상동맥경화증(atherosclerosis), 대동맥자루(대동맥류, aortic aneurysm) 및 타카야수 동맥염(Takayasu's arteritis) 등이 있다.

① 죽상동맥경화증(atherosclerosis)

혈관이 협착, 폐쇄 및 확장되는 질환으로 주로 aorta 및 internal iliac artery와 같이 큰 동맥을 침범하는 질환이며 흡연, 고혈압(hypertension), 고령 등이 관련된 요소(predisposing factor)이다.

② 대동맥자루(대동맥류, aortic aneurysm)

Aneurysm은 일반적으로 동맥이 정상 크기의 1.5배 이상 확장되는 것을 말하며, 주로 동맥경화증(arteriosclerosis)에 의해 노년층에 호발하며 진행이 계속될 경우 대동맥류 파열에 의해 사망률이 매우 높은 심각한 혈관질환이다.

③ 타카야수 동맥염(takayasu's arteritis)

젊은 여성에게서 많이 생기며 주로 aortic arch에서 분지하는 혈관(brachiocephalic trunk, carotid artery, subclavian artery)과 aorta, renal artery 등을 침범하여 혈관 협착, 폐색 및 확장을 시키며 드물게 pulmonary artery를 침범하기도 한다.

(2) 검사 재료

기본적인 검사 재료는 pulmonary angiography와 동일하며, 아래와 같이 대동맥 혈관 검사에 맞는 catheter를 사용한다.

명칭(영문명 또는 상품명)	제원	비고(용도)
혈관조영용 카테터	Pigtail, Multipurpose(side hole) catheter	혈관조영용

(3) 검사 과정

1], 2]의 방법은 pulmonary angiography와 동일하다.

3] Guide wire를 따라 혈관조영 검사용 catheter를 삽입하고, celiac axis보다 3~4cm(T10~11) 상방에 catheter tip을 고정한다.

4] Injector connection tube를 사용하여 catheter와 autoinjector를 연결한다.

5] Autoinjector를 사용하여 혈관조영검사를 시행한다. 일반적으로, 검사에 사용되는 조영제의 양은 20 ml ×2 sec = 40 ml를 주입한다.

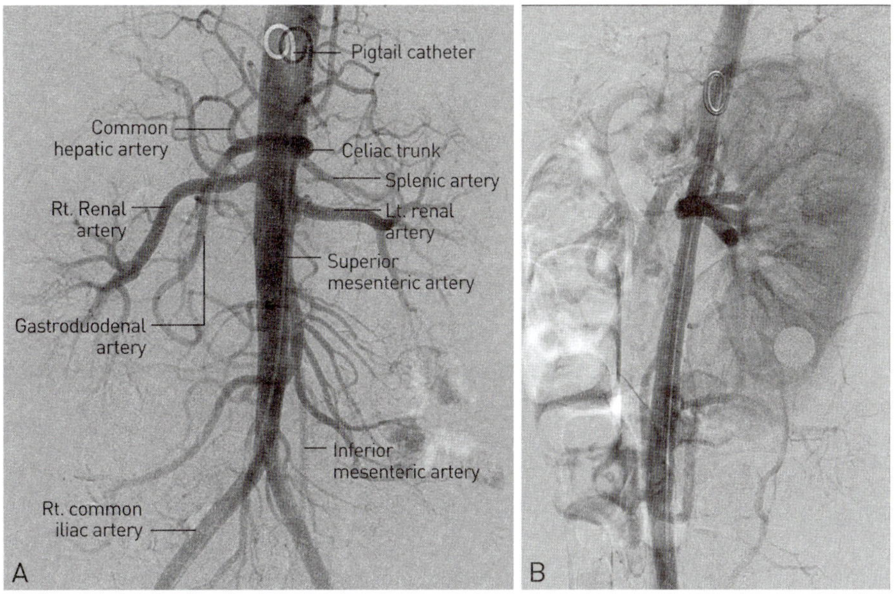

그림 5-2-2 **배대동맥(복부대동맥)조영술(abdominal aortography)**

A. 배대동맥 DSA 영상, B. 배대동맥 측면 DSA 영상

3) 온간동맥조영술(총간동맥조영술, common hepatic arteriography)

(1) 검사 목적 및 적응증

대부분 수술이 불가능한 간세포암종(hepatocellular carcinoma: HCC)을 치료하기 위한 간암화학색전술(간동맥 화학색전술, transarterial chemoembolization: TACE)을 시행하기 위하여 가장 많이 시행하며, 그 외에 위장관출혈(gastrointestinal bleeding), 간동맥자루(간동맥류, hepatic arterial aneurysm) 등의 인터벤션 시술 전, 후 평가를 위하여 시행한다. 수술 전 동맥의 모양과 침습유무를 보기 위하여 시행되기도 하나 MRA나 CTA로 대치가 가능하다. 검사를 위한 적응증은 아래와 같다.

- 간세포암종(hepatocellular carcinoma : HCC) 및 기타 암종의 진단
- 간이식 제공자(liver transplantation donor) 및 간이식 수용자(liver transplantation recipient)의 수술 전후 진단.
- 위장관 추혈(G-I bleeding) 의 진단

(2) 검사 재료

기본적인 검사 재료는 pulmonary angiography와 동일하며, 온간동맥조영술 검사에 맞는 catheter를 사용한다.

명칭(영문명 또는 상품명)	제원	비고(용도)
혈관조영용 카테터	RH catheter, Cobra	혈관조영용

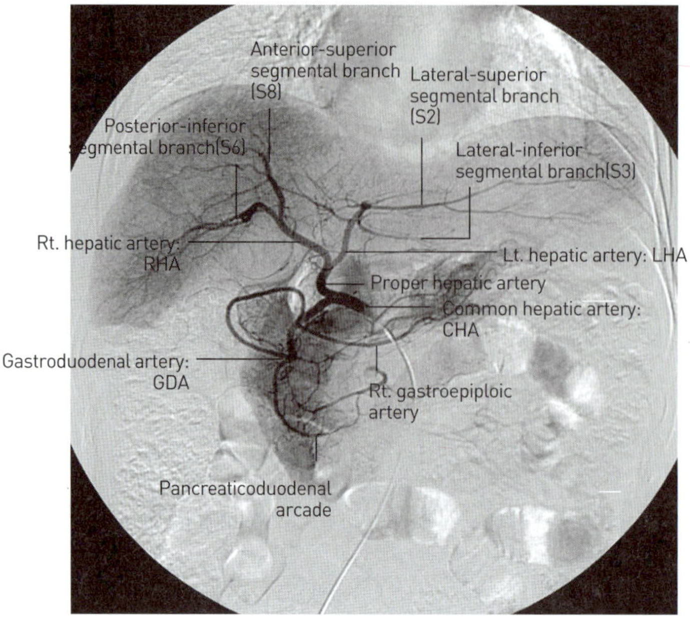

그림 5-2-3 온간동맥(총간동맥, common hepatic artery: CHA)의 DSA 영상

(3) 검사 과정

1], 2]의 방법은 pulmonary angiography와 동일하다.

3] Guide wire를 따라 혈관조영 검사용 catheter를 삽입하고, celiac artery를 따라 catheter tip을 온간동맥 입구부에 위치시킨다.

4] Injector connection tube를 사용하여 catheter와 autoinjector를 연결한다.

5] 조영제 자동주입기를 사용하여 혈관조영검사를 시행한다. 일반적으로, 검사에 사용되는 조영제의 양은 4 cc/sec, 전체 용량(total volume)은 20 cc로 하며, 0.5 – 1 frame/sec으로 동맥조영술을 시행한다.

(4) 간동맥의 해부학적 변이(anatomical variation)

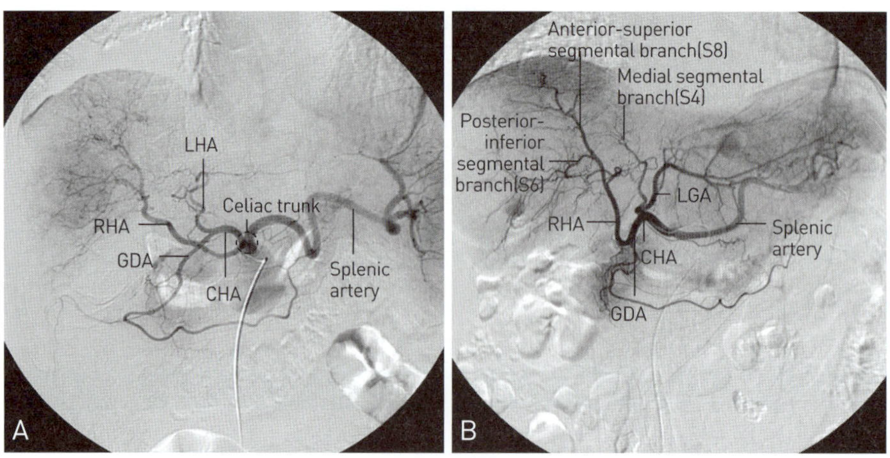

그림 5-2-4 Celiac trunk에서 LHA와 RHA가 조기 분지(early bifurcation)하는 경우(A), GDA에서 RHA가 이는 경우(B)

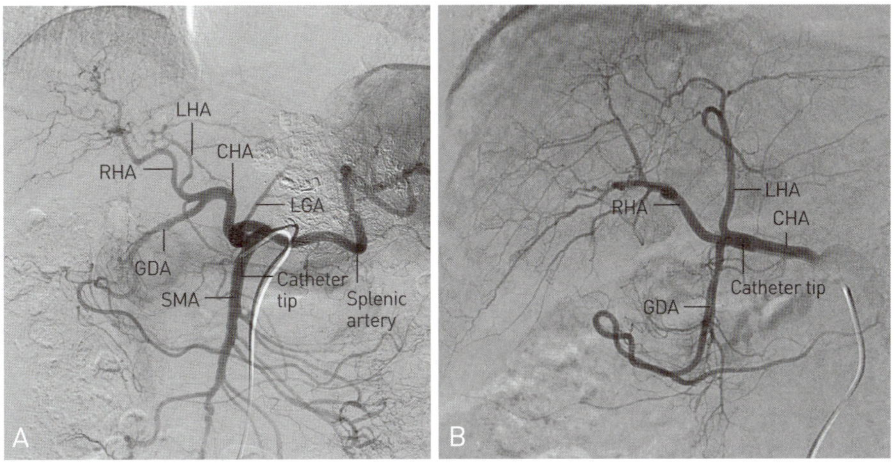

그림 5-2-5 SMA에서 celiac trunk가 이는 경우(A), CHA에서 RHA, LHA, GDA가 동시에 이는 경우(B)

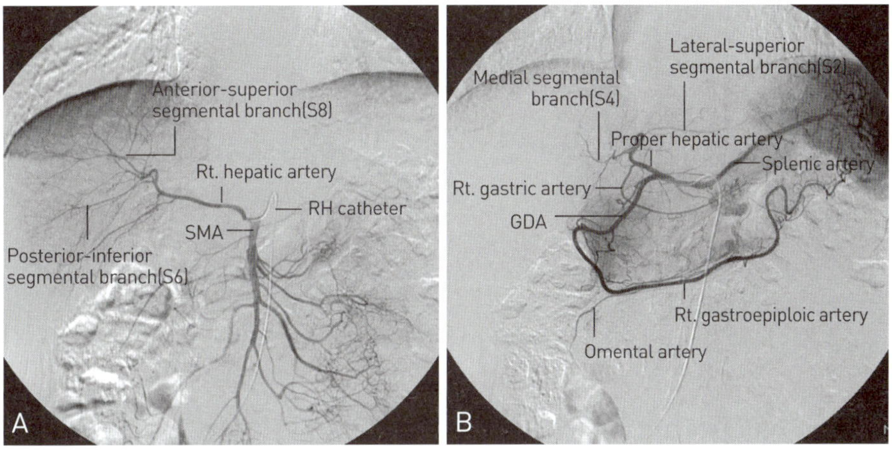

그림 5-2-6 SMA에서 RHA가 이는 경우

A. 위창자간막간동맥조영술, B. 온간동맥조영술

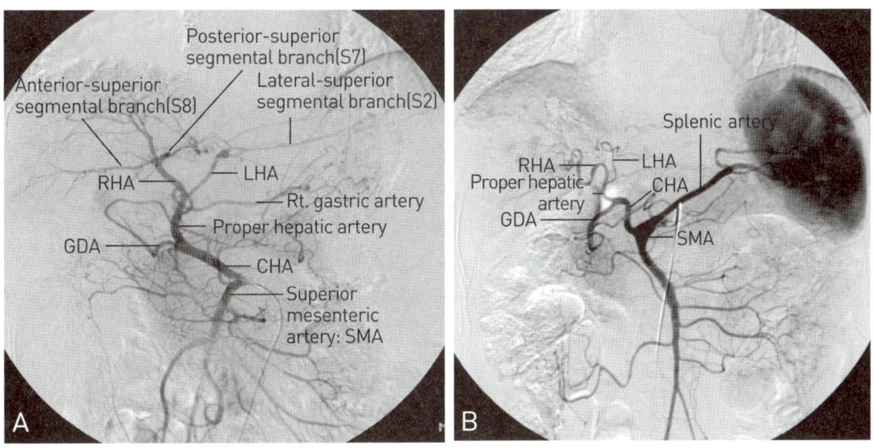

그림 5-2-7 SMA에서 CHA가 이는 경우(A. hepaticomesenteric trunk), 위창자간막동맥과 온간동맥, 지라동맥이 동시에 이는 경우(B. celiacomesenteric trunk)

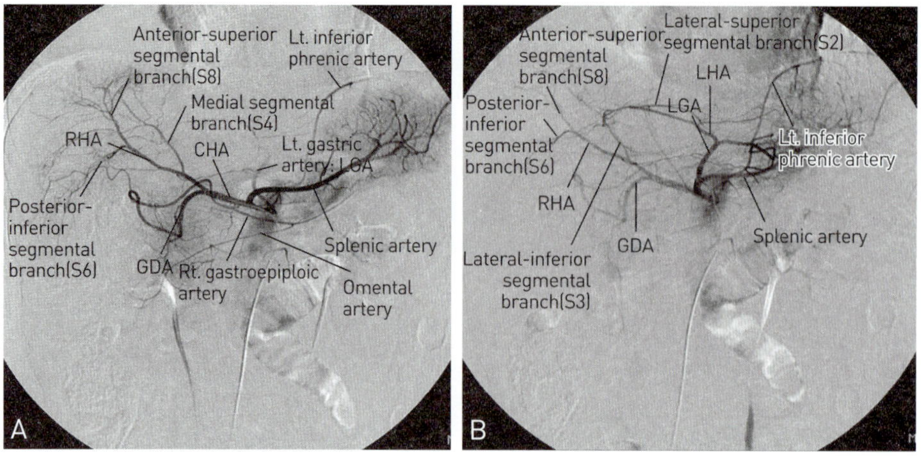

그림 5-2-8 LGA에서 LHA가 이는 경우

A. 온간동맥조영술, B. 왼위동맥조영술

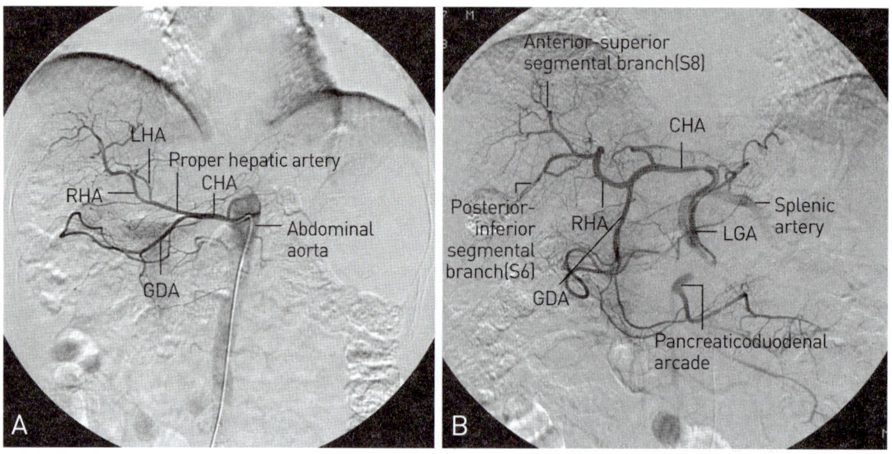

그림 5-2-9 Abdominal aorta에서 CHA가 직접 이는 경우(A), LGA에서 CHA가 이는 경우(B)

4) 지라동맥조영술(비동맥, splenic arteriography)

(1) 검사 목적 및 적응증

간경화(liver cirrhosis)가 진행된 환자에서 간동맥으로 유입되는 혈류의 압력이 발생하여 이차적으로 비동맥의 혈류와 압력의 영향으로 동맥류(aneurysm)가 발생할 수 있다.

Splenic arteriography는 간경화 진행된 환자의 비동맥류(splenic aneurysm)에 대한 인터벤션 시술 전, 후를 평가하거나 위장관출혈(GI bleeding)이나 문맥의 지연상(portal vein delayed image)을 얻기 위하여 시행한다.

(2) 검사 재료

기본적인 검사 재료는 common hepatic arteriography와 동일하다.

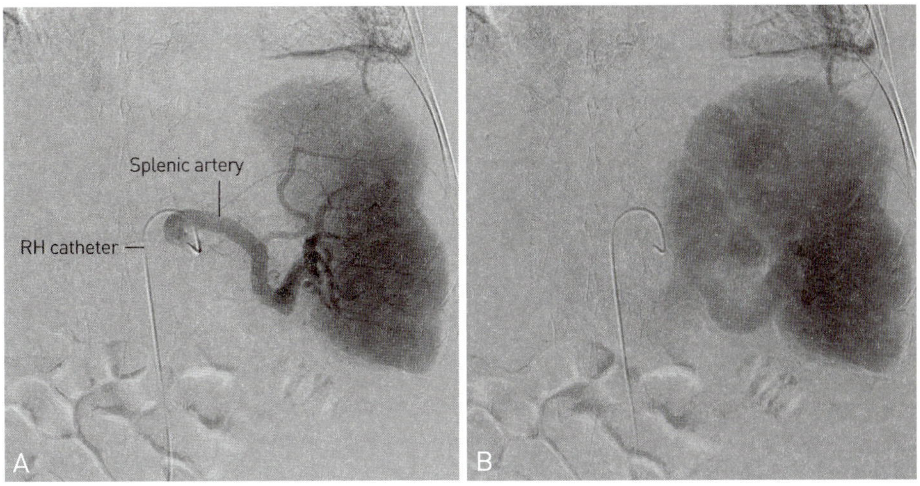

그림 5-2-10 Splenic artery의 DSA 영상

A. 동맥영상, B. 정맥영상(지연영상)

(3) 검사 과정

1], 2]의 방법은 common hepatic arteriography와 동일하다.

3] Guide wire와 5 Fr. RH catheter를 이용하여 splenic artery를 선택한다.

4] 검사에 사용되는 조영제의 양은 5 cc/sec, total volume이 25 cc로 하며, 0.5~1 frame/sec으로 조영술을 시행하여 portal vein이 충분히 관찰될 때까지 검사(촬영)를 진행한다.

5) 위창자간막동맥조영술(상장간막동맥조영술, superior mesenteric arteriography)

(1) 검사 목적 및 적응증

간동맥 화학색전술(TACE)시 portal vein의 개통성을 확인하기 위하여 시행하는 경우가 대부분이다. 기타 GI bleeding 환자에서 출혈부위(bleeding focus)를 찾거나 식도협착(esophageal stricture), 식도암(esophageal cancer) 환자에서 식도-결장-위문합술(esophagocologastrostomy)을 시행하기 전에 SMA와 IMA의 연결성을 확인하기 위하여 시행한다.

(2) 검사 재료

기본적인 검사 재료는 common hepatic arteriography와 동일하다.

(3) 검사 과정

1], 2]의 방법은 common hepatic arteriography와 동일하다.

3] Guide wire와 5 Fr. RH catheter를 이용하여 SMA를 선택한다.

4] 검사에 사용되는 조영제의 양은 2~3cc/sec, total volume이 20~30 cc로 하며, 0.5~1 frame/sec으로 조영술을 시행하여 PV이 충분히 관찰될 때까지 검사(촬영)를 진행한다.

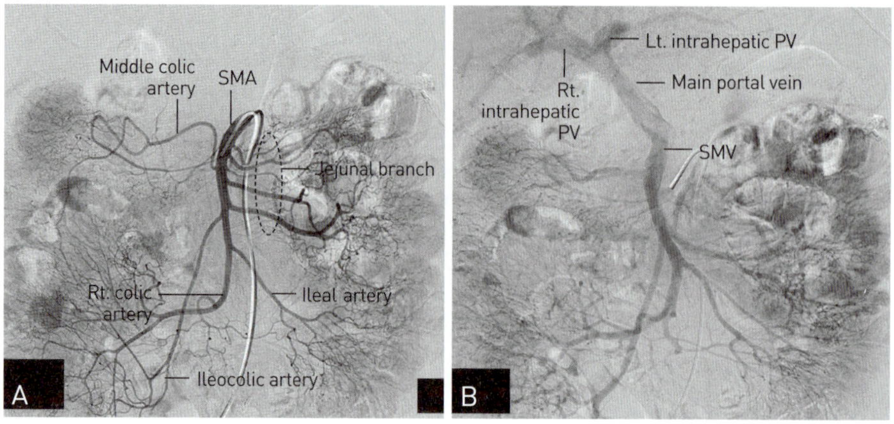

그림 5-2-11 Superior mesenteric artery의 DSA 영상

A. 동맥영상, B. 정맥영상(지연영상)

6) 아래창자간막동맥조영술(하장간막동맥조영술, inferior mesenteric arteriography)

위창자간막동맥 조영술과 검사 목적, 재료, 방법이 동일하며, 검사 부위(catheter tip의 위치)만 아래창자간막동맥을 대상으로 한다.

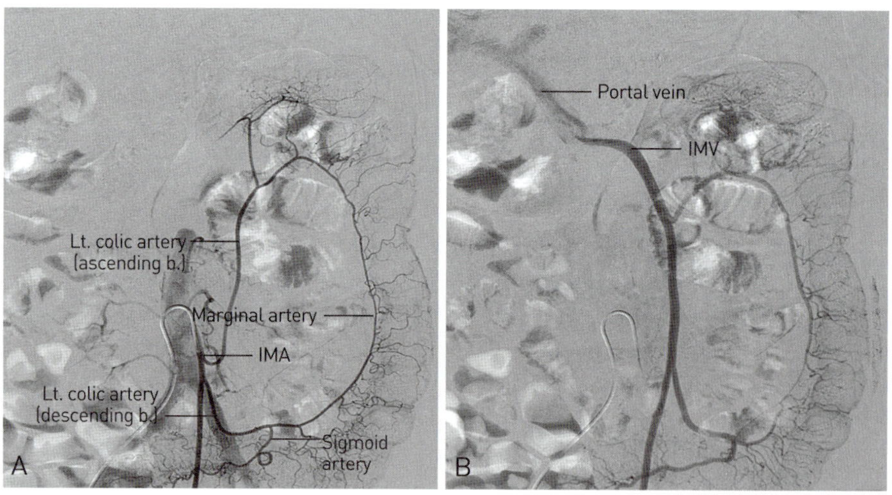

그림 5-2-12 IMA의 DSA 영상

A. 동맥영상, B. 정맥영상(지연영상)

7) 콩팥동맥조영술(신동맥조영술, renal arteriography)

(1) 검사 목적 및 적응증

Renal artery 협착에 의한 콩팥혈관고혈압(신장혈관고혈압, renovascular hypertension), 신종양(renal tumor)에 대한 인터벤션 시술 전 · 후 평가를 위하여 시행하며, 그 밖에 혈뇨(hematuria), 신동맥류(renal aneurysm), AVM, 외상 등으로 인한 bleeding 등에서 시행한다.

(2) 검사 재료

기본적인 검사 재료는 common hepatic arteriography와 동일하며, 콩팥동맥 조영술 검사에 맞는 catheter를 사용한다.

명칭(영문명 또는 상품명)	제원	비고(용도)
혈관조영용 카테터	Cobra catheter, RH, H1	혈관조영용

(3) 검사 과정

1], 2]의 방법은 common hepatic arteriography와 동일하다.

3] Guide wire를 L1과 L2 사이 위치하는 콩팥동맥으로 유도한 후, 5 Fr. Cobra catheter를 이용하여 renal artery를 선택한다.

4] 검사에 사용되는 조영제의 양은 6cc/sec, total volume이 12 cc로 하며, 1 frame/sec으로 조영술을 시행한다.

5] 콩팥동맥 전체가 조영되었는지를 확인해야 하며, 필요시 부 신동맥(suprarenal artery)을 확인해야 한다.

6] Renal artery를 확인한 후 콩팥정맥(신정맥, renal vein)이 보일 때까지 충분히 지연 촬영한다.

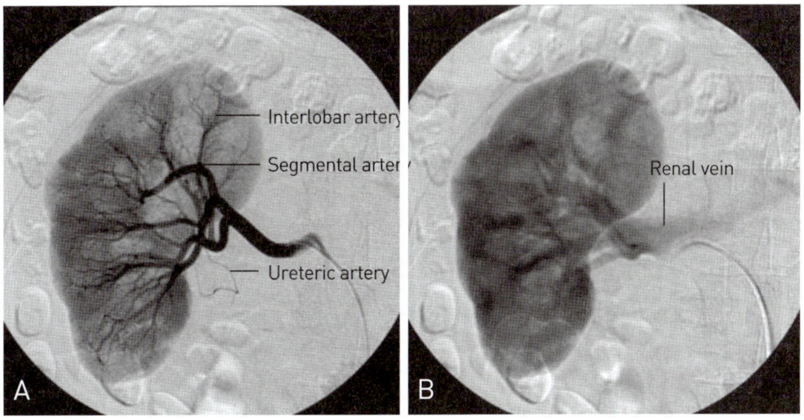

그림 5-2-13 콩팥동맥조영술(신동맥조영술, renal arteriography)

A. 동맥영상, B. 정맥 영상

8) 위대정맥조영술(상대정맥조영술, superior vena cavography)

(1) 검사 목적 및 적응증

위대정맥증후군(상대정맥증후군, superior vena cava syndrome: SVC syndrome) 등이 있는 환자에서 인터벤션 시술의 전, 후를 비교 평가와 중심정맥관 삽입술시 혈관의 폐색 유무를 평가하기 위하여 시행한다.

(2) 검사 재료

기본적인 검사 재료는 common hepatic arteriography와 동일하며, 위대정맥 조영술 검사에 맞는 catheter를 사용한다.

명칭(영문명 또는 상품명)	제원	비고(용도)
도플러초음파(doppler ultrasound)		천자용
혈관조영용 카테터	Cobra catheter, RH, H1	혈관조영용

(3) 검사 과정

1] 초음파 유도 하에 21G. needle로 오른속목정맥(우내경정맥, rt. internal jugular vein)을 천자한다.

2] Guide wire를 상대정맥 기시부에 위치시키고, guide wire를 따라 Cobra catheter를 삽입한다.

3] Catheter를 통하여 조영제를 주입하여 위대정맥 조영술을 시행하고 영상은 1 frame/sec으로 한다.

4] SVC의 심한 협착이나 완전히 폐쇄된 경우에는 femoral vein을 통해서 SVC로 guide wire를 통과시켜 인터벤션 시술을 진행하기도 한다.

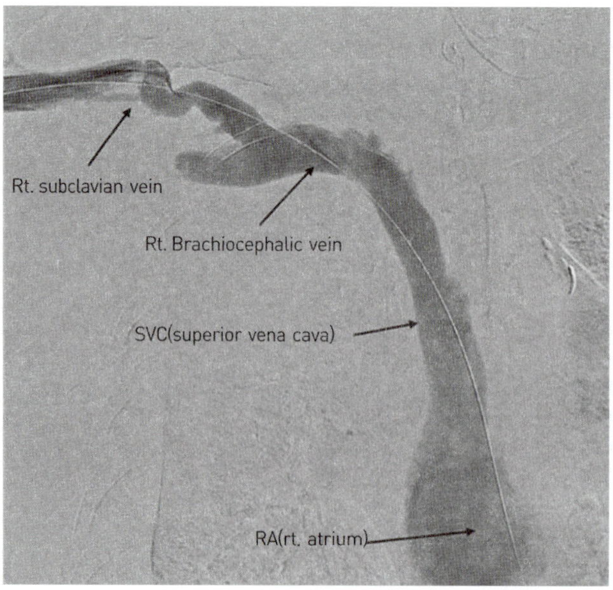

그림 5-2-14 위대정맥조영술(상대정맥조영술, superior vena cavography)

9) 아래대정맥조영술(하대정맥조영술, inferior vena cavography)

(1) 검사 목적 및 적응증

깊은정맥혈전증(심부정맥혈전증, deep vein thrombosis: DVT)에 의한 폐동맥색전증(pulmonary embolism)의 예방 및 재발방지를 위해 시행하는 하대정맥 필터삽입술(IVC filter insertion)에서 시행하는 경우가 대부분이며, 그 밖에 Budd–Chiari syndrome 환자 등에서 인터벤션 시술 전, 후 평가를 위해 시행한다.

◦ 깊은정맥혈전증(심부정맥혈전증, deep vein thrombosis: DVT)

다리(하지, lower extremity)의 정맥 내에 생긴 혈전으로 인한 혈류장애가 발생하는 질환이다. 정맥은 피부 바로 아래에 위치한 얕은정맥(천정맥, superficial vein)과 근육에 둘러싸여있는 심부정맥(deep vein), 그리고 이 둘을 연결하는 교통정맥(communicating vein)으로 이루어져 있다. 심부정맥의 내막(intima)에서 생성된 혈전(thrombus)이 쌓여 정맥 내를 막는 것이 심부정맥혈전증이며, 혈전이 정맥 내로 떨어져 나온 색전자(embolus)들이 IVC, RA, RV를 거쳐 pulmonary artery로 흘러가 색전을 일으키는 것이 pulmonary embolism이다. 혈액순환이 원활하지 못할 정도로 오랜 기간 동안 하지의 활동이 없거나 고정된 자세를 유지할 경우에 발생 빈도가 높으며, 흔히 장거리 비행시 좁은 좌석에 앉은 승객에서 발생하는 질환이라 하여 '이코노미 클래스 증후군(economy class syndrome)'이라고 부르기도 한다.

정맥 도플러 초음파 검사(veno–doppler ultrasonography)나 CT를 통해 진단할 수 있으며, pulmonary embolism과 만성 정맥성허혈(chronic venous ischemia)을 예방하는 것이 치료의 주된 목적이다. 예방을 위하여 다리를 심장 높이보다 올려주고 압박 스타킹을 착용시키며, 헤파린(heparin) 또는 와파린(warfarin) 같은 항응고제(anticoagulant drug)를 투여한다. DVT가 심한 경우에는 인터벤션시술(혈전제거술, 혈전용해술)을 통해 빠른 시간 내에 혈전을 제거하여 막혀있던 정맥 혈류를 회복시킬 수 있다. 항응고제 투여가 어렵거나 약제 투여 중에도 지속적으로 DVT가 발생하면 IVC filter insertion을 시행하기도 한다.

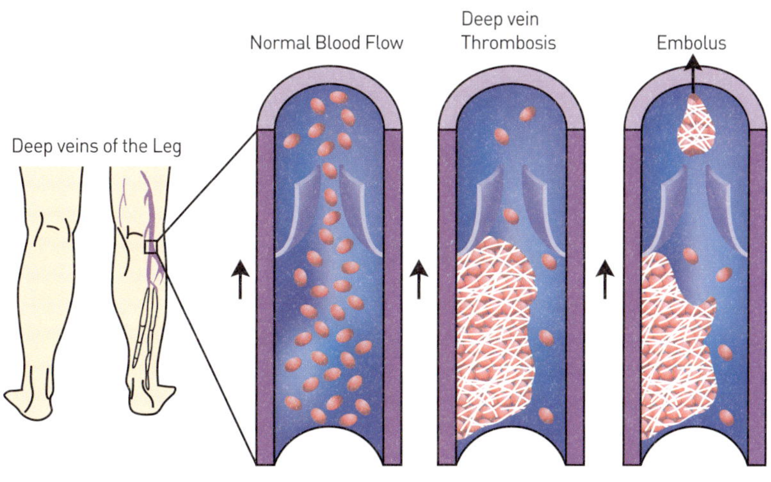

그림 5-2-15 다리의 깊은정맥혈전증과 색전물

(2) 검사 재료

기본적인 검사 재료는 superior vena cavography와 동일하며, 아래대정맥 조영술 검사에 맞는 catheter를 사용한다.

명칭(영문명 또는 상품명)	제원	비고(용도)
도플러초음파(doppler ultrasound)		천자용
IVC filter set 내의 sheath		
혈관조영용 카테터	cobra catheter, RH, H1	혈관조영용

(3) 검사 과정

검사는 대부분 인터벤션시술(IVC filter insertion) 전에 시행하며, 순서는 다음과 같다.

1] 초음파 유도 하에 rt. internal jugular vein 또는 rt. femoral vein을 천자한 후 안내철사와 IVC filter set 내의 sheath를 삽입한다.

2] Guide wire를 이용하여 IVC filter set 내의 sheath를 엉덩정맥(장골정맥, iliac vein)의 분지부(iliac vein bifurcation level)에 위치시킨다.

3] 검사에 필요한 조영제 양은 15~20 cc/sec, total volume 30~40 cc로 하며, 영상은 1 frame/sec으로 검사를 시행한다.

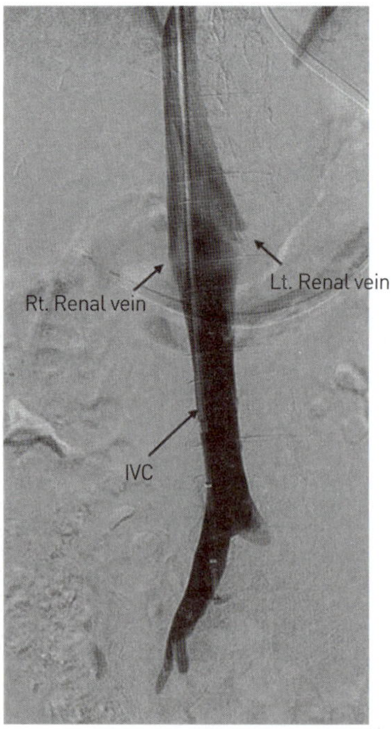

그림 5-2-16 아래대정맥 조영술(하대정맥조영술, inferior vena cavography)

10) 임상증례(clinical cases)

배동맥의 질환에는 주로 혈관의 협착(stenosis) 및 폐색(occlusion), 동맥자루(aneurysm), 동정맥기형(arteriovenous malformation: AVM), 동정맥샛길(arteriovenous fistular: AVF), 간세포암종(hepatocellular carcinoma: HCC), 거짓동맥자루(pseudoaneurysm), 위 · 식도 정맥류(gastroesophageal varices), 위 · 장관 출혈(GI bleeding), 콩팥 종양(renal tumor) 등의 다양한 질환들이 있다.

(1) 죽상동맥경화증(atherosclerosis)으로 인한 협착

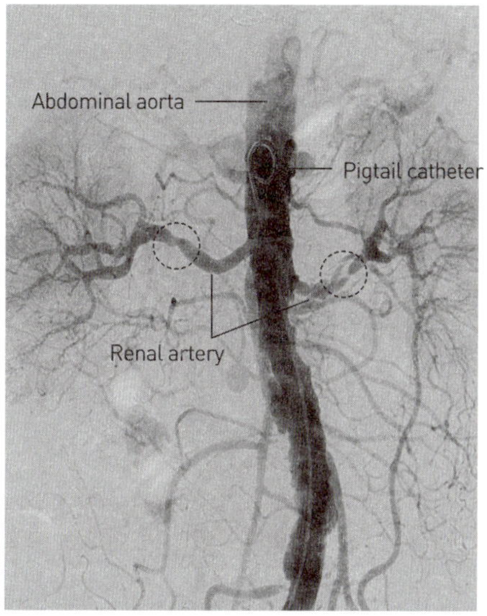

그림 5-2-17 **복부대동맥조영술상**

양쪽 신동맥에서 atherosclerosis로 인한 협착 소견을 보이고 있다(점선 원).

(2) 타카야수 동맥염(takayasu's arteritis)에 의한 협착

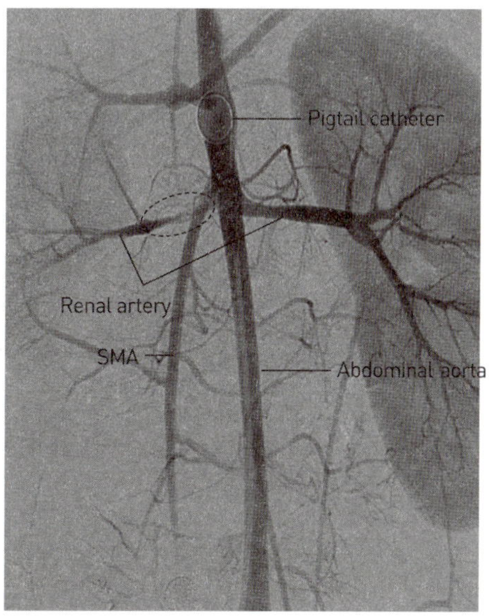

그림 5-2-18 **Abdonimal aortography 영상**

Takayasu's arteritis 환자로서 Abdominal aorta에서 분지되는 혈관들의 직경이 전체적으로 가늘어져 있으며, Rt. renal artery에서 협착 소견을 보이고 있다(점선 원).

(3) 호두까기현상(nutcracker phenomenon)에 의한 신정맥 협착(그림 5-1-7 참고)

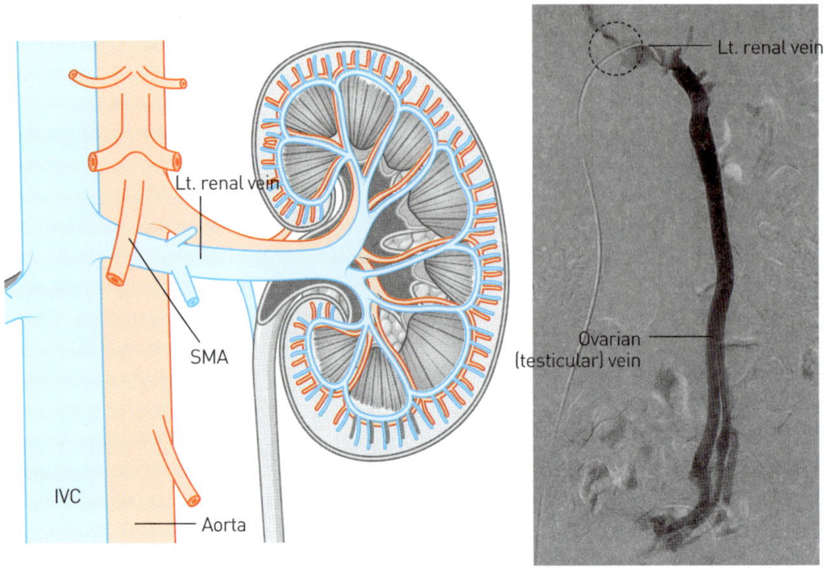

그림 5-2-19 Renal vein의 DSA 영상

호두까기현상(nutcracker phenomenon)에 의한 Renal vein이 SMA에 눌려 협착되어 있으며(점선 원), Ovarian vein이 비정상적으로 확장된 소견을 보이고 있다.

(4) 허파동정맥기형(폐동정맥기형, pulmonary AVM)

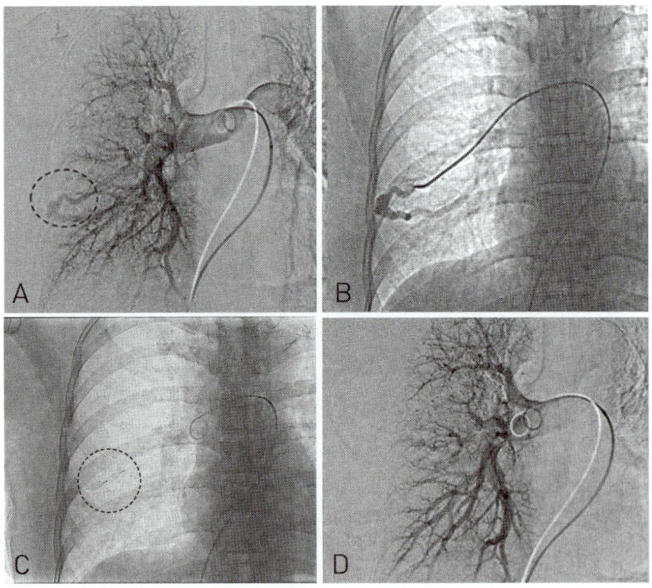

그림 5-2-20 검사 기법에 따른 pulmonary AVM(점선 원)

A. Angiography에서 Pulmonary AVM(점선원)이 확인 됨. B. Catheter를 이용하여 혈관 초선택 C. Embolic material(vascular plug)를 이용하여 AVM 혈관을 색전함. D. Post angiography

03 가슴·배 혈관계 인터벤션

1) 색전술(embolization)

(1) 기관지동맥 색전술(bronchial arterial embolization: BAE)

① 시술 목적

BAE은 대량객혈(massive hemoptysis) 발생 시 즉각적인 지혈효과를 얻을 수 있으며, 수술 전에 환자를 호전시켜 수술 후 합병증(postoperative complication)을 낮추기 위해서 시행한다.

② 적응증

Bronchial arterial embolization은 1973년 Dr. Remy J. 등에 의해 처음 소개된 이래 수술이 불가능한 환자에서의 대량객혈이나 재발성 객혈(recurrent hemoptysis)의 유용한 치료법으로 인정받고 있다. 24시간동안 300ml 이상의 대량객혈이 있는 환자와 1주일 내에 3회 이상의 잦은 객혈 시 한번 객혈량이 100ml 이상이 경우에 인터벤션을 시행한다.

③ 시술 재료

명칭(영문명 또는 상품명)	제원	비고(용도)
Angio용 시술 세트		
Femoral package Drap	대퇴부위 천자용 일회용 Drap	
2% Lidocaine HCl		천자부위 국소마취용
피포(sheath introducer)	5 Fr. short	
안내철사(guide wire)	0.035"	
혈관조영용 카테터	5 Fr. Bronchial catheter, Pigtail catheter	혈관조영용
Micro catheter & guide wire		미세혈관 탐색 및 색전술용
자동주입기 연결관 (injector connection tube)		Auto injector와 Angiographic catheter 연결
색전 물질(embolic materials)	Gelatin sponge, PVA particle, Coil	혈관 색전용
혈관조영제(contrast media)		비이온성 혈관조영제
지혈 기구		

④ 시술 과정

1] 시술 전, CT와 기관지경 검사(bronchoscopy)의 결과를 확인하여 병변의 위치를 확인한다.

2] Rt. femoral artery를 천자하여 guide wire를 삽입하고, guide wire를 따라 bronchial catheter를 삽입하여 T5, T6 부근에 catheter tip을 위치시킨다.

3] 병변의 위치에 따라 조영제를 소량 주사하여 upper lobe인 경우는 빗장밑동맥(쇄골하동맥, subclavian artery) 내유동맥(internal mammary artery) 등을 확인해야 하며, lower lobe인 경우는 아래갈비사이동맥(하늑간동맥, inferior intercostal artery)과 필요시 아래가로막동맥(하횡격막동맥, inferior phrenic artery) 등을 확인해야 한다(그림 5-3-1, A)

4] 출혈이 의심되는 부위를 발견하면 micro wire와 micro catheter를 사용하여 혈관의 distal부터 색전 물질(gelatin sponge, PVA particle, coil)을 사용하여 출혈 부위를 색전한다.

5] 색전술 후, 기관지동맥 조영술을 시행하여 시술 결과를 평가한다(그림 5-3-1, B).

⑤ 시술관련 유의사항

T9 – T12 사이의 intercostal artery에는 앞척수동맥(전척수동맥, anterior spinal artery: ASA)의 가장 큰 가지인 아담키빅스동맥(artery of Adamkiewicz)이 이는 부분이므로 색전 시 주의해야 한다. artery of Adamkiewicz는 혈관조영상에서 머리핀 모양의 특징적인 모습을 하고 있으며, ASA와 연결되는 매우 중요한 혈관이며, 색전되면 하지마비를 유발할 수 있다(그림 5-3-2).

⑥ 합병증

가슴통증(흉통, chest pain), 발열(febricity), 원위부 색전(distal embolization), 하지마비(paraplegia), 기관지샛길(기관지루, bronchial fistula) 등이 발생할 수 있다.

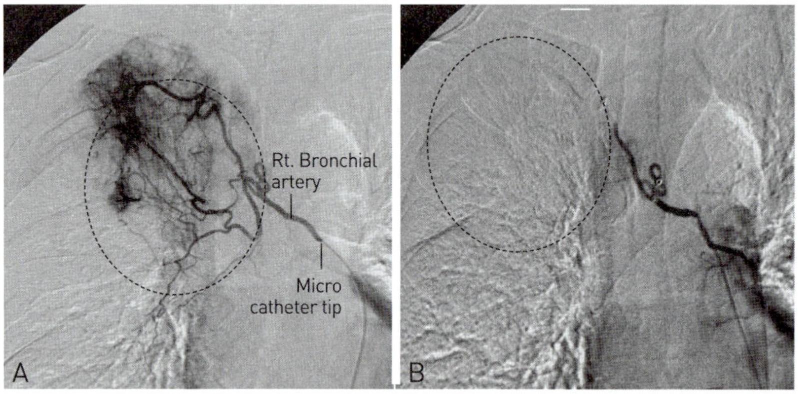

그림 5-3-1 기관지동맥색전술(bronchial arterial embolization: BAE) 전 DSA 영상(A. 점선 원: 출혈부위)과 인터벤션 시술 후 DSA 영상(B. 점선 원: 색전부위)

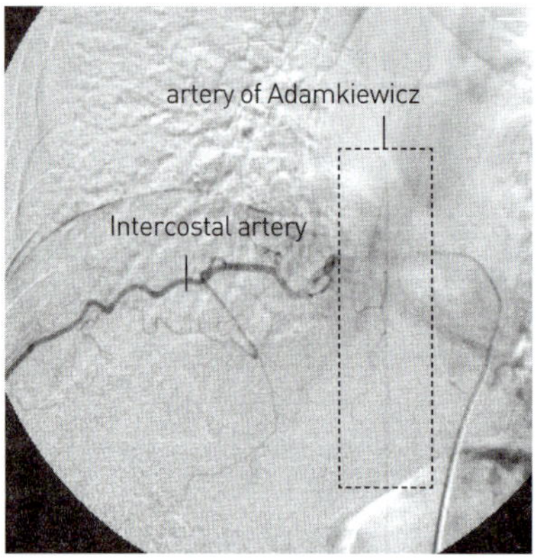

그림 5-3-2 기관지동맥조영술에서 보이는 artery of Adamkiewicz(점선 박스)

(2) 위장관 출혈의 동맥 색전술(arterial embolization of gastrointestinal bleeding)

위장관출혈(gastrointestinal bleeding: GI bleeding)은 그 위치에 따라 상부와 하부로 나눌 수 있다.

상부위장관 출혈(upper GI bleeding)은 식도(esophagus), 위(stomach), 소장(small intestine)의 첫 시작 부위와 트라이츠 인대(treitz ligament)의 상부에서 발생하는 출혈로서 위샘창자(위십이지장, gastroduodenum)의 소화성 궤양(peptic ulcer)과 급성 출혈성 위염(acute hemorrhagic gastritis) 등이 주요 원인이다. Upper GI bleeding에서 확인해야 할 혈관으로는 LGA, RGA, GDA, 이자샘창자동맥(췌십이지장동맥, pancreaticoduodenal artery) 등이 있다.

하부위장관 출혈(lower GI bleeding)은 treitz ligament의 아래 부분에서 발생하는 출혈로서 small intestine, large intestine, rectum과 anus가 있는 부위가 해당된다. 곁주머니증(게실증, diverticulosis) 혈관형성이상(혈관이형성증, angiodysplasia), 종양(tumor)이나 각종 염증성 질환의 원인으로 잘록창자(결장, colon)에서의 출혈이 대부분이다. Lower GI bleeding에서 확인해야 할 혈관으로는 SMA, IMA, 빈창자동맥(공장동맥, jejunal artery), celiac artery 등이 있다.

일반적으로, upper GI bleeding에서는 흑색변(melena)을 배설 또는 토혈(hematemesis)하며, lower GI bleeding에서는 혈변배설(hematochezia)을 하지만 과도한 upper GI bleeding이 발생하면 혈변배설(hematochezia)을 보이기도 한다.

① 시술 목적

GI bleeding은 출혈의 양도 많고, 대부분 환자의 전신상태(general condition)가 좋지 않아 응급수술이 어려운 경우가 많다. 이러한 GI bleeding 환자에서 arterial emboization은 즉각적인 지혈효과가 뛰어나 빠르게 환자의 전신상태를 안정화시키기 위하여 시행한다.

② 적응증

혈관조영술은 촬영 시점에 최소 1mL/min 이상의 출혈이 있어야 진단이 되는 경우가 많다. 또한 촬영시점에 출혈이 일어나지 않으면 진단이 어려워 혈관조영술 전 CT촬영을 추천한다. CT는 0.3mL/min의 출혈을 진단할 수 있고 출혈 부위의 해부학적 위치를 예측할 수 있다.

③ 시술 재료

혈관 조영 검사에 필요한 검사 기구는 bronchial arterial embolization과 동일하며, 아래와 같은 색전물질을 사용한다.

명칭(영문명 또는 상품명)	제원	비고(용도)
혈관조영용 카테터	5 Fr. RH catheter, Cobra	혈관조영용
색전 물질(embolic materials)	Gelatin sponge, PVA particle, Coil, NBCA	혈관색전용

④ 시술 과정

1] CT, 내시경, 핵의학 검사 영상 등으로 출혈부위를 확인한다.

2] Rt. femoral artery를 천자하여 guide wire를 삽입하고, guide wire를 따라 RH catheter를 삽입하여

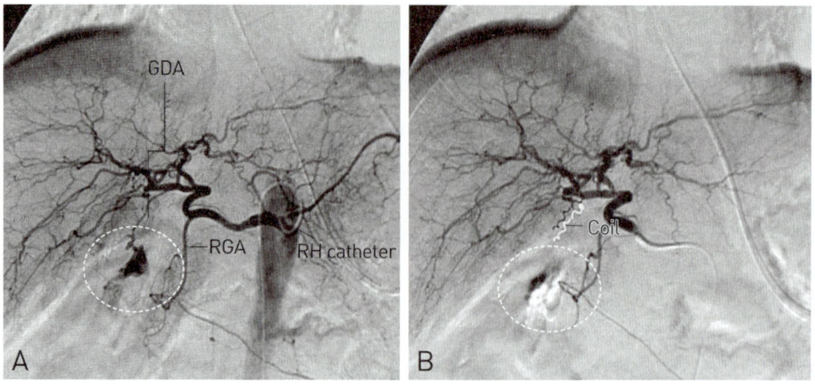

그림 5-3-3 상부위장관출혈(upper GI bleeding) 영상

A. 색전술 전(pre embolization), hepatic angiography 영상[점선 원: 샘창자 궤양(십이지장 궤양, duodenal ulcer)에 의한 bleeding 소견이 관찰됨]. B. 색전술 후(post embolization), hepatic angiography 영상(점선 원: 출혈부위가 완전히 색전된 소견을 보임)

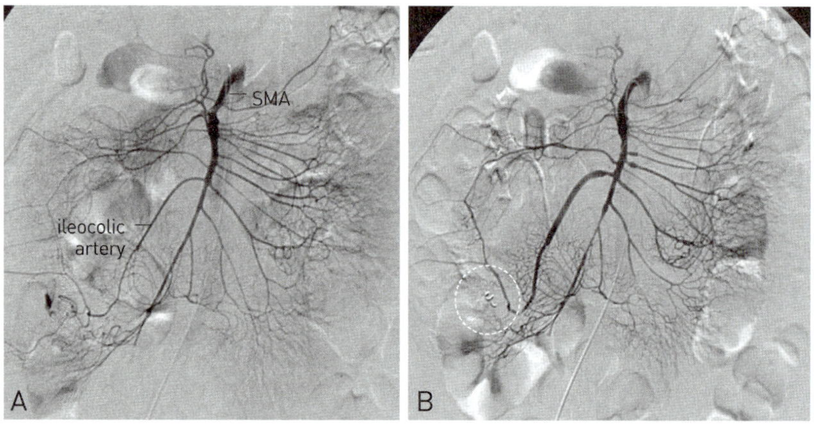

그림 5-3-4 하부위장관출혈(lower GI bleeding, SMA) 영상

A. Pre embolization, superior mesenteric arteriography 영상(ilial artery에서 출혈소견이 관찰됨). B. Post embolization, superior mesenteric arteriography 영상(점선 원: 출혈부위가 coil로 완전히 색전된 소견을 보임)

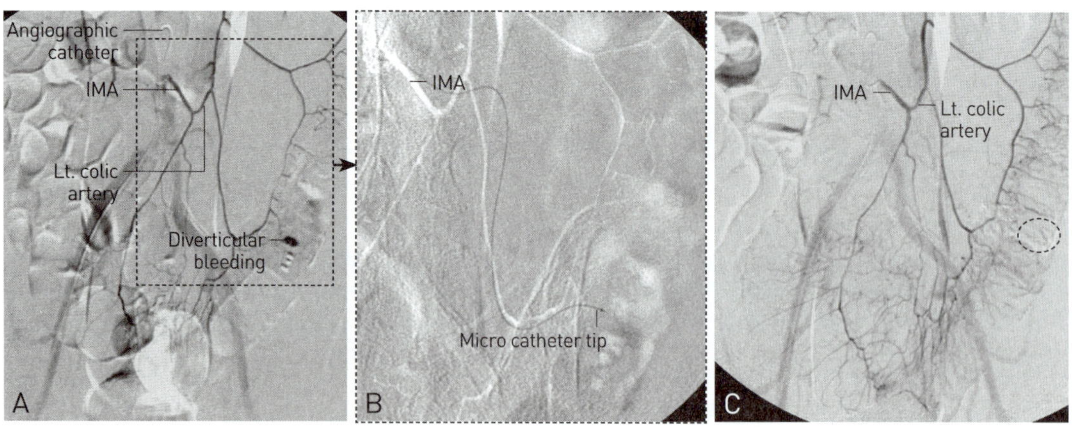

그림 5-3-5 하부위장관출혈(lower GI bleeding, IMA) 영상

A. Pre embolization, inferior mesenteric arteriography 영상[게실출혈(diverticular bleeding) 소견이 관찰됨]. B. A의 점선 박스를 확대한 road mapping 영상(색전술을 시행하기 위하여 micro catheter를 출혈부위에 삽입). C. Post embolization, inferior mesenteric arteriography 영상(점선 원: 출혈부위가 완전히 색전된 소견을 보임)

bleeding이 의심되는 혈관을 선택하고 혈관조영술을 시행한다.

3] 출혈이 의심되는 부위를 발견하면 micro wire와 micro catheter를 사용하여 혈관의 distal부터 색전물질(gelatin sponge, PVA particle, coil, NBCA)을 사용하여 출혈 부위를 색전한다.

4] 시술 후 혈관조영술(post angiography)을 시행하여 출혈부위의 색전 여부를 확인하고 시술을 종료한다.

⑤ 시술관련 유의사항

상부위장관 출혈중 85%를 차지하는 좌위동맥은 전체를 색전하더라도 임상적으로 심각한 합병증이 발생하지 않는다. 그러나 하부위장관 중 결장은 다른 위장관에 비해 혈관분포 및 측부혈행이 빈약하므로 색전술을 과도하게 시행하면 장괴사를 유발할 수 있다.

⑥ 합병증

색전술의 합병증은 주로 장허혈이다. 대개 자연 치유되며 문제를 일으키지 않으나 6%미만에서 심각한 허혈성손상을 일으킬 수 있다.

(3) 콩팥동맥 색전술(renal artery embolization)

① 시술 목적

콩팥동맥 색전술은 혈뇨(hematuria)의 증상이 있는 전이성 콩팥 암(신장암, renal cancer)의 완화와 혈관근육지방종(혈관근지방종, angiomyolipoma) 환자의 콩팥절제술(신장절제술, nephrectomy) 시 출혈을 줄이고 종양에 혈전 및 괴사를 유발하여 수술을 용이하게 하고 수술시간을 단축시킬 목적으로 시행하며, AVM이나 AVF와 같이 혈관의 관강이나 흐름의 변화와 관련된 질환이 발생하였을 때 시행한다.

특히, 콩팥 질환의 조직검사 시 발생할 수 있는 콩팥손상은 복부 둔상(둔기 외상, blunt trauma)이나 관통상(penetrating injury) 환자의 약 8~10%에서 발생하며 주로 복부 둔상과 연관된다.

② 적응증

Hematuria는 콩팥손상 시 95% 이상에서 보이나 콩팥동맥혈전증(renal arterial thrombosis), 요관깔때기 이는부(orgin of ureteropelvic) 손상(injury) 환자의 1/3에서 혈뇨(hematuria)가 없을 수 있으므로 무혈뇨(asymptomatic hematuria)만으로 심각한 콩팥손상이 없다고 판단할 수 없어 환자의 상태에 따라 신중히 결정한다.

③ 시술 재료

혈관 조영 검사에 필요한 검사 기구는 일반적인 인터벤션과 동일하며, 아래와 같은 색전 물질을 사용한다.

명칭(영문명 또는 상품명)	제원	비고(용도)
Embolic materials	Gelatin sponge, PVA particle, Coil(nester, MWCE-38-4-3), Ethanol	혈관색전용

④ 시술 과정

1] Rt. femoral artery를 천자하여 guide wire를 삽입하고, guide wire를 따라 5 Fr. Cobra catheter를 renal artery 이은부에 삽입하여 bleeding이 의심되는 혈관을 선택하고 혈관조영술을 시행한다. Pigtail catheter를 이용하여 renal artery의 전반적인 flow와 종양을 평가할 목적으로 abdominal aorta angiography 를 먼저 시행하기도 한다.

2] 출혈이 의심되는 부위를 발견하면 micro wire와 micro catheter를 사용하여 혈관의 distal부터 색전물질(gelatin sponge, PVA particle, coil, NBCA)을 사용하여 출혈 부위를 색전한다.

3] 시술 후 신동맥조영술(post renal arteriography)을 시행하여 출혈부위의 색전 여부를 확인하고 시술을 종료한다.

⑤ 시술관련 유의사항

종양의 출혈이 의심되는 환자에게 ethanol을 사용할 경우에는 주위의 정상조직의 손상이 발생할 수 있으므로 주의해서 사용하여야 한다.

⑥ 합병증

색전술 시행 후 조절 가능한 고혈압이 드물지만 일시적으로 올 수도 있으며, 약 10%의 환자는 post embolization syndrome, 통증(pain) 백혈구증가증(leukocytosis)과 미열(slight fever) 등을 호소하나 일시적인 현상이고, 작은 부위의 콩팥경색증(신경색증, renal infarction)은 증상이 없는 경우가 많다.

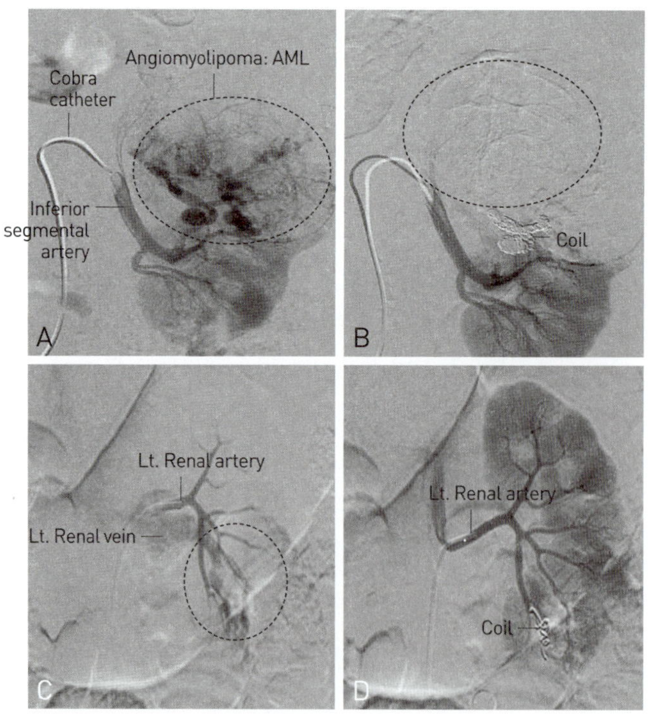

그림 5-3-6 Lt. kidney upper pole에 Angiomyolipoma(AML: 점선 원) 소견이 관찰됨(A), AML를 이은 artery에 PVA(점선 원)와 coil을 이용하여 embolization을 시행함(B), Lt. kidney lower pole에 조직생검술(biopsy) 후 AV fistula(합병증: 점선 원)가 발생함(C), AV fistula를 coil을 이용한 색전술을 시행하여 치료함

(4) 경도관동맥 화학색전술 [간동맥 화학색전술, transcatheter(hepatic) arterial chemoembolization: TACE]

일반적으로, 간(세포)암의 치료는 수술적 치료와 비수술적 치료로 나눌 수 있다. 수술적 치료법은 외과적 방법으로 간엽절제술(lobectomy)과 간이식(liver transplantation: LT)이 있으며, 비수술적 치료법은 고주파 열소작(radiofrequency ablation: RF ablation), 마이크로웨이브소작술(microwave ablation; MWA), 에탄올주입술(ethanol injection), TACE, 방사선 치료(radiation therapy)와 항암화학요법(cancer chemotherapy)등이 있다. 다양한 치료법이 있으나 환자의 상황에 가장 적합한 치료방법을 선택하여 치료를 진행하여야 한다.

Liver는 2중으로 혈액을 공급받는 장기(dual supply organ)로서 정상적인 간은 hepatic artery에서 약 25%, 문맥(portal vein: PV)에서 약 75%의 혈류를 공급받고 있으나, 간세포암종(hepatocellular carcinoma)은 간동맥(hepatic artery: HA)에서 90% 이상의 혈류공급을 받는다. 이러한 생리적 현상은 hepatic artery를 통해 공급받는 암세포의 화학색전술(chemoembolization)을 시행하여 hepatic artery의 혈류가 차단되더라도 portal vein으로부터 공급받는 혈류가 남아있어 정상적인 간 조직의 기능이 유지되고, 종양은 항암제(anticancer drug)와 색전물질(embolic material)에 의해 괴사(necrosis)가 촉진되게 된다. 이러한 생리적 현상을 이용하여 비수술적 치료방법의 하나로 혈관을 통하여 종양의 영양혈관(feeding artery)에 직접 항암제를 주입하고 색전을 시행하는 인터벤션 시술이 간동맥 화학색전술이다. TACE는 1980년대 초 일본의 Dr. Hideharu Nakamura 등이 항암제와 리피오돌을 섞어서 HCC를 치료하는 방법으로 처음 소개되었으며, 현재에는 수술적 치료나 고주파 열 치료가 불가능한 경우 또는 이와 병행하는 방법으로 대부분의 환자에게 시행할 수 있는 가장 넓은 적응증이 있는 치료법으로 알려져 있다.

① 시술 목적

간세포암의 완치를 목적으로 하는 시술이 아니고 종양의 부피를 줄이고, 성장 속도를 늦춰 생존기간을 연장시키고 삶의 질을 높이는 시술이다.

② 적응증

가. 수술 및 고주파치료가 불가능한 간세포암종(hepatocellular carcinoma)

- Child-Turcotte-Pugh A 혹은 B
- Child-Turcotte-Pugh C라 할지라도 종양 초선택(super select)이 가능한자
- Total bilirubin이 3.0 mg/dl 이하로 liver function이 양호한자
- 주문맥(main portal vein: MPV)이 폐쇄되었더라도 문맥 주위의 측부순환(periportal collateral circulation)을 통하여 간이 문맥혈류(portal venous flow)를 공급받을 경우
- 수술거부 환자나 수술 후 재발환자

ㅇ Child-turcotte-pugh 분류법

간질환 환자를 치료하기 위하여 수술에 따른 이환률(morbidity)과 사망률(mortality)의 위험성을 정확히 반영할 수 있는 방법으로 만성 간질환의 예후(prognosis of chronic liver disease)를 알아보기 위한 점

수체계이다. 1964년 미시간대학의 Dr C.G. Child와 J.G. Turcotte에 의해 소개되평가 내용을 보완하여 Child–Turcotte–Pugh 분류법을 제시하였다. 초기의 Child–Turcotte 점수는 식도정맥류 출혈(esophageal varix bleeding)로 식도절개수술(esophagotomy)을 받은 환자의 생존율을 예측하기 위해 사용되었고, 이 Child–Turcotte 점수체계는 총 빌리루빈치(total bilirubin figure) 및 알부민(albumin)의 연속변수와 복수(뱃물, ascites), 간성 뇌병증(간성 혼수, hepatic encephalopathy) 및 영양상태(nutriture) 등의 3개의 주관적 변수를 이용하여 점수화하였다(표 5–3–1). 이 후에 영양상태를 프로트롬빈시간(prothrombin time)으로 대체하여 Child–Turcotte–Pugh 점수체계로 사용하고 있으며, 각 항목의 점수를 합쳐 5~6점인 경우 A, 7~9점인 경우 B, 10~15점인 경우 C등급으로 한다.

표 5-3-1 child–turcotte–pugh 분류법의 점수

항목	1 점	2 점	3 점
Total bilirubin, mg/dl(μmol/l)	<2(<34)	2~3(34~50)	>3(>50)
Serum albumin, g/dl	>3.5	2.8–3.5	>2.8
Prothrombin time, prolongation(secs) INR	<4.0 <1.7	4.0–6.0 1.7~2.3	> 6.0 > 2.3
Ascites	None	Mild	Moderate to Severe
Hepatic encephalopathy	None	Grade I–II(or suppressed with medication)	Grade III–IV (or refractory)

③ 금기증

- 심한 간성 뇌병증
- 치료에 반응하지 않는 복수
- Child–pugh C로 주문맥이 폐쇄되어 간이 문맥혈류를 공급받지 못하는 경우
- 담관 폐쇄없이 total bilirubin 이 5.0 mg/dl 이상으로 간기능이 저하된 환자

④ 시술 재료

혈관 조영 검사에 필요한 검사 기구는 일반적인 인터벤션과 동일하며, 아래와 같은 항암제와 색전물질을 사용한다.

명칭(영문명 또는 상품명)	제원	비고(용도)
항암제(anticancer drug)	• Cisplatin(무색) – 수용성 부작용: 콩팥독성(nephrotoxicity) • Adrianmycin(빨강) – 지용성 및 수용성 부작용: 심독성(cardiotoxicity) • Mitomycin–C(보라) – 지용성 부작용: 뼈속질장애(medullary disability)	간암 치료용
색전 물질(embolic materials)	Gelatin sponge(gelfoam, spongostan), Lipiodol	혈관색전용, 항암제 혼합용

⑤ 시술 과정

1] Rt. femoral artery를 천자하여 sheath introducer를 삽입한다.

2] Guide wire와 RH catheter를 이용하여 celiac arteriography와 SMA angiography를 시행하여 간동맥의 변이(hepatic artery variations), 문맥의 개통 상태 등을 확인한다(그림 5-2-3, 그림 5-2-11 참고).

3] 간동맥 변이에 따라 CHA angiography를 시행하고, 시술 전 실시한 CTA나 MR 영상에서 확인된 종양의 유무, 형태, 위치와 종양의 영양혈관(feeding artery)등을 파악한다. 최근에는 장비의 발달로 celiac angiography에서 3D rotation CBCT(cone beam CT)영상을 획득하여 시술계획을 한다(그림 5-3-7 참고).

4] Microwire와 microcatheter를 이용하여 종양의 feeding artery를 초선택(super-select)한다(그림 5-3-8).

5] 종양의 위치에 따라 micro-catheter의 위치를 결정한 후 항암제와 Lipiodol의 혼합액(이후, 항암제혼합액)을 주입하면서 종양에 항암제 혼합액이 잘 집적(uptake)되는지를 관찰한다(그림 5-3-10).

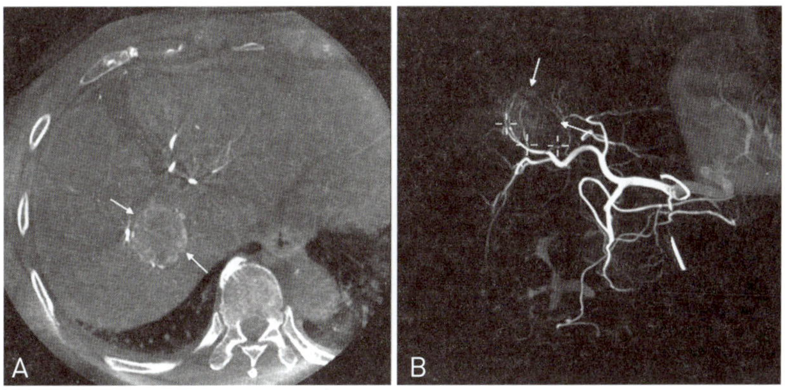

그림 5-3-7 A. CBCT를 이용한 axial 영상. [화살표 : HCC] B. 3D reconstruction 영상

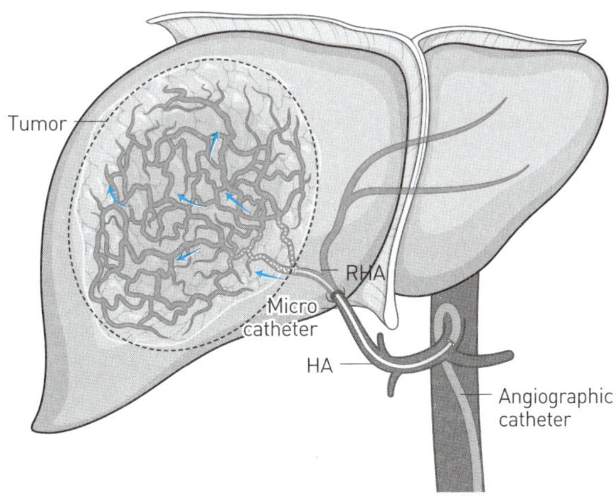

그림 5-3-8 **TACE 시술 원리**

Microcatheter를 사용하여 hepatic artery의 micro vessel을 super-select하여 tumor(점선 원)의 feeding artery에 항암제 주입과 색전술을 시행한다(화살표: 혈류 방향).

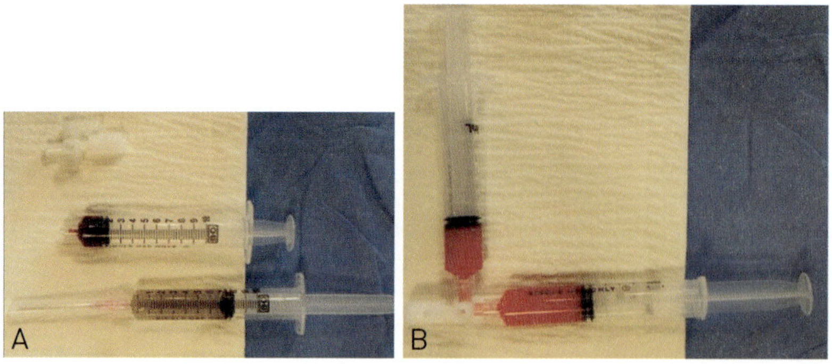

그림 5-3-9 항암제 혼합액을 제조하기 위한 준비물

A. 위에서부터 3-way stopcock, lock syringe, B. Adrianmycin과 Lipiodol 혼합액 제조

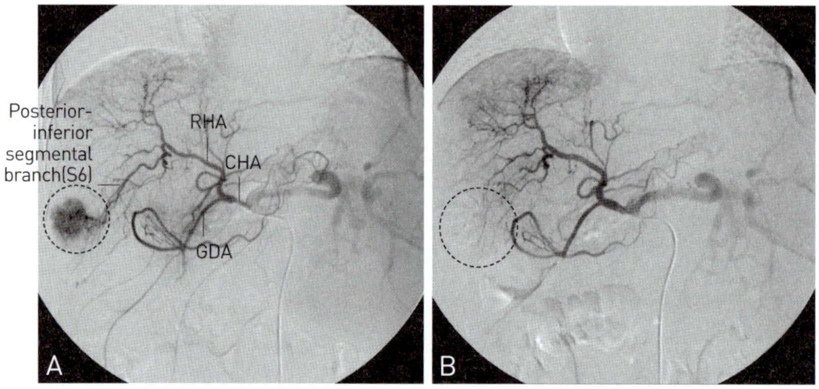

그림 5-3-10 경도관동맥 화학색전술[간동맥 화학색전술, transcatheter(hepatic) arterial chemoembolization: TACE]

A. Pre TACE hepatic arteriogaphy(점선 원: 종양의 공급 혈관에 조영제가 집적된 상황), B. Post hepatic arteriogaphy(점선 원: 종양의 공급 혈관을 완전히 색전된 상황)

6] 종양에 충분히 항암제 혼합액을 채운 후 조영제와 생리식염수를 혼합한 용액에 gelatine sponge를 약 $1\times1mm^2$ 크기로 잘라(PVA particle을 사용하기도 함.) micro-catheter 내로 주입하여 종양에 채워진 항암제 혼합액이 좀 더 오랜 시간 머물며 치료될 수 있게 feeding artery를 색전한다.

7] 색전의 정도를 확인하기 위해 간동맥조영술을 시행하여 공급혈관의 성공적인 색전 여부를 확인한다. 필요에 따라 CBCT를 시행하여 암세포 집적여부(uptake)를 확인할 수 있다.

8] 시술 후 추적검사(follow-up study)는 일반적으로 3개월 간격이며, TACE 1개월 후 시행하는 liver dynamic CT에서 종양이 재발하였거나 새로운 병변이 생긴 경우와 종양표지자 검사(알파태아단백질, alpha-fetoprotein: AFP)에서 점차적으로 수치의 상승이 있을 경우 1개월 간격으로 시행할 수도 있다.

⑥ 시술관련 유의사항

- 간동맥 화학색전술에서 해부학적으로 중요 시 생각해야할 부분은 간동맥은 8개의 segment로 나뉘어져 있으며 lt. lobe(segment 1~4)과 rt. lobe(segment 5~8)으로 구분할 수 있다.

시술 전, CT, MRI 등을 통해 치료해야 할 종양의 위치와 크기를 알고 있다하더라도 색전술 시 다양한 간동맥의 정상 변이를 이해해야 빠짐없이 간동맥을 확인할 수 있고 간암의 공급혈관이 되는 모든 혈관을 찾아 색전술을 시행할 수 있다(그림 5-1-11) 온간동맥 조영술 참조).

- 종양이 성장하거나 위치가 간의 가장자리에 있는 경우에는 그 주위 조직의 혈관이 종양에 혈액을 공급하는 경우를 볼 수 있다. 이러한 혈관을 기생혈관(parasitic supply)이라고 하며, 존재하는 경우에는 이곳에도 확인하여 색전술을 시행해야 한다.

  Hepatic artery이외의 주위 혈관이 종양에 공급하는 경우는 inferior phrenic artery을 비롯하여 내유동맥(internal mammary artery), intercostal artery, 그물막동맥(omental artery), 부신동맥(suprarenal artery), mesenteric branches, 콩팥피막동맥(신피막동맥, renal capsular artery) 등이 있다.

⑦ 합병증

- 천자부위의 혈종(hematoma) 및 혈관 박리(vessel dissection)
- Post embolization syndrome(약90%): 복통(abdominal pain), 오심(nausea), 구토(vomiting), 간헐적 발열(intermittent febricity), 식욕부진(anorexia)
- 간 조직내: 패혈증(sepsis), 간기능 저하(liver function decline), 간부전(hepatic failure), 간내쓸개관 손상(intrahepatic bile duct injury), 간농양(liver abscess)
- 간외 다른 장기: 상부위창자관 출혈(upper gastrointestinal bleeding), 쓸개경색(gallbladder infarction), 지라경색(spleen infarction), 허파색전(pulmonary embolism), 척추동맥 색전(vertebral artery embolism) 등
- 사망: 급성 간부전(acute hepatic failure), sepsis, pulmonary embolism 등이 원인이 될 수 있다.

⑧ 기타 간암 환자를 위한 인터벤션

가. 약물방출미세구(drug-eluting bead: DEB)를 이용한 TACE

Drug-eluting bead를 이용하여 TACE를 시행하는 것으로 DC bead라는 제품에 독소루비신(doxorubicin)을 결합시켜 동맥에 주입하고 자체로서 혈관을 막는 고용량의 화학요법제(chemotherapeutic agent)로 doxorubicin은 혈관으로 주입되기 전에는 bead와 결합하여 있다가 서서히 종양으로 방출되는

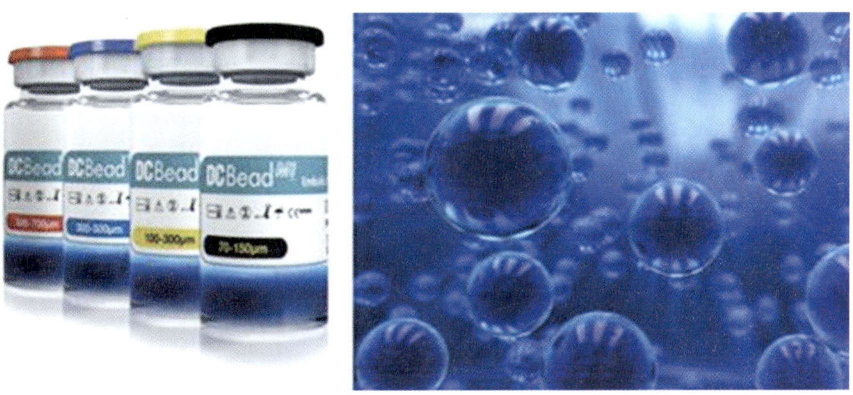

그림 5-3-11 약물방출미세구(DEB) 입자의 모형

색전물질이다.

사용 전 bead의 size에 따라 60~90분 정도 항암제를 loading해서 과혈관성 악성종양에 집적되어 영양이 공급되는 혈액을 막고 국소적이며 지속적으로 고농도의 약물을 전달하는 방법으로써 기존 TACE에 비해 환자의 통증이 적으며 항암제의 독성이 낮고 종양 내 농도는 높게 유지되어 정상 간조직의 손상을 줄이면서 종양을 괴사시킬 수 있는 장점이 있다.

나. 경도관동맥 방사선색전술(transcatheter arterial radioembolization: TARE)

TARE란 방사성동위원소(yttrium-90)가 탑재된 세구(microspheres, 20~60 um, 평균직경 35um)를 hepatic artery를 통해 종양(tumor)에 삽입(implant)시켜 종양을 괴사(necrosis)시키는 방법이다. 기존의 간동맥 화학색전술과 시술방법이 동일하나 방사선색전술은 항암제 및 색전물질 대신에 방사성동위원소를 함유한 미소세구를 이용하여 종양을 괴사시키는 시술을 말한다. Yttrium-90의 특징은 베타선(β-ray)이라 비정(range)이 매우 짧으므로(조직 내에서 1 cm 이내) 주변인에 대해서 방사선 위해는 거의 없으며, 침이나 땀, 호흡, 소변 또는 대변으로 배출되지 않는다. 또한 제품 자체는 화학적 활성(chemism)이 없으므로 분해되거나 배설되지 않고 투여된 종양에 머무른다.

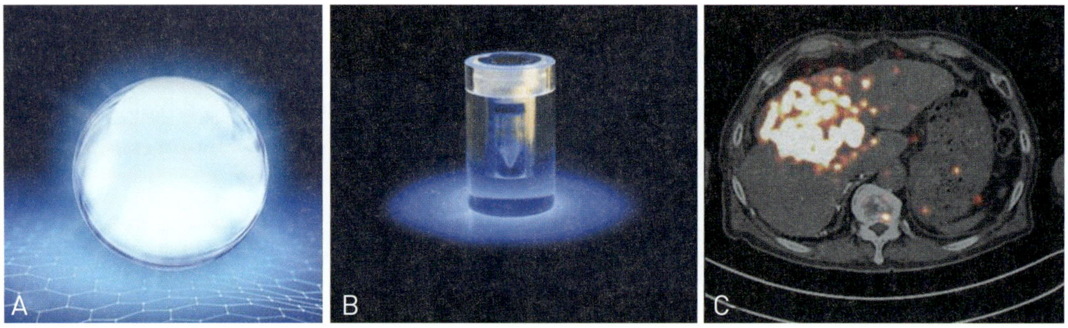

그림 5-3-12 A. microsphere입자모형, B. microsphere입자와 방사성동위원소가 결합하여 차폐된 용기, C. TARE 시술 후 SPCET 영상(방사선동위원소가 종양에 집적 되어 있는 것을 볼 수 있다.)

다. 국소 소작술(local ablation therapy)

○ 경피적 에탄올 주입법(percutaneous ethanol injection: PEI)

PEI은 초음파의 도움을 받아 99.5%의 무수에탄올(absolute ethanol)을 종양 내에 직접 주사하여 조직의 탈수(dehydration), 응고(coagulation)와 혈관폐색(vasoocclusion)의 기전으로 암세포를 파괴하는 방법으로 1982년 개발되었다. PEI의 적응증은 종양의 크기가 3 cm 이내면서 3개 이하로서 간초음파 영상(liver ultrasonography)에 발견 되어야 하며, 대량의 복수가 없고 출혈 경향(출혈성 소인, bleeding tendency)이 없는 경우로 한정하고 있다.

○ 고주파 열치료(radiofrequency ablation: RFA)

1990년대에 들어와서 가능해졌으며 RFA의 치료기전은 약 500 kHz 정도의 주파수로 진동하는 교류전류가 종양 내에 삽입한 바늘형 전극과 체외표피에 부착한 그라운드 패드형의 두 전극 사이를 오가면서 세포 내 이온들의 불안정화에 따른 마찰열(frictional heat)을 유발시킴으로써 바늘형 전극 주위에 열성 손상을 가하는 것이다. 적응증은 종양의 최대 크기가 5 cm 이하이거나 종양의 수가 4개 이하까지

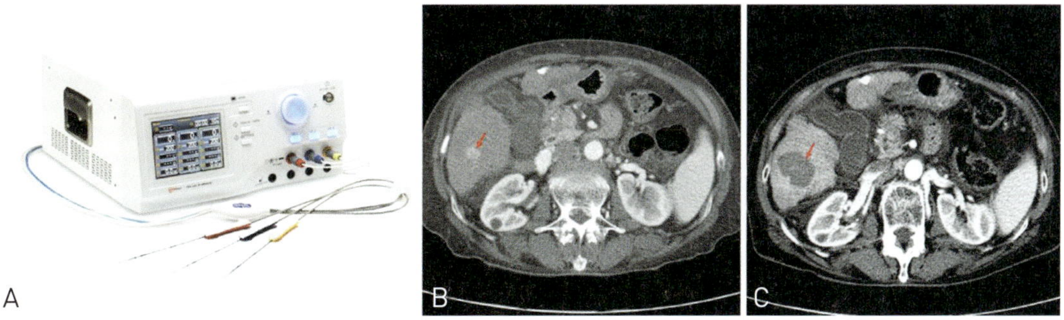

그림 5-3-13 A. RFA Generator와 Needle tip, B. 시술 전 tumor영상(화살표), C. 시술 후 ablation된 영상(화살표)

의 hepatocellular carcinoma 및 전이성암(metastatic cancer)이다. 금기증(contra indication)은 간외 전이(metastasis)가 있거나 교정이 힘든 혈액응고장애(hemostatic disorder)가 있는 경우이다.

(5) 피부간경유문맥조영술(경피경간문맥조영술, percutaneous transhepatic portography: PTP)과 문맥색전술(portal vein embolization: PVE)

문맥 색전술을 시행하기 전, 문맥의 해부학적 구조와 상태를 확인하여 문맥조영술(portography)을 시행한다. Portography는 혈관을 접근하는 천자 방식에 따라 직접 문맥조영술(direct portography)과 간접 문맥조영술(indirect portography)로 검사를 진행한다. Direct portography는 피부를 통해(percutaneous) 직접 간을 천자하여 문맥의 상태를 확인하는 방법으로 PVE을 시행할 때 가장 많이 이용되는 접근 방식이다. Indirect portography는 말 뜻 그대로 간을 직접 천자하지 않고 celiac artery와 SMA, splenic artery 등의 delayed image를 검사하여 portal vein의 상태를 확인하는 방법이며, TACE를 시행할 때 가장 많이 이용된다. 본장에서는 direct portography에 대해 설명하고자 한다.

일반적으로 PVE 시행 2주 후에 간엽절제술(liver lobectomy)을 하게 되며, 간의 부피 변화는 rt. lobe PVE을 시행한 경우에는 lt. lobe의 부피는 약 40% 정도로 확대되고 문맥혈류를 차단한 rt. lobe의 부피는 약 15% 정도로 위축된다(atrophy).

① 검사(시술) 목적

Liver lobectomy가 예정된 환자에서 절제할 간엽의 문맥혈류를 차단하여 그 부위를 위축시키고, 수술 후 남게 되는 간엽의 비대(hypertrophy)를 유도하여 수술 후 발생할 수 있는 hepatic failure 등의 합병증을 최소화하기 위하여 시행하며, 간엽이 전체 간엽의 약 30% 이하로 매우 작을 경우에 시행한다. PTP를 시행하여 PVE 전후의 시술결과를 평가한다.

② 적응증

- 총담관암(CBD cancer)
- 간문부 담도암(klatskin's tumor)
- 쓸개암(담낭암, gallbladder cancer)
- 간세포암(hepatocellular carcinoma)

③ 검사(시술) 재료

혈관 조영 검사에 필요한 검사 기구는 일반적인 인터벤션과 동일하며, 아래와 같은 색전 물질을 사용한다.

명칭(영문명 또는 상품명)	제원	비고(용도)
Chiba needle, Hair wire	21G.	피부 천자용
색전 물질(embolic materials)	Gelatin sponge, PVA particle, Vascular plug, Coil(nester, MWCE-38-4-3)	혈관색전용

④ 검사(시술) 과정

가. 경피경간문맥조영술(percutaneous transhepatic portography: PTP)

1] 21G. Chiba needle을 사용하여 목적하는(절제할) 간엽의 문맥 방향으로 피부를 천자한다.

2] 원하는 부위에 천자된 것을 확인한 후, hair wire, Neff set, guide wire 순서로 문맥에 삽입한다.

3] Guide wire를 따라 cobra catheter를 주문맥(main portal vein)까지 삽입한다.

4] 조영제를 7cc/sec, total volume 28cc 정도로 사용하여, 1 frame/sec의 촬영조건으로 문맥조영술을 시행한다.

나. 문맥색전술(portal vein embolization: PVE)

1] Percutaneous transhepatic portography를 시행하여 전체적인 문맥의 해부학적 구조, 변이와 문맥압(portal blood pressure) 등을 확인한다. 절제할 간엽이 rt. lobe일 경우 lt. lobe의 문맥조영술을 시행하고, rt. lobe PVE 후 남게 되는 lt. lobe의 해부학적 구조 및 상태 등을 확인한다.

2] Gelatin sponge, NBCA, coil(nester)과 vascular plug 등을 이용하여 절제할 간엽의 문맥색전술을 시행한다.

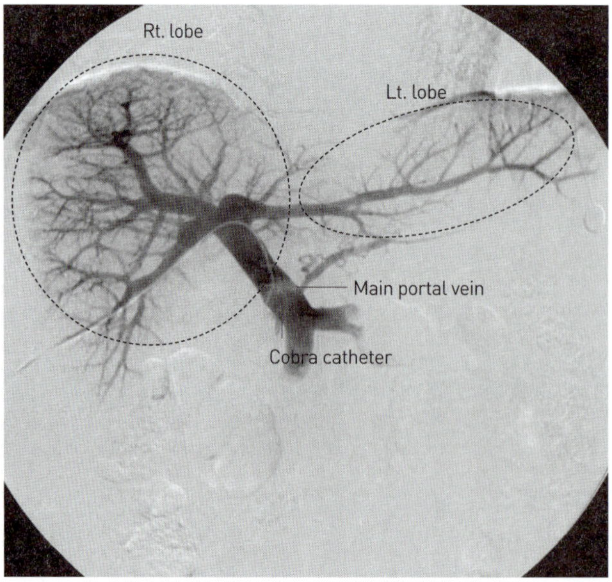

그림 5-3-14 경피경간문맥조영술(percutaneous transhepatic portography)

3] 주문맥조영술(main portography)을 시행하여 절제될 간엽 문맥의 색전 정도를 확인하고 주문맥압(main portal pressure)을 측정한다.

4] PVE(문맥천자 및 색전)을 위한 시술 기구 삽입 등의 과정으로 인해 발생한 간실질(liver parenchyma)의 경로(tract)는 coil, glue(histoacryl) 등을 이용하여 색전하고 시술을 종료한다.

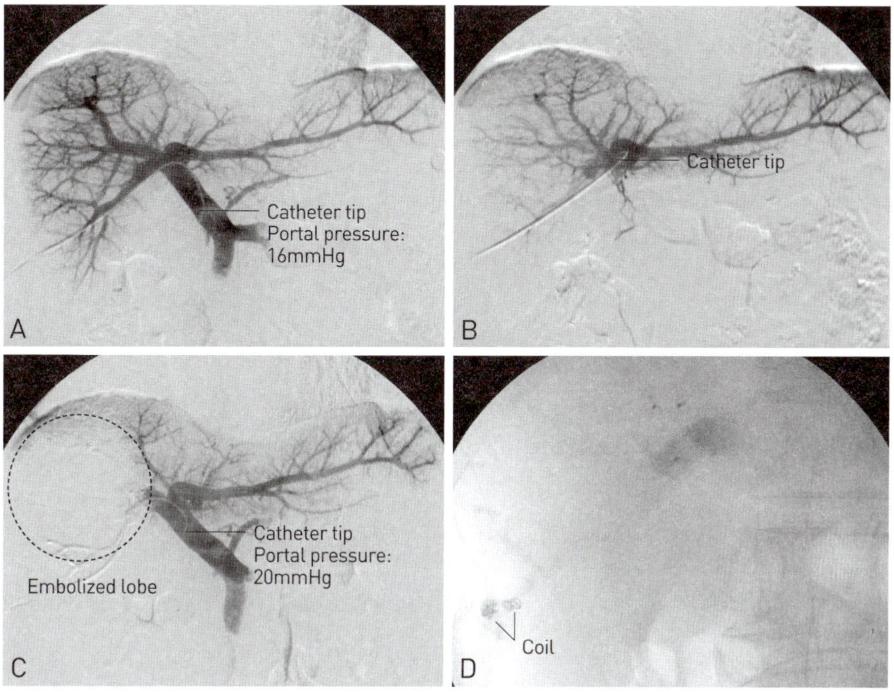

그림 5-3-15 문맥색전술(portal vein embolization: PVE)

A. 시술 전 DSA 영상, B. Lt. lobe의 portal DSA 영상, C. 시술 후 DSA 영상(점선 원: 색전부위), D. 시술 후 방사선 투시영상

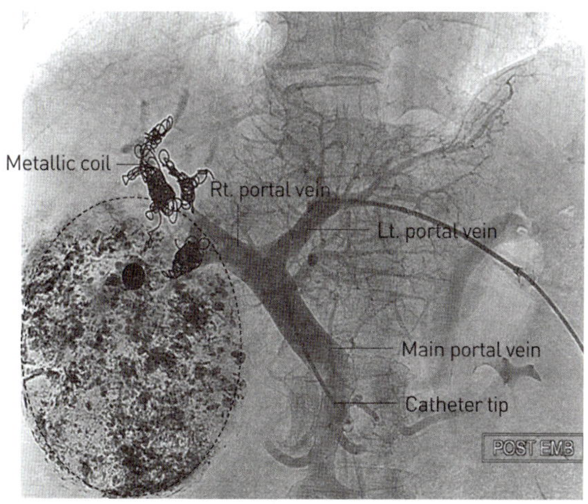

그림 5-3-16 Lt. portal vein을 천자(puncture)하여 시행한 PVE

Gelfoam(점선 원)과 coil을 이용하여 색전술을 시행한 후 post portal venogram을 시행함

⑤ 금기증

문맥이 폐쇄되어 있는 경우와 출혈 경향(출혈성 소인, bleeding tendency)이 있는 경우에는 시술을 금기한다.

⑥ 합병증

문맥천자 및 색전을 위한 시술기구 삽입으로 인한 liver parenchyma의 손상으로 인한 혈종 또는 복강내출혈, 수술 후 남게 되는 간엽의 문맥색전(portal vein thrombosis), 발열과 복통 등이 발생할 수 있다.

2) 피부경유혈관경유혈관성형술(경피경관혈관성형술, percutaneous transluminal angioplasty: PTA)

1964년 Dr. Dotter와 Dr. Judkins에 의하여 Teflon 재질의 coaxial dilating catheter를 혈관에 접근하여 시술하는 혈관성형술(angioplasty)이 처음 보고 되었고, 1973년에는 Dr. Porstmann이 Teflon 재질의 caged, corset balloon catheter를 사용하였다. 이후에는 balloon catheter 재질이 teflon에서 PVC(polyvinyl chloride)로 바뀌면서 balloon catheter의 성능도 크게 향상되었다. 1974년에는 Dr. Gruentzig 등이 PVC 재질의 balloon catheter를 개발하여 이를 peripheral PTA에 적용하였으며, 그 후 balloon catheter를 이용한 PTA는 비수술적 혈관 협착증 치료법으로 외과적 수술을 대치할 수 있는 방법으로 널리 이용되고 있다.

최근에는 고압(high pressure), 저탄성(low compliance), 낮은 체적(low profile) 등을 갖는 balloon catheter가 사용 중이며, 새로 개발된 풍선기술 중의 하나인 절단 혈관성형술 풍선(cutting angioplasty balloon)도 개발되어 널리 사용되어지고 있다.

PTA는 balloon catheter가 접근할 수 있는 체내 모든 혈관에서 시술이 가능하며, 본장에서는 흉·복부 혈관계(thoracic · abdominal vascular system)에서 설명하고 말초혈관계(peripheral vascular system)는 해당 분야에서 설명하고자 한다.

(1) 시술목적

경피경관혈관성형술은 혈관의 협착이나 폐쇄로 인하여 혈류가 감소한 환자 대상으로 피부를 통해(경피적으로) 좁아진 혈관에 접근하여 balloon catheter를 이용해 혈관의 내경을 넓히고 혈류를 증가시키기 위해 시행하는 intervention 시술이다.

(2) 일반적인 적응증

- 혈관협착(stenosis): 혈관의 정상 직경의 50% 이상, 면적의 75% 이상, 압력 차이가 협착 전후로 10 mmHg 이상 차이
- 혈관폐색(occlusion)
- 스텐트내의 재협착(restenosis)

(3) 시술 재료

경피경관혈관성형술에서 필요한 시술 재료는 협착 부위 검사를 위한 기본적인 angiography 재료와 balloon catheter가 필요하다.

(4) 시술 과정

다른 인터벤션 시술과 동일하게 시술 전, 후의 angiography를 시행하여 시술의 성공, 합병증 여부, 협착 proximal과 distal사이의 압력차이 소실 등을 확인한다.

1] 시술 전 CT나 MR 영상을 통하여 혈관의 협착 및 폐쇄 등을 확인한 후 angiography를 시행하여 좁아진 혈관의 유무 및 위치, 길이 등을 확인한다.

2] Angiography에서 PTA를 시행할 부위를 확인하고 사용할 balloon catheter의 길이와 직경 등을 결정한다.

3] 협착 또는 폐쇄부위에 guide wire를 통과시키고, guide wire를 따라 catheter를 협착 부위에 위치시킨다.

4] 협착 부위의 proximal과 distal의 압력 차이를 측정한다.

5] Balloon을 팽창하는 동안 혈전(thrombus) 발생을 줄이기 위해 heparin 2,000~3,000U 정도를 주입한다.

6] 풍선의 팽창시간(ballooning time)은 일반적으로 30~60 sec 동안 하며, 약 2 min.까지 시행하기도 한다. Balloon은 saline과 contrast media를 1:1로 혼합하여 팽창시킨다.

7] PTA의 성공여부는 angiography에서 협착부위의 잔여 협착(residual stenosis) 유무 및 협착정도와 혈류 모습, 협착 근위부와 원위부사이의 압력차이 소실 등으로 판정하며, 투석을 위한 AVF 혈관성형술의 경우는 어느 정도의 잔여 협착이 있더라도 투석(dialysis)에 문제가 없으면 추가 PTA를 진행하지 않는다.

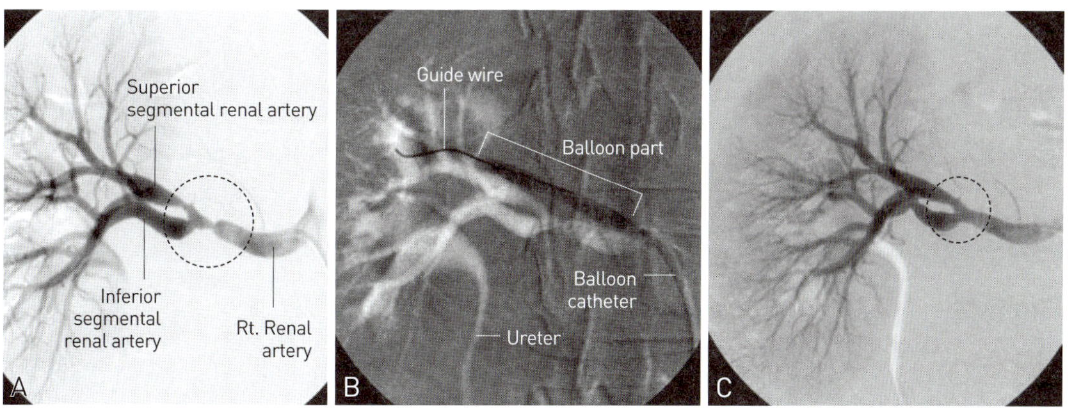

그림 5-3-17 Rt. renal artery stenosis 환자의 PTA

A. Rt. renal artery에 stenosis 소견(점선 원). B. PTA 중 road map 영상. C. Rt. renal artery의 PTA 후 DSA 영상

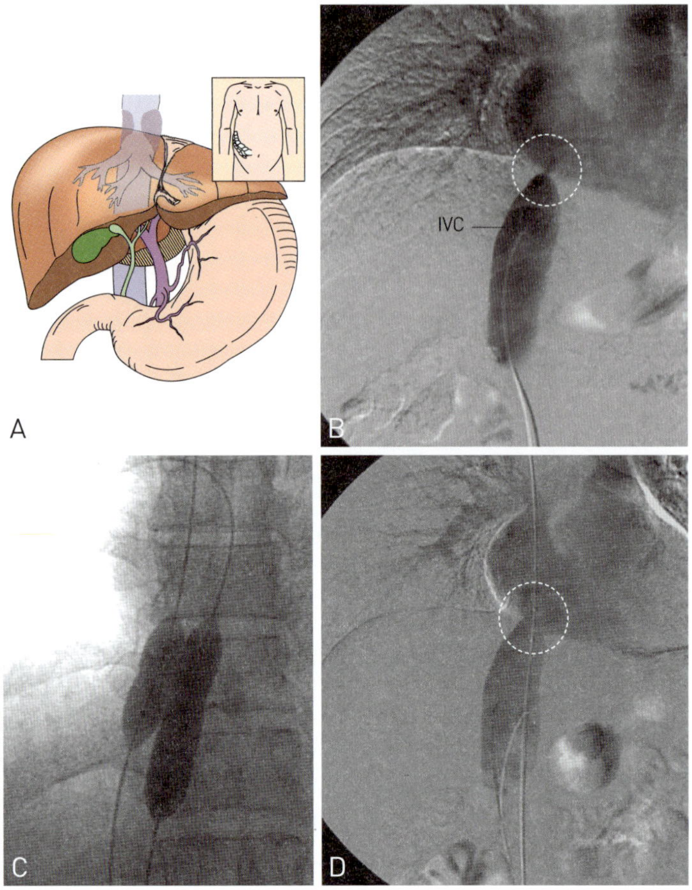

그림 5-3-18 버드-키아리 증후군(budd-chiari syndrome) 환자에서의 PTA(A).

B. IVC 상방의 협착 소견을 보임.(점선 원). C. 2개의 balloon catheter를 사용하여 dual balloon diatation을 시행함. D. IVC 협착 부위의 PTA 시술 후 개통성을 회복한 영상(점선 원).

(5) 합병증

- 혈관박리
- 가성동맥류
- 천자부위의 혈종
- 말초 부위의 혈전 또는 색전증

3) 스텐트설치술(stent insertion)

(1) 시술목적

피부경유혈관경유혈관성형술(PTA)은 폐쇄성 혈관질환(occlusive vascular disease)을 치료하기 위한 외과적 수술(surgical operation)보다 간편하고 안전하며 성공률도 높아 널리 이용되고 있다. 그러나 PTA 시술 후 다시 혈관이 좁아지거나 폐쇄되어 반복적인 PTA를 진행하거나 외과적 치료를 요하는 경우가 발생하는 제한점이 대두되었다. 이를 해결하기 위하여 개발된 인터벤션 시술이 stent insertion

이다. 제 1장에서도 언급한 바와 같이 stent는 협착된 luminal organ을 치료하기 위해 개발된 의료용 내강 확장용구로서 PTA 후 적절한 혈관내경을 확보하지 못한 경우에 협착 부위에 stent를 삽입하여 혈관의 내경을 넓히고 혈류를 증가시키기 위하여 시행한다.

PTA의 단점을 보완한 stent insertion도 시술 후 발생할 수 있는 stent 내부의 혈관 내막증식(intimal hyperplasia)과 죽상경화증(atherosclerosis)이 진행되어 혈전증을 유발할 수 있어 PTA와 유사한 재협착(restenosis)을 일으킬 수 있다. 최근에는 이러한 stent insertion의 문제점을 해결하고자 기능성 스텐트(functional stent)가 개발되고 있으며, 그중에 하나가 약물방출 스텐트(drug eluting(delivery) stent: DES, DDS)이다. DES stent는 stent의 금속 표면에 항증식제제를 코팅하여 stent insertion 후 발생할 수 있는 intimal hyperplasia와 혈전 형성을 억제하는 기능을 있어 시술 후 stent 사용기간을 늘릴 수 있는 장점이 있다.

(2) 적응증

① PTA 시술 후 합병증(complication: Cx.)이 발생한 경우

- Restenosis와 혈관의 반동현상(recoiling phenomenon)의 기준
  PTA 후 50% 이상의 residual stenosis가 있거나, 잔존 혈압차가 5~10 mm 이상인 경우
- Vessel dissection에 의한 혈류장애 발생
- PTA 후 폐색, elastic recoil

② PTA 시술 없이 1차적으로 stent insertion을 할 경우

- 혈관 완전폐색(complete occlusion),
- 광범위 석회화 병변(extensive calcification)
- 비대칭적으로 혈관 편측의 협착이 심하여 내경이 70% 이상 좁아져 있는 경우

③ SVC, subclavian vein, common iliac vein, external iliac vein에서 PTA 후 합병증이 발생한 경우와 암종(carcinoma)으로 인한 외부 압박, 재발성 협착

(3) 시술 재료

Stent insertion에서 필요한 시술 재료는 협착 부위 검사를 위한 기본적인 angiography 재료와 stent를 포함한 introducer set이 필요하다.

(4) 시술 과정

다른 인터벤션 시술과 동일하게 시술 전, 후의 angiography를 시행하여 시술의 성공, 합병증 여부 등을 확인한다.

1] 시술 전 CT나 MR 영상을 통하여 혈관의 협착 및 폐쇄 등을 확인한 후 angiography를 시행하여 좁아진 혈관의 유무 및 위치, 길이 등을 확인한다.

2] 협착 부위의 proximal와 distal의 압력 차이를 측정한다.

3] Aniography에서 stent를 설치 할 부위(협착 부위)를 확인하고 사용할 stent의 길이와 직경 등을 결정한다.

4] 협착(stenosis) 또는 폐쇄(occlusion) 부위에 guide wire를 통과시키고, guide wire를 따라 stent introducer를 협착 부위(stenosis region)에 위치시킨다(협착 부위로 stent introducer의 통과가 어려울 경우에는 stent insertion 전에 PTA(pre dilatation)를 시행).

5] 협착 또는 폐쇄부위에 stent를 설치한 후, angiography를 시행하여 협착 부위의 residual stenosis 유무 및 혈류모습 등을 확인한다.

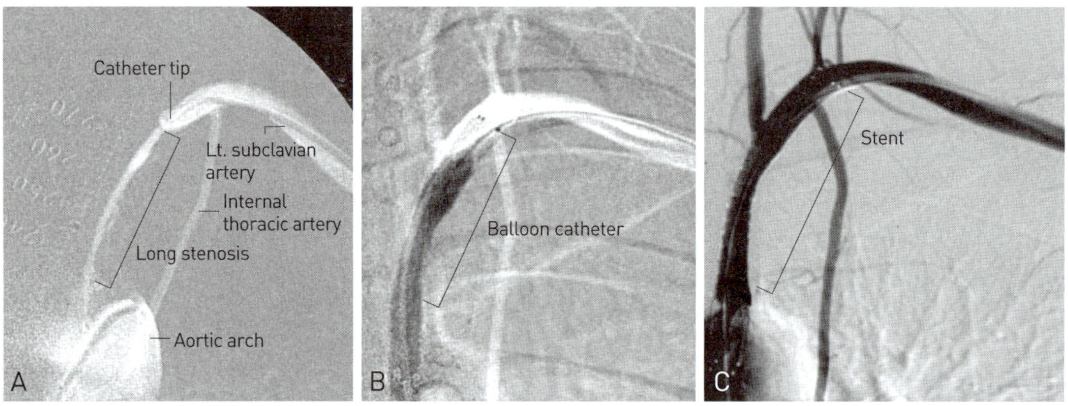

그림 5-3-19 Lt. subclavian artery의 협착증(A) 치료를 위한 PTA(B)와 stent insertion(C)

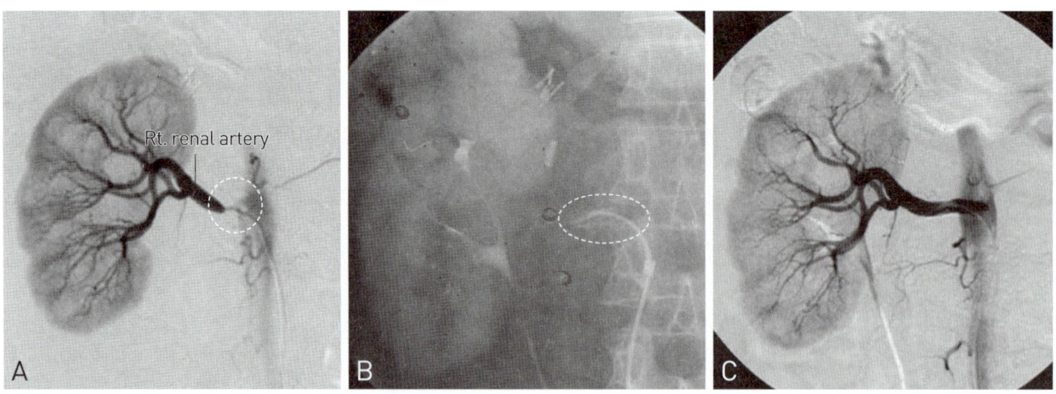

그림 5-3-20 Rt. renal artery의 협착증의 stent insertion

A. Rt. renal arteriography에서 stenosis 소견 보임(점선 원). B. Stenosis site에 stent(점선 원)를 설치한 영상. C. Post stent insertion. renal arteriography에서 stenosis의 소견 없이 stent patency 잘 유지하고 있는 영상

4) 목정맥경유간속문맥전신순환지름술(경경정맥간내문맥정맥단락술, transjugular intrahepatic portosystemic shunt: TIPS)

Portal vein은 SMV, splenic vein, gastric vein, IMV, 쓸개정맥(담낭정맥, cystic vein) 등의 혈액에 의해 형성되고 liver에 혈액의 75% 정도를 공급하는 주요 혈관으로 liver에서 해독작용, 물질의 대사 및 합성 등의 화학공정을 통해 심장으로 순환되게 된다. 간경화(liver cirrhosis)가 진행되면 문맥혈류(portal venous flow)의 저항 증가로 인해 문맥 고혈압(portal hypertension)이 발생하며, 그 합병증으로 위 · 식도정맥류(gastroesophageal varices), 이소성 정맥류(ectopic varix), ascites, hepatic encephalopathy 등이 발생할 수 있다. 이들 중 정맥류 출혈(variceal hemorrhage)은 인터벤션 시술이 필요한 가장 대표적인 합병증이다. 위정맥류(gastric varices)는 portal hypertension 환자의 약 30% 정도에서 발생하는 complication으로 출혈이 생기면 사망률이 약 40% 이상으로 매우 위험하다. TIPS는 portal hypertension 환자에서 HV과 PV 사이에 stent를 설치하여 인공적으로 통로를 만들어 portal hypertension을 낮추는 시술이다. 외과적인 수술과 비교하여 국소마취(local anesthesia) 하에 시행하기 때문에 환자의 상태가 나쁜 경우에도 시술이 가능하다.

단락술(shunt)은 1969년 Dr. Josef Rösch에 의해서 portal vein과 hepatic vein 사이에 경피적으로 동물에게 처음 시도되었고, 1982년 Dr. Ronald Colapinto 등이 balloon catheter를 이용하여 환자를 대상으로 shunt를 만드는 시술이 보고되었다. 1989년 Dr. M. Rössle, G.M. Dr. Richter, Dr. G. Nöldge, Dr. J. Palmaz 등에 의해 간경변증 정맥류의 치료 및 재출혈 예방을 위해 stent를 이용한 TIPS의 치료법이 시작되었다.

(1) 시술 목적

Portal hypertension의 압력은 RA과 PV사이의 압력차이(pressure gradient)로 표시하며, 압력차가 12mmHg 이상일 때 임상증상이 나타난다. 따라서 TIPS의 목적은 이 압력 차이를 12mmHg 이하로 떨어뜨려 portal hypertension을 낮추는 시술이다.

(2) 적응증

- 내시경적 경화술로 지혈되지 않는 위 정맥류 출혈
- 내과적 치료로 호전되지 않는 복수(ascites)
- 간이식을 받기 위한 환자에서 정맥류 출혈(variceal bleeding)의 조절
- 간경화로 인한 흉곽 삼출액(hepatic hydrothorax)
- 바드–키아리 증후군(Budd–Chiari syndrome, 그림 5–3–18 참고)
  다양한 원인으로 HV이나 IVC가 좁아지거나 폐색되는 질환으로 하지 부종(underlying edema)을 동반하기도 하며 간암(hepatoma)을 유발시킬 수 있는 확률이 높다. 이로 인한 증상으로 치료를 요할 경우 PTA를 시행하여 증상을 완화시킬 수 있다.
- 간콩팥증후군(hepatorenal syndrome)

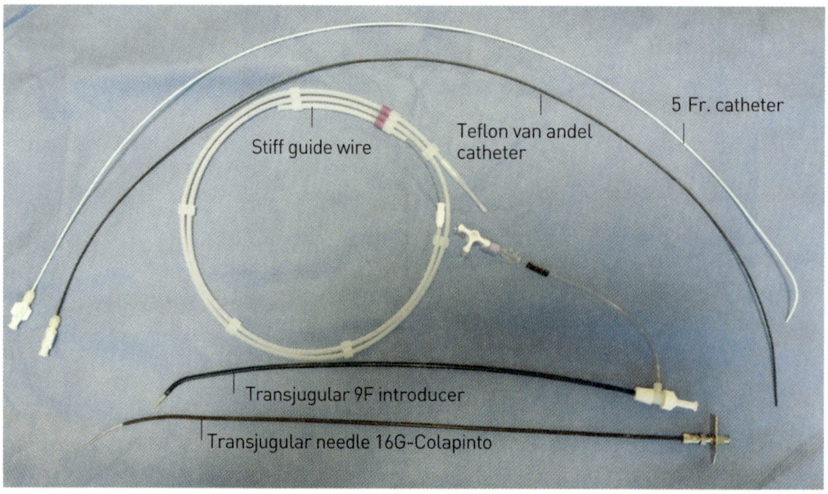

그림 5-3-21 목정맥경유간속문맥전신순환지름술(TIPS)에 사용되는 시술 재료

(3) 금기증

- Jugular vein 폐쇄, SVC 폐쇄가 있는 경우
- 낭성 간질환(cystic liver disease)이 있는 경우
- 심한 허파동맥 고혈압(severe pulmonary hypertension)이 있는 경우
- PV thrombosis, HV thrombosis로 폐쇄되었거나 지나치게 작은 경우
- 간암 : 간에 악성 종양이 있는 경우 전이를 발생시킬 수 있기 때문에 적응증이 되지 않으나 정맥류 출혈이 심하고, 말초 부위에 간세포암이 있는 경우 TIPS를 고려 할 수도 있다.

(4) 시술 재료

명칭(영문명 또는 상품명)	제원	비고(용도)
초음파 검사장비		Jugular vein 탐색용
TIPS set	Transjugular needle 16G-Colapinto, Transjugular 9F introducer, Teflon van adnel catheter, 5 Fr. catheter	HV 접근(조영술) 및 Shunt 제작용
Balloon catheter & Indeflator		Shunt 제작용
Stent		Shunt 제작용

(5) 시술 과정

1] 시술 전, CT를 통해 PV와 HV의 개통성 및 위치 방향등을 확인하고, 초음파 로 오른속목정맥(rt. internal jugular vein)을 천자한다.

2] TIPS set의 원활한 사용을 위해 9 Fr. introducer를 삽입하고, 5 Fr. catheter로 RHV을 선택한다(그림 5-3-22-A)(과정 중 SVC에서 RA의 압력을 측정한다.)(정상수치: 0~5 mmHg).

3] 9 Fr. introducer를 RHV에 안전하게 위치시킨 후, 16G. Colapinto needle로 Rt. PV을 천자 한다(그림 5-3-22-B).

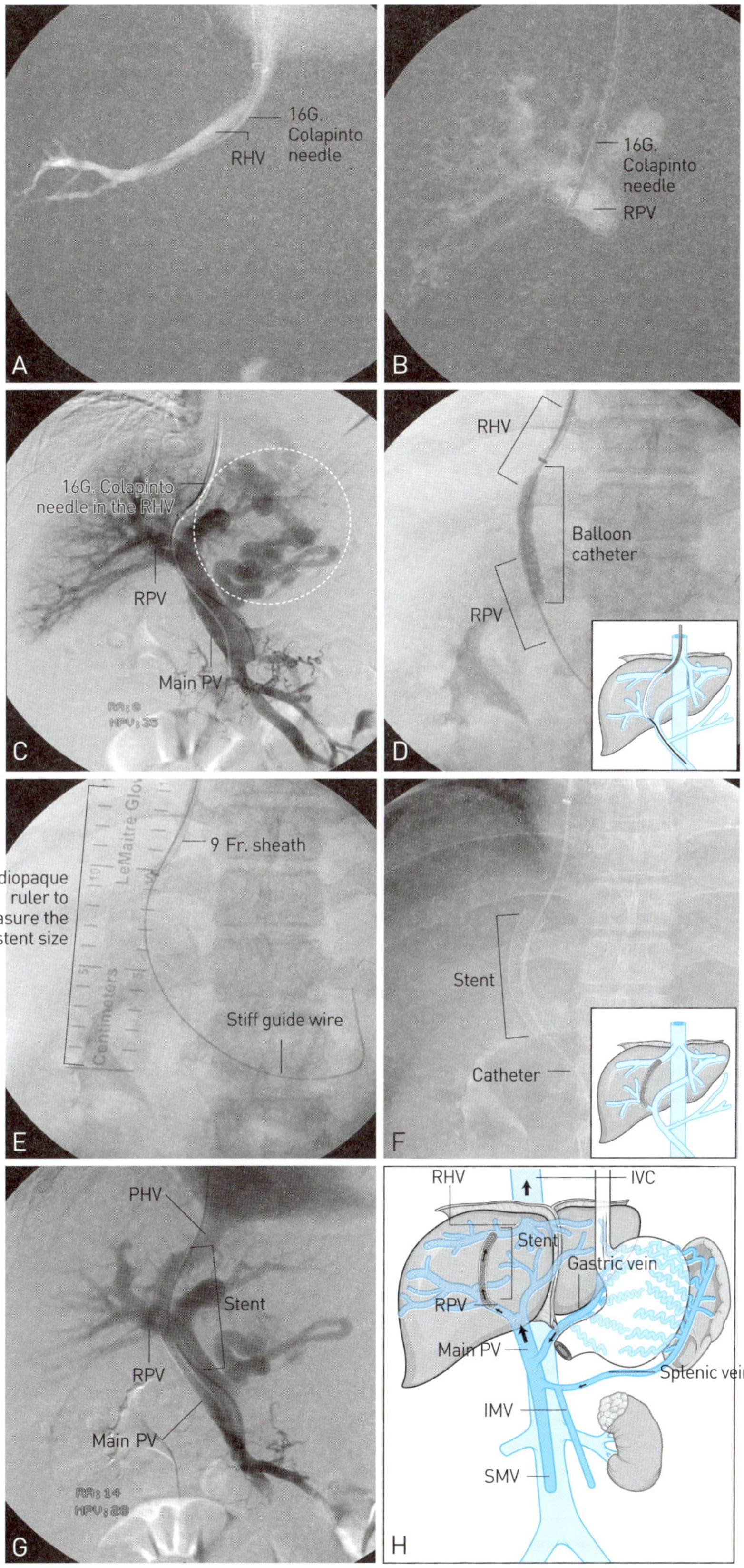

그림 5-3-22 목정맥경유간속문맥전신순환지름술(경경정맥간내문맥정맥단락술, transjugular intrahepatic portosystemic shunt: TIPS)의 시술 과정(H, 화살표: 문 · 정맥 혈류 방향)

4] 간내 문맥(intrahepatic portal vein)을 천자한 후, 5 Fr catheter를 삽입하고 main PV의 압력을 측정한다(그림 5-3-22-C).(정상수치: 5~10 mmHg)

5] Portal venography을 시행한 후 stent가 위치할 간실질(liver parenchyma)의 경로를 balloon catheter를 위치시켜 확장술을 시행하여 인위적으로 제작한다(그림 5-3-22-D).

6] Balloon catheter로 확장된 간실질 부위의 길이를 측정한(그림 5-3-22-E) 후 적합한 사양의 stent를 설치한다(그림 5-3-22-F).

7] Stent insertion 후, portal venography를 시행하고, PV와 RA의 압력차를 확인한다(그림 5-3-22-G).(PV와 RV의 압력이 12 mmHg 이내 이거나 PV의 압력이 20% 이상 감소되면 성공적이다.)

(6) 합병증

- 용혈(hemolysis)
- 복강내출혈(hemoperitoneum)
- 간성 뇌병증(hepatic encephalopathy)
- 조영제에 의한 콩팥기능 손상(kidney injury)
- Puncture site에 출혈(bleeding)이나 혈종(hematoma)
- IJV puncture시 ICA puncture 혹은 trachea puncture로 fistula 발생
- 심장기능상실(심부전, heart failure) 및 심근경색(myocardial infarction)
- 간기능상실(간부전, hepatic failure) 및 급성 간부전(acute hepatic failure)

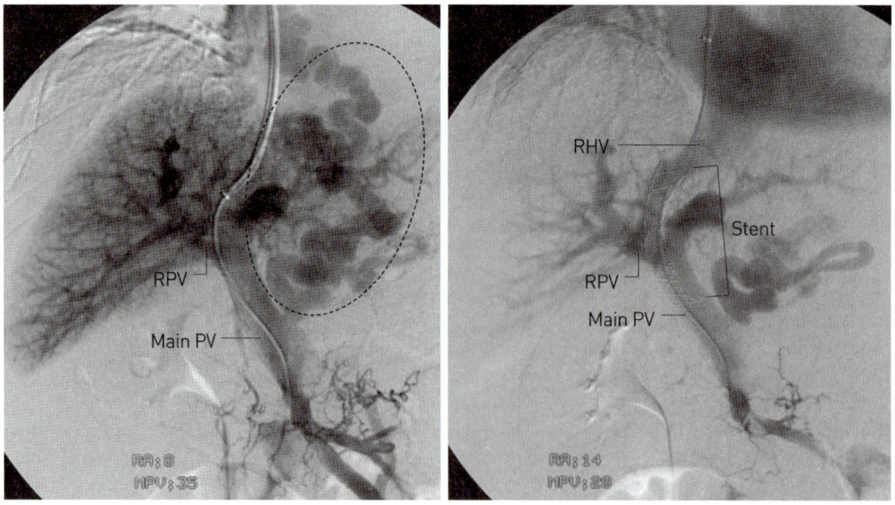

그림 5-3-23 Esophageal varix(점선 원) 환자에서의 TIPS

5) 역행성정맥통과위정맥류폐색술(역행성경정맥위정맥류폐쇄술, balloon-occluded retrograde transvenous obliteration: BRTO)

간경화(liver cirrhosis) 환자의 약 30% 정도에서 문맥 고혈압(portal hypertension)에 의한 gastric varices(coronary varix)가 있으며 정맥류(varix)가 출현하면 사망률도 약 40% 이상으로 매우 높다. Portal hypertension에 의한 위정맥류 출혈의 치료 방법으로는 내과적 약물치료, 내시경적 경화요법, 수술적 치료, 인터벤션 시술 등이 있다. 그러나 내시경적 또는 수술적 치료의 발달에도 불구하고 정맥류 출혈의 치료는 gastric varices의 위치, 복부(배, abdomen)에 산재한 무수한 정맥류 등으로 인해 치료가 제한적이었다.

내시경적 또는 수술적 치료의 어려움을 해결하기 위해 HV과 PV을 인공적으로 연결시키는 TIPS가 시행되었으나, 시술이 매우 침습적인(invasive) 치료법이며 HV 또는 PV의 폐쇄, TIPS 경로의 종양 등이 있는 경우 시행할 수 없으며 hepatic encephalopathy, hepatic failure 등의 합병증을 유발할 수 있고 시술 후에도 간 기능이 악화될 수 있는 등의 제한점을 갖고 있다.

TIPS의 제한점을 해결하기 위하여 1991년 Dr. Kanagawa 등에 의하여 역행성정맥통과 위정맥류폐색술(역행성경정맥위정맥류폐쇄술, balloon-occluded retrograde transvenous obliteration: BRTO)라는 새로운 시술이 발표되었다. 이 시술은 위콩팥정맥 단락(위신장 단락, gastrorenal shunt)이 동반된 portal hypertension 환자에서 위정맥류 출혈(gastric variceal bleeding)을 치료하기 위한 방법으로 위신정맥단락(gastrorenal shunt)을 폐쇄풍선(occlusion balloon)으로 막아 빠른 혈류를 멈추게 한 후 역행적으로 위정맥류(gastric varices) 내에 경화제를 주입하여 폐쇄시키는 시술이다. 간을 천자하지 않고 IJV이나 femoral vein을 이용하므로 TIPS에 비해 덜 침습적이고 위정맥류 소실률도 높으며 합병증도, 적은 것으로

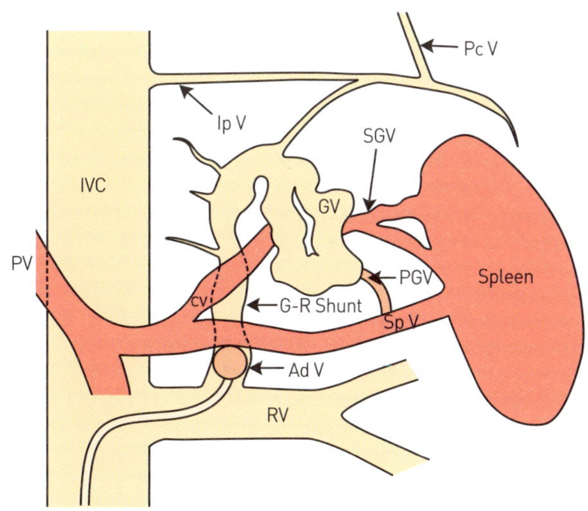

그림 5-3-24 역행성정맥통과위정맥류폐색술

(역행성경정맥위정맥류폐쇄술, Balloon-occluded retrograde transvenous obliteration: BRTO)의 시술과 주위 혈관의 모식도. AdV=adrenal vein, CV=coronary vein, IVC=inferior vena cava, GR=gastrorenal shunt, GV=gastric varices, PGV=posterior gastric vein, PV=portal vein, RV=renal vein, SGV=shot gastric vein, SMV=superior mesenteric vein, SpV=splenic vein

알려져 있다. 또한 TIPS와 달리 문맥의 혈류를 증가시켜 간기능을 호전시키며, hepatic encephalopathy의 치료에도 도움이 된다. 그러나 occlusion balloon의 파열로 인해 심각한 합병증을 유발하기도 하므로 경화제 주입 후 철저한 주의관찰이 필요하다.

Gastric varices를 치료하기 위한 TIPS와 BRTO의 적응증이 안 되는 환자에게는 portal hypertension으로 인한 variceal bleeding을 줄이고 간기능(liver function)에 도움을 주기 위해 피부경유간통한정맥류폐색술(경피경간정맥류폐쇄술, percutaneous transhepatic variceal obliteration: PTVO)를 제한적으로 시행하기도 하며, gastrorenal shunt와 왼쪽 위정맥 단락(lt. gastric vein shunt)이 큰 단락(large shunt)으로 형성되어 있을 경우는 협력 치료(combined therapy)를 시행하기도 한다.

심화 최근에는 balloon catheter 대신 vascular plug를 이용하는 PARTO(vascular plug assisted retrograde transvenous obliteration)를 많이 시행한다.

(1) 시술 목적

Gastrorenal shunt가 있는 환자에 한하여 gastric varices bleeding을 치료하고, portal venous flow를 증가시켜 hepatic encephalopthy를 호전시키기 위하여 시행한다.

(2) 적응증

① 위콩팥정맥 단락(gastrorenal shunt)

Liver cirrhosis로 진행된 portal hyperthension은 가장 흔한 증상으로 위의 관상정맥(coronary vein of stomach)을 중심으로 위정맥류(gastric varices)가 발생한다. Gastric varices가 renal vein과 shunt를 이루면 위콩팥정맥 단락(gastrorenal shunt)이라 하고, gastrorenal shunt가 있어야 femoral vein, IVC, lt. renal vein, lt. adrenal vein을 통하여 위정맥류를 폐쇄시킬 수 있다.

- Gastrorenal shunt가 있는 환자에 한하여
  - 내시경적 경화술(endoscopic sclerotherapy)로 지혈되지 않는 급성 위정맥류 출혈(acute gastric variceal bleeding)이 있는 경우
  - TIPS 적응증이 안되는 경우
  - TIPS 시행 후에도 반복적인 위정맥류 출혈이 있는 경우에 적응증이 된다.

② 위정맥류(gastric varices, coronary varices)

위점막하층(stomach submucosal layer)에 위치한 정맥 경로(venous channel)들이 비정상적으로 꼬불꼬불(tortuous)하게 확장된 것을 말하며, portal hypertension 시 혈액의 역류증상으로 발생하고 위장 내로 출혈을 일으킨다.

③ 간성 뇌병증(hepatic encephalopathy)

유해성분이 함유된 혈액이 간의 정상적인 순환을 통하지 않고 stent를 통해 바로 IVC, LV로 순환될 경우 요소(urea)로 전환이 안 된 암모니아(ammonia)가 그대로 남아 뇌(brain)로 유입되어 신경독성(neuro-toxicity)을 일으키는 증상을 말한다.

(3) 금기증

- Collateral vein이 많은 경우
- Lt. adrenal vein의 크기가 너무 큰 경우

(4) 시술 재료

혈관 조영 검사에 필요한 검사 기구는 일반적인 인터벤션과 동일하며, 아래와 같은 추가 재료를 사용한다.

명칭(영문명 또는 상품명)	제원	비고(용도)
Catheter	5 Fr. Cobra	
Balkin sheath		varix 경로 접근용
Sheath introducer		varix 경로 접근용 (balkin sheath 사용하지 않을 경우)
Occlusion balloon& Indeflator		varix 경로 접근용
경화제(sclerosing agent)	5% ethanolamine oleate, 3% trombojet	Shunt 폐쇄용

(5) 시술 과정

1] Rt. internal jugular vein 또는 rt. femoral vein을 천자한다.

2] Guide wire를 삽입하여 lt. renal vein을 선택한 뒤 Balkin sheath를 삽입한다.

3] Guide wire와 cobra catheter로 lt. adrenal vein을 선택한 뒤 cobra catheter를 제거하고 폐색용 풍선 카테터(occlusion balloon catheter)를 삽입한다(Tip: 시술의 기술적 성향에 따라 sheath introducer를 삽입한 후 steam을 이용하여 occlusion balloon catheter를 shaping(gastrorenal shunt의 모양에 따라) 한 후 guide wire를 따라 occlusion balloon catheter를 gastrorenal shunt가 있는 lt. adrenal vein에 바로 선택하는 방법을 사용하기도 한다.).

4] Occlusion balloon을 팽창시킨 뒤 역행성 정맥조영술(retrograde venography)을 시행하여 gastric varices의 모양과 크기, 측부순환(측부혈행, collateral circulation 존재 유무 등을 확인한다(Tip: collateral circulation 존재 시 경화제를 주입하면 경화제가 collateral circulation을 따라 전신으로 유입되어 용혈(hemolysis) 또는 콩팥기능상실(신부전, renal failure) 등의 합병증을 유발시킬 수 있으므로 경화제 주입 전에 반드시 측부혈행을 coil이나 gelfoam 등을 이용하여 막아야 한다.).

5] Collateral circulation이 없는 것을 확인한 후, 경화제 5% ethanolamine oleate와 소량의 lipiodol을 혼합하여 gastric varices를 완전히 채운다(Tip: 3% trombojet를 사용할 경우 3% trombojet 60mg/2cc + room Air 2cc + 조영제 1cc 비율로 혼합하여 gastric varices를 완전히 채운다.).

심화 최근에는 ethanolamine oleate가 수입되지 않아 occlusion balloon을 사용하지 않고 vascular plug를 이용한 PARTO를 시행하며 이때 gelatin sponge를 크게 잘라 주입하기도 한다.

6] 경화제를 주입한 후 혈전형성을 위하여 풍선의 팽창시간은 약 1시간 이상을 유지한다(Tip: ethanolamine oleate의 기전은 혈관 내막의 세포막 파괴 및 혈전 형성으로 정맥류를 폐쇄시킨다).

7] 경화제 주입 약 1시간 후 풍선이 팽창되어 있는 상태에서 syringe를 이용하여 ethanolamine oleate

를 흡입 제거한다.

8] Occlusion balloon catheter 내의 공기를 서서히 빼면서(balloon deflation) 경화제가 adrenal vein을 통한 누출 여부를 확인하고, 없으면 balloon catheter를 제거하고 시술을 종료한다(Tip: 경화제가 누출되었다면 경화제를 다시 주입하고 같은 방법으로 재확인한다.).

9] 시술 1주일 내에 내시경을 통해 지혈(hemostasis)여부를 확인할 수 있고 F/U CT를 통해 정맥류 치료여부를 확인할 수 있다.

(6) 합병증

- Fever
- Hemolysis
- Renal failure
- Abdominal pain

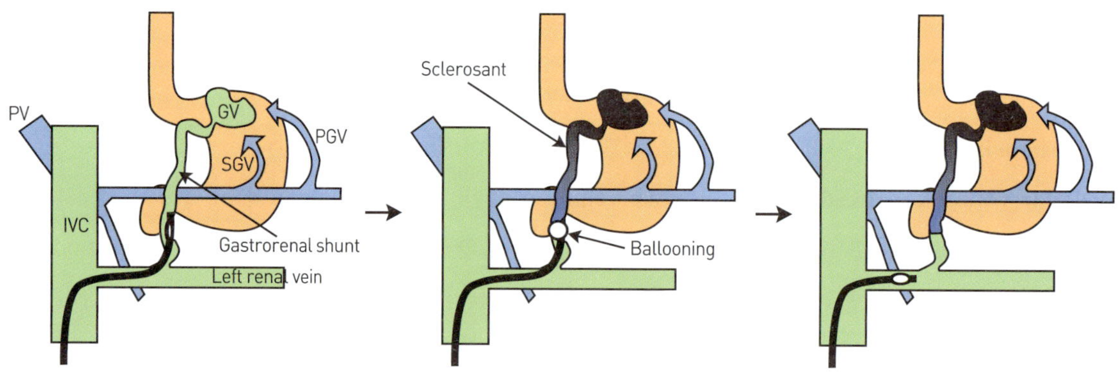

그림 5-3-25 BRTO 시술 과정

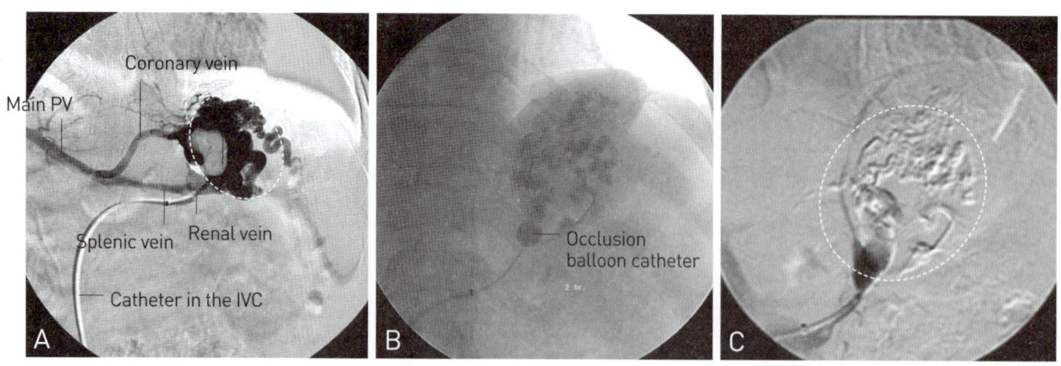

그림 5-3-26 Gastorenal shunt(A, 점선 원)로 인한 gastric varices 환자에서의 BRTO.

B. 5% ethanolamine oleate 20 cc와 Lipiodol 3 cc를 혼합하여 GR shunt에 주입 후 2시간 검사영상. C. BRTO 시술 후 4개월 추적검사영상(화살표–gastric varices의 완전 폐쇄를 확인할 수 있음)

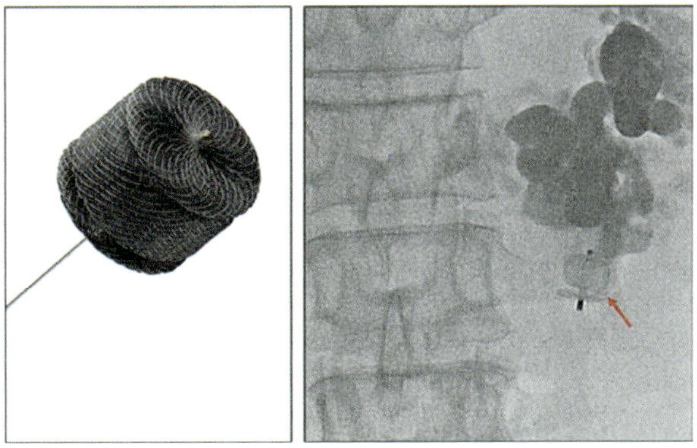

심화 그림 5-3-27 Vascular plug를 이용한 PARTO

occlusion balloon과 다르게 Detachable이 가능하여 여러 Embolic material을 이용할 수 있다. [화살표 : PLUG]

6) 목정맥경유간생검술(경경정맥간생검술, transjugular liver biopsy)

(1) 시술 목적

간조직을 얻기 위한 생검술로 출혈성 경향이 높아 percutaneous approach가 불가능한 경우 경정맥을 통하여 인터벤션으로 생검술을 시행한다.

(2) 적응증

광범위한 간질환[간염(hepatitis), 간경변(hepatic cirrhosis), 지방간(fatty liver)], 결핵(tuberculosis), Wilson's disease 등이 있는 환자에서 출혈성 경향이 있거나 많은 양의 복수(ascites) 또는 심각한 비만 등이 있는 경우 시행한다.

ㅇ 윌슨병(Wilson's disease)

구리 운반체(copper transport)의 대사 이상으로 인해 생기는 유전적 질환으로 간이나 눈에 구리가 침착되며, 간경변을 유발한다.

(3) 금기증

- 경정맥 폐쇄
- 상대정맥 폐쇄
- 국소적인 병변

(4) 시술 재료

혈관 조영 검사에 필요한 검사 기구는 일반적인 인터벤션과 동일하며, 아래와 같은 추가 재료를 사용한다.

명칭(영문명 또는 상품명)	제원	비고(용도)
초음파 검사장비		Rt. internal jugular vein 탐색용
Transjugular liver biopsy set	Sheath, Catheter, Biopsy needle	조직 생검용
Specimen bottle, Formalin용액		생검된 조직 조정용

(5) 시술 과정

1] 초음파 유도 하에 우내경정맥(rt. internal jugular vein)을 천자한다.

2] Guide wire를 따라 9F curved sheath를 삽입한 후 guide wire와 catheter를 사용하여 우간정맥(rt. hepatic vein: RHV)을 선택한 후 정맥조영술을 시행한다(Tip: RHV에서 간조직(liver tissue)을 생검(biopsy)하는 이유는 rt. lobe이 부피가 크고, 다른 간정맥을 선택하는 것보다 접근할 수 있는 각도 등에서 유리하기 때문이다.).

3] Sheath 내로 biopsy forceps 또는 biopsy needle을 사용하여 3~4회 정도 생검(biopsy)을 시행한다.

4] Sheath를 제거한 후 천자 부위를 지혈한다.

(6) 합병증

복강내출혈(haemoperitoneum), 혈종(hematoma)

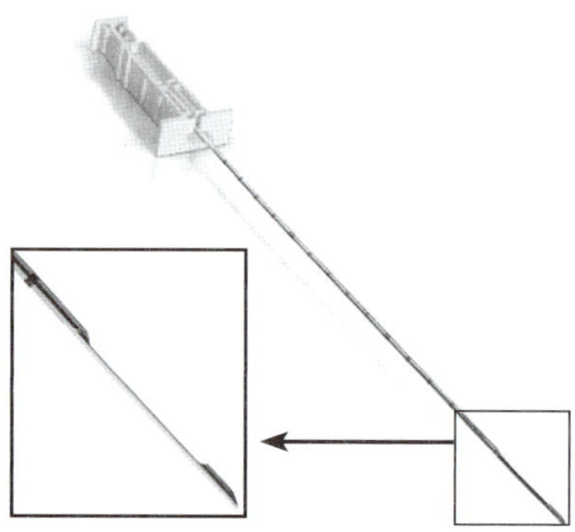

그림 5-3-28 간 생검용 바늘(liver biopsy needle)

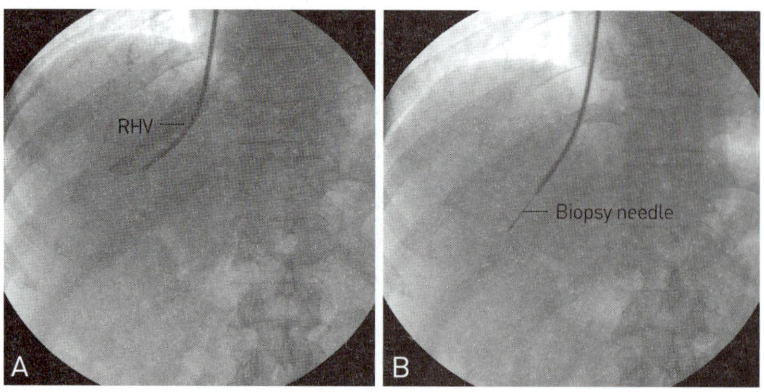

그림 5-3-29 목정맥을 통한 간생검술(경정맥간생검술, transjugular liver biopsy)

7) 아래대정맥 필터설치술(하대정맥 필터설치술, inferior vena cave filter insertion: IVC filter insertion)

폐동맥 색전증의 가장 흔한 원인은 다리의 DVT(deep vein thrombosis)로 장기간 침대에 누워있는 환자, 외상, 다리나 골반 수술 후, 비만 환자, 장거리 비행 등이 주요 원인이며, 폐동맥 색전증으로 매년 미국에서는 약 20 만명 이상의 사망자가 발생한다. 따라서 폐동맥 색전증은 심부정맥혈전증과 밀접한 관계가 있다.

(1) 시술 목적

대부분 DVT 환자는 항응고요법(anticoagulant therapy)으로 치료가 가능하지만 일부 환자에서는 항응고치료가 효과적이지 못하거나 금기인 경우 또는 항응고치료중 합병증이 발생한 경우에서 폐동맥 색전증을 예방하기 위하여 하대정맥에 IVC filter 를 삽입한다. 현재 사용되고 있는 필터는 영구적으로 삽입하는 것(permanent filter)과 일시적으로 삽입하고 제거할 수 있는 필터(retrievable filter 또는 temporary filter)가 개발되어 사용되고 있다.

(2) 적응증

다리의 DVT에 의한 폐동맥 색전증이 있는 환자에서 항응고 치료의 금기, 실패, 합병증이 발생한 경우 폐동맥 색전증의 예방과 재발방지를 위하여 시행한다.

(3) 금기증

만성 하대정맥 혈전증(chronic IVC thrombosis)이나 말초정맥(peripheral vein)이 폐쇄되어 IVC의 접근이 불가능한 경우를 제외하고는 거의 없다.

(4) 시술 재료

혈관 조영 검사에 필요한 검사 기구는 일반적인 인터벤션과 동일하며, 아래와 같은 추가 재료를 사용한다.

명칭(영문명 또는 상품명)	제원	비고(용도)
초음파 검사장비		Rt. internal jugular vein 탐색용
Sheath introducer	9 Fr.	
Inferior Vena Cave Filter set	Sheath, Catheter, IVC filter	

① 영구 설치 필터(permanent IVC filter)

가. bird's nest filter

Filter의 구조는 2개의 V자형을 갖는 stainless steel strut(지주)와 이들 두 strut를 연결하는 4가닥의 stainless steel wire로 구성되어 있고, strut의 각 leg의 끝에는 hook이 형성되어 있다. IJV용과 femoral vein용이 있으나 sheath의 길이만이 틀리므로(IJV용 filter가 길다) IJV용은 femoral vein용으로도 사용할 수 있다.

나. trapease IVC nitinol filter

바닷가재 통발(lobster pot) 형태이며 대칭적 구조를 띠고 있고 자가중심(self-centering)을 잡을 수 있는 디자인으로 되어 있으며 전면에서 보았을 때 6개의 다이아몬드 형상이다. 재질은 니티놀(nitinol)이며, IJV과 femoral vein에 겸용으로 사용할 수 있다.

다. titanium greenfield filter

1980년대 후반부터 임상적으로 사용되었으며 재질은 beta Ⅲ titanium 합금으로서 filter가 IJV용은 파란색, femoral vein용은 초록색으로 구별되어 있다. Filter의 방향이 IJV용과 femoral vein용이 반대로 loading 되어 있으므로 반드시 구별해서 사용해야 한다.

② 일시 설치(제거 가능) 필터(temporary IVC filter 또는 retrievable VC filter)

수술 후 DVT 발생의 가능성이 높은 환자에서 허파동맥 색전증을 예방할 목적으로 사용한다. 특징은 설치 후 일정 기간 내에 경피적으로 제거가 가능하도록 고안된 것으로 폐동맥 색전증의 위험이 높은 환자에 설치했다가 폐동맥 색전증의 위험이 소실되었거나 현저히 감소되었을 때 제거한다. 사용기간은 중심 정맥관(central venous catheter)과 비슷하여 7~10일 정도이나 Tempofilter의 경우에는 약 6주까지도 사용이 가능하다. 임상에서 사용되는 filter는 Gunther Tulip filter, Lysofilter, Tempofilter 등이 있다.

(5) 시술 과정

1] 초음파 유도 하에 rt. IJV 또는 rt. femoral vein을 천자한 후 set 내의 sheath를 삽입한다(Tip: puncture site의 femoral vein에 thrombosis가 있거나 반대측 하지의 혈전증이라도 IVC까지 연장되어 있는 경우에는 IJV을 천자하게 된다.).

2] Guide wire를 이용하여 set 내의 sheath를 엉덩정맥(장골정맥, iliac vein) 분기부위의 rt. iliac vein에 위치시키고 sheath를 통하여 하대정맥조영술(inferior vena cavography)을 시행하여 IVC의 직경, renal vein의 위치, 해부학적 변이(anatomical variation), 혈전(thrombus)의 분포 등을 확인한다.

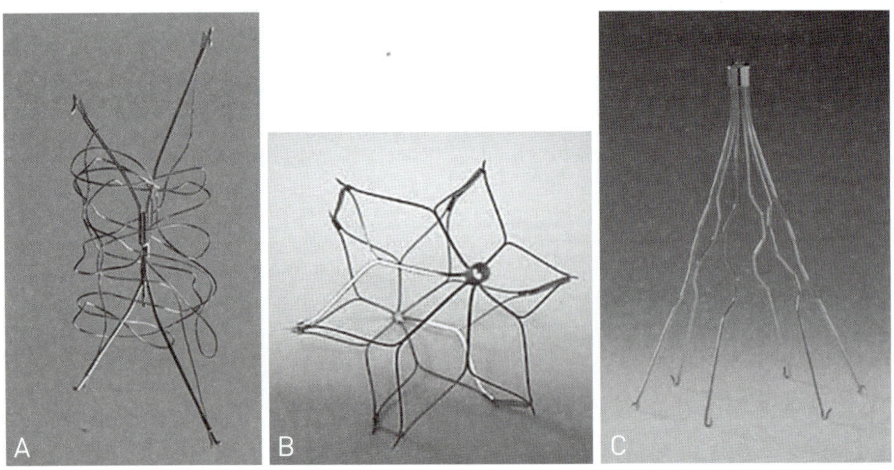

그림 5-3-30 Permanent IVC filter

A. Bird's nest filter, B. Trapease IVC nitinol filter, C. Titanium greenfield filter

3] 일반적으로 filter의 설치 위치는 renal vein 하방의 IVC에 설치하며, renal vein thrombosis나 renal vein 상방의 IVC에 thrombus가 있는 경우 등은 renal vein 상방에 filter를 설치한다.

4] Filter insertion 후 inferior vena cavography를 시행하여 filter의 설치위치 등을 확인하고 시술을 종료한다.

(6) 합병증

- 하대정맥 천공
- 필터의 이동(migration)
- 비대칭적 설치로 인한 하대정맥 폐쇄나 폐동맥 색전증 등이 발생할 수 있다

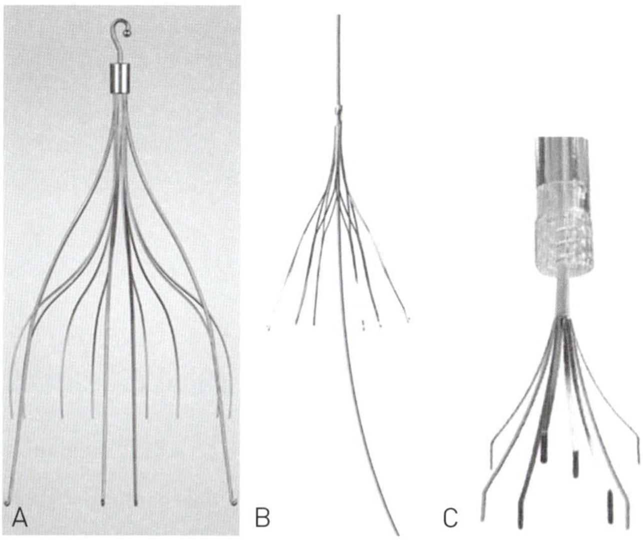

그림 5-3-31 Temporary(retrievable) IVC filter

A. Gunther Tulip filter, B. Lysofilter, C. Tempofilter

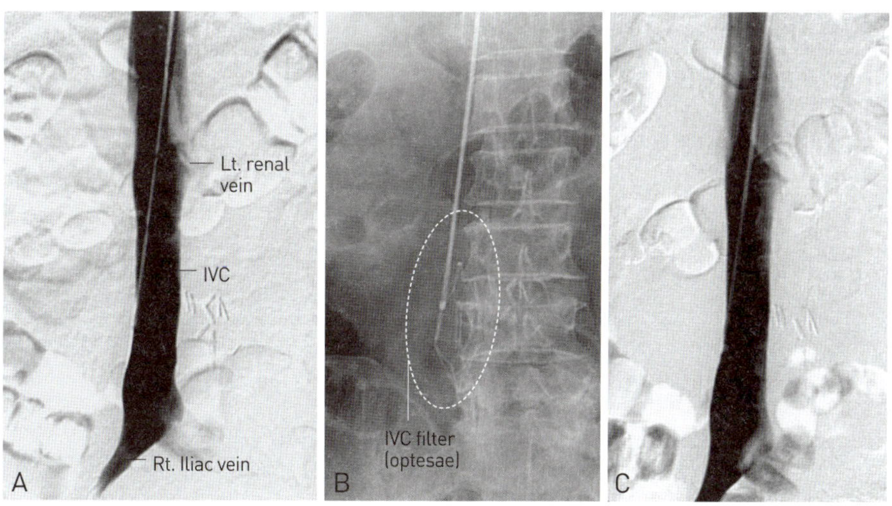

그림 5-3-32 아래대정맥 필터설치술(하대정맥 필터설치술, inferior vena cave filter insertion: IVC filter insertion)

A. 아래대정맥 필터 설치 전 DSA 영상, B. 아래대정맥 필터 설치 중 DSA 영상, C. 아래대성맥 필터 설치 후 DSA 영상

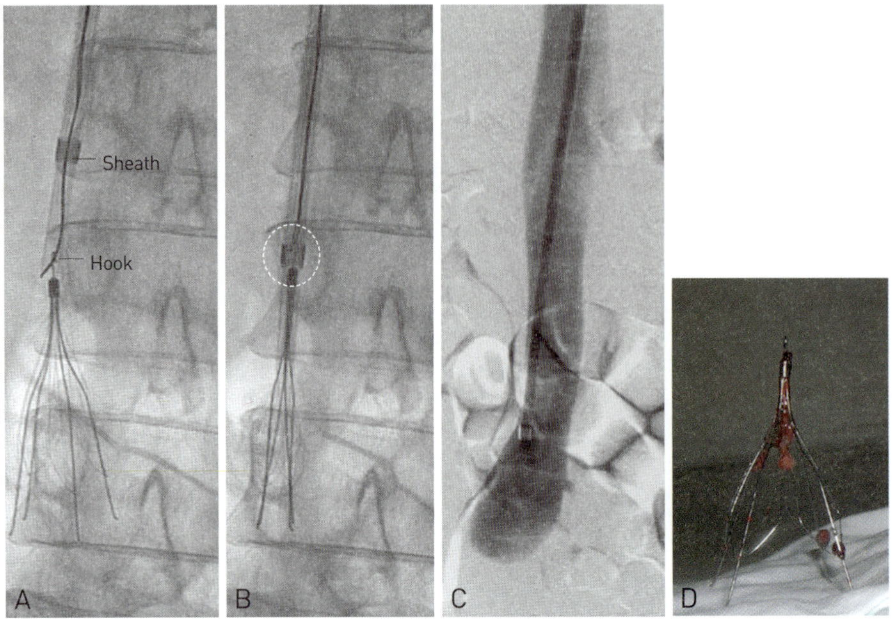

그림 5-3-33 아래대정맥 필터제거술(IVC filter removal)

A. 제거용 기구를 filter 상부에 장착되어 있는 hook에 거는 모습. B. Hook을 잡아 sheath 내로 잡아내는 모습. C. IVC filter 제거 후 IVC venography. D. 제거된 Gunther Tulip filter

8) 중심정맥관 설치술(중심정맥관 삽입술, central line insertion)

중심정맥관이란 정맥을 통하여 심장 가까이의 굵은 혈관(중심정맥, central vein)까지 삽입되는 catheter의 일종이다. 주로 수술이나 응급상황에서의 수액공급(liquid supply), 혈액투석(hemodialysis), 혈장분리반출술(plasmapheresis), 화학요법(chemotherapy), 장기항생제치료(antibiotic therapy), 수혈(transfusion), 총정맥영양요법(total parenteral nutrition: TPN)등에 사용되어 왔으나, 혈관조영실에서 시행하는 central line insertion은 영상유도 하에 시행하므로 보다 신속하고 안전할 뿐 아니라 실패율과 합병증도 적으며, catheter도 가장 적당한 곳에 위치시킬 수 있어서 많이 이용되고 있다. 최근에는 이러한 안정성과 유용성이 더욱 인정되어 장기간 동안 정맥 확보가 필요한 환자나 중환자실 환자 등에게 반복적인 말초정맥관(peripheral intravenous catheter)보다는 중심정맥 카테터(central venous catheter)를 삽입하는 경우가 날로 증가하고 있다.

(1) 시술 목적 및 적응증

장기간의 항암제, 항생제 등의 주입과 혈액투석 및 여러 번 검사용 혈액채취 등을 하는 환자에서 안정적인 주사선을 확보하여 환자의 불편과 고통을 덜어주기 위하여 시행한다.

(2) 시술 재료와 방법

Central venous catheter는 사용기간에 따라 장기와 단기 카테터, 용도에 따라 투석용(dialysis)과 주입용(IV route, 항생제, 항암치료)으로 나눌 수 있다. 기본적으로 장기간 사용할 때에는 catheter의 전체

표 5-3-2 중심정맥관의 분류

종류	사용 기간	용도
• 비터널(non–tunneled) 방식		
주입용 카테터	2주 이하	단기 주입용(IV route, 항생제등)
투석용 카테터	1주 이하	단기 투석용
말초삽입 중심정맥카테터	2주–2개월	장기 주입용(IV route, 항생제등)
• 터널(tunneled) 방식		
주입용 카테터	2개월 이상	장기 주입용(항암제, IV route등)
투석용 카테터	2개월 이상	장기 투석용
• 정맥포트	3개월 이상	항암치료용

또는 일부를 피하층(subcutaneous layer)에 터널(tunnel)을 만들어 설치하는 방법을 이용한다.

① 비터널식 카테터(non–tunneled catheter)

Catheter는 일반적으로 polyurethane이나 polyvinyl chloride(PVC) 재질이며 짧은 기간 동안의 사용하므로 dacron cuff나 tunneling이 없어 비교적 삽입이 간단하다. 대표적인 비터널식 카테터는 Arrow catheter와 Quinton catheter 등이 있다.

가. 비터널식 카테터(non–tunneled catheter)의 종류

ㅇ 비터널식 주입용 카테터

주로 응급상황에서 수액요법이 필요한 경우나 수술, 마취 등을 위하여 단기간 동안 사용할 때 삽입하는 가장 간단한 형태의 central venous catheter이다. 주로 쇄골하정맥(subclavian vein)과 속목정맥(internal jugular vein)을 이용하여 접근하며 소아에서는 4~5 Fr, 성인에서는 6 – 7 Fr.의 굵기가 많이 사용된다.

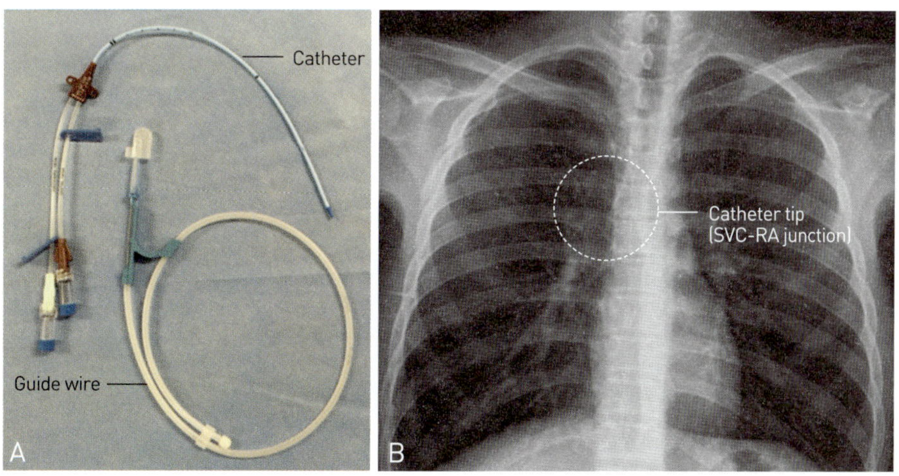

그림 5-3-34 비터널식 주입용 카테터(A)와 시술 후 영상(B)

o 비터널식 투석용 카테터

굵고 짧은 2개의 관으로 구성되어 혈액을 빠르게 뽑고 주입할 수 있게 만들어진 catheter이다. 주로 비교적 내경이 큰 internal jugular vein을 이용하여 접근하며, 소아에서는 10 Fr, 성인에서는 12 - 14 Fr.의 관을 사용한다.

o 비터널식 말초삽입 카테터

위팔정맥(brachial vein)을 통하여 삽입하고 끝은 central vein에 위치시키는 central venous catheter를 말한다. Non-tunneled catheter와 사용용도가 같으나 사용기간이 길어 장기간 치료가 필요한 환자에게 좋다. 가늘고(2~6 Fr) 길게 만들어져 있으므로 환자에 맞는 길이로 적당히 잘라서 사용할 수 있다.

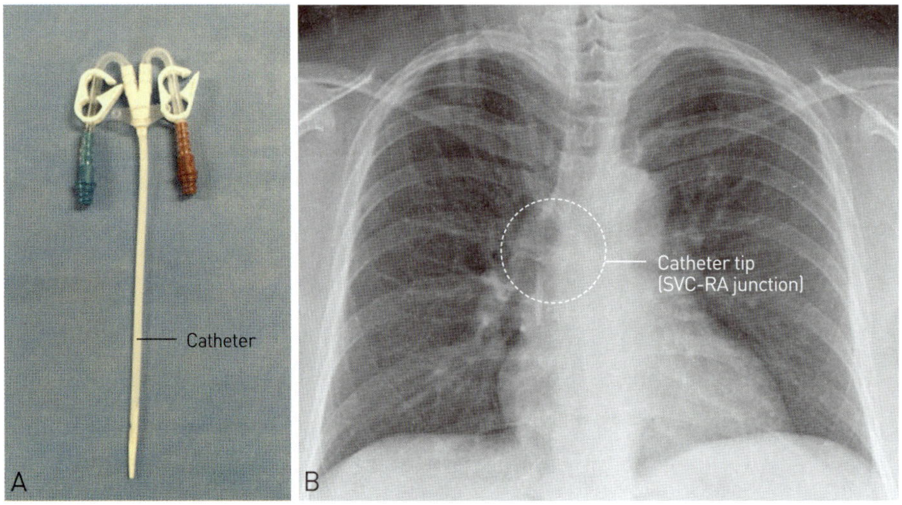

그림 5-3-35 비터널식 투석용 카테터(A)와 시술 후 영상(B)

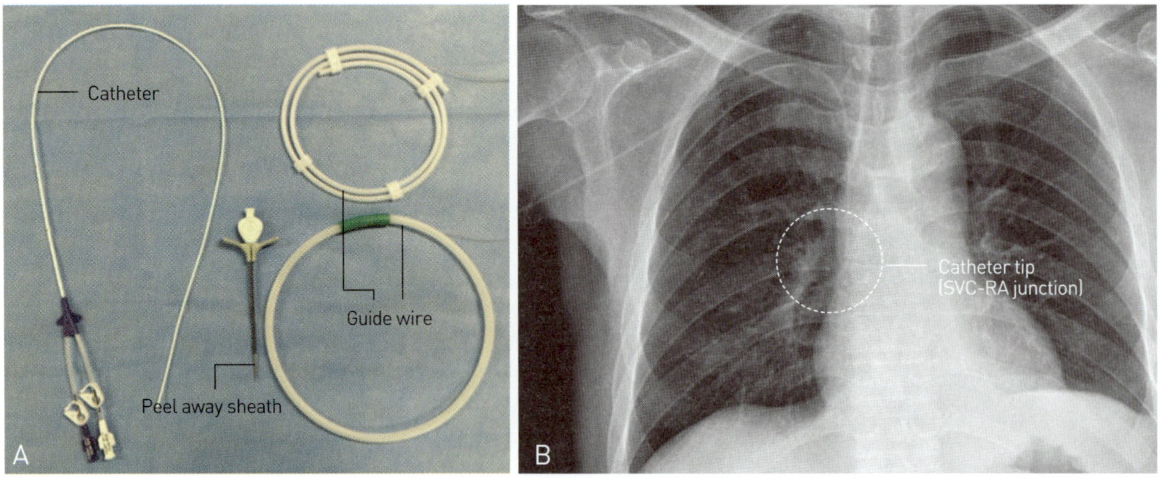

그림 5-3-36 비터널식 말초삽입 카테터(A)와 시술 후 영상(B)

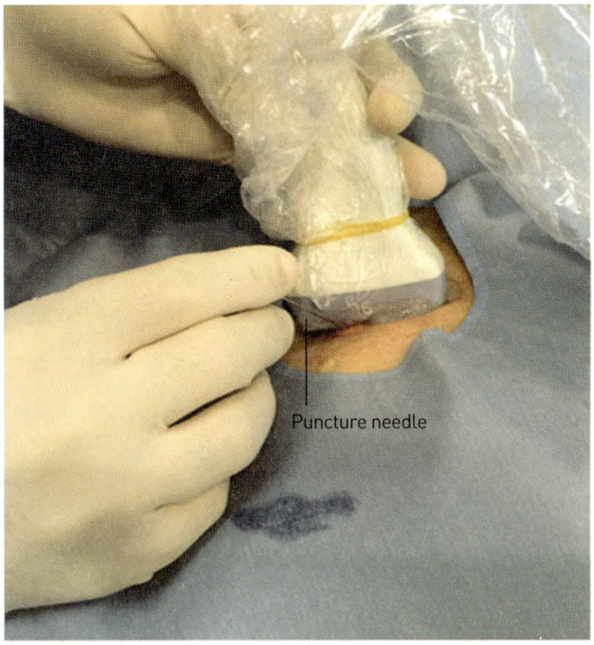

그림 5-3-37 **초음파를 이용한 천자법**

나. 비터널식 카테터의 설치 방법

1] 초음파 유도하에 subclavian vein을 천자한다(그림 5-3-37).

2] Dilator를 이용하여 천자부위의 피부를 확장시키고, guide wire를 다라 catheter를 삽입한다.

3] SVC-RA 분지부에 catheter의 tip을 위치시킨다.

4] Catheter를 천자 부위 피부에 고정한다.

5] Chest PA 검사를 실시하여 공기가슴증(기흉, pneumothorax) 혈액가슴(혈흉, hematothorax) 등의 합병증 유무와 catheter tip의 위치가 적절한지 확인한다.

② 터널식 카테터(tunneled catheter)

최소 2개월 이상 장기간 사용이 가능하도록 catheter 매몰 부분에 피하고정과 감염 방지를 위한 데이크론(dacron) 소재의 띠(cuff)가 부착되어 있다. catheter 관내강의 수와 굵기, catheter 끝의 모양, 재질에 따라 다양한 제품이 있다. 대표적인 tunneled catheter는 주로 항암제 주입(infusion)을 목적으로 하는 Hickman catheter와 투석(dialysis)에 이용되는 Perm catheter가 있다.

가. 터널식 카테터(tunneled catheter)의 종류

Hickman catheter는 일반적으로 silicone 재질이고 cuff에서 catheter tip 까지의 길이가 길어서 환자에 맞게 잘라서 사용한다. Perm catheter는 silicone이나 polyurethane 재질이며, 2개의 넓은 관내강을 가지고 있다. catheter tip이 짧은 쪽이 동맥용관(arterial lumen)으로 빨간색으로 표시되어 있으며 혈액을 뽑아내는데 사용한다. catheter tip이 긴 쪽이 정맥용관(venous lumen)으로 파란색으로 표시되어 있으며 투석된 혈액을 주입하는데 사용된다.

나. 터널식 카테터의 설치

1] 초음파 유도하에 정맥을 천자하고 guide wire는 IVC까지 안전하게 위치한다.

2] 피부탈출부(skin exit site)는 clavicle 아래 3~4cm 지점이 좋다.

3] Skin entry site에서 tunneling device를 이용하여 catheter를 정맥 천자부위로 통과시켜 피부탈출부와 정맥천자부 쪽으로 터널을 만든다. 이 때 cuff는 skin exit site에서 1~2cm 안으로 위치시킨다.

4] Catheter 길이를 맞추고 자른 뒤 peel away sheath를 통하여 삽입한다. 이 때 catheter 길이는 guide wire를 이용하여 SVC-RA 이행부 까지를 길이를 측정한다.

5] Catheter를 peel away sheath에 삽입하는 순간 환자가 숨을 들이쉬면 대량의 공기가 환자의 심장에 유입될 수 있으므로 valsalva maneuver나 humming을 시킨다(Tip: 협조가 안되는 환자는 복부를 강하게 누르거나 sheath의 끝을 손으로 막아 방지한다.).

6] Peel away sheath는 찢어 제거하고, catheter tip의 위치, 중간 kinking 여부, 기능을 확인한 후 heparinized saline을 관내에 채운다.

7] Catheter를 고정한 후 피부절개를 봉합한다.

8] Chest PA 검사를 실시하여 pneumothorax, hematothorax 등의 합병증 유무와 catheter tip의 위치가 적절한지 확인한다.

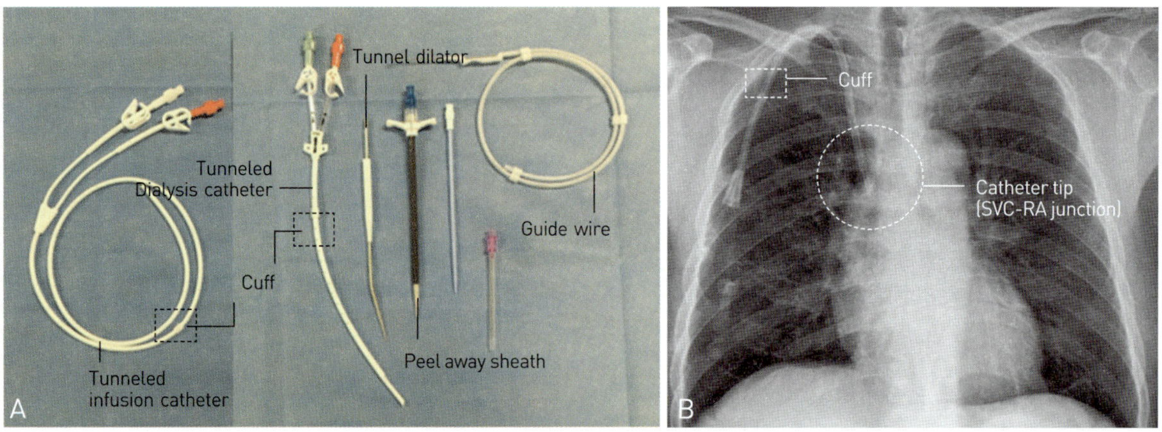

그림 5-3-38 터널식 카테터(tunneled catheter)(A)와 시술 후 영상(B)

③ 정맥포트(implantable port, chemo port)

Catheter를 정맥에 삽입하고 이와 연결되는 포트(port)는 피하에 심는 장치를 말한다. 수액을 연결할 때를 제외하고, 몸 밖으로 나와 있는 관이 없기 때문에 미용적인 효과가 있으며, 감염률(infection rate)이 낮다. Catheter 관련 감염이 가장 적게 생기므로 감염에 취약한 환자에게 사용되며 주기적으로 시행하는 항암화학요법(cancer chemotherapy)에 가장 적합하다.

가. 정맥포트의 설치

1] Tunneled catheter의 설치방법과 비슷하며, 피하층을 박리(dissection)하여 주머니(pocket)를 만든다.

2] Pocket은 앞가슴(전흉부)의 피부 밑 1cm정도에 적당한 크기로 만들고 피부에 긴장이 가지 않으면서 잘 만져지도록 한다.

3] 피부절개를 봉합한다.

(3) 시술관련 유의사항

대부분의 central venous catheter의 tip은 SVC-RA 이행부에 위치시키는 것이 좋다. 짧으면 catheter tip이 SVC의 한쪽 벽에 닿아 catheter 기능이상, thrombus나 stenosis 등이 생길 가능성이 커지고 너무 길면 심장을 자극한다. SVC-RA 이행부는 투시영상에서 기관분기부(carina)에서 2개의 척추체(vertebral body)아래 정도로 생각하면 된다.

(4) 합병증

- Infection
- Hematoma
- Air embolism
- Pneumothorax
- Catheter embolism
- Subclavianvein thrombosis
- Cannula가 internal jugular vein을 따라 상방으로 올라가는 경우도 있다.

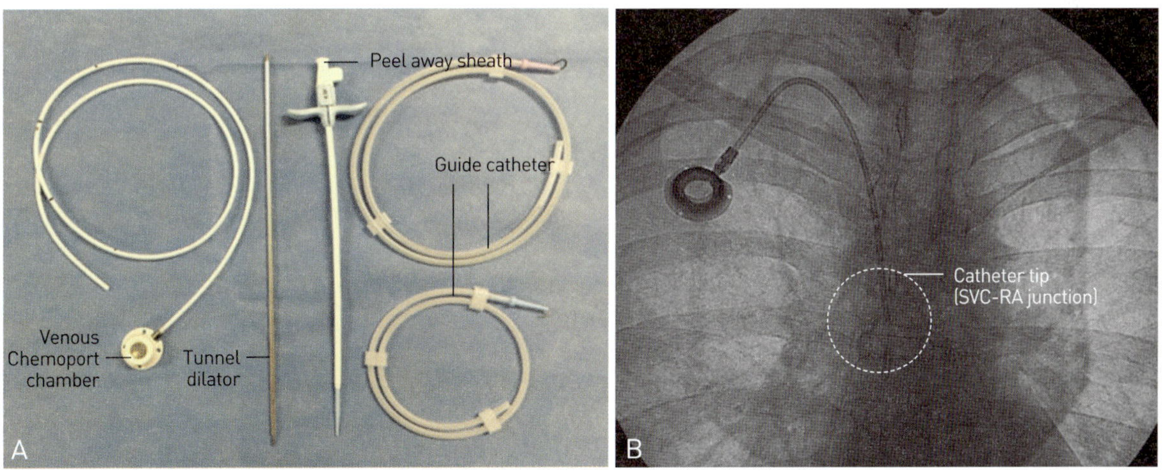

그림 5-3-39 정맥포트(implantable port, chemo port)(A)와 시술 후 영상(B)

제 06 장 팔·다리 혈관계조영술 및 인터벤션 (상·하지 혈관계조영술 및 인터벤션, Lower and Upper Extremity Angiography and Intervention)

학습목표

1. 상지동맥의 영상해부학을 설명할 수 있다.(1)
2. 하지동맥의 영상해부학을 설명할 수 있다.(1)
3. 혈관성형술의 특징을 설명할 수 있다.(1)
4. 스텐트삽입술의 특징을 설명할 수 있다.(1)
5. 자궁동맥색전술의 특징을 설명할 수 있다.(2)

01 팔·다리 혈관계 해부생리

1) 팔 혈관계(상지 혈관계, vascular system of the upper limb) 해부생리

팔 혈관계(상지 혈관계, upper extremity)는 aortic arch에서 시작하며, 굽은 상연에서 우측으로는 길이가 4~5 Cm되는 굵은 직경의 팔머리동맥(완두동맥, brachiocephalic artery)과 좌측으로는 왼빗장밑동맥(좌쇄골하동맥, lt. subclavian artery)과 왼온목동맥(좌총경동맥, lt. common carotid artery: Lt. CCA)이 기시하며, 완두동맥은 우쇄골하동맥과 우총경동맥으로 분지한다. subclavian artery는 제1갈비뼈(rib)의 외측연에서 겨드랑동맥(액와동맥, axillary artery)으로 이어지며, 액와동맥은 겨드랑(액와, axilla)을 가로질러 위팔동맥(상완동맥, brachial artery)에 이어진다. axillary artery의 계속인 상완동맥은 정중신경(median nerve)과 brachial vein과 같이 위팔두갈래근(상완이두근, biceps brachii muscle)의 내측을 따라 내려가 주관절와(주와, cubital fossa)에 이르러 요골동맥(노동맥, radial artery)과 척골동맥(자동맥, ulnar artery)으로 나누어진다. 노동맥은 자동맥보다 작고 전완의 요측(radial)을 따라 손목까지 주행하며, 손목뼈(수근골, carpal bone)의 뒤를 돌아 손바닥의 내측으로 깊은손바닥동맥(심장동맥궁, deep palmar arch)을 형성한다. ulnar artery는 손목까지 주행하여 콩알뼈(두상골, pisiform bone)의 외측에서 깊은손바닥가지(심장지, deep palmar branch)와 얕은손바닥가지(천장지, superficial palmar branch)로 분지되는데 심장지는 심장동맥궁과 문합을 이루고 천장지는 얕은손바닥동맥활(천장동맥궁, superficial palmar

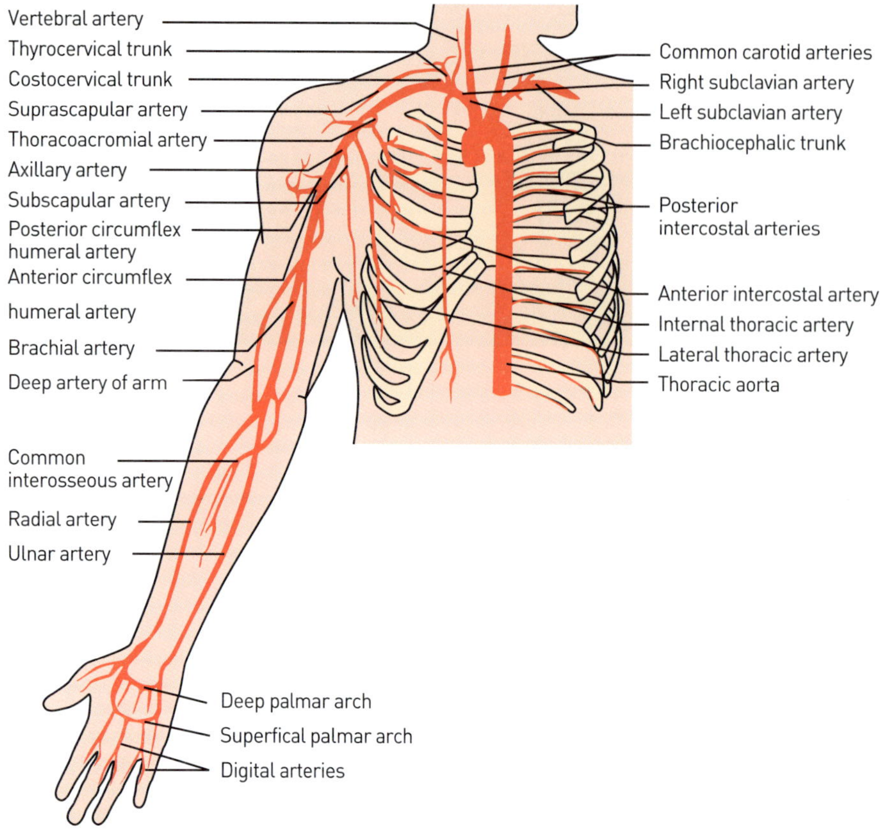

그림 6-1-1 팔 혈관계(상지 혈관계, vascular system of the upper limb) 해부(동맥의 앞면)

arch)을 이룬다.

팔정맥(상지정맥, veins of the upper limb)은 동맥과 반대 방향으로 주행하며, 얕은정맥(천정맥, superficial vein)과 깊은정맥(심정맥, deep vein)으로 나뉘고 axillary vein을 통해 단일한 배출구를 갖는다. 천정맥에는 손의 배부(abdominal part)에서 바깥쪽으로 올라오는 요골측피부정맥(노쪽피부정맥, cephalic vein)과 안쪽으로 주행하는 척골측피부정맥(자쪽피부정맥, basilic vein)이 있다. 팔꿉관절(주관절, elbow joint) 부위에서 이 정맥들은 팔오금중간정맥(정중주와정맥, median cubital vein)에 의해 서로 교통하며 어깨관절(견관절, shoulder joint) 근처 서로 다른 위치에서 심정맥으로 들어간다. 자쪽피부정맥은 위팔근막(상완근막, brachial fascia)을 뚫고 deep brachial vein과 합쳐져 axillary vein이 되며 노쪽피부정맥과 합쳐진다. 심정맥에는 radial vein과 ulnar vein, brachial vein이 있으며 이들이 brachial vein과 axillary vein을 형성한다. 겨드랑정맥은 보통 어깨뼈(견갑골, scapula)의 바깥쪽 경계에서 시작되어 첫번째 갈비뼈의 바깥쪽 면에서 끝나 subclavian vein이 되고 빗장밑정맥은 복장빗장관절(흉쇄관절, sternoclavicular joint)의 뒤에서 속목정맥(내경정맥, internal jugular vein: IJV)과 만나 brachiocephalic vein이 된다. 두개의 팔머리정맥 중 왼쪽이 오른쪽에 비해 길이가 길고 둘 다 판막은 가지고 있지 않으며 첫번째 갈비사이공간(늑간강, intercostal space) 사이에서 만나 위대정맥을 이룬다. subclavian vein이 유입되는 주요 가지로 바깥목정맥(외경정맥, external jugular vein: EJV)과 등쪽어깨정맥(배측견갑정맥,

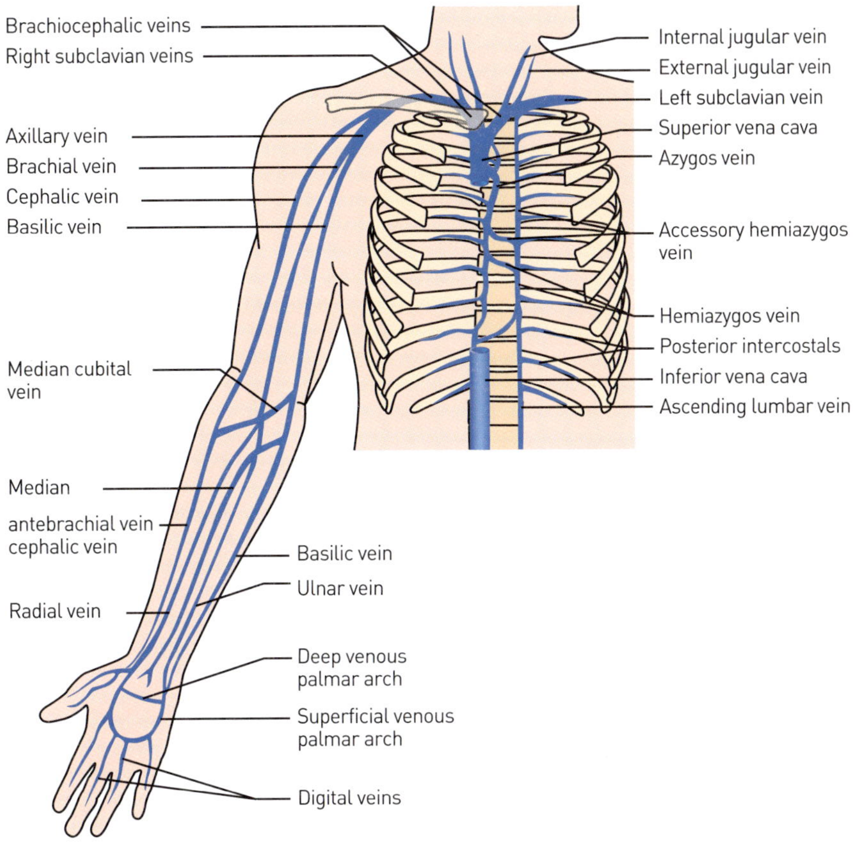

그림 6-1-2 **팔 혈관계(상지 혈관계, vascular system of the upper limb) 해부(정맥의 앞면)**

dorsal scapular vein)이 있다. 오른팔머리정맥과 왼팔머리정맥은 합쳐져 위대정맥(superior vena cava: SVC)을 이루고 오름대동맥(상행대동맥, ascending aorta)의 오른쪽으로 내려가서 3번째 갈비연골(늑연골, costal cartilage) 위치에서 우심방(right atrium: RA)으로 들어가게 된다. SVC의 상부 1/2은 앞.뒤.우측면이 가슴막(흉막, pleura)에 의해 싸여있고, 하부 1/2은 심장막(심막, pericardium) 내에 위치하게 되며 심막 안으로 들어가기 전에 뒤쪽에서 홀정맥(기정맥, azygos vein)과 합류하게 된다.

팔 혈관계에서 발생할 수 있는 질환은 다음과 같다.

- 폐쇄동맥경화증(arteriosclerosis obliterans: ASO)
- 팔동맥(arteried of upper limb)의 협착(stenosis) 및 폐쇄(occlusions)
- 동정맥 기형(arteriovenous malformation)
- 혈관종(hemangioma)
- 팔의 뼈조직(osseous tissue) 및 연부조직(soft tissue) 종양(tumor)의 혈관분포 진단
- 외상에 의한 혈관 변이(vessel variation), 압박, 손상
- 폐쇄성혈전혈관염(thromboangitis obliterans), 버거스병(버거씨병, Buerger's disease), 레이노이드병(Raynaud's disease)
- 타카야수동맥염(Takayasu's arteritis)

ㅇ 버거스병(버거씨병, Buerger's disease)

특발성 탈저, 괴저(gangrene) 또는 폐색성 혈전혈관염(thromboangiitis obliterans)으로 사지혈관의 중간 또는 작은 크기의 동맥과 정맥에 염증이 일어나 혈전(thrombus)이 생겨 내강을 막아 혈액의 흐름 방해하여 그 앞의 말초조직(peripheral tissue)이 괴사에 빠지고 통증과 궤양(ulcer)이 일어나 말초혈관(peripheral blood vessel)이 폐쇄되는 질환이다. 주로 발 등의 작은 혈관에서 시작하여 점점 큰 혈관으로 진행하는 특징이 있다.

증상은 발, 다리의 절뚝거림(claudication)이며, 때로는 손과 팔에서도 같은 증상을 보이고, 점점 진행되어 허혈성 괴사(ischemic ulceration)를 일으킨다. 팔에서는 brachial artery 이하 부위에서, 다리에서는 주로 popliteal artery에서 발생하며, 작은 크기의 혈관인 손가락, 발가락, 손, 발, 아래팔, 종아리의 혈관을 잘 침범한다. 또한 혈관 내벽의 불규칙성, 석회화(calcification) 소견이 없으며, 병변과 병변 사이에서 정상 혈관을 볼 수 있으며, 병변 주변에서 코르크 따개 모양(corkscrew appearance)의 측부순환(측부혈행, collateral circulation) 들을 볼 수 있다.

이 질병은 미국의사 Leo Buerger(1879~1943)에 의해 1908년에 처음 보고되었으며, 동양인이나 젊은 남성(장년기)에서 많이 나타나는 난치성 질환이다. 남녀의 발병 비율은 9 : 1 정도로 남성에서 많이 발병하며, 아직까지도 이 질환의 원인과 발생 기전은 밝혀지지 않고 있다. 버거씨병은 지역마다 발생률의 차이가 있다. 이 질환은 동유럽과 이스라엘, 우리나라와 일본을 포함하는 극동 아시아에서 흔하다.

폐색성 혈전 혈관염이 담배를 많이 피우는 젊은 남성, 특히 40대의 장년에서 많이 발생하는 것을 통해 흡연과의 관련성은 분명하다. 하지만 구체적인 기전이 밝혀진 것은 아니다. 이외에 인체를 외부로부터 보호하는 면역계가 오히려 자신의 인체를 공격하는 자가 면역 현상이 유력한 원인으로 제기된다.

폐색성 혈전 혈관염은 다음과 같은 증상을 보인다.

- 사지 말단이 창백해지는 현상이 자주 발생.
- 극심한 통증이 발생.
- 밤에 통증이 발생합니다. 한 곳 혹은 여러 말단 부위에 통증 발생.
- 괴사나 탈저가 오기 전에 통증이 발생.

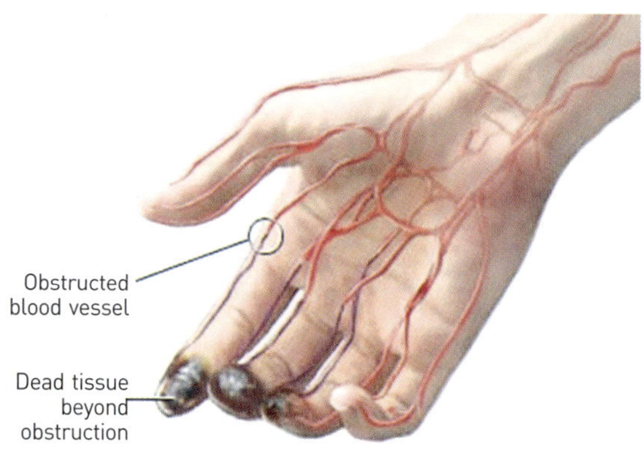

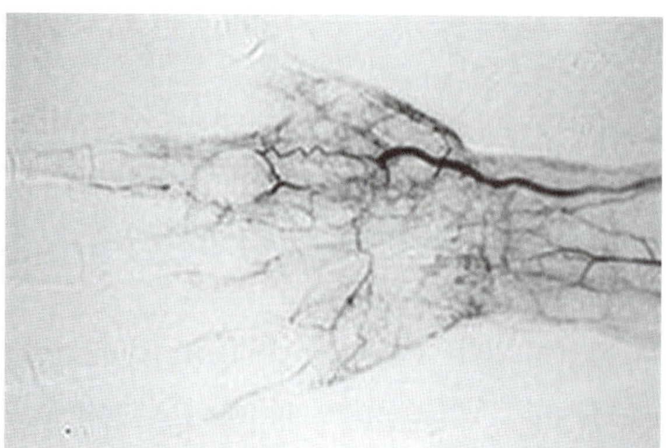

그림 6-1-3 버거스병(버거씨병, Buerger's disease)

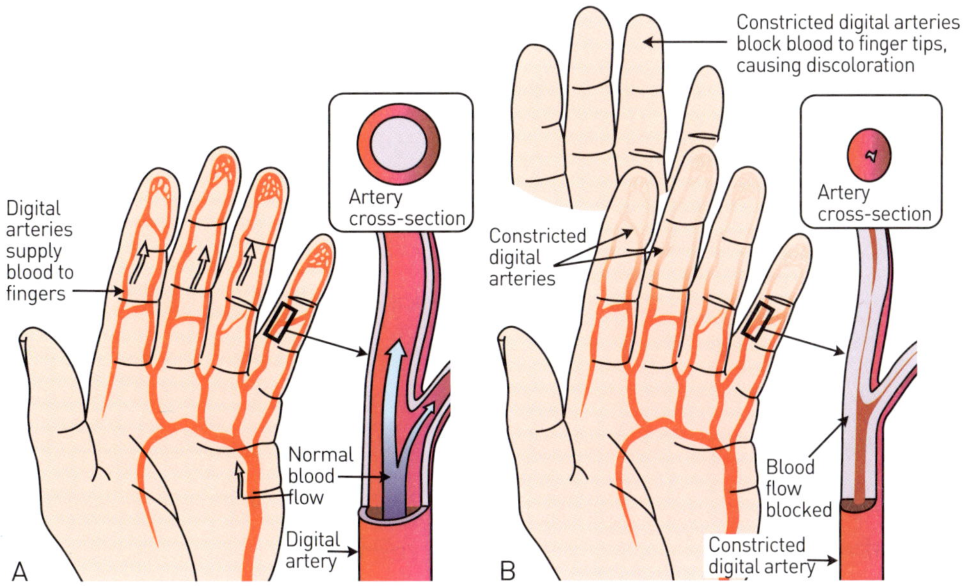

그림 6-1-4 **레이노병(레이노이드병, Raynaud's disease)**

A. 손가락 끝 혈관의 정상 혈류 흐름, B. 혈관수축으로 인해 혈류가 제한된 손가락 끝 혈관

- 침범된 혈관을 따라서 통증이 느껴짐.
- 감각 이상이 초래. 추위에 노출되면 3단계 색의 변화(처음 흰색, 다음에는 청색, 마지막에는 적색).

ㅇ **레이노병**(Raynaud's disease)

프랑스 의사 M. Raynaud(1834~1881)가 최초 보고하였으며, 사지동맥(arteries of extremities)에 간헐적인 혈관경련(혈관경축, vasospasm)으로 인해 혈관이 수축되어 혈액결핍(혈구감소, hematopenia)을 초래하는 것으로 손발 끝이 창백해지고 빳빳하게 굳어지는 증상이다. 심한 경련이 오랫동안 계속되면 손 · 발가락 끝에 괴사(necrosis)가 일어나 자주색을 띤 남색 또는 흑색으로 변한다. 좌우 대칭적으로 오는 수가 많아 대칭성 괴저(symmetric gangrene)라고도 한다. 원인은 알 수 없으며, 남성보다 여성에서 많이 발병한다.

2) 다리 혈관계(하지 혈관계, vascular system of the lower limb)해부생리

다리동맥(하지동맥, arteried of lower limb)은 abdominal aorta의 L4 높이 분지부에서 왼 · 오른 온엉덩동맥(좌 · 우 총장골동맥, lt. · rt. common iliac artery)으로 나뉘며, 온엉덩동맥은 internal iliac artery와 external iliac artery로 나뉜다.

Internal iliac artery는 골반(pelvis)으로 들어가 골반내장기(pelvic organ), 외음부(pudendum), 골반벽(pelvic wall)에 분포하면서 내장지(visceral branch)와 벽측지(parietal branch)로 구분된다. Visceral branch는 배꼽동맥(제동맥, umbilical artery), 상 · 하방광동맥(superior · inferior vesical artery), 중간곧창자동맥(중직장동맥, middle rectal artery), 자궁동맥(uterine artery) 등을 분지하며, 벽측지는 폐쇄동맥(obturator artery), 내음부동맥(internal pudendal artery), 엉덩허리동맥(장요동맥, iliolumbar artery), 가쪽

엉치동맥(외측천골동맥, lateral sacral artery), 위 · 아래볼기동맥(상하둔동맥, superior · inferior gluteal artery) 등을 분지한다.

External iliac artery는 하지에 분포하는 arteried of lower limb가 시작하는 총괄 동맥으로서 아래배벽동맥(하복벽동맥, inferior epigastric artery)과 깊은엉덩휘돌이동맥(심장골회선동맥, deep circumflex iliac artery)를 분지하고 온넙다리동맥(총대퇴동맥, common femoral artery)에 이어진다.

총대퇴동맥은 깊은넙다리동맥(심대퇴동맥, deep femoral artery)과 얕은넙다리동맥(천대퇴동맥, superficial femoral artery)으로 분지하며, 심대퇴동맥은 샅고랑인대(서혜인대, inguinal ligament) 하측에서 외측으로 분지되어 안쪽넙다리휘돌이동맥(내측대퇴회선동맥, medial femoral circumflex artery)과 가쪽넙다리휘돌이동맥(외측대퇴회선동맥, lateral circumflex femoral artery)를 분지한다. 천대퇴동맥은 서혜인대 하측에서 복부의 상외측면(superolateral surface)에 분포하는 얕은배벽동맥(천복벽동맥, superficial epigastric artery)과 얕은엉덩휘돌이동맥(천장골회선동맥, superficial circumflex iliac artery), 상내측면(superomedia surface)으로 가서 pudendum에 이르는 바깥음부동맥(외음부동맥, external pudendal artery) 등을 분지한 후 오금동맥(슬와동맥, popliteal artery)과 연결된다.

슬와동맥은 무릎 아래에서 앞정강동맥(전경골동맥, anterior tibial artery)과 뒤정강동맥(후경골동맥, posterior tibial artery), 종아리동맥(비골동맥, peroneal artery) 등을 분지한다. 전경골동맥은 정강뼈(경골, tibia)의 가쪽모서리(외측연, lateral margin)를 따라 아래로 주행하여 발목에 이르면 얕게 위치하며,

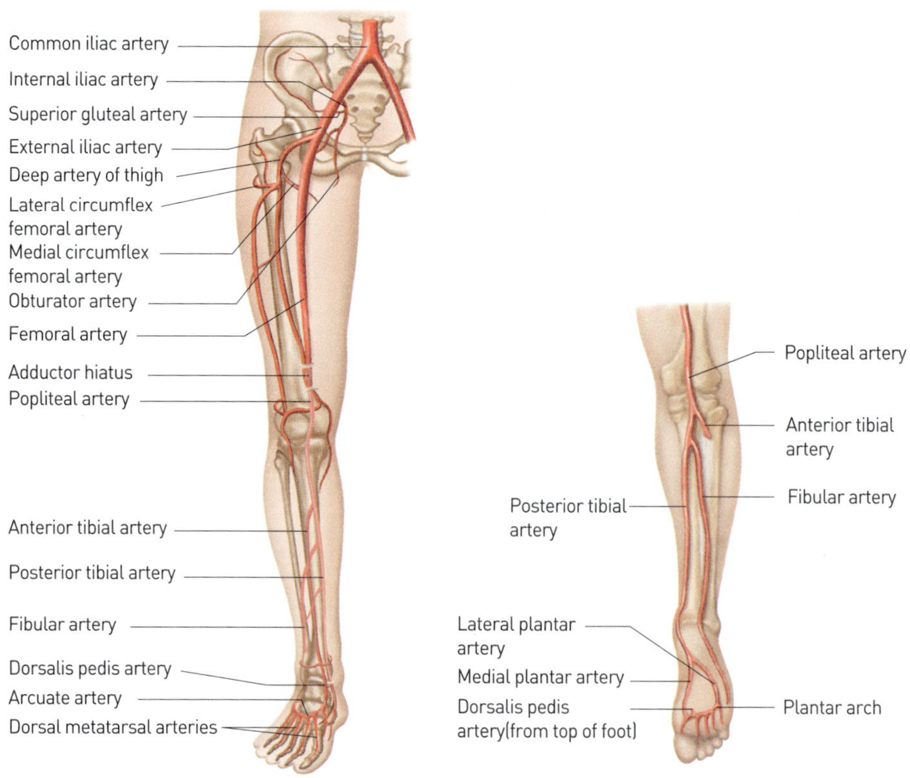

그림 6-1-5 다리 혈관계(하지 혈관계, vascular system of the lower limb) 해부(동맥의 앞, 뒷면)

발등으로 내려가는 발등동맥(족배동맥, dorsalis pedis artery)으로 이어진다. posterior tibial artery는 tibia의 뒤를 지나 발바닥으로 나와 안쪽 · 가쪽발바닥동맥(내 · 외측족척동맥, medial · lateral plantar artery)으로 분지된다.

다리동맥에서 발생할 수 있는 질환은 다음과 같다.

1] ~ 8] 팔 혈관계와 동일한 질환이 발생한다.

9] 오금동맥 포착증후군(popliteal artery entrapment syndrome)

10] 골반강 내(pelvic intracavitary) 장기의 종양(tumor)

11] 치명적 사지 허혈(critical limb ischemia: CLI)

12] 당뇨병성 혈관질환(diabetic arthropathy)

13] 혈전색전증(thromboembolism)

Arteried of lower limb의 구조를 보면 팔 혈관과 동일하게 superficial vein과 deep vein이 있으며, superficial vein에는 varix가 빈발하는 작은두렁정맥(소복재정맥, small saphenous vein), 큰두렁정맥(대복재정맥, great saphenous vein)이 있으며 이것은 deep vein으로 유입된다.

Deep vein은 동맥과 함께 주행하는 3쌍의 정맥들로 이루어져 있는데 anterior tibial vein, posterior tibial vein, 종아리정맥(비골정맥, peroneal vein)으로 이루어지며, 각 정맥들은 동맥 주변으로 주행하여 서로 문합을 이루어 popliteal vein을 이룬다. superficial femoral vein은 popliteal vein에서부터 이어져

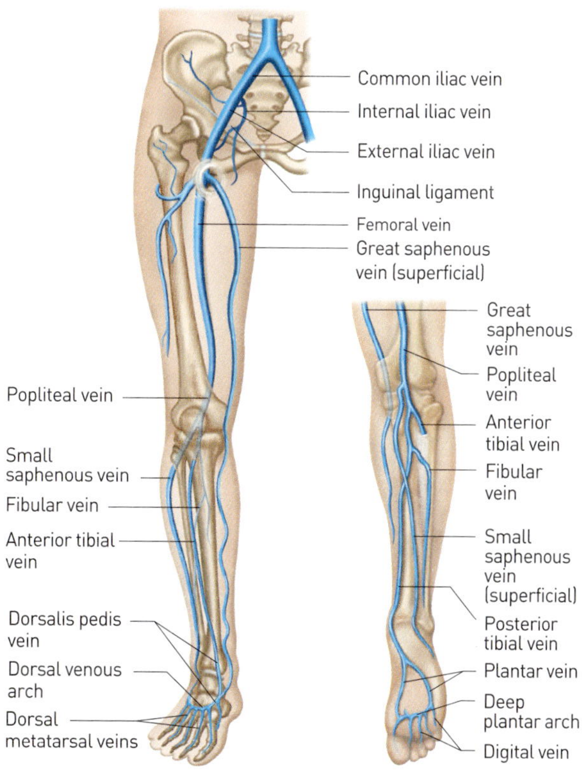

그림 6-1-6 다리 혈관계(하지 혈관계, vascular system of the lower limb) 해부(정맥의 앞, 뒷면)

넙다리뼈(femur)의 아랫쪽 1/3지점에서 안쪽으로 교차하며 윗쪽으로 주행한다. 성인의 경우 inguinal ligament 아래쪽 9 cm되는 지점에서 deep femoral vein과 합류한다.

Femoral vein은 superficial deep femoral vein이 합쳐지는 지점부터 시작되어 inguinal ligament 아래를 통과하면서 external iliac vein이 된다. Internal iliac vein은 위볼기정맥(상둔정맥, superior gluteal vein), 아래볼기정맥(하둔정맥, inferior gluteal vein), obturator vein, 가쪽엉치정맥(외측천골정맥, lateral sacral vein)등을 유입하는 parietal branch와 곧창자정맥얼기(직장정맥얼기, rectal venous plexus), 방광정맥얼기(방광정맥총, vesical venous plexus), 음부정맥얼기(음부정맥총, plexus pudendalis) 등을 유입하는 visceral branch가 있어 이들이 internal iliac vein을 형성한다. Internal iliac vein은 약 2cm의 간격을 두고 external iliac vein과 두 개의 분지로 나뉘어 common iliac vein과 합류하는데 이때 두 정맥의 직경은 서로 같다. Common iliac vein은 internal iliac vein이 합쳐지는 엉치엉덩관절(천장관절, sacroiliac joint) level 에서 시작되며 L5의 오른쪽에서 아래대정맥(inferior vena cava: IVC)으로 들어간다. Rt. common iliac vein이 IVC와 거의 직선을 이루며 주행하는 것과는 달리 Lt. common iliac vein의 경우는 척추(vertebrae)를 횡단하여 IVC와는 거의 직각을 이루며 합쳐지게 된다. 이때 Lt. common iliac vein은 허리뼈(요추, Lumbar)와 Rt. common iliac vein 사이에 눌리게 되는데 venography에서 약 50% 정도의 음영결손(filling defect)으로 나타나게 되는데 과도하게 눌리면 심부정맥혈전증(deep vein thrombosis: DVT)의 원인이 되기도 한다.

다리정맥에서 발생할 수 있는 질환은 다음과 같다.

- Varix
- 정맥류성 정맥(varicose vein)
- 부종(edema)
- 정맥기형(venous malformation)
- 종양으로 인한 혈관의 변이(variation)
- 정맥염(phlebitis)
- DVT 및 정맥경화증(phlebosclerosis)

02 팔·다리 혈관계조영술

1) 팔동맥조영술(상지동맥조영술, upper extremity angiography)

(1) 검사 목적 및 적응증

상지의 AVM, false aneurysm, tumor 등에서 인터벤션 시술 전 · 후를 비교 평가하기 위하여 시행하며, 외상에 의한 혈관의 손상 여부, 죽상동맥경화증(atherosclerosis) 등에 의한 협착 및 폐쇄와 레이노이드 증후군(Raynaud's syndrome) 등에서도 시행한다.

(2) 검사 재료

명칭(영문명 또는 상품명)	제원	비고(용도)
Sheath	5 Fr.	
Guide wire	0.035 inch	
Angiographic catheter	5 Fr. Headhunter catheter 병원 및 환자에 따라 상이	혈관조영용

(3) 검사 과정

1] 환자는 검사대에 바로 누운자세(앙와위, supine position)로 양팔을 곧게 펴고 손바닥은 천장을 보게 한다.

2] Superficial femoral artery를 Seldinger method를 이용하여 천자 후 5 Fr. sheath를 삽입한다.

3] Headhunter catheter를 이용하여 검사측 subclavian artery 또는 brachial artery에 catheter tip을 위치시킨다.

4] 테스트 조영제 2~3 ml를 주입하여 혈관의 주행상태나 catheter tip의 위치를 확인 한다.

5] Injector connection tube을 이용하여 headhunter catheter와 autoinjector를 연결하고, 연결 중 catheter 내로 공기(air)가 유입되지 않았는지 확인한다.

6] Auto injector를 사용하여 조영제 양을 4/24 ml으로 6초 동안 moving table 또는 moving tube 방법으로 검사부위를 연속촬영을 한다.

7] DSA인 경우는 subclavian artery를 포함한 위팔부위(region of arm), 팔꿉관절부위(region of elbow joint), 아래팔부위(region of forearm), 손부위(region of hand)로 4 부분으로 나누어 촬영한다. subclavian artery를 포함한 위팔부위 촬영시에는 환자가 호흡조절을 하여 3 frame/sec으로 검사를 하고, region of elbow joint와 forearm은 1 frame/sec으로 검사를 하고, region of hand는 4/12 ml, 1 frame/1sec으로 검사를 한다.

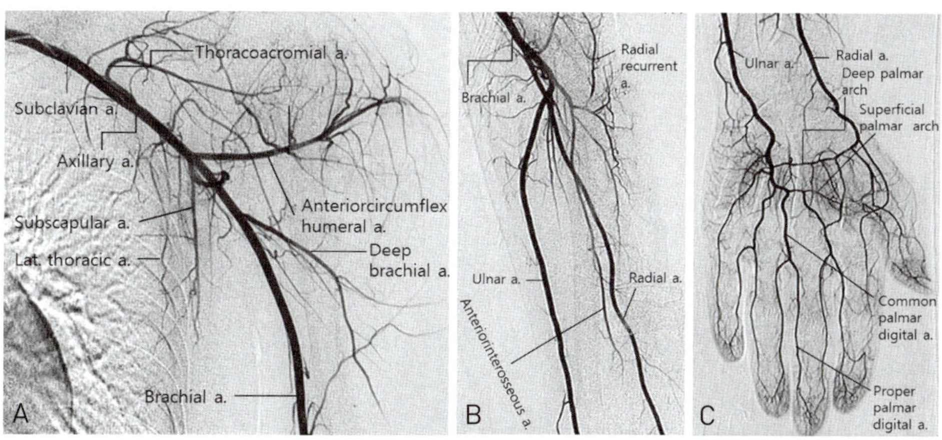

그림 6-2-1 팔동맥조영술(상지동맥조영술, upper extremity angiography)

(4) 검사관련 유의사항

혈관종(angioma)과 골육종(osteosarcoma)의 경우는 조영제 사용량을 늘려 artery phase, capillary phase와 venous phase를 모두 촬영한다.

2) 팔정맥조영술(상지정맥조영술, upper extremity venography)

(1) 검사 목적 및 적응증

상지 팔정맥 및 중심정맥의 개통성 평가를 기본으로 하며, 만성 신부전 환자의 혈액투석을 위해 만든 동정맥샛길(AVF)의 협착에 대한 중재적 시술 전후 평가와 팔의 혈전에 의한 협착 및 부종, 정맥염 진단을 주목적으로 한다.

또한 선천적인 혈관기형, 종양에 의한 협착 및 폐쇄등의 진단과 치료를 목적으로 한다.

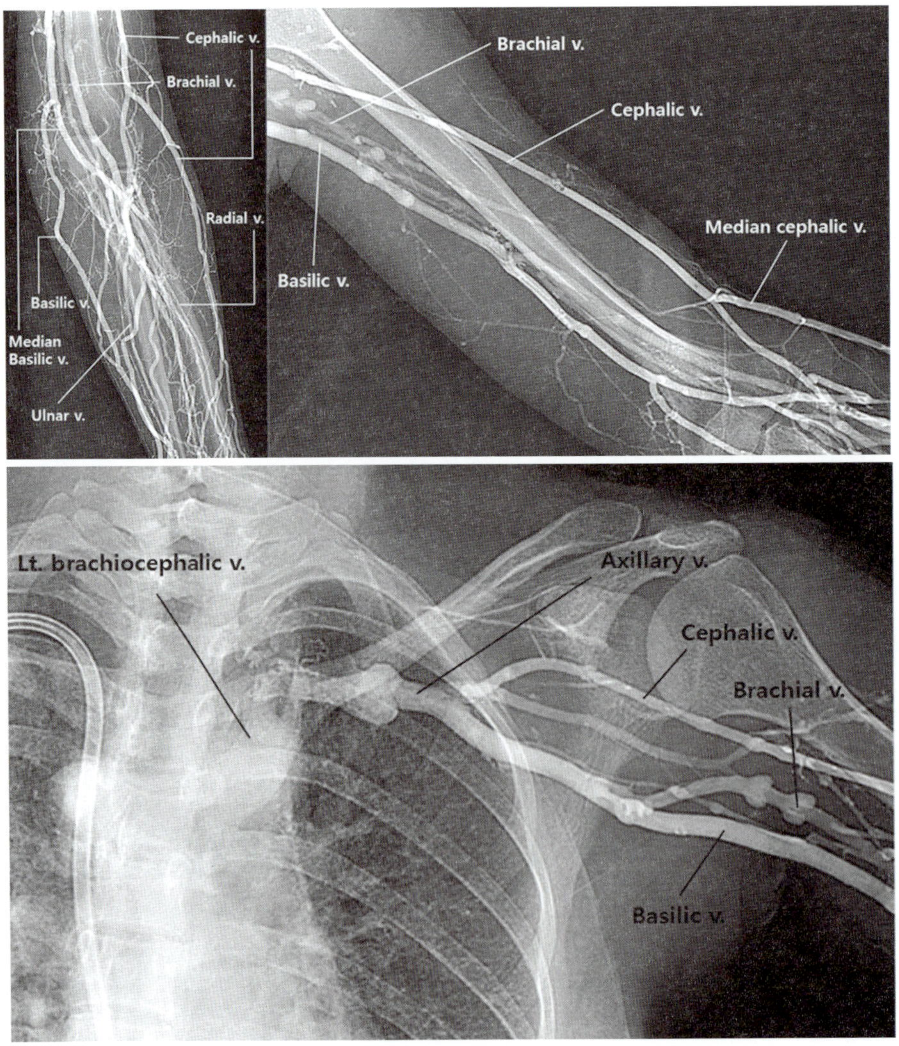

그림 6-2-2 팔정맥조영술(상지정맥조영술, upper extremity venography)

(2) 적응증

- 만성신부전 환자의 동정맥 투석 샛길 AVF(arteriovenous fistula) 만들기 전
- 동정맥샛길 AVF(arteriovenous fistula) 투석 중 이상 시
- 혈전염 및 정맥염 진단

(3) 검사 재료

명칭(영문명 또는 상품명)	제원	비고(용도)
2% Lidocaine HCl		천자부위 국소마취용
나비 바늘(butterfly needle)	19 - 22G.	혈관조영용
지혈대(압박대, tourniquet)		

(4) 검사 방법

검사 목적에 따라 천자부위가 혈액투석을 위한 동정맥 샛길(AVF) 또는 femoral vein으로 결정된다.

1] 환자는 검사대에 supine position으로 검사측 팔을 곧게 핀 상태에서 cephalic vein 또는 자쪽피부정맥(antecubital vein)을 나비 바늘(butterfly needle)로 천자하고 식염수로 IV Line을 확보한다.

2] 검사측 팔의 IV Line에 3-way stopcock을 연결하고 connecting tube를 연결한 다음, 혈류의 역행을 막기 위하여 3-way stopcock을 일단 잠가둔다.

1] 환자의 검사측 axillary vein쪽을 tourniquet으로 감아 정맥흐름(venous flow)을 막는다.

4] 3-way stopcock을 열고 조영제를 천천히 주입(hand inject) 하면서 deep vein에 조영제가 모두 충만되게 한다.

5] 손을 포함한 아래팔부터 시작하여 각 부위별로 전후방향으로 촬영을 한다.

6] 고무밴드를 풀면서 일시적으로 흐르는 정맥혈류를 moving table을 이용하여 axillary vein에서 brachiocephalic vein을 지나 위대정맥 SVC(superior vena cava)까지 흘러가는 모습을 연속 촬영한다.

3) 다리동맥조영술(하지동맥조영술, lower extremity angiography)

(1) 검사 목적

다리혈관과 관련된 질환의 진단과 수술 전후를 평가하며, 다리혈관의 중재적 시술 후 추적검사 및 동정맥기형(AVM), 동맥염(Takayasu's arteritis), 버거병(Buerger's disease), 외상(trauma)에 의한 혈관의 변위, 폐쇄성 동맥 굳음증(arterio sclerosis obliterrans)등의 병변에 대한 혈관을 평가한다.

(2) 적응증

상지의 동정맥 기형(arteriovenous malformation: AVM), 가성동맥류(false aneurysm), tumor 등에서 인터벤션 시술 전 · 후를 비교 평가하기 위하여 시행하며, 외상에 의한 혈관의 손상 여부, 죽상동맥경화증(atherosclerosis) 등에 의한 협착 및 폐쇄와 레이노이드 증후군(Raynaud's syndrome) 등에서도 시행한다.

(3) 검사 재료

기본적인 검사 재료는 upper extremity angiography와 동일하며, 아래와 같이 angiographic catheter의 종류(형태)만 다르다.

명칭(영문명 또는 상품명)	제원	비고(용도)
Angiographic catheter	• 양측 다리동맥 검사 5 Fr. Pigtail catheter • 편측 다리동맥 검사 5 Fr. Headhunter catheter, Cobra catheter, Omniflush catheter	혈관조영용 카테터 사용은 환자 및 시술자에 따라 상이함.
다리동맥조영술용 보상 필터	Extremity filter	

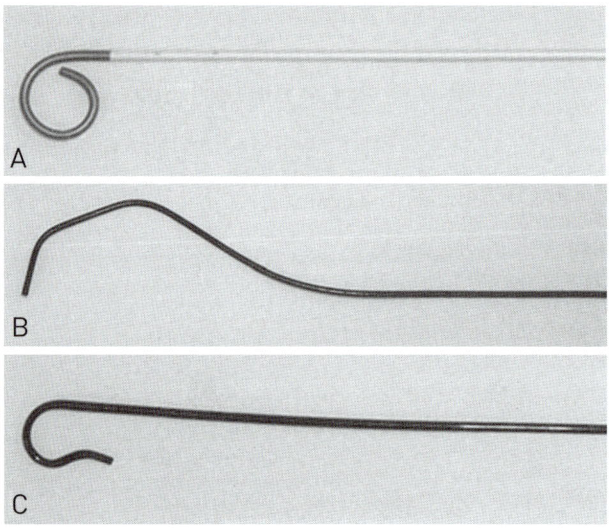

그림 6-2-3 **다리동맥조영술에 사용되는 angiographic catheter**

A. Pigtail catheter(aorta, 양측), B. Headhunter catheter(편측), C. Omniflush catheter(편측)

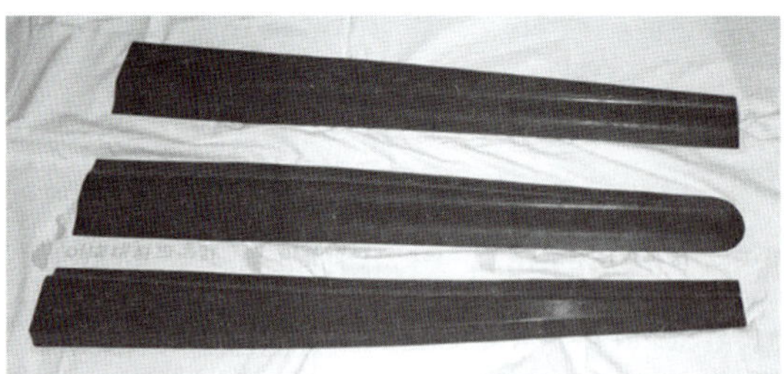

그림 6-2-4 **다리동맥조영술에 사용되는 다리동맥조영술용 보상 필터**

(4) 검사 방법

1] 환자는 검사대에 supine position으로 양팔을 곧게 펴고 손바닥은 천장을 보게 한다.

2] 환자의 다리에 보상필터(extremity filter)를 대고 다리를 안정된 자세가 되도록 고정한다.

3] Superficial femoral artery를 천자하되, 편측의 다리를 검사할 경우에는 검사부위의 반대편 superficial femoral artery를 천자 후 sheath를 삽입한다.

4] 양측 다리를 검사할 경우 pigtail catheter를 사용하고, 다리 편측을 검사할 경우 cobra catheter, omniflush catheter 또는 headhunter catheter를 사용하여 반대측 femoral artery에 catheter tip을 위치시킨다.

5] 테스트 조영제 4 ~ 5 ml를 주입하여 혈관의 주행상태나 catheter tip의 위치를 확인 한다(Tip: 테스트 조영제를 주입함으로서 조영제 주입량을 결정하고, 혈관의 주행상태가 양호하지 못한 경우 발등까지 도달하는 조영제의 지연시간을 예측할 수 있다.).

6] Injector connection tube을 이용하여 catheter와 auto injector를 연결하고, 연결 중 catheter 내로 air가 유입되지 않았는지 확인한다.

7] DSA 검사법으로 검사를 시행한다. 양측 다리를 동시에 검사할 경우는 common lilac artery의 분지부 2~3 cm 위에 catheter tip을 위치시키고 region of pelvis는 3 frame/sec region of femur는 1 frame/sec으로 region of foot은 0.5~1 frame/sec로 각각 약간 오버랩하여 촬영한다. 편측 다리를 검사할 경우는 catheter를 반대편 다리로 전진하여 proximal iliac artery나 proximal femoral artery에

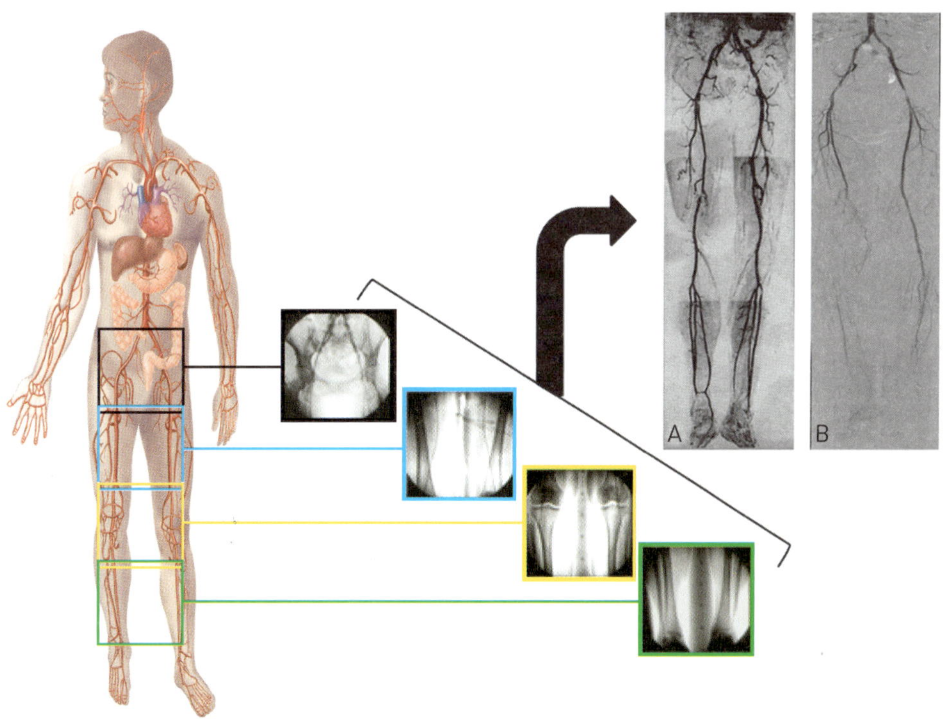

그림 6-2-5 보루스 체이싱 기법(bolus chasing technique, perivision)

A. 하지의 각 부위별로 촬영된 혈관조영상을 한 화면으로 구성한 영상. B. 디지탈 영상 처리로 편집한 영상(perivision)

catheter tip을 위치시킨 후에 같은 방법으로 arteried of lower limb를 검사한다.

◦ 보루스 체이싱 기법(bolus chasing technique(필립스), perivision(지멘스))

체내 혈관 중 팔, 다리와 같이 길이가 긴 혈관의 전체 구조를 검사할 때 시행하는 검사 기법이다. 혈관조영술은 검사대나 엑스선관을 혈류의 주행 방향과 동일하게 연속 이동시켜 DSA를 시행하여 혈액 흐름을 추적하는 검사이다. 장점으로는 분할 검사가 아닌 1회 팔과 다리의 전장을 검사할 수 있어 적은 양의 조영제로 검사가 가능하고, 검사시간을 단축할 수 있고, 피폭을 경감할 수 있다.

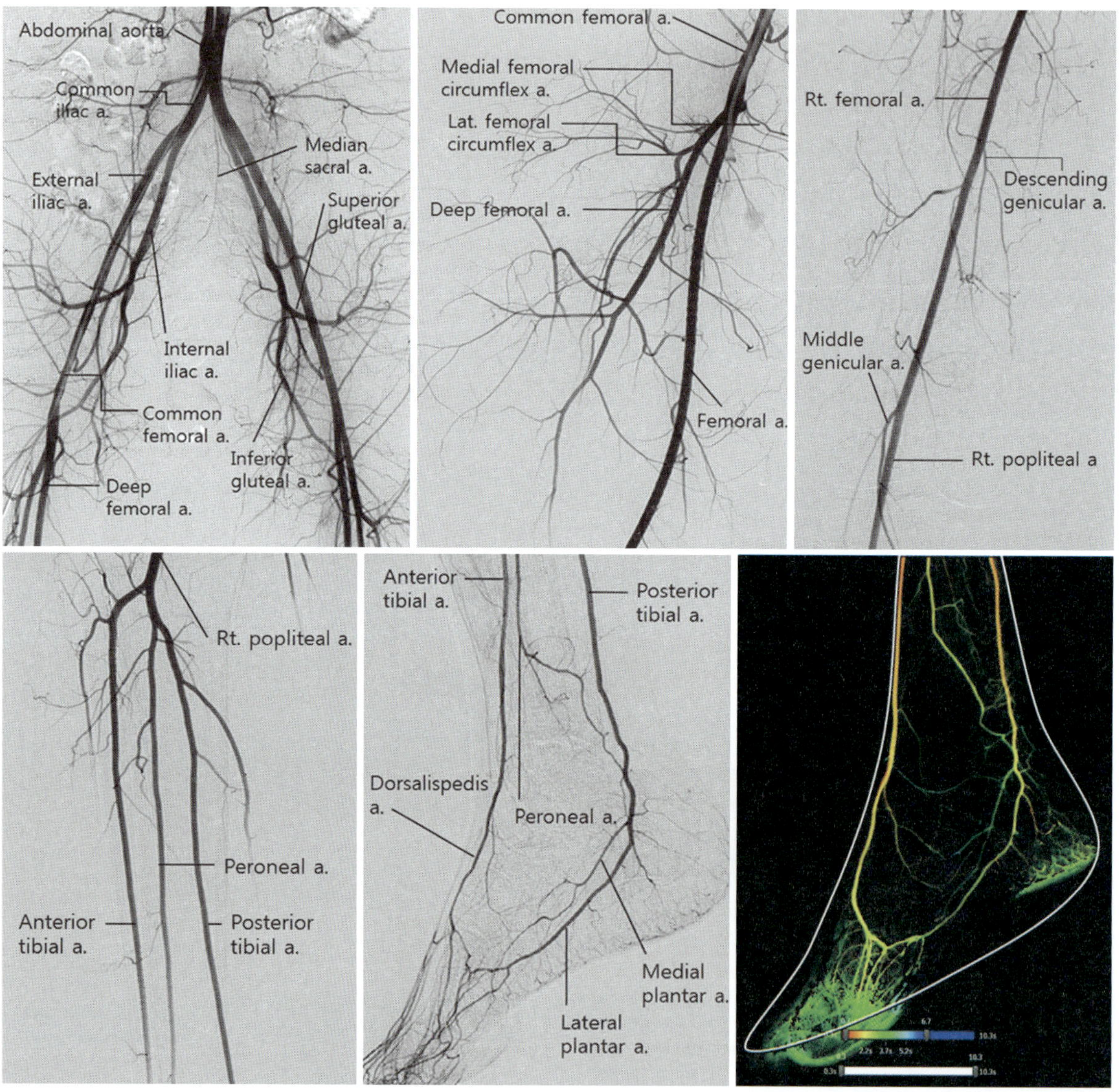

그림 6-2-6 **다리동맥조영술(하지동맥조영술, lower extremity angiography)**

슬와하 동맥조영술 perfusion으로 혈관조영술 후 영역별 혈액의 혈관분포영역(angiosome)을 확인 (color 영상)

(5) 검사관련 유의사항

- Buerger's disease나 Raynaud's disease가 의심되는 환자의 경우는 팔과 다리 동맥을 모두 검사를 해야 하기 때문에 조영제 사용에 있어 총사용량에 유의해야 한다.
- Hemangioma와 osteosarcoma의 경우는 조영제 사용량을 늘려 artery phase, capillary phase와 venous phase를 모두 촬영한다.

4) 다리정맥조영술(하지정맥조영술, lower extremity venography)

(1) 검사 목적 및 적응증

하지의 정맥에는 여러 질환이 있으나 superficial vein이 확장되어 밖으로 튀어나와 보이는 varicose vein과 혈액이 응고된(blood clot) 혈전(thrombus)이 deep vein을 막아서 발생하는 DVT가 가장 흔한 질환이다. 하지정맥조영술은 깊은정맥혈전증(deep vein thrombosis)에 의해 부종(edema)과 통증(pain) 등의 증상이 있는 환자에서 인터벤션 시술 전 · 후를 평가하기 위하여 시행하는 경우가 대부분이다.

(2) 검사 재료

검사 재료는 upper extremity venography와 동일하다.

(3) 검사 방법

검사 목적에 따라 천자부위가 혈액투석을 위한 AVF 또는 femoral vein으로 결정된다.

1] 환자는 검사대에 supine position으로 검사 측 팔을 곧게 핀 상태에서 발목의 superficial vein을 butterfly needle(19~22G)로 천자하고 식염수로 IV Line을 확보한다.

2] 검사측 다리의 IV Line에 3-way stopcock을 연결하고 connecting tube를 연결한 다음, 혈류의 역행을 막기 위하여 3-way stopcock을 일단 잠가둔다.

3] 검사측 다리를 곧게 편상태에서 엉덩관절(고관절, hip joint) 부위와 무릎관절(슬관절, knee joint)에서 5cm 윗부분을 tourniquet로 묶어 정맥흐름(vein flow)을 막는다.

4] 3-way stopcock을 열고 조영제를 천천히 주입(hand inject) 하면서 deep vein에 조영제가 모두 충만되게 한다.

5] Anterior tibial vein, posterior tibial vein, popliteal vein을 관찰한 후 전후방향과 측방향으로 촬영한다.

6] 슬관절 부위의 tourniquet를 풀어 조영제를 femoral vein에 유입 시켜 전후방향(AP image)와 측방향(lateral image)으로 촬영한다.

7] 환자에게 호흡조절을 시키고 고관절 부위의 tourniquet를 풀어 조영제가 external iliac vein과 common iliac vein을 지나 IVC로 유입되는 모습을 연속 촬영한다.

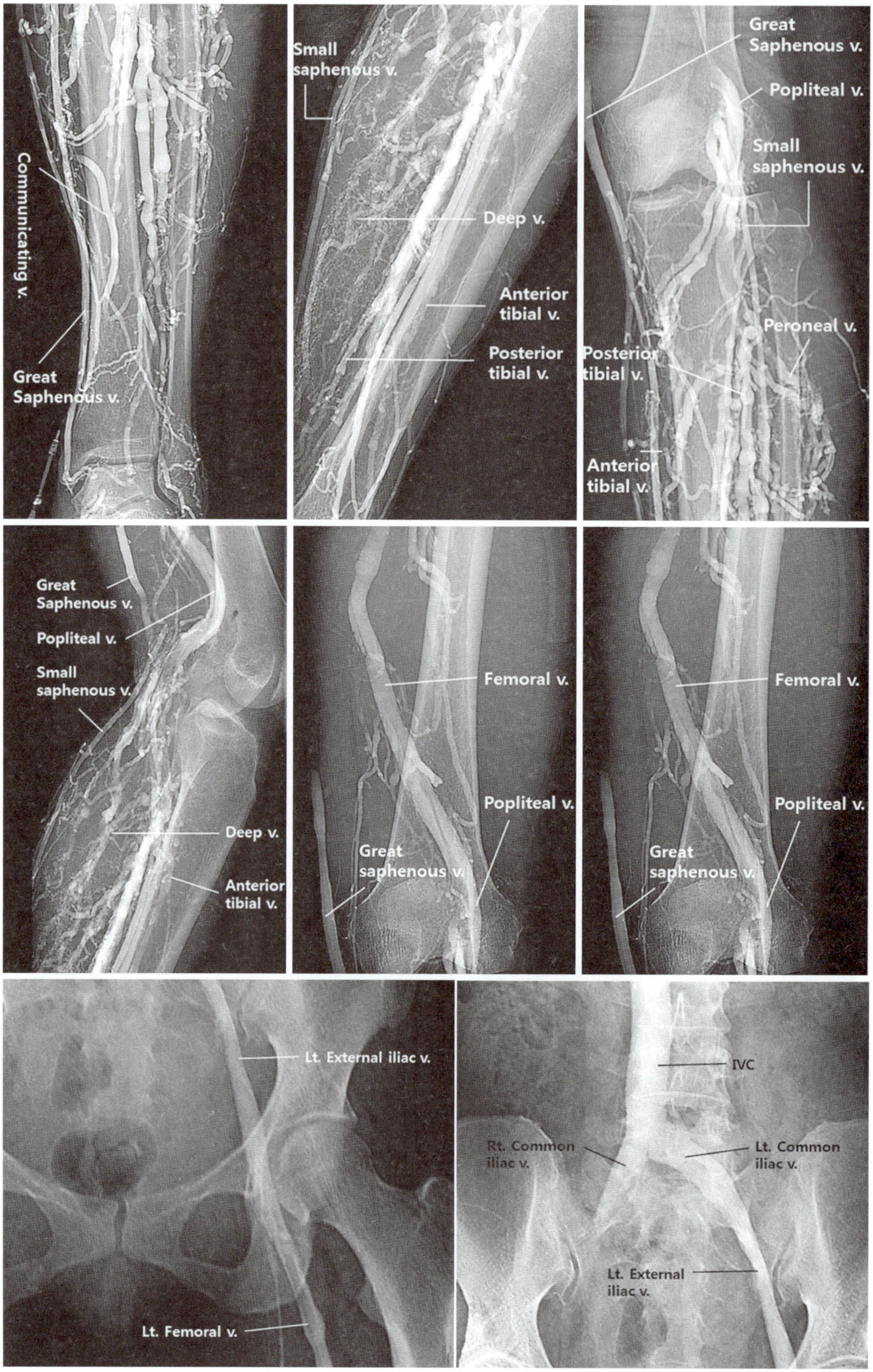

그림 6-2-7 다리정맥조영술(하지정맥조영술, lower extremity venography)

5) 임상증례

심화 (1) 버거스병(버거씨병, Buerger's disease)

폐쇄성 혈전혈관염(thromboangitis obliterans)으로서 팔, 다리를 모두 침범하는 질환으로 중간 또는 작은 크기의 동맥 및 정맥을 침범하며, atherosclerosis와는 연관이 없는 염증성 질환(inflammatory disease)으로 분절 폐쇄를 초래한다. 기본적 혈관의 이상은 혈전성 폐쇄를 동반하며, 다른 종류의 혈관염(맥관염, vasculitis)과는 달리 혈관벽보다 thrombus 자체에 염증이 더 심한 특징이 있고, 주로 발 등의 작은 혈관에서 시작하여 점점 큰 혈관으로 진행하는 특징이 있다.

증상은 발, 다리의 절뚝거림(claudication)이며, 때로는 손과 팔에서도 같은 증상을 보이고, 점점 진행되어 허혈성 괴사(ischemic ulceration)를 일으킨다. 증상을 일으키는 주요부위는 다리에서는 주로 popliteal artery, 팔에서는 brachial artery 이하 부위에서 발생하며, 작은 크기의 혈관인 손가락, 발가락, 손, 발, 아래팔, 종아리의 혈관을 잘 침범한다. 또한 혈관 내벽의 불규칙성, 석회화 소견이 없으며, 병변과 병변 사이에서 정상 혈관을 볼 수 있으며, 병변 주변에서 코르크 따개모양(cork screw appearance)의 collateral circulation을 볼 수 있다.

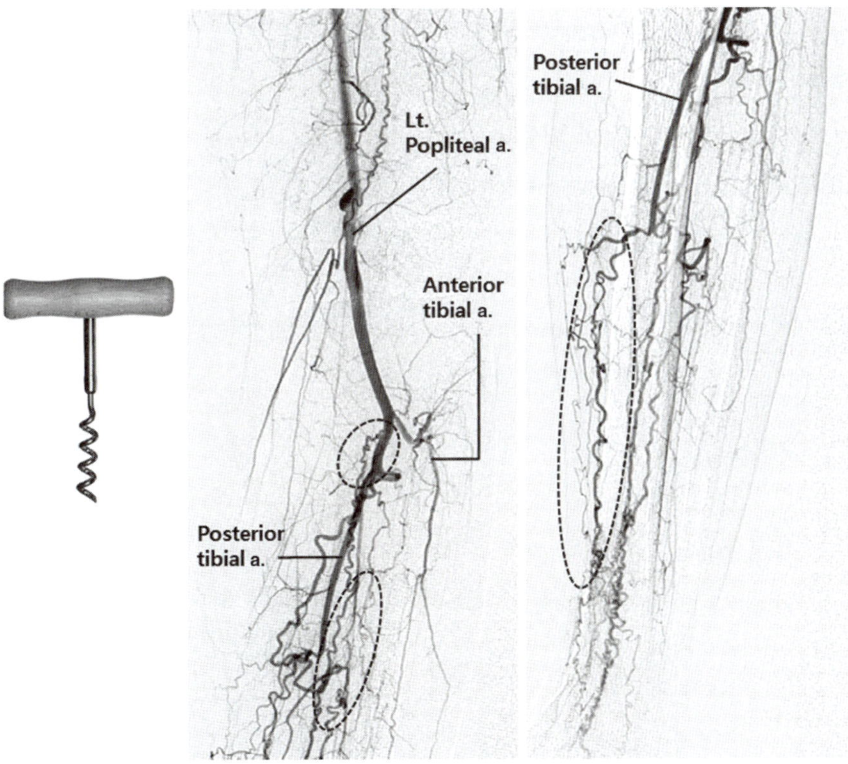

그림 6-2-8 버거스병 환자의 혈관조영상

오금동맥(popliteal artery)에서 앞정강동맥, 뒤정강동맥과 종아리동맥에 걸쳐 코르크 따개모양(corkscrew appearance: 점선 원)의 변형된 혈관 모양을 관찰할 수 있다.

03 팔·다리·생식 혈관계 인터벤션(상·하지 혈관계 인터벤션, lower and upper extremity and genital system intervention)

1) 자궁동맥 색전술(uterine artery embolization)

(1) 자궁근종의 자궁동맥 색전술(uterine artery embolization for uterine myoma)

자궁근종(uterine myoma)은 자궁을 대부분 이루고 있는 평활근(smooth muscle)에 생기는 종양이며 양성질환이다. 자궁근종은 자궁 내에 발생하는 위치에 따라 장막하, 점막하, 근층내 근종으로 나뉜다. 자궁근종은 여성에서 매우 흔하게 발생하는 질병이며, 35세 이상의 여성의 40~50%에서 나타난다.

자궁동맥 색전술(uterine artery embolization)은 자궁근종 환자를 치료하기 위한 인터벤션 시술중 하나이며, 자궁근종은 뼈성엉증(골다공증, osteoporosis), 유방암과 함께 여성 3대 질환으로 꼽힌다. 이 질환은 여성호르몬 분비가 왕성한 가임기에 있는 30~40대에서 많이 발생하며, 가임기 여성 가운데 네 명 중 한명 꼴로 uterine myoma가 흔하게 발견되나 50%가량은 아무 증상도 느끼지 못한다.

자각증상(subjective symptom)으로는 불임(infertility) 및 습관성유산(abortus habitualis), 자궁출혈(uterine bleeding)로 인한 월경과다(menorrhagia), 골반통(pelvic pain), 근종(혹)이 커져 방광을 누르면서 나타나는 잔뇨감(residual urine) 등이 있을 수 있다. 증상이 없고 근종이 4cm 이하인 경우는 대개 그대로 놔두고 정기검진을 통해 지켜본다. 더 이상 출산을 원하지 않거나 환자가 근종 제거를 원하는 경우에는 자궁절제(hysterectomy)를 시행하기도 한다. 최근에는 65세 이상인 경우에만 절제를 권하고 가급적 보존하며 치료하는 추세다.

자궁근종 치료 중 호르몬을 이용한 약물 치료는 효과가 일시적이며 한계가 있고, 복강경(배안보개, laparoscope) 또는 골반경(pelviscope)을 이용한 부분 또는 전부 절제술(partial or total hysterectomy)은

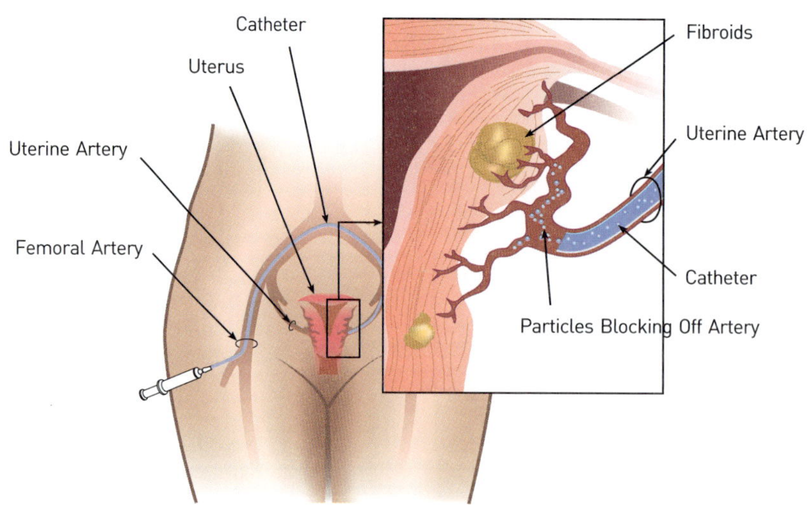

그림 6-3-1 자궁동맥 색전술(uterine artery embolization)의 시술 원리

임신 불가, 배뇨 이상, 성기능 저하 등의 문제점이 따르거나 특정한 경우에 적용할 수 없는 한계가 있으며, 고주파를 이용한 자궁근종 용해술(radiofrequency myolysis)은 근종의 소멸 효과가 장기적으로 입증되지 않았다.

자궁동맥 색전술은 수술적 제거술에 비해 비침습적인 시술이며, 근종을 둘러싼 자궁동맥을 선택적으로 색전하여 근종을 괴사시키는 방법이다(그림 6-3-1). 그러므로, 시술 후에도 임신이 가능하고, 시술이 1시간 내로 짧고, 2일 정도 입원 후 회복할 수 있는 장점 등이 있다.

① 시술 목적

Uterine myoma에 공급되는 혈관으로 색전물질을 주입하여 혈관 색전술을 시행하고, 혈관 폐색으로 인한 조직괴사를 유발함으로써 자궁근종을 비수술적으로 치료하고자 시행한다.

② 적응증

- uterine myoma
- 수술을 거부하는 환자
- 전신마취가 불가능한 환자
- 종괴에 의한 아랫배 불편감
- uterine myoma와 관련된 과다출혈
- severe pain을 동반한 uterine myoma
- 출산능력을 보존하고자하는 환자

③ 금기증

- 혈관염(맥관염, vasculitis)을 앓고 있는 환자
- 골반 내 방사선 치료의 기왕력(anamnesis)이 있는 환자
- 자궁목암(자궁경부암, cervical cancer)이나 자궁내막암(endometrial cancer) 등 다른 악성종양이 동반되어 있는 경우
- 유경성 장막아래 근종(유경성 장막하 근종, peduncuated subserosal myoma)이 괴사된 후 복강(배안, abdominal cavity) 내로 떨어져 2차 감염이 우려되는 환자

④ 시술 재료

명칭(영문명 또는 상품명)	제원	비고(용도)
Angio용 시술 세트		
Femoral package Drap	대퇴부위 천자용 일회용 Drap	
2% Lidocaine HCl		천자부위 국소마취용
Sheath introducer	5 Fr. short	
Guide wire	0.035"	
Angiographic catheter	5 Fr. Pigtail catheter, Cobra catheter(Yashiro, RHR)	혈관조영용
Micro catheter & guide wire		미세 혈관 탐색 및 색전술용
Injector connection tube		Auto injector와 Angiographic catheter 연결

명칭(영문명 또는 상품명)	제원	비고(용도)
Embolic materials	Gelatin sponge, PVA particle,	혈관 색전용
Contrast media		비이온성 혈관조영제
지혈 기구		

⑤ 시술 과정

1] 환자는 supine 자세를 취하고, femoral artery 천자하여 sheath를 삽입한다.

2] Guide wire를 삽입하고 abdominal aorta의 분지부 상방에 위치시키고, guide wire를 따라 5 Fr. pigtail catheter를 삽입하여 aortography 또는 골반동맥조영술(pelvic arteriography)을 시행한다.

3] Pigtail catheter를 제거한 후 5 Fr. cobra catheter를 교체 삽입하고, Lt. internal iliac artery을 선택한다.

4] 오른쪽 전후사위(rt. AP oblique view) 방향으로 road map을 실시하여 uterine artery의 주행을 확인한 후, cobra catheter 내로 micro catheter를 삽입하여 자궁목 동맥의 시작부를 선택한다(Tip: 혈관이 겹쳐 uterine artery의 주행이 잘 확인되지 않으면 같은쪽 Lt. AP oblique 방향으로 검사를 실시한다.).

5] 자궁동맥 조영술을 시행하여 자궁근종 및 자궁의 혈관분포를 확인한다.

6] Uterine artery를 색전할 수 있는 적절한 PVA(contour) 크기를 선택하여 색전술을 시행한다.[Tip: 자궁경질동맥(경질동맥, cervicovaginal branch)으로 역류되지 않도록 한다. 때때로 코일을 이용해 난소를 보호하면 합병증을 줄일 수 있다.]

7] Embolization 후 micro catheter를 제거하고 조영술을 시행하여 색전 유무를 확인한다.

8] 반대쪽 uterine artery도 동일한 방법으로 색전술을 시행한다.

9] 양쪽 uterine artery의 색전술을 끝낸 후에 시술 전과 동일하게 5F pigtail catheter를 사용하여 aortography 또는 pelvic arteriography를 시행하여 시술의 성공유무를 확인한다(Tip: Pigtail catheter의 위치는 renal artery의 상방에 위치시켜 ovarian artery의 uterine artery로의 혈류공급 여부를 확인한다).

⑥ 시술관련 유의사항

자궁동맥의 색전술 시행 후 환자가 아랫배의 통증을 호소하는 경우가 많으므로 적절한 약제를 사용하여 통증을 조절하여야 한다.

⑦ 합병증

- Uterine necrosis
- Postpuncture hematoma
- Intermittent vaginal discharge(bloody)
- Infection – pyometra, poul odor, high fever
- Transvaginal passage(expulsion) of leiomyomata
- Ovarian failure – transient / permanent amenorrhea
- Postembolization syndrome–pain, mild fever, nausea, vomiting

⑧ 시술 후 관리

- 운동은 1달 후 부터 할 수 있다.
- 부부(성)관계는 2주 동안 자제한다.
- 직장생활은 1주일 후에 복귀 가능하다.
- 호르몬 치료중이라면 중단하고 2주~1달 지난 후에 색전술을 받는다.
- 시술 후 1 개월까지는 외래에서 한두 차례 부작용 발생여부를 확인한다.
- 시술은 아무때나 상관없으나 마지막 생리 후 1~2주 사이에 시행하는 것이 가급적 좋다.

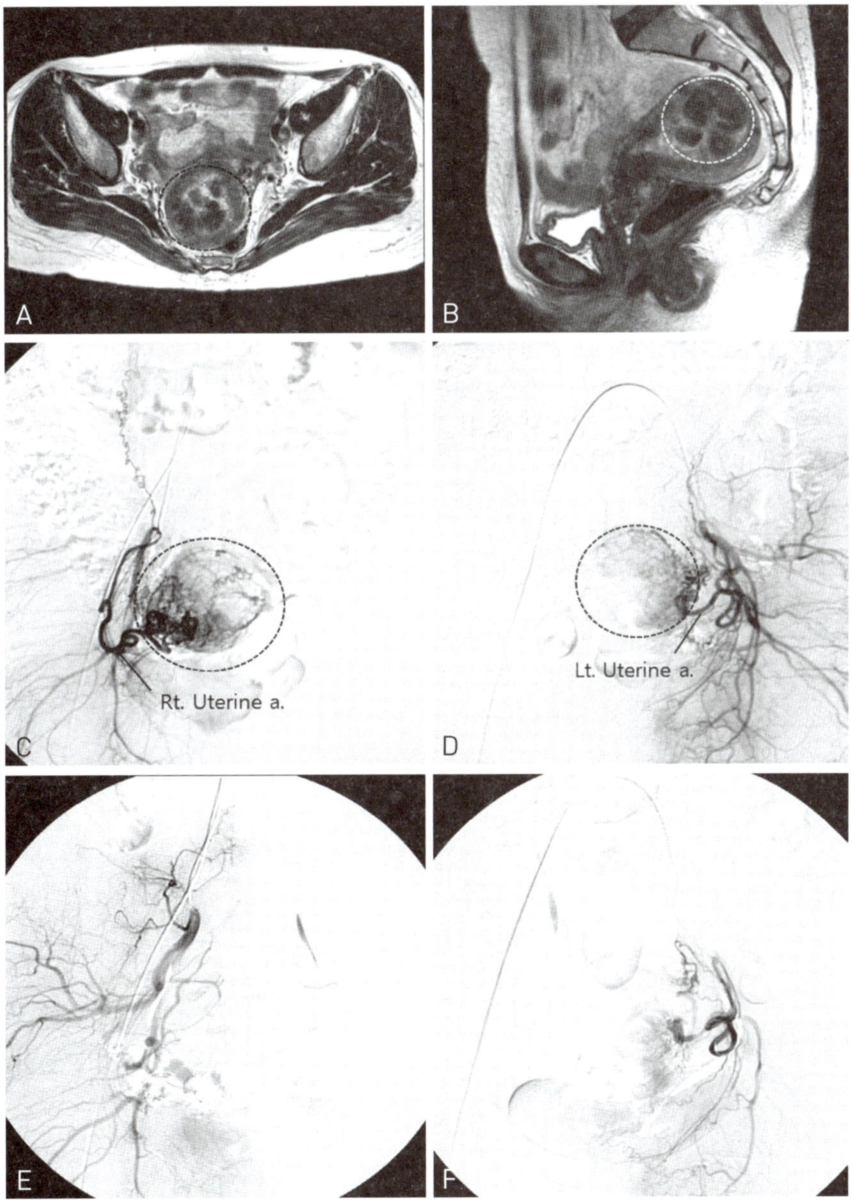

그림 6-3-2 **자궁근종(uterine myoma) 환자의 자궁동맥 색전술(uterine artery embolization)**

A. MR 전후면 영상(점선 원: 자궁근종), B. MR 측면 영상(점선 원: 자궁근종), C., D. 자궁근종의 침착이 보이는 DSA 영상(점선 원: 자궁근종), E., F. 자궁근종이 완전히 색전된 시술 후 DSA 영상

– 시술 3~6 개월 후에 MRI 검사를 통해 단기 추적검사를 시행하며, 단기 추적검사 후에는 1년에 한두 차례 정기검사를 한다.

(2) 분만출혈의 자궁동맥 색전술(embolization for obstetric hemorrhage, postpartum bleeding)

분만출혈(obstetric hemorrhage, postpartum bleeding)은 질분만(vaginal delivery) 또는 제왕절개술(cesarean section) 후 6주 안에 발생하는 출혈로서 3~5 %에서 치명적인 산과적 응급상황(obstetrical emergency)이며, 치료방법의 발전에도 불구하고 아직까지도 5대 모성 사망원인 중 하나이다.

① 적응증

– 자궁외임신 출혈(ectopic pregnancy bleeding)
– 출혈의 위험성이 높은 환자의 수술 전 예방(자궁동정맥 기형, 전치태반이 있는 제왕절개 분만)
– 정상 분만 후 500ml 이상 출혈이 있거나, 제왕절개 후 적어도 1000ml 출혈이 있는 경우
– 입원에서 산욕기까지 적어도 10%의 적혈구용적률(hematocrit) 감소가 있거나 임상적으로 수혈(transfusion)이 요구되는 경우

② 시술 재료

자궁근종의 자궁동맥 색전술의 재료와 동일하다.

③ 시술 과정

1] ~ 9] 자궁근종의 자궁동맥 색전술의 시술과정과 동일하다.
10] 한쪽에서만 bleeding artery가 확인된 경우에도 bleeding arterial embolization을 시행한 후 collateral circulation으로 인한 재출혈(rebleeding)을 방지하기 위하여 반대쪽 uterine artery도 색전한다(Tip: 색전술 후, 다른 출혈 동맥을 발견하였을 경우에도 선택 색전술을 시행한다).
11] 질경(vaginal speculum)을 통한 산부인과적 검사를 시행하여 출혈여부를 확인하고, post angiography와 비교 판단하여 시술을 종료한다.

④ 합병증

– 자궁괴사(uterine necrosis)
– 질샛길 형성(vaginal fistula)
– 방광벽 괴사(bladder wall necrosis)
– External iliac artery의 천공 또는 폐쇄
– 근육통(myalgia), 신경손상(nerve injury)
– 일시적인 난소부전(temporary ovarian failure)
– 색전술 후 증후군: 발열(febricity), 통증(pain), 구역(욕지기, nausea)

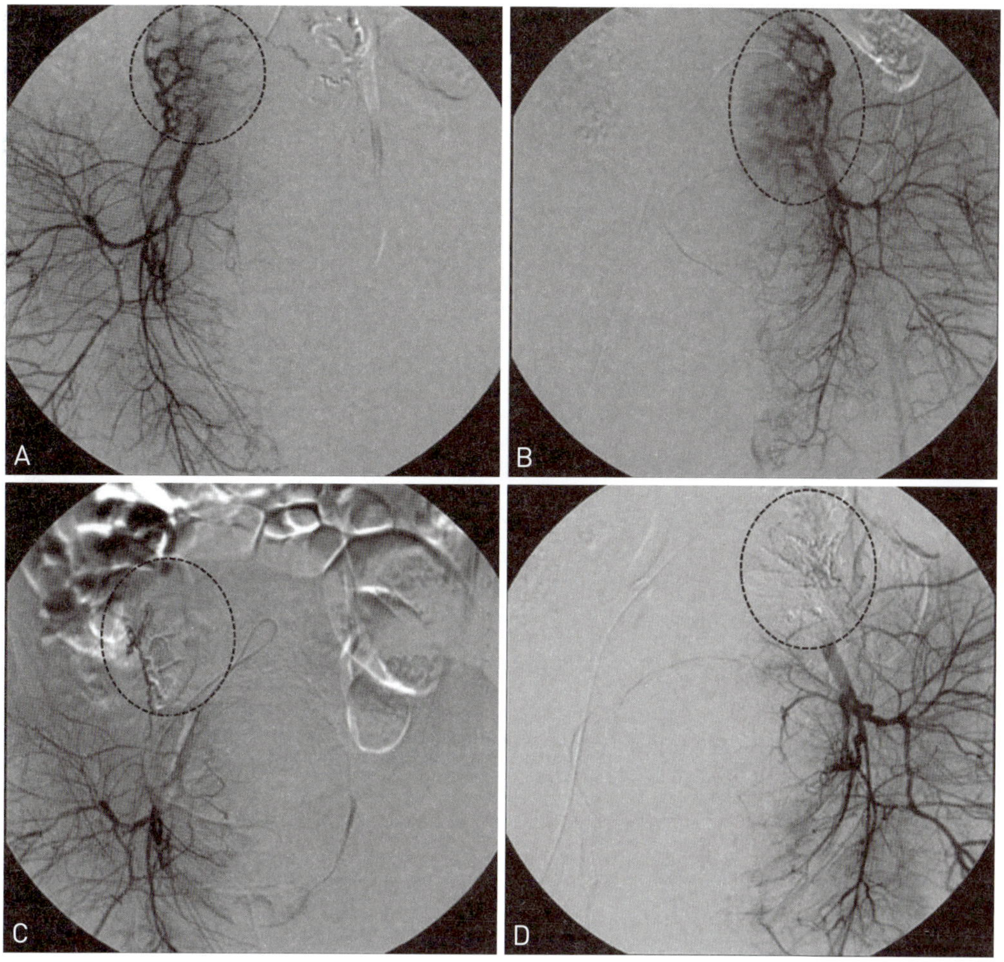

그림 6-3-3 분만 출혈의 자궁동맥 색전술(embolization for obstetric hemorrhage, postpartum bleeding).

시술 전 DSA 영상(A–Rt. view, B–Lt. view), 시술 후 DSA 영상(A–Rt. view, B–Lt. view)

심화 2) 전립선동맥 색전술(prostate artery embolization)

(1) 양성 전립선 비대증의 전립선동맥 색전술(prostate artery embolization for benign prostatic hyperplasia)

자궁동맥색전술과 더불어 남성에게도 전립선 동맥 색전술이 최근 각광을 받고 있어 간단히소개하겠다. 우리나라의 몇몇 병원에서 시술이 진행되고 있어 교과서에 자세히 다루기 보다는 개론으로 소개해본다.

양성 전립선 비대증(benign prostatic hyperplasia; 이하 BPH)은 남성에서 가장 흔한 양성신생물이며, 60대 남성에서 50%, 80대 남성에서 거의 100%에 근접하는 유병률을 보이는 질환이다. 게다가 최근 기대 여명이 증가하면서 양성 전립선 비대증의 발생률은 더 증가할 수밖에 없다.

하부요로증상(lower urinary tract symptoms; 이하 LUTS)은 양성 전립선 비대증으로 인해 불편을 겪게 되는 증상들이며, 잔뇨감(incomplete emptying), 빈뇨(frequency), 간헐뇨(intermittency), 급박뇨(urgency), 세뇨(weak urinary stream), 복압배뇨(straining), 그리고 야간뇨(nocturia)가 있다.

이 증상들은 국제 전립선 증상 점수(international prostate symptom score; 이하 IPSS)를 통해 정량화되는데 그림 6-3-4에 기술되어 있으며, 0~7점은 경도, 8~19점은 중등도, 20~35점은 중증으로 구분하게 된다. 또한, 삶의 질 점수(quality of life; 이하 QoL)는 0(delighted)에서 6(terrible)으로 평가하며, 배뇨증상에 따른 전반적인 만족도를 평가한다. 기존의 치료는 경증 하부요로증상의 경우 일반적으로 경과 관찰과 생활습관 교정을 시도한다. 약제요법은 중등도 하부요로증상이 있는 환자에서 1차적인 치료 방법이며, 알파차단제(α-blocker)와 5 알파 환원효소 억제제(5α-reductase inhibitor)를 주로 사용한다. 알파차단제는 방광출구폐쇄(bladder outlet obstruction)를 초래하는 전립선 평활근 수축을 억제하기 위한 치료이며, 5 알파 환원효소 억제제는 전립선의 크기를 줄여서 양성 전립선 비대증 증상을 호전시키는 것을 목적으로 하는 치료다. 하지만, 기립성저혈압, 어지럼증, 피로감, 역행성 사정, 비충혈 등의 부작용이 동반될 수 있다. 약제치료에 효과가 없는 경우에는 결국 수술적 치료를 고려하게 된다. 수술적 치료는 중등도 이상의 하부요로증상, 급성 요정체(acute urinary retention), 혹은 다른 양성 전립선 비대증 관련 합병증이 있는 경우에 적절한 치료 방법이 될 수 있다. 경요도 전립선 절제술(transurethral resection of the prostate; TURP)은 수술적 치료의 표준치료 방법으로 자리 잡아 왔으며, IPSS가 평균 약 70% 이상 감소할 정도로 효과적이지만, 약 20%의 환자에서 출혈, 성기능장애, 요실금, 희석성 저나트륨혈증과 같은 합병증이 발생할 수 있다. 특히 80~100 g 이상의 큰 전립선인 경우 개복 전립선 적출술(open prostatectomy)을 시행해야 하는데 이는 더 침습적인 수술이다. 최근 20년간 광선택적 전립선 기화술(photoselective vaporization), 경요도 침소술(transurethral needle ablation), 경

국제 전립선 증상 점수표(IPSS)

	전혀 없음	5회 중 1회 이하	2회 중 1회 이하	절반 검토	절반 이상	거의 항상	나의 점수
1. 소변을 본 후 남아 있는 느낌을 얼마나 자주 받았습니까?(잔료)	0	1	2	3	4	5	
2. 2시간 이내에 다시 소변을 보러 가는 경우가 자주 있었습니까?(소변 빈도)	0	1	2	3	4	5	
3. 한 번 소변을 볼 때 소변 줄기가 여러 번 끊어진 경우가 얼마나 자주 있었습니까?(단절성 배뇨)	0	1	2	3	4	5	
4. 소변이 마려울 때 참기 어려운 경우가 얼마나 자주 있었습니까?(급뇨)	0	1	2	3	4	5	
5. 소변 줄기가 약하다고 느낀 경우가 얼마나 자주 있었습니까?(약한 소변줄기)	0	1	2	3	4	5	
6. 소변이 금방 나오지 않아 힘을 주는 경우가 얼마나 자주 있었습니까?(힘주기)	0	1	2	3	4	5	
7. 일반적으로 밤에 소변을 보기 위해 몇 번 일어났습니까?(야간뇨)	0	1	2	3	4	5	
총 IPSS점수	1~7: 경증			8~19: 중등증		20~35: 중증	

국제 전립선 증상 점수표(IPSS): 1~7: 경증, 8~19: 중등도, 20~35: 중증

그림 6-3-4 국제 전립선 증상 점수

요도적 마이크로파 치료(transurethral microwave therapy), 홀뮴 레이저 전립선종 적출술(holmium laser enucleation of prostate; HoLEP)과 같은 최소 침습적 치료들이 각광을 받았다. 이 중에서 레이저 치료는 경요도 전립선 절제술과 비슷한 결과를 보였고, 부작용과 합병증이 적은 것으로 알려졌지만 아직 장기간 효능을 증명할 자료가 부족하다.

전립선동맥 색전술은 원래 전립선 생검 후 혹은 전립선 절제술 후 발생하는 출혈을 지혈하기 위한 목적으로 1970년대부터 시행되어왔다. 2000년에 DeMeritt 등이 전립선동맥 색전술이 양성 전립선 비대증에 대한 치료 효과가 있을 수 있다고 보고한 후, 2008년에 돼지를 대상으로 시행된 전립선동맥색전술 연구 결과에서 전립선의 위축과 성 기능 보존을 확인했고, 2009년에 개를 대상으로 시행된 연구에서도 색전술 후 전립선의 위축을 확인했다. 2010년에 Carnevale 등이 BPH에 의한 급성 요정체가 있었던 두 명의 환자를 전립선동맥색전술로 치료한 효과를 보고한 이래로 최근 몇 년간 전립선동맥 색전술은 양성 전립선 비대증에 의해 발생하는 하부요로증상을 치료하기 위한 방법으로 새롭게 각광받고 있다. 전립선은 전립선동맥으로부터 혈류공급을 받는데, 전립선동맥은 각 골반 측에서 단독 혹은 쌍으로 기시한다. 속엉덩동맥의 앞분지에서 주로 기시하는데, 다양한 기시부에서 기시할 수 있고, 속음부동맥(internal pudendal artery)으로부터 가장 흔하게 기시하며(34.1%), 위방광동맥(superior vesical artery, 20.1%), 볼기/음부줄기(gluteal/pudendal trunk, 17.8%), 폐쇄동맥(obturator artery, 12.6%), 직장분지와의 공통줄기(common trunk with rectal branch, 8.4%), 아래볼기동맥(inferior gluteal artery, 3.7%), 보조내음부동맥(accessory pudendal artery, 1.9%), 위볼기동맥(superior gluteal artery, 1.4%)에서도 기시할 수 있다. 대개 크기가 작고(평균 직경, 1.6 ±0.3 mm) 구불구불한 주행을 보인다.

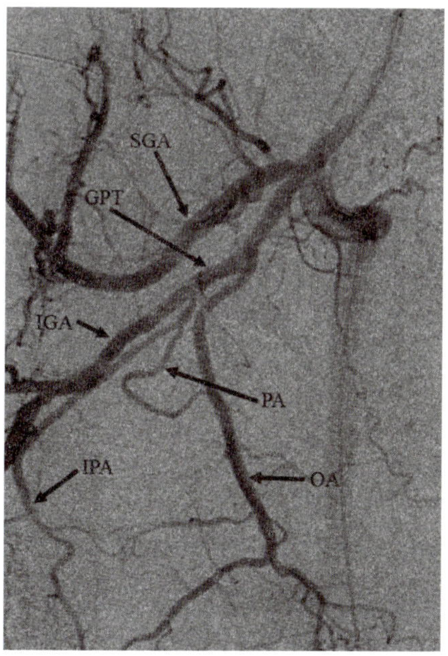

그림 6-3-5 엉덩동맥조영술 앞쪽과 뒤쪽 가지의 동측성 사방향 영상

GPT = gluteal–pudendal trunk, IGA = inferior gluteal artery, IPA = internal pudendal artery, OA = obturator artery, PA = prostatic artery, SGA = superior gluteal artery J Korean Soc Radiol 2019;80(4):656–666 https://doi.org/10.3348/jksr.2019.80.4.656 pISSN 1738–2637 / eISSN 2288–2928

① 전립선동맥 색전술의 기전

전립선동맥을 초선택한 후 색전술을 시행하게 되면 전립선의 넓은 부분에 허혈이 발생하고 비가역적인 허혈성 손상이 일어난다. 결국 허혈성 괴사 혹은 경색을 초래하고 시간이 지나면서 전립선은 위축되어 결과적으로 하부요로증상의 감소를 얻을 수 있다.

② 색전술 대상 환자의 선별 시술 전후 검사

분명 양성 전립선 비대증은 하부요로증상의 가장 흔한 원인이지만, 신경인성 방광이나 방광경부 기능이상 혹은 구축, 괄약근협동장애, 전립선염, 간질성 방광염, 요도협착, 전립선 혹은 방광의 악성신생물 등에 의해 발생하는 하부요로증상인 경우 전립선동맥 색전술이 제대로 된 치료법이 될 수 없으므로 환자의 선택과 시술 전 계획에 신중해야 한다.

직장수지검사는 기본적인 검사로 전립선의 크기, 악성 가능성 시사를 평가하는 데 도움을 줄 수 있다. 증상과 질환의 중증도 평가를 위해 IPSS, 국제발기기능측정기준(international index of erectile function; IIEF), 그리고 QoL을 사용한다. 요역동학검사(urodynamic study)는 요류(uroflow)와 요배출(bladder emptying)을 객관적으로 평가할 수 있기 때문에 권고하는 검사이며, Qmax 값이 초당 12 mL 미만이거나 PVR 측정치가 200 mL 이상인 경우 요로폐쇄를 시사하는소견이다. 전립선 특이항원(prostate specific antigen; 이하 PSA) 검사는 전립선 크기와 상관관계를 보이는 좋은 지표이며, 질환의 경과를 예측하는 데 도움을 줄 수 있다.

③ 시술 전후 검사

시술 전 영상검사로 경직장 초음파검사, CT 혈관조영술, 그리고 MRI가 시행될 수 있는데, 이를 통해 전립선비대증과 동반된 악성종양 평가뿐만 아니라 전립선과 전립선 동맥에 대한해부학에 대해 이해할 수 있다. 특히 CT 혈관조영술은 시술 전 색전 계획을 세우고 골반혹은 전립선동맥 혈관해부학이 색전술에 적합하지 않거나 동맥경화증이 너무 심해서 색전술시행이 어려운 환자들을 시술 대상에서 제외하는데 사용할 수 있다. 경직장 초음파 검사는시술 전후 전립선 부피 감소 여부를 평가하는데 유용하다. 현재 환자의 선택에 있어서 적격 혹은 부적격 기준에 대한 공식적으로 확립된 가이드라인은 없지만, 기관과 연구자들에 따라 상기 검사들을 탄력적으로 적용하고 있다. 하지만, 리스본 그룹의 연구자들에 의한 환자 선택 기준을 살펴보면, 40세 이상의 환자를 대상으로 하며, 전립선 부피가 30 mL 이상 측정되어야 한다. 중등도 혹은 중증의 하부요로증상(IPSS 점수 18 초과 혹은 QoL 3 초과), 혹은 급성 요정체와 동반된 전립선 비대증으로 진단된 환자로, 6개월 이상의 약물치료에도 불구하고 만족스러운 반응이 없어야 한다. 악성 전립선 종양 환자인 경우(PSA 4 ng/mL 이상으로 측정되어 생검 시행 후 악성 진단)나 혈관 해부학이 전립선동맥 색전술 수행에 알맞지 않은 경우에는 시술 대상에서 제외하고, 만성 신부전, 요도협착, 큰 방광결석, 요로 감염 역시 시술 대상에서 제외한다.

④ 시술 과정

1] 시술 2주일 전에 양성 전립선 비대증 관련 약물치료를 중단하고 시술 전 전처치로 항생제와 비스테로이드성 항염증제(NSAIDs), 위산분비억제제(proton pump inhibitor) 투약을 시행한다.

2] 전립선의 위치와 주변 구조에 대한 개념을 얻기 위해 시술 전 폴리카테터(foley catheter) 삽입이 도움이 될 수 있다.

3] 국소마취하에 시술을 진행하며, 보통 우측 총대퇴동맥을 통해 시술이 이루어진다. 최근에는 좌측 노동맥을 통해서도 안전하게 prostatic artery embolization 시술이 시행되고 있다.

4] 골반혈관조영술(pelvic angiography)을 시행해서 장골동맥의 해부학적 구조와 죽상동맥경화증여부, 정도를 평가한다.

5] 5 Fr 카테터를 일측 내장골동맥(internal iliac artery) 근위부까지 진입시킨 후, 내장골동맥조영술을 시행하여 전립선으로 가는 동맥공급에 대해 더 자세히 평가할 수 있다(전립선으로 가는 동맥평가에 가장 좋은 영상은 동측 경사영상(ipsilateral oblique view, 35°이며, 이때 다리 머리측경사(caudocranial angulation, 10°)를 추가해서 혈관조영술을 시행하는것이 도움이 된다.).

6] 전립선동맥을 확인한 후, 로드맵 영상을 얻어서 미세카테터(2.4 Fr 이하)와 미세유도철사(0.014 혹은 0.016 inch)를 사용하여 전립선동맥을 초선택(super selection)한다.

7] 전후영상과 동측 경사영상에서 수동(manual) 혈관조영술을 시행하여 전립선동맥 내에서의 미세카테터 위치와 전립선의 혈관분포, 전립선 실질 염색(parenchymal staining)을 확인한다(추가로 콘빔(cone−beam) CT를 시행하면 전립선동맥 해부학에 대해 정확히 확인할 수 있기 때문에 원치 않는 부위 색전(non−target embolization)을 줄일 수 있다.).

8] 색전물질은 microsphere(300∼500 μm) 혹은 폴리비닐알코올(polyvinyl alcohol; 이하 PVA) 입자(80∼180 μm, 180∼300 μm)를 사용하며, 각각 전립선 부피를 줄이고 LUTS 증상을 완화시키는데 효과적이다. 하지만 아직까지는 전립선동맥 색전술에 사용되는 색전물질의 알맞은 크기와 색전물질 종류에 대해서 완전한 의견일치가 이루어지지 않은 상태이며, 이에 대해서는 더 많은 연구가 필요하다.

전립선동맥은 그 크기가 매우 가늘기 때문에(1∼2 mm) 매우 천천히 색전물질을 주입하는 것이원치 않는 근위부 부위 색전을 피할 수 있기 때문에 중요하다. 색전물질 주입 전에 전립선동맥과골반동맥분지(직장동맥, 음경동맥, 방광동맥 등) 사이에 교통이 있는 것을 발견했다면 더 큰 색전물질을 사용하거나 코일을 사용하여 이 연결을 막음으로써 원치 않는 부위색전을 예방할 수 있으므로 더 안전한 시술을 기대할 수 있다.

9] 색전 종료는 완전한(complete) 혹은 거의 완전한(near complete) 혈류 정체를 얻은 시점에서 종료한다.

10] 색전술 후 혈관조영술을 시행하여 색전이 제대로 이루어졌는지 확인하며, 반대측 전립선동맥 역시 마찬가지 방법으로 색전술을 시행한다.

⑤ 전립선동맥 색전술의 효과

증상이 있는 양성 전립선 비대증 환자를 대상으로 전립선동맥 색전술을 시행한 결과 보고에서 IPSS(48%), QoL(2.6점), Qmax(38%)이 모두 호전되었고 전립선 부피(18∼40%)와 PSA(30%) 역시 감소되었다고 보고된다. 하부요로증상의 호전 혹은 방광카테터의 제거를 의미하는 임상적 성공률은 72∼95%에 이를 정도로 좋은 결과를 보인다.

⑥ 합병증과 한계

시술 후 합병증은 보통 경한 편으로 회음부 통증, 치골 후부통증, 요도통과 같은 증상이 나타날 수 있지만 비스테로이드성 항염증제로 통증은 호전될 수 있다. 일시적으로 빈뇨, 배뇨곤란, 혈뇨, 혈정액증, 설사와 같은 증상이 발생할 수도 있다.

주요 합병증은 매우 드문데, 전립선 동맥 공급은 주변 골반장기, 특히 방광 및 직장 동맥과문합 및 결순환을 보이는 경우가 있으며, 원치 않는 부위 색전에 의한 합병증이 발생할 소지가 있다.

전립선동맥 색전술은 주로 고령 환자에게 이루어지기 때문에 죽상동맥경화증이 흔히 동반되며, 이로 인해 드물지만 시술과정에서 하지동맥에 혈전색전증이 발생할 수 있다.

전립선동맥 색전술이 성공적으로 시행되었다고 해도 모든 환자에서 의미 있는 임상증상 호전을기대할 수 있는 것은 아니며, 약 25% 정도의 환자에서는 IPSS 감소나 Qmax의 호전이 없을 수 있다.

전립선동맥 색전술: 증상이 있는 양성 전립선 비대증 치료

- Jin Ho Hwang, MD , Sang Woo Park, MD*
- Department of Radiology, Konkuk University School of Medicine, Seoul, Korea

3) 팔·다리 혈관성형술(상·하지 혈관성형술, lower and upper extremity PTA)

현재 임상에서 많이 시행되는 인터벤션의 하나인 경피경간혈관성형술(percutanneous transluminal angioplasty)는 1964년 Dotter에 의해 개발되었다. 10년 후에 Gruntzing가 이중관카테터를 개발하면서 풍선카테터 balloon cather의 제작이 가능해졌다. 현재 대동맥 및 엉덩동맥질환에서 PTA와 스텐트 설치술은 우회로조성술 bypass operation 보다 치료 결과가 좋다.

스텐트는 자가팽창형 스텐트 self expandable stent와 풍선팽창형 스텐트 balloon expandable stent로 구별되며, 복부엉덩동맥 죽상동맥 경화증(aortoiliac artheroscletic disease)의 치료에 중대한 역할을 하고 있다. 또한 PTA나 스텐트 설치술을 혈전용해술(thrombolysis)과 같이 시행하여 과거에는 치료하기 어려웠던 병변을 치료할 수 있으며, 내막밑혈관재소통술(subintimal revascularization)과 기계적 혈전제거장치(mechanical thrombectomy device)가 개발됨에 따라 말초동맥폐쇄질환(peripheral arterial occlusive disease: PAOD)을 치료 할 수 있게 되었다. 최근 말초혈관질환에 대하여 약물방출 풍선과 스텐트(drug eluting balloon과 stent)가 삽입이 되고 있다.

상 · 하지 혈관성형술의 초기에는 iliac artery, iliac vein이나 femoral artery, femoral vein 등의 협착증 치료에 많은 시술이 이루어졌고, 치료효과와 합병증의 위험도가

높아 임상에서는 제한적으로 시술하였다.

사지의 혈관 협착증(vascular stenosis)의 치료는 일차적으로 외과적 수술(bypass surgery)을 우선적으로 시행하였으나 일부 환자의 경우에는 사지 절단(amputation)에 의한 정신적, 신체적 고통, 일상생활의 삶의 질이 급격히 낮아지는 문제들이 제시되었다. 이러한 bypass surgery의 단점과 문제점을 해결하고자 balloon catheter를 이용한 비침습적 혈관 확장술(non invasive angioplasty)이 시행되었고, PTA는 높은 재개통률과 재시술이 가능하다는 장점으로 중증하지 허혈(critical limb ischemia: CLI) 환자

에서는 수술보다는 우선하는 일차적인 시술로서 자리를 잡아가고 있다. 최근에는 만성 다리허혈질환(chronic lower extremity ischemia) 환자의 협착 및 폐쇄혈관질환(vasoocclusion)도 1.5~3 mm정도의 가는 balloon catheter를 이용한 PTA를 시행할 수 있게 되었다.

PTA는 혈관 협착 또는 폐색 시에 시행되는 시술법으로, 혈관벽에 인위적인 손상을 가하여 경화성 병변(sclerosing disease)에서 용혈판(hemolytic plaque), 혈전(thrombus)과 섬유판(fibrous plaque)을 분리 및 파괴시키고, 혈관벽 내층의 균열과 내피(endothelium)의 dissection를 유발시킨다. 혈관벽 중층(media)에서는 내층(intima)으로부터 부분적으로 분리가 되고, 외층(adventitia)은 탄력성 수축(elastic recoil) 이상으로 확장이 되면서 injury를 주게 된다. 이러한 손상을 이용하여 혈관의 재개통을 만들어내는데, 크기가 작은 말초동맥(peripheral artery)들은 동맥연축(arterial spasm)이 발생하기 쉬우므로 catheter나 guide wire를 정교하게 조작해야 하며 진경제(antispasmodic)를 사용해야 한다.

PTA를 시술할 때 사용하는 balloon catheter는 병변의 주요 성분이 석회화 calcification된 경우와 죽상동맥경화증 atherosclerosis의 경우에 따라 선택적으로 사용하며, guide wire를 따라 병변의 심한 마찰을 견뎌내고 혈관을 통과할 수 있도록 충분한 강직도(stiffness)와 우수한 추적성(traceability)이 있어야 한다. 대부분의 guide wire는 over the wire system을 사용하지만 말초혈관(peripheral vascular)의 경우 추적성을 크게 요구되지 않는 국소 병변에는 monorail system을 사용하기도 한다(제 3장 신경계 인터벤션 참고).

PTA는 병변에 쉽게 접근할 수 있어야 하며, 병변이 굵은 혈관의 중간에 집중되어 있을수록, partial obstruction이고, 협착부위가 짧고 굴곡이 적을수록, 석회화가 적을수록, 혈전이 동반되지 않은 경우에 가장 이상적으로 시행되며 결과가 좋다. 혈관의 complete stenosis나 병변 부위가 10 cm 이상의 긴 협착의 경우 과거에는 시술 성공률이 상당히 낮게 보고되었다. 최근에는 병변의 근위부에서 유도철사를 내막밑공간(subintimal space)으로 진입시켜 의도적인 내막밑박리(subintimal dissection)를 일으키며 진행하고, 병변의 원위부에서 다시 내강 내로 나오도록 한 후 balloon dilatation을 시행하여 새로운 내강을 만들어 재개통 시키는 방법으로 시술 성공률이 높아졌다. 이 방법을 내막 밑 혈관성형술(subintimal angioplasty)이라 하며, 전통적인 혈관 내 혈관성형술(transluminal angioplasty)이 어려운 만성질환, 긴 병변부위, 폐색된 혈관 내에서 시행이 가능하다.

Ballon catheter의 새로운 형태로 balloon 부위에 칼날을 부착한 형태의 Cutting balloon은 coronary artery의 석회화 병변이나 stent의 재협착(restenosis)을 치료하기 위하여 개발되었다. 일반 balloon catheter로 협착부위가 재개통이 되지 않을 경우, 풍선에 붙어 있는 칼날을 이용하여 혈관벽의 내막(intima)을 의도적으로 여러 군데 외상을 만들어 풍선이 원하는 크기만큼 균일하게 팽창되게 한다. Cutting balloon을 사용할 때는 정확한 혈관의 지름을 계산해야 하며, indeflator를 이용하여 풍선을 팽창(inflation) 및 수축(deflation)할 때는 천천히 조작을 해야 하고, 절대로 과팽창(over inflation)을 해서는 안된다.

(1) 팔 · 다리 혈관성형술의 적응증

- 혈관 협착(stenosis): 직경 50% 이상, 면적 75% 이상, 압력 차이가 협착 전후로 10 mmHg 이상 차이날 때

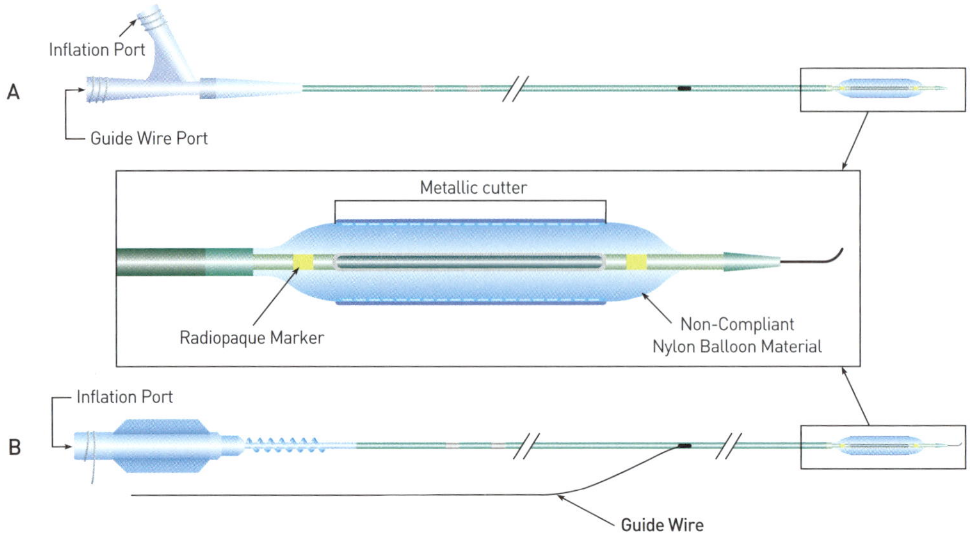

그림 6-3-6 Cutting balloon catheter의 구조

Guide wire를 따라 혈관에 삽입되는 방식에 따라 Over the wire type(A)과 Monorail type(B)으로 나눌 수 있으며, 풍선의 겉은 금속 칼날이 부착되어있다(굴곡 사각형).

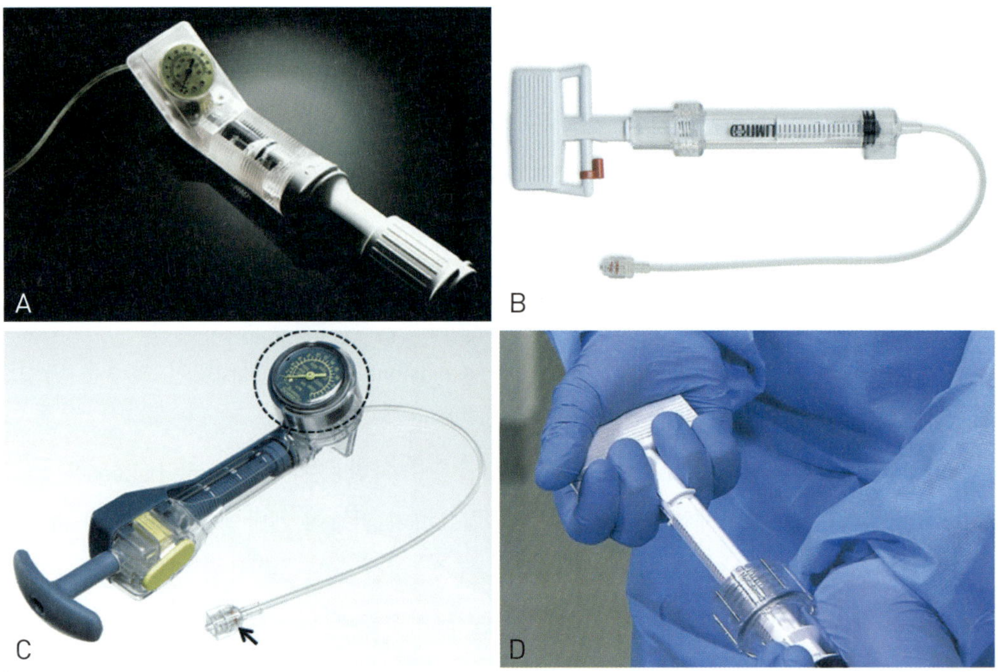

그림 6-3-7 다양한 형태의 Balloon Indeflator

A., B., C. Balloon Indeflator의 끝(화살표)과 catheter의 끝을 연결하여 사용하며, 풍선 확장 시 풍선 내부의 압력을 시술자가 확인하며 시술을 진행할 수 있다(점선 원). D. Balloon Indeflator을 사용하는 모습.

- 혈관폐색(occlusion)
- 스텐트내의 재협착(instent restenosis)

(2) 팔 · 다리 혈관성형술의 시술기구 및 진료재료

기본적인 혈관조영 검사 기구가 사용되며, 제1장-3. 시술 재료와 기구를 참고한다.

- Cutting Balloon Catheter
- Indeflator

(3) 팔 · 다리 혈관성형술의 시술 과정

1] 혈관조영 검사 및 시술에 대한 동의서를 확인하고 환자에게 검사 및 시술에 대하여 설명을 한다.

2] 환자를 검사대에 supine position으로 양팔을 곧게 펴고 손바닥은 천장을 보게 한다.

3] Femoral artery를 seldinger needle를 이용하여 천자하고 sheath로 고정을 한다. 이때 PTA가 시행될 부위에 따라 또는 femoral artery로 접근이 어려울 경우에는 brachial artery에 천자하기도 한다.

4] 혈관조영술을 시행하여 혈관의 협착 부위를 확인하고, vessel sizing wire를 이용하거나 장비의 소프트웨어를 이용하여 stenosis 부위의 혈관 직경(diameter)과 길이(length)를 측정한다.

5] 혈관의 직경보다 10~15% 큰 직경의 balloon catheter를 선택하여 풍선확장술을 시행한다.

6] 30~90sec. 범위에서 풍선확장(ballooning)을 시행하며, 협착부위에서 balloon catheter가 밀려 움직이지 않도록 주의한다.

7] 풍선확장술이 끝난 후 혈관조영검사를 시행하여 혈류의 흐름을 확인한다.

(4) 팔 · 다리 혈관성형술 관련 합병증

① 혈관의 천자 부위에 발생하는 합병증

- 혈종(hematoma)
- 가성동맥류(pseudoaneurysm)
- 동정맥자루(arteriovenous aneurysm)

② 풍선확장술을 시행한 부위에 발생하는 합병증

- 혈관박리(intimal dissection) 및 혈관박리에 의한 폐쇄
- 경련(spasm) 및 혈관 파열(vascular rupture)
- 원위부 혈관 색전(distal embolism): 폐쇄된 혈관의 풍선확장술시에 발생.
  발생율은 약 1~5%
- 혈관벽 재협착(vascular wall recoil)
- 장기적으로 혈관 내벽의 내막증식(intimal hyperplasia)

(5) 온엉덩동맥 피부경유혈관경유혈관성형술(총장골동맥 경피경관혈관성형술, PTA for the common iliac artery)

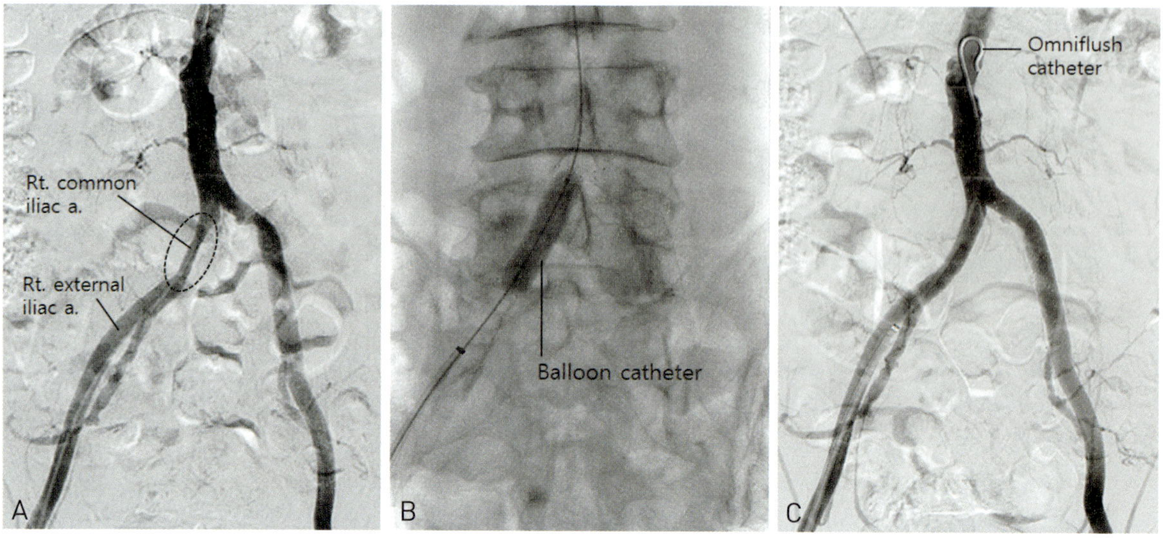

그림 6-3-8 온엉덩동맥 피부경유혈관경유혈관성형술

A. 평소 claudication 증세로 입원한 환자로서 8F. sheath를 고정하고 Omniflush catheter(화살표)를 이용하여 혈관조영검사를 실시한 영상– Rt. common iliac artery 의 75% 이상 stenosis 소견이 관찰됨(점선 원). B. 직경– 10mm X 길이– 40mm의 balloon catheter를 이용하여 협착된 혈관 부위에 PTA를 시행하는 모습. C. PTA를 시행 후, post angiography를 실시하여 Rt. common iliac artery의 patency를 확인.

심화 (6) Cutting balloon catheter를 이용한 피부경유혈관경유혈관성형술(PTA using cutting balloon catheter)

관상동맥 스텐트 내부에 발생한 내막증식 intima hyperplasia로 인한 recurrent stenosis를 치료하 위해 제작된 cutting balloon은 풍선 외벽에 4개의 longitudinal microsurgical blade가 장착되어 있다. 이 blade는 풍선팽창 시 intimal hyperplasia의 섬유성탄성조직의 지속성 fibroelastic continuity을 단절시켜 탄성반동elastic recoil을 방지하고, 고식적 PTA에 반응하지 않는 단단한 협착 rigid stenosis에 유용하다.

microsurgical blade가 신생내막의 파괴 neointimal disruption를 일으키고 wall tension을 고식적 PTA보다 줄여 줌으로서 intimal trauma를 최소화 한다.

길이 3cm 미만의 femoropopliteal lesion에 대해 cutting balloon angioplasty와 balloon angioplsty를 비교한 연구에서 1년과 2년 개통률 모두 cutting balloon angioplasty가 유용하다는 연구결과를 보인다.

심화 (7) 내막밑혈관성형술(subintimal percutaneous transluminal angioplasty)

PTA는 병변에 쉽게 접근할 수 있어야 하며, 병변이 굵은 혈관의 중간에 집중되어 있을수록, 부분적인 폐색 partial obstruction이고, 협착부위가 짧고 굴곡이 적을수록, 석회화가 적을수록,혈전이 동반되지 않은 경우에 가장 이상적으로 시행되며 결과가 좋다. 혈관의 complete stenosis나 병변 부위가 10 cm 이상의 긴 협착의 경우 과거에는 시술 성공률이 상당히 낮게 보고되었다.

최근에는 병변의 근위부에서 유도철사를 내막밑공간(subintimal space)으로 진입시켜 의도적인 내막밑 박리(subintimal dissection)를 일으키며 진행하고, 병변의 원위부에서 다시 내강 내로 나오도록 한 후

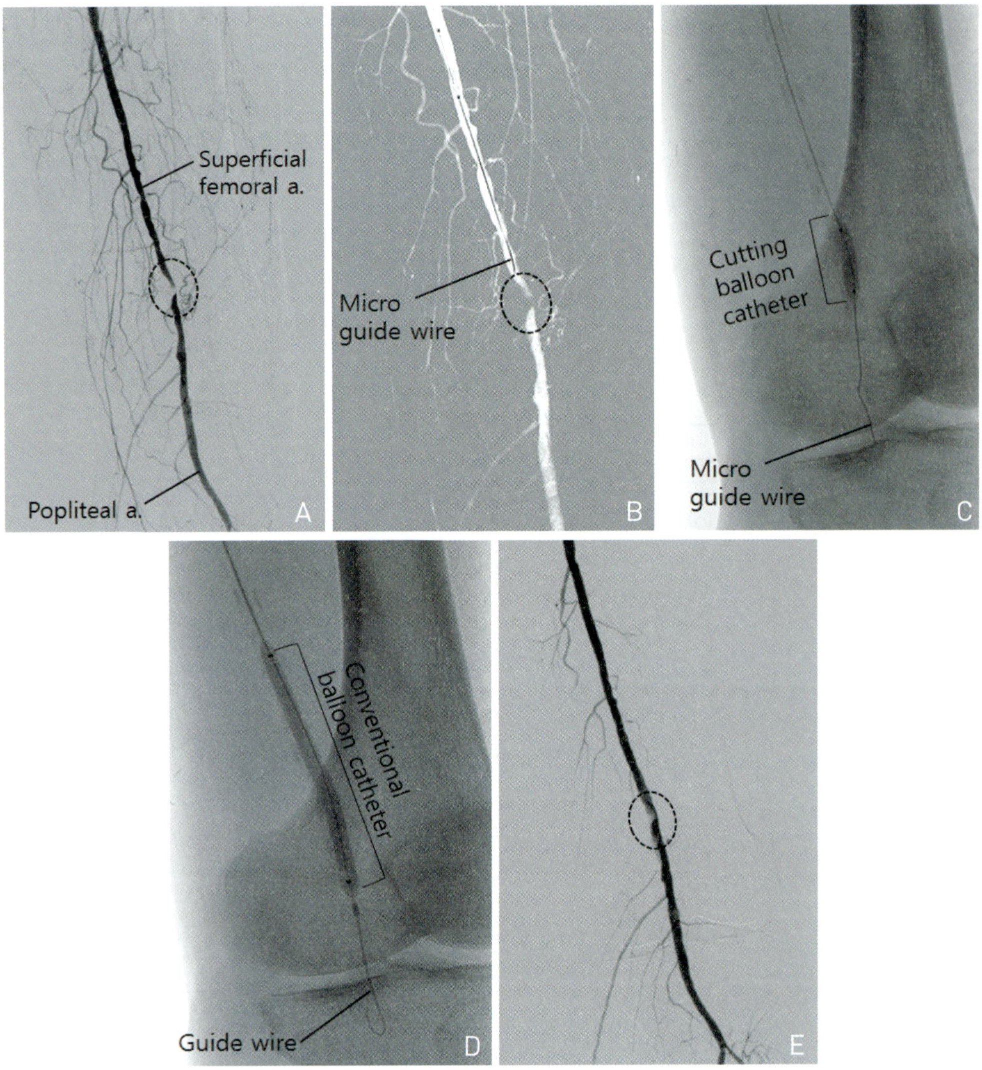

그림 6-3-9 Cutting balloon catheter를 이용한 피부경유혈관경유혈관성형술.

A. Superficial femoral artery의 DSA 영상–superficial femoral artery. 하방에서 stenosis 소견을 보임(점선 원). B. Road mapping method를 이용하여 stenosis된 혈관을 micro guide wire를 이용하여 통과시키는 영상. C. Micro guide wire 통과 후 cutting balloon catheter 이용하여 PTA를 시행하는 영상 D. Convenional balloon catheter(일반 PTA balloon catheter)를 이용하여 PTA를 시행하는 영상 E. PTA를 시행 후, post angiography를 실시하여 시술 전 stenosis 부위의 patency를 확인(약 95% 확장됨).

balloon dilatation을 시행하여 새로운 내강을 만들어 재개통시키는 방법으로 시술 성공률이 높아졌다. 이 방법을 내막밑혈관성형술(subintimal angioplasty)이라 하며, 전통적인 혈관내혈관성형술(transluminal angioplasty)이 어려운 만성질환, 긴 병변부위, 폐색된 혈관 내에서 시행이 가능하다.

만성 폐쇄의 81~95%는 친수성 유도철사(hydrophilic guide wire)로 재소통시킬 수 있다. 내막밑혈관재개통(subintimal recanalization)에는 친수성 유도철사와 hockey stick catheter를 이용한다. 친수성 유도철사가 subintima에 들어가면 U모양이 되고, 때로는 나선 경로를 보인다. 이때 조영제를 투여하면 초승달(crescent) 모양으로 조영제가 집적된다.

subintima space에서 진강(true lumen)으로 유도철사가 쉽게 들어올 수 있으나, 그렇지 못한 경우에는 특수 제작된 바늘을 이용하여 true lumen으로 돌아 올 수 있다. 유도철사는 통과하였으나 저항이 심

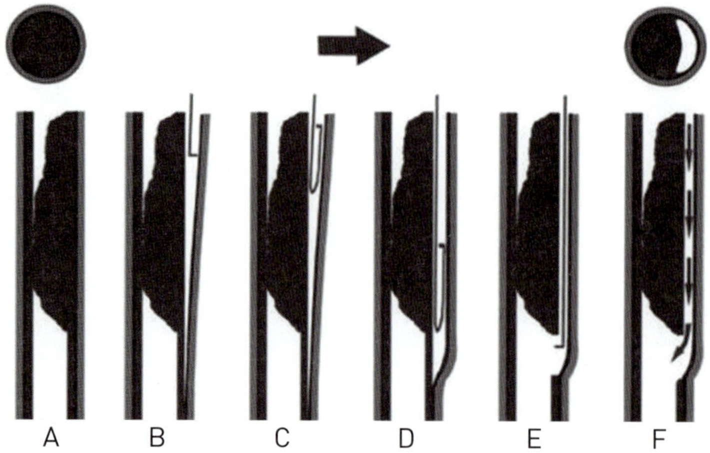

그림 6-3-10 내막하 혈관성형술 절차의 개략도.

A. 내강(진회색), 내부 탄성 판(검정) 및 중막(회색)에 폐색된 죽상 경화성 플라크가 있는 동맥. B부터 D까지. Angled 가이드와이어가 내막하 공간(B)에 도입되고 카테터 팁을 아래쪽으로 이동(C)하여 U자형 루프를 형성하도록 유도하여 내막하 트랙(D)의 확장을 하며 원위부로 진행한다. E. 폐색의 원위부 동맥 내강의 재진입. F. 혈액이 내막하 새로운 내강을 통해 폐색된 동맥을 우회하여 흐른다.

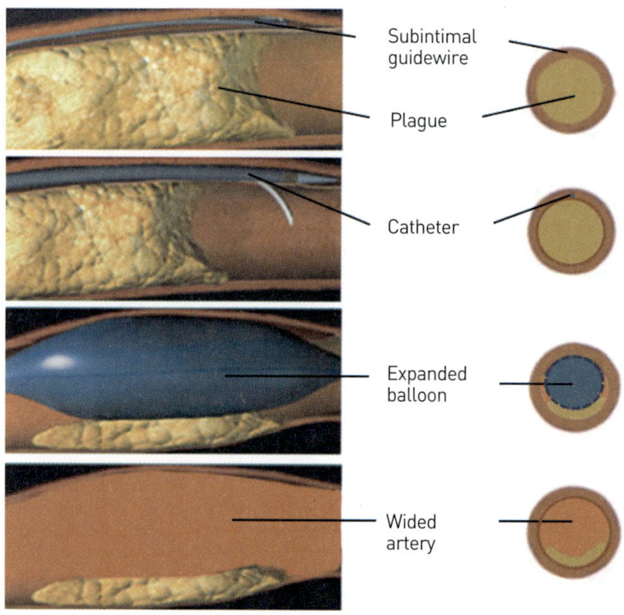

그림 6-3-11 내막하 혈관성형술(subintimal percutaneous transluminal angioplasty)

Circ Cardiovasc Interv is available at http://circinterventions.ahajournals.org DOI: 10.1161/CIRCINTERVENTIONS.111.967026

해 카테터나 시술용 기구가 통과하지 못할때는 올가미(snare)로 유도 철사를 잡아 반대측 넙다리동맥 천자부위로 통과시켜 앞방향(antegrade) 및 역방향(retrograde)으로 같이 시술하는 'through and throuth technique'을 사용하기도 한다.

내막하 유도철사 통과는 진강으로 재진입하기가 어렵고, 혈관박리로 인해 곁순환 혈류가 손상될 가능성이 있어 처음부터 사용하기보다는 intraluminal guide wire passage가 여의치 않을 때 시도하는 것이 일반적이다.

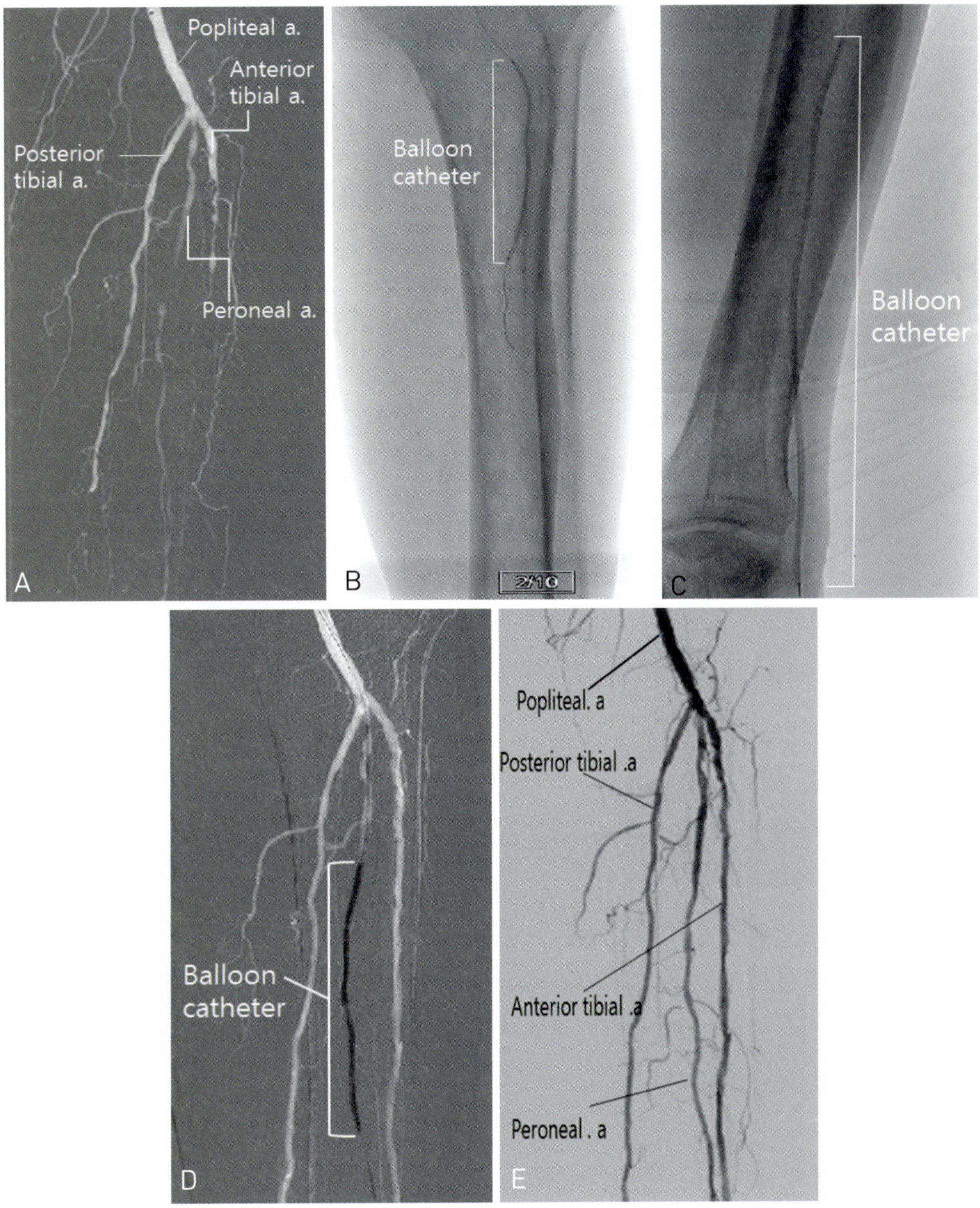

그림 6-3-12 내막밑 혈관성형술(subintimal percutaneous transluminal angioplasty)

A. Popliteal artery 이하 동맥의 road mapping image – anterior tibial artery와 peroneal artery에서 긴 길이의 협착 소견을 보임. B. Peroneal artery의 subintimal PTA 시술 영상. C. Anterior tibial artery 의 subintimal PTA 시술의 road mapping image. D. Road mapping method를 이용한 peroneal artery의 subintimal PTA 시술 영상. E. Subintimal PTA를 시행 후, post DSA 영상– 시술 전 anterior tibial artery와 peroneal artery의 stenosis 부위의 recovered patency를 확인

심화 (8) 슬와동맥 아래 인터벤션(infrapopliteal artery intervention)

과거에는 슬와동맥아래(infrapopliteal artery)의 인터벤션 시술은 다른 부위에 비교하여 상대적으로 치료효과가 낮고 합병증의 위험도가 높은 관계로 시술을 제한적으로 실시하였다. 2000년대 이후로 balloon catheter의 크기와 guide wire의 굵기가 가늘어 지면서 부드럽고 조작이 용이한 제품들이 개발되면서 슬와동맥 아래의 혈관 협착 질환을 치료하기 위한 인터벤션 시술도 활발하게 시행되고 있다. 특히

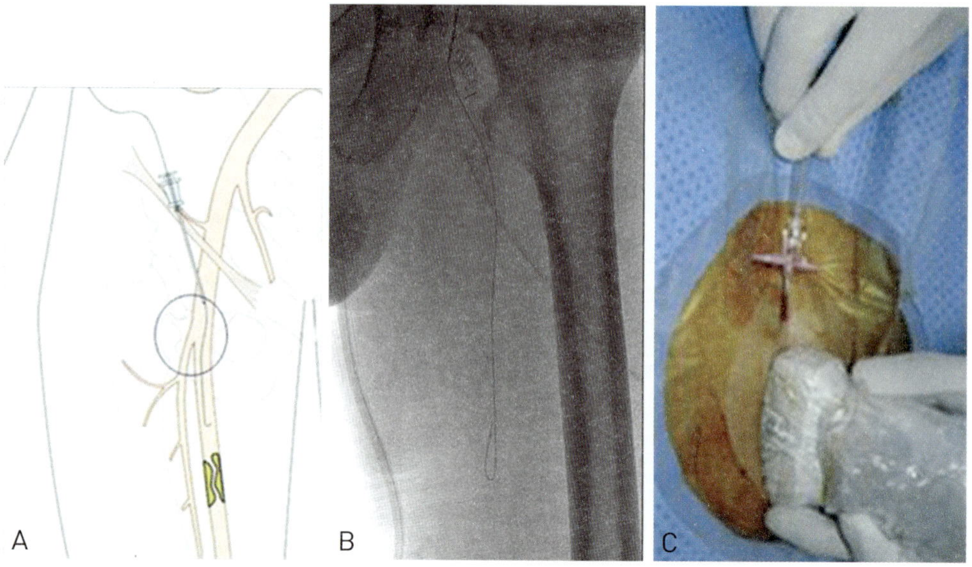

그림 6-3-13 앞방향 천자법(antegrade puncture method).

A. antegrade puncture method 의 모식도. B. antegrade puncture method를 이용하여 천자후 guide wire를 삽입하는 영상. C. 초음파를 이용한 antegrade puncture method 진행 영상.

마이크로 카테터와 wire, support 카테터, 마이크로 balloon등 시술재료의 눈부신 개발로 직경 1.5mm, 길이 20cm이상까지 말초혈관을 초 선택적으로 병변을 치료함으로써 하지 개통술 자체가 하지보존술(limb salvage)의 중요한 시술로 자리잡게 되었다.

Popliteal artery 아래의 동맥에 인터벤션 시술을 시행하기 위해서는 병소의 위치, 모양 길이 등을 확인하여 천자 방향을 선택해야 한다. catheter와 guide wire의 조작이 용이하게 하기 위하여 다른 시술의 동맥 천자와 다르게 천자부위를 시술부위의 같은 쪽의 앞방향으로(antegrade punture) 접근하는 방법을 시행하고 있다.

Infrapopliteal PTA의 가장 널리 인정되는 적응증은 임계하지허혈(critical limb ischemia: CLI)이다. CLI환자의 증상은 족부의 궤양(ulcer), 괴저(gangrene), 혹은 2주 이상 지속되는 휴식기 동통(resting pain)등이며, fontaine stage로는 3,4에 해당하고 rutherfold classfication으로는 category 4, 5, 6에 해당한다.

참고

Fontaine stages

- Stage Ⅰ: 무증상
- Stage Ⅱ a: 200미터 이상 걸은 후 절뚝거림
- Stage Ⅱ b: 200미터 이하의 거리를 걸은 후 절뚝거림
- Stage Ⅲ: 허혈 휴식 통증
- Stage Ⅳ: 궤양 또는 조직 손실(괴저)

Rutherford categories

- Grade 0, Category 0: asymptomatic:무증상
- Grade I, Category 1: mild claudication:약한 절뚝거림
- Grade I, Category 2: moderate claudication:중등도 절뚝거림
- Grade I, Category 3: severe claudication:심한 절뚝거림
- Grade II, Category 4: ischaemia rest pain:허혈 휴식 통증
- Grade III, Category 5: minor tissue loss: 경미한 조직 손실
- Grade IV, Category 6: major tissue loss: 주요 조직 손실

대부분의 환자들에게서 얕은넙다리동맥(superficial femoral artery: SFA)에서 발동맥궁(pedal arch)까지 여러분절에 다발성 협착(stenosis) 및 폐쇄(occlusion)가 있으나, 하지 인터벤션 전체 환자 중 25% 정도는 오금하동맥에 병변이 국한되어 있다.

특히, 당뇨병을 가진 환자에서는 오금밑동맥에 국한된 병변이 많으며, 침범하는 동맥이 길고 굵기가 가는 혈관이라 대부분 병변이 협착보다는 긴 폐쇄성 병변이다.

전통적인 치료방법은 수술적 재소통술(surgical recanalization)과 절단술(amputation)이며 우회술(by-pass surgery)이 성공적으로 시행된 경우는 하지 절단에 비하여 삶의 질이 높음은 물로 장기생존율(long term survival)도 상대적으로 높다. 따라서 하지 절단에 앞서 최대한 말초 부위의 혈액순환을 회복시키도록 노력해야 하며, 이에 다른 시술보다 상대적 위험도가 낮은 PTA의 중요도가 높아지고 있다.

또한 전신마취를 하지않고 1~2시간 정도로 수술적 치료에 비하여 평균시술시간이 짧으며, 재원기간도 짧다. 시술 후 재발하는 재협착에 대하여 수술적 치료와 달리 쉽게 재시술이 가능하여 이러한 이유로 많은 혈관센터에서 CLI 환자의 일차적인 치료방법으로 PTA를 사용하며, PTA에 실패한 환자에 대하여 수술적 치료를 하고 있다.

슬와동맥 시술 시 가장 중요한 단계는 유도철사가 병변 부위를 통과하는 과정인데, 병변이 단순 협착성이거나 폐쇄 길이가 짧으면 비교적 시술이 용이하다.

유도철사를 선택할 때 가장 중요한 요소는 혈관의 상태이다. 유도철사의 선택이 어려울 경우에는 0.014 inch, 0.016 inch, 0.018 inch의 유도철사를 순차적으로 사용하는 방법이 추천된다. 내막하 통과 후 진강으로 재진입되지 않을 때 선택할 수 있는 방법은 transpedal retrogradeapproach, transcollateral angioplasty,pedal-plantar loop technique등이 있으며 주요 기술들은 앞으로도 계속 소개될 전망이다.

최근에는 앞방향 유도철사 통과 antegrade guide wire passage에 실패하였을 때 또는 ATA, PTA의 shaft 부분이 막히고 원위부가 collateral에 의해 혈관의 흐름이 있을 때 초음파 유도하에 transpedal retrograde guide wire passage기법을 이용하여 긴 길이의 완전 폐쇄된 오금밑동맥에 대한 재개통을 시행하는 경우가 많으며, 초음파 유도하에 마이크로 바늘로 천자하거나 fluoroscopy상에서 혈관 주행을 따라 관찰되는 석회화 음영과 혈관의 맥박을 촉진하여 천자한다. 천자 후 sheath 없이 2.4 Fr이하 구경의 풍선카테터를 직접 삽입하여 미세유도철사가 병변 부위를 통과하면 바로 혈관 성형술을 시행한다. 참고로, pedal artery는 천자가 기술적으로 어려워 초음파 가이드가 숙련된 시술자가 성공률이 높으며 천

자시 혈관을 손상 시킬 가능성이 크다.

유도철사가 병변 부위를 통과하면 병변 부위 말단의 혈관 상태를 확인한 후에 풍선혈관 성형술을 시행한다. 시술 시 사용할 풍선의 크기는 혈관의 구경을 참고하며 말단으로 갈수록 미세 풍선을 사용할 것을 권고한다.

오금밑 동맥 풍선혈관성형술 권고사항

- 시술 대상 혈관의 크기에 가장 적절한 풍선의 크기 선택
- 낮은 기압에서 높은 기압으로 순차적으로 풍선의 압력을 증가
- 풍선을 확장 시키는데 최소 3분이상 풍선 확장 시간을 유지
- 혈관의 박리나 경련 수축을 예방하기 위하여 동맥내로 nitroglycerin 100~200μg을 주입하는 것이 추천
- 미세유도 철사가 혈관 경련수축을 유발하므로 가급적 구경과 강도가 적은 것부터 시작한다.
- 15cm이상의 긴 풍선카테터를 사용할 때에는 풍선의 근위부에서 말단부로 갈수록 크기가 작아지는 tapered balloon cathter를 사용하는 것이 권고된다.

(9) 동정맥샛길 피부경유혈관통한혈관성형술(인공동정맥루 혈관성형술, arteriovenous fistula PTA)

혈액투석환자는 주기적으로 혈액노폐물을 체외투석기를 통해 걸러주어야 한다. 혈액투석을 위해서는 주기적인 정맥천자(venipuncture)를 하여 200 ml/분 이상 많은 양의 혈액을 catheter를 통해 체외로 순환할 수 있어야 한다. 이러한 조건을 만들기 위해 인위적으로 팔에 있는 동맥과 정맥을 연결하여 동정맥샛길(arteriovenous fistula: AVF)을 만든다. AVF를 만드는 방법으로는 동맥과 정맥을 직접 연결하는 경우와 동맥과 정맥사이에 인조혈관(graft)을 삽입하는 방법(arteriovenous grafts: AVG)이 있다.

동맥과 정맥이 직접 연결된 정맥은 시간이 지나면 점차 혈류가 증가하여 정맥이 굵어지고 동맥화되어 천자하기가 쉽고 혈액을 체외순환을 하는데 적합한 환경이 만들어진다.

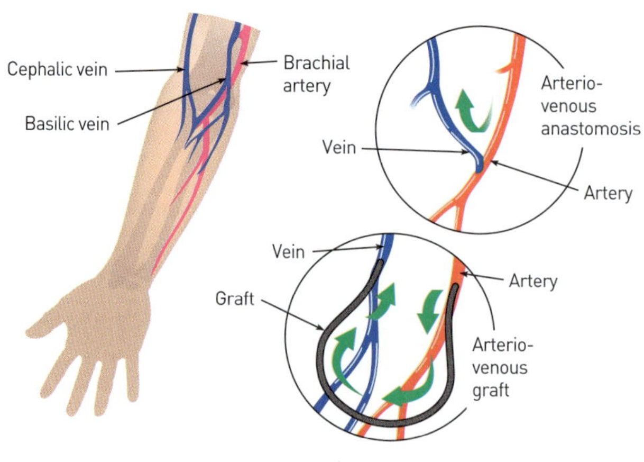

그림 6-3-14 인공 동정맥샛길(arteriovenous fistula)의 모식도

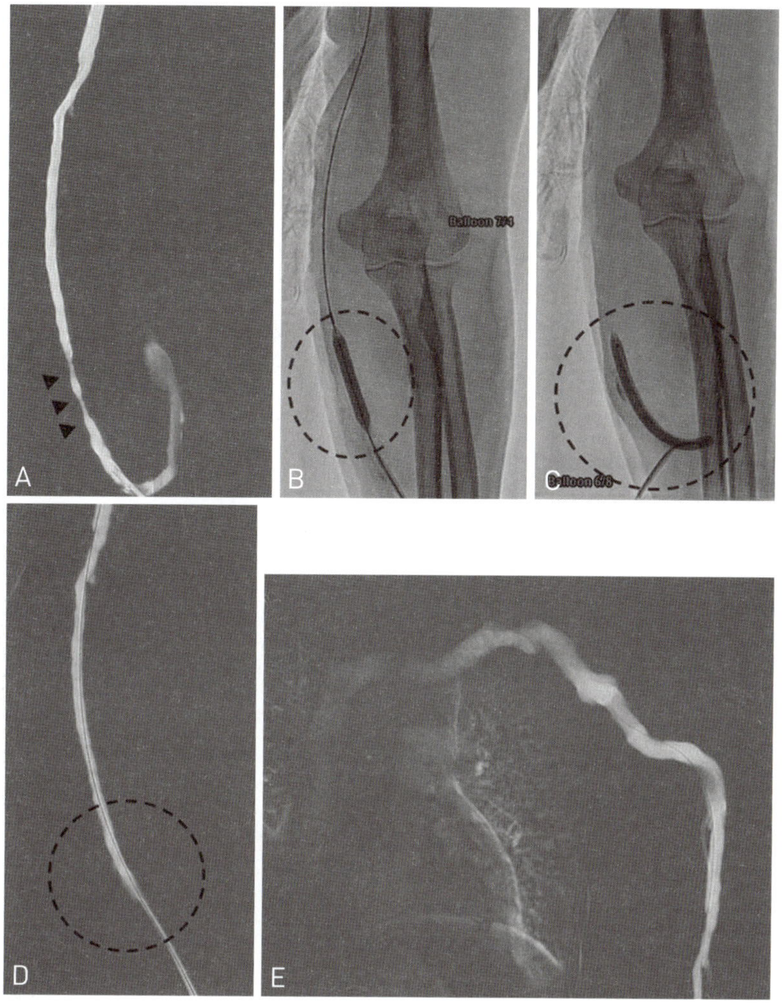

그림 6-3-15 혈액투석 AVF(AVG)의 불충분한 흐름으로 인한 PTA 영상(brachial-cubital loop AV graft:Multifocal stenosis(>75%))

A. Cephalic vein flow 확인에서 multifocal stenosis 확인 됨(화살표) B. 풍선혈관성형술을 실시한다(diameter: 7mm, length: 4cm) C. 천자부위 혈전을 제거하기 위해 쉬스 후퇴후 천자부위 양쪽을 풍선혈관성형술 진행 D. post roadmap venous flow 확인 영상(basilic vein) E. basilic vein에서 axillary vein, subclavian vein으로 angiography진행하여 stricture가 있는지 확인

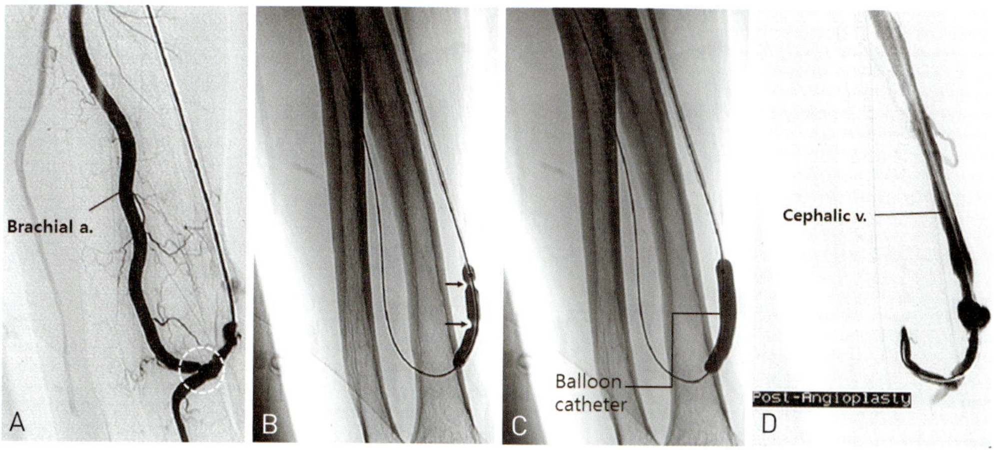

그림 6-3-16 Brachiocephalic arteriovenous fistula(AVF) 환자에서의 PTA.

A. 혈액투석을 하는 환자로 아래팔에 동맥과 정맥을 인위적으로 연결한(AVF) 자가혈관을 심어 혈액을 투석하는 경로를 확보하였지만 AVF 문합부위의 협착(점선 원)에 의한 혈전증이 동반된 경우이다. 사진에서 동맥조영상은 보이나 정맥조영상은 협착에 의해 보이지 않고 있다. B. 협착부위에 직경- 6mm X 길이-40mm balloon catheter를 사용하여 PTA를 시행하고 있는 모습으로 여러군데의 협착부위를 확인할 수 있다(화살표). C. Balloon catheter의 balloon이 완전히 팽창된 모습. D. 풍선확상술 후 혈관조영실에서 정맥으로 유입하는 혈류가 완전히 개통된 모습을 확인할 수 있다.

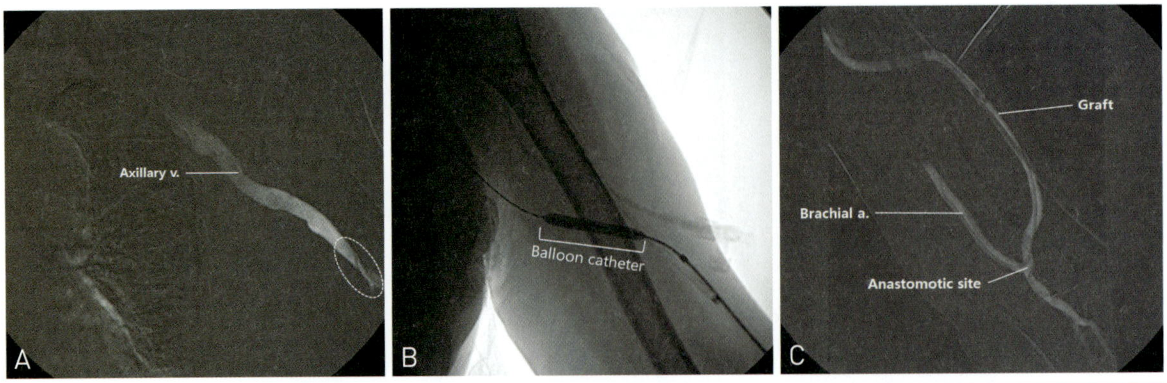

그림 6-3-17 Brachioaxillary arteriovenous grafts(AVG) 환자에서의 PTA.

A. 혈액투석을 하는 환자로 위팔에 동맥과 정맥을 인조혈관(graft)으로 연결하여 혈액을 투석하는 경로를 확보하였지만, axillary vein의 협착 때문에 혈액투석에 문제가 생긴 경우이다. 영상에서 정맥조영상에서 협착부위를 확인할 수 있다(점선 원). B. 협착부위에 직경–6mm, 길이–40mm balloon catheter를 사용하여 풍선확장술을 시행하였다. C. 풍선확장술 후 혈관조영상에서 혈류가 brachial vein에서 인조혈관을 지나 axillary vein으로 완전히 개통된 모습을 확인할 수 있다.

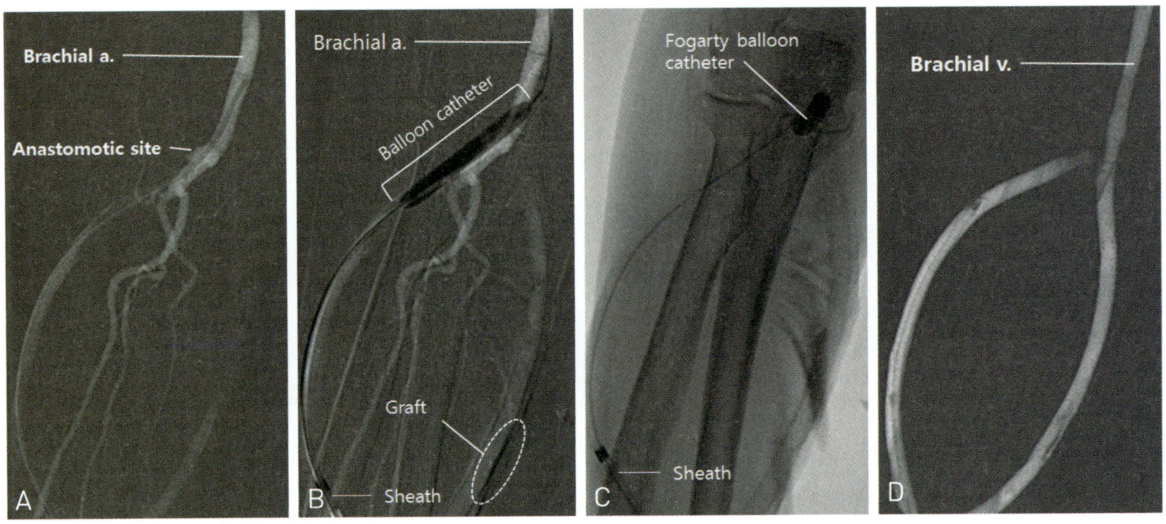

그림 6-3-18 Brachiobrachial AVG 환자에서의 PTA

A. 혈액투석을 하는 환자로 아래팔에 동맥과 정맥을 인조혈관(graft)으로 연결하여 투석하는 경로를 확보하였지만, 위팔동맥과 인조혈관의 문합부위에 협착이 생겨 인조혈관 내에 혈전증이 생겼다(점선 원). B. 협착부위에 직경– 6 mm X 길이–40 mm balloon catheter를 사용하여 풍선확장술을 시행하였다. C. 혈전흡입술로 혈전들을 제거하고, 잔여혈전은 Fogarty catheter로 긁어낸다. D. 혈관조영검사를 시행하여 혈류가 위팔동맥에서 인조혈관을 지나 위팔정맥으로 완전히 개통된 모습을 확인한다.

동정맥샛길에는 여러형태가 있는데 동맥과 정맥을 직접연결(AVF)하는 경우 brachiocephalic AVF, radiocephalic AVF가 있고, 동맥과 정맥사이에 인조혈관(AVG)을 삽입한 경우 brachioaxillary AVG, brachiobrachial AVG, brachiocephalic AVG가 있고 모양에 따라 loop grafts, straight jump grafts 등이 있다.

4) 팔·다리혈관 스텐트설치술(상·하지 혈관 스텐트설치술, lower and upper extremity stent insertion)

팔다리동맥에 stent를 설치할 때는 병변의 위치, 길이 등을 신중하게 고려해야 하며, 환자의 연령을 고려하여 아직 성장이 계속되는 어린 환자의 경우는 신중을 기해야 하며, 팔다리 중 활동성이 강한 관절부위(joint region)와 노출이 심한 팔다리의 원위부(distal extremity)의 경우는 스텐트 설치술(stent insertion)보다는 풍선확장술(balloon angioplasty)을 먼저 고려해야 한다. 그리고 외적인 힘에 의해 stent가 쉽게 변형되어 내막증식(intimal hyperplasia)을 일으킬 가능성이 있는 풍선확장 스텐트(balloon expandable stent)는 가급적이면 피하는 것이 좋다.

(1) 팔 · 다리혈관 스텐트설치술의 시술 목적 및 적응증

① PTA 시술 후 합병증이 발생한 경우

- 재협착(restenosis)과 되돌아오는 현상(recoiling phenomenon)의 기준으로PTA 시술 후 50% 이상의 잔여 협착(residual stenosis)이 있거나, 잔존 혈압차가 5∼10 mmHg 이상인 경우
- 혈관박리(dissection)에 의한 혈류장애 발생
- PTA 후 폐색, 탄성반동(elastic recoil)이 있는 경우

② PTA 시술 없이 1차적으로 스텐트설치술을 할 경우

- 혈관 완전폐색(complete occlusion),
- 광범위 석회화 병변(extensive calcification)
- 비대칭적으로 혈관의 편측에 협착이 심하여 내경이 70% 이상 좁아져 있는 경우

③ SVC, subclavian vein., common lilac vein, external lilac vein에서 PTA 시술 후 합병증이 발생한 경우와 암종으로 인한 외부 압박, 재발성 협착일 경우

(2) 팔 · 다리혈관 스텐트설치술의 시술 재료

기본적인 혈관조영 검사 기구와 PTA 재료가 사용되며, 제 1장-3. 시술재료와 기구 참고한다.

(3) 팔 · 다리혈관 스텐트설치술의 시술 과정

1] 혈관조영 검사 및 시술에 대한 동의서를 확인하고 환자에게 시술에 대하여 설명을 한다.

2] 환자를 검사대에 supine position로 양팔을 곧게 펴고 손바닥은 천장을 보게 한다.

3] Femoral artery을 seldinger method를 이용하여 천자한다. 이때 stent가 설치될 부위가 femoral artery으로 접근이 어려울 경우에는 brachial artery를 천자하여 시술한다.

4] 혈관조영술을 시행한 후 혈관의 영상을 검토하고 혈관 협착부위를 확인 하고, vessel sizing catheter나 vessel sizing wire를 이용하여 혈관협착(stenosis) 부위의 혈관 직경(diameter)과 길이(length)를 측정한다.

5] 혈관의 협착(stenosis)부위의 크기에 맞게 설치할 stent를 선택한다.

6] 스텐트 설치술(stent insertion)을 시행하기 전에 알맞은 풍선도관(dilatation balloon catheter)을 이용하여 피부경유혈관통한혈관성형술(PTA)을 시행하여 stent 설치를 용이하게 한다.

7] 선택된 stent를 투시 유도하에 주의해서 정확한 위치에 설치한다.

8] Stent 설치 후 혈관조영술을 시행하고, 협착되었던 혈관의 개통성(patentcy)을 평가한다(Tip: 설치된 stent가 완전하게 펴지지 못할 경우 stent 안으로 풍선도관(dilatation balloon catheter)을 삽입하

여 적절하게 확장(expanding)시킨 후, 혈관조영술을 시행하여 혈류의 흐름을 확인한다.).

(4) 팔 · 다리혈관 스텐트설치술의 관련 합병증

- 동맥염(arteritis)
- 시술 부위의 국소 감염(local infection)
- Stent 감염으로 인한 진균성 동맥류 형성

(5) 위대정맥 스텐트설치술(상대정맥 스텐트설치술, superior vena cava stent insertion: SVC stent insertion)

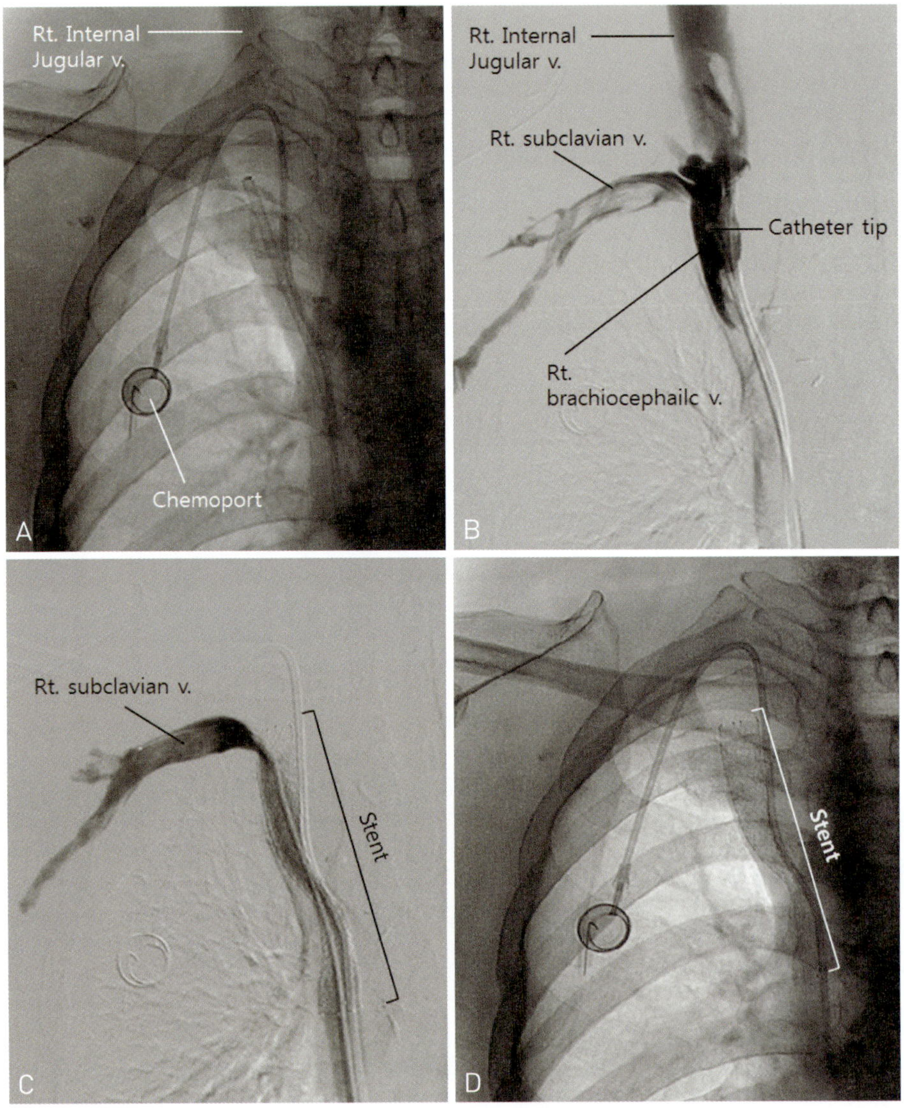

그림 6-3-19 위대정맥 스텐트설치술(상대정맥 스텐트설치술, superior vena cava stent insertion: SVC stent insertion).

A. 환자는 오른쪽 어깨에 chemoport를 이식한 환자로 항암치료를 받던 중, 오른쪽 팔이 붓고 통증이 심하고 열이 심하여 SVC venography를 시행하였다. B. Catheter는 IVC를 거슬러 SVC를 통과한 후, Rt. brachiocephalic vein 분기 부위에 위치하고 조영제가 역류하도록 자동주입기에 높은 압력를 걸어 venography를 시행하였다. Venography상, SVC 중간에 75% 이상의 stenosis와 Rt. internal carotid vein, Rt. subclavian vein, Rt. brachiocephalic vein의 혈관 내에 많은 혈전이 침착된 소견을 보임. C., D. 협착 부위에 직경–14mm, 길이–80mm stent를 설치하였다. Residual stenosis는 직경–12mm balloon catheter로 PTA를 시행하였다. Catheter의 위치를 Rt. internal carotid vein과 Rt. subclavian vein에 각각 위치하여 다시 venography를 시행하였다.

심화 (6) 엉덩정맥 압박증후군 스텐트설치술(장골정맥 압박증후군 스텐트설치술, Iliac Vein Compression Syndrome: IVCS)

다리는 정맥혈전증(deep vein thrombosis: DVT)의 발생빈도가 매우 높고, 많은 양의 혈전이 다리 정맥에서 배대정맥까지 넓은 범위를 한번에 침범할 수 있기 때문에 제대로 치료하지 않으면 급성 합병증

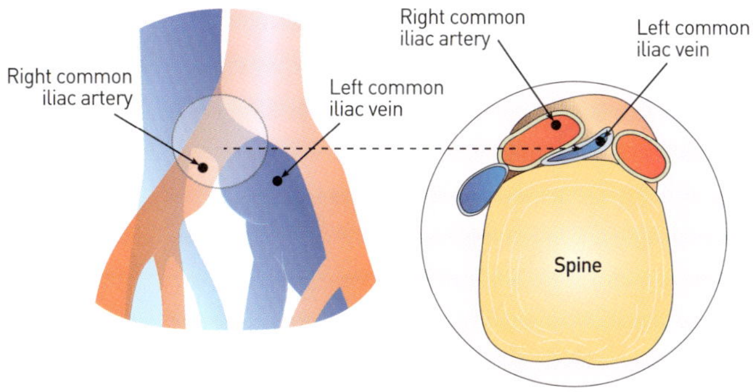

그림 6-3-20 엉덩정맥 압박증후군(장골정맥 압박증후군, iliac vein compression syndrome, May–Thurner syndrome)

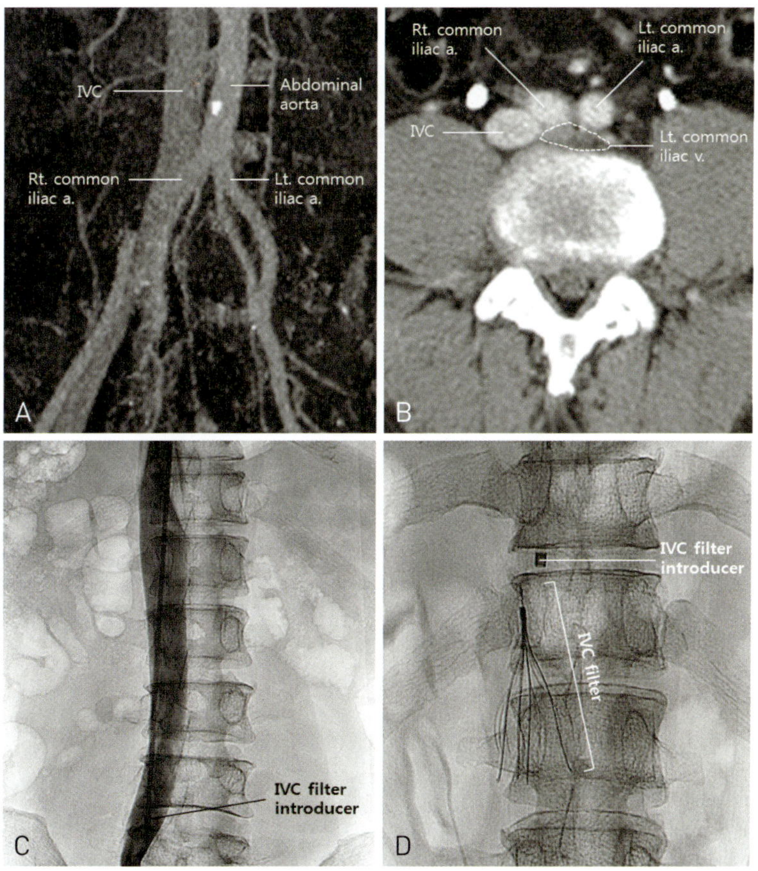

그림 6-3-21 엉덩정맥 압박증후군(장골정맥 압박증후군, iliac vein compression syndrome) 환자의 스텐트설치술

환자는 왼쪽발이 심하게 붓고, 통증이 심하여 CTA를 시행하였다. B. Lt. common iliac vein이 Rt. common iliac artery에 눌려있고(점선 원), Rt. common iliac vein의 모습과 달리 혈전이 차 있는 소견을 보임. C. PTA를 시행하기 전에 IVC filter를 설치하기 위하여 IVC venography을 촬영한다. D. 왼쪽과 오른쪽 콩팥정맥(renal vein)의 위치를 확인 후 IVC filter를 설치한다.(Tip: IVC filter는 이후에 시행될 PTA와 stent insertion 시 발생할 수 있는 폐색전증(pulmonary embolism)을 예방하기 위함.

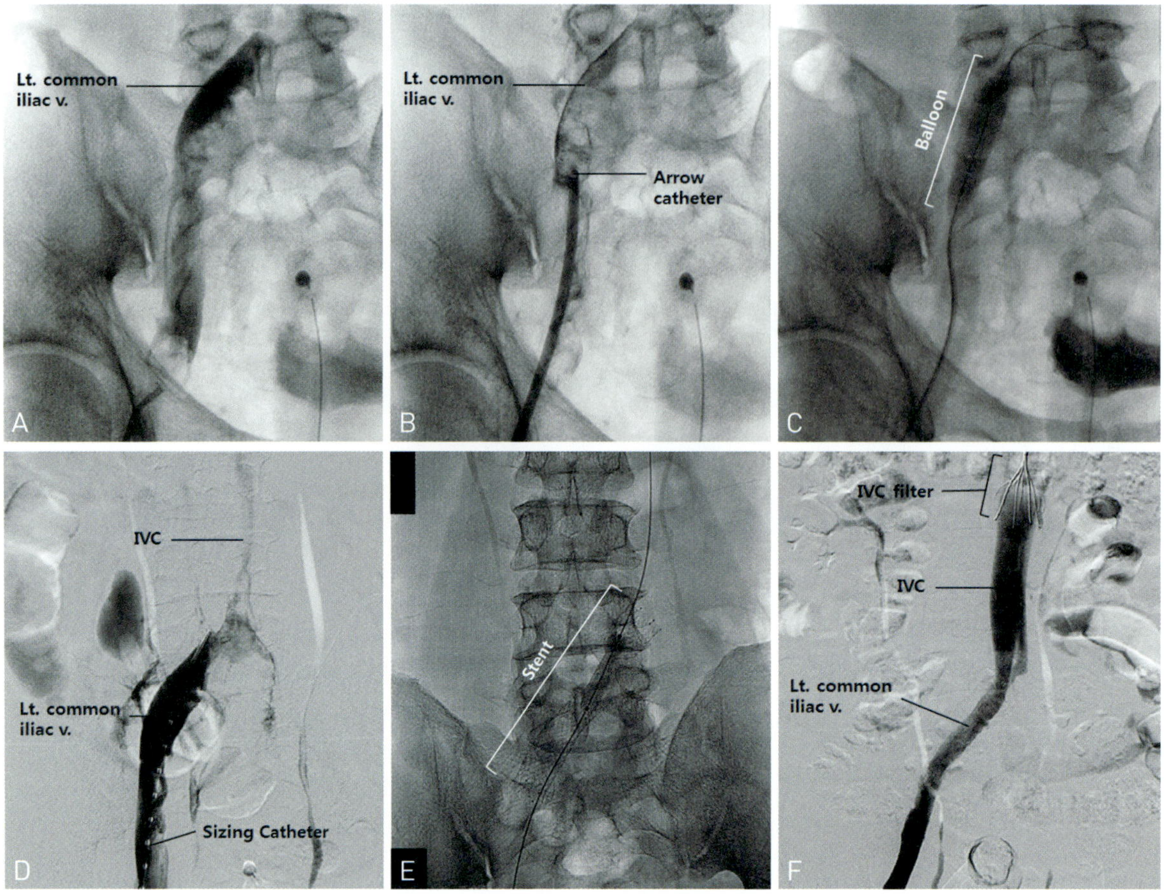

그림 6-3-22 May-Thurner syndrome의 PTA와 stent insertion(prone position).

A. 환자는 prone position을 취하고, Lt popliteal vein에 sono guide로 천자를 한 후 9 Fr. sheath로 고정한다. Lt. iliac vein까지 catheter를 전진하고 조영제를 주입하여 혈관과 혈전의 분포 상태를 확인한다. B. Arrow catheter를 이용하여 혈전흡입술을 여러 번 반복 시행하여 residual thrombus을 최소화 한다. Catheter를 고정하고 guide wire를 이용하여 Lt. iliac vein에서 폐쇄된 입구를 찾아 IVC까지 통과시킨다. C. 1차 PTA를 시행하여 병변 주위에 붙어 있는 혈전을 부수고 stent가 통과될 수 있도록 내경을 확보한다. D. Vessel sizing catheter를 이용하여 venography를 한다. Stent가 설치될 범위를 측정한다. E. 직경-12mm, 길이-8cm stent를 설치하고 펴지지 않은 부위는 풍선확장술을 시행하여 stent를 vessel wall에 붙인다. F. 정맥조영검사를 하여 혈류의 흐름을 확인하고, IVC filter에 걸려있는 혈전들을 확인한다. IVC filter는 시술 1~2주 후에 제거를 권고한다.

인 폐색전증(pulmonary embolism: PE)과 정맥성 허혈(venous ischemia)을 일으킬 수 있다.

다리 정맥혈전증(DVT)은 오른쪽에 비해 왼쪽에서 3~5배 정도 많이 발생하는데, 이는 Lt. common iliac vein이 Rt. common iliac artery에 눌리기 때문이다. 이러한 증상을 엉덩정맥 압박증후군(장골정맥 압박증후군, iliac vein compression syndrome, May-Thurner syndrome)이라 부른다. 이는 정맥의 앞면과 뒷면이 직접 접촉하면서 내막증식이 일어나면서 발생하는데, 정맥조영술을 해보면 Lt. iliac vein이 바깥쪽에서 압박에 의해 눌리거나 막혀있는 협착이 보이고 많은 collateral vein이 관찰된다.

치료방법은 PTA와 stent insertion을 기본적으로 시행하며, 필요하면 혈전용해술(thrombolysys)과 혈전제거술(thrombectomy)을 병행하게 된다.

5) 혈전용해술(thrombolysis)

혈전의 기본적인 구성물질은 섬유소(fibrin)로 혈액응고가 시작되면 섬유소원(fibrinogen)이 섬유소(fibrin)로 변환하여 엉키게 되고 여기에 혈소판(platelet), 적혈구(red blood cell) 등이 부착되어 응고된 것을 혈전(thrombus)이라 한다. 반대로 혈전용해(thrombolysis)과정은 섬유소를 섬유소용해효소(plasmin)로 단백질 용해과정을 거쳐 혈장(plasma)에 녹을 수 있는 섬유소분해물질로 잘게 쪼개지는 과정을 말한다.

혈전용해술(thrombolysis)은 혈전(thrombus)에 의하여 혈액공급에 장애가 생길 경우 혈관내에 혈전을 제거하기 위하여 혈전용해제인 tissue plasminogen activator(t−PA) 등을 일정시간 투여하여 혈류의 흐름을 원활하게 하고 정맥에 있어서는 판막의 기능을 유지하도록 하는 시술이다. 동맥의 경우 뇌혈관의 비중이 높고 팔다리동맥의 혈전용해술은 거의 드물다. 반면에 정맥의 경우 팔다리정맥에 대한 시술이 비중이 높다. 최근에는 깊은정맥의 혈전증에 직접적으로 카테터를 이용한 혈전용해술과 스텐트 설치술등 정맥에 대한 인터벤션이 늘고 있는 추세이다. 특히, 정맥폐쇄 및 혈전증(thrombosis)과 같은 정맥질환이 주로 다리 정맥에서 많은 빈도를 보이고 있으며, 급성 및 만성 혈전증의 경우에 항응고요법의 대안으로 인터벤션이 많이 시행되고 있다. 깊은정맥 혈전증(deep vein thrombosis)의 표준치료법은 헤파린과 와파린요법으로 유지하는 방법과 혈전용해술방법을 적절히 병행하여 치료효과를 극대화하는데 있고, 정맥판막의 기능을 유지시키면서 정맥을 개통시키는데 그 목적이 있다. 정맥 내에 헤파린을 투여하고 와파린을 경구투여하는 전신 항응고요법은 목적이 혈전의 진행을 방지하고, DVT의 재발을 감소시키며, 폐동맥 색전의 위험성을 감소시키는데 있다. 그러나 전신 항응고요법으로만 치료할 경우 몇 가지 단점이 있다. 첫번째, 항응고요법은 급성 혈전증을 효과적으로 제거하지 못한다. 두번째, 항응고요법의 치료계획은 침범된 정맥혈전증의 정도나 범위에 관계없이 혈전증의 유무에 의해서만 치료되고 있다. 세번째, 정맥의 해부학적인 문제, 즉 폐쇄나 협착에 대한 인식과 치료는 시행되지 못하고 있어 재개통이 될 확률이 적고 치료되었다 하더라도 재발의 가능성이 높다. 따라서, 오늘날에는 항응고요법과 카테터를 이용한 혈전용해술을 병행하여 치료효과를 극대화하여 시술의 성공율이 높아졌다.

카테터 유도 혈전용해술을 시술할 경우 많은 장점이 있는데 요약하면 다음과 같다.

첫째, 혈전용해제의 사용량을 줄일 수 있다.
둘째, 혈전용해제의 투여 효과를 높일 수 있다.
셋째, 혈전이 생기는 직접적인 원인을 알 수가 있다.
넷째, PTA와 stent insertion을 병행하여 치료효과를 높일 수 있다.

(1) 혈전용해술(thrombolysis)의 적응증

- 증세가 있는 팔정맥 폐쇄
- 급성 말초동맥/graft 패쇄
- 동맥내에서의 혈전색전증(thromboembolism)
- 혈액투석용 인조혈관(graft)의 혈전증(thrombosis)

- 혈관 협착(stenosis) 또는 짧은 폐색에 의한 혈전증
- 증세가 있는 대정맥, 엉덩정맥 및 다리정맥의 혈전증(thrombosis)

(2) 혈전용해술(thrombolysis)의 금기증

- 심한 허혈을 가진 환자
- 진행 중인 내장출혈이 있을 경우
- 혈전이 있는 부위에 감염이 동반된 환자
- 최근 3개월 이내 뇌출혈, 수술, 수상, 종양, 출혈성 소인
- 항응고제나 혈전용해제 사용으로 인한 출혈가능성 있는 환자

(3) 혈전용해술(thrombolysis)의 시술기구 및 진료재료

기본적인 혈관조영 검사 기구와 infusion catheter, 혈전용해제 tissue plasminogen activator(tPA)가 사용된다(제 1장-3. 시술재료와 기구 참고).

(4) 시술 과정

1] 혈관조영 시술 및 조영제 사용 동의서를 확인하고 환자에게 시술에 대하여 설명을 한다.

2] 환자를 촬영대에 바로 눕히고(supine position) 양팔을 곧게 펴고 손바닥은 천장을 보게 한다(Tip: 다리정맥의 혈전증 환자일 경우에는 환자는 엎드린 자세(prone position)를 한다.).

3] 혈전의 위치에 따라 팔정맥의 혈전일 경우에는 환자 supine position에서 brachial vein을 천자하고, external iliac vein에서 common iliac vein에 혈전이 있을 경우는 supine position에서 femoral vein을 천자하고, femoral vein부터 혈전이 있을 경우에는 환자는 prone position을 취하여 popliteal vein을 천자한 후 sheath를 삽입한다.

4] 천자부분은 바늘(needle)혹은 sheath를 통해 venography를 시행하여 혈전의 유무와 위치를 확인한다.

5] 필요하면 기계적인 혈전제거술(mechanical thrombectomy)이나 혈전제거술용 카테터(OASIS catheter)를 이용하는 방법, catheter를 이용한 혈전흡입술을 통하여 혈전을 직접적으로 제거한다.

6] 정맥 조영검사를 하여 확인하고 적당한 길이의 다측공 카테터(multi side hole infusion catheter)를 혈전부위에 직접 삽입한다.

7] tPA는 혈전의 상태와 위치에 따라 시간과 투여량을 조절하여 multi side hole infusion catheter를 통하여 투여하고, 시술 시작 시 헤파린을 2,500 unit를 투여하고, 시술 중에는 시간당 500 unit를 지속적으로 투여한다.

8] 하루 동안 혈전용해제를 투여한 후, 다음날 venography를 시행하여 residual thrombus를 확인하여 혈전용해술의 추가 진행여부를 결정하게 된다. 혈전이 완전히 용해되고 협착이 없을 경우에는 시술을 종료한다(Tip: 혈전이 용해되어 협착이 확인될 경우에는 PTA를 시행하고, 필요할 경우에는 stent insertion을 추가적으로 시행하게 한다.).

(5) 넙다리동맥 혈전용해술(femoral artery thrombolysis)

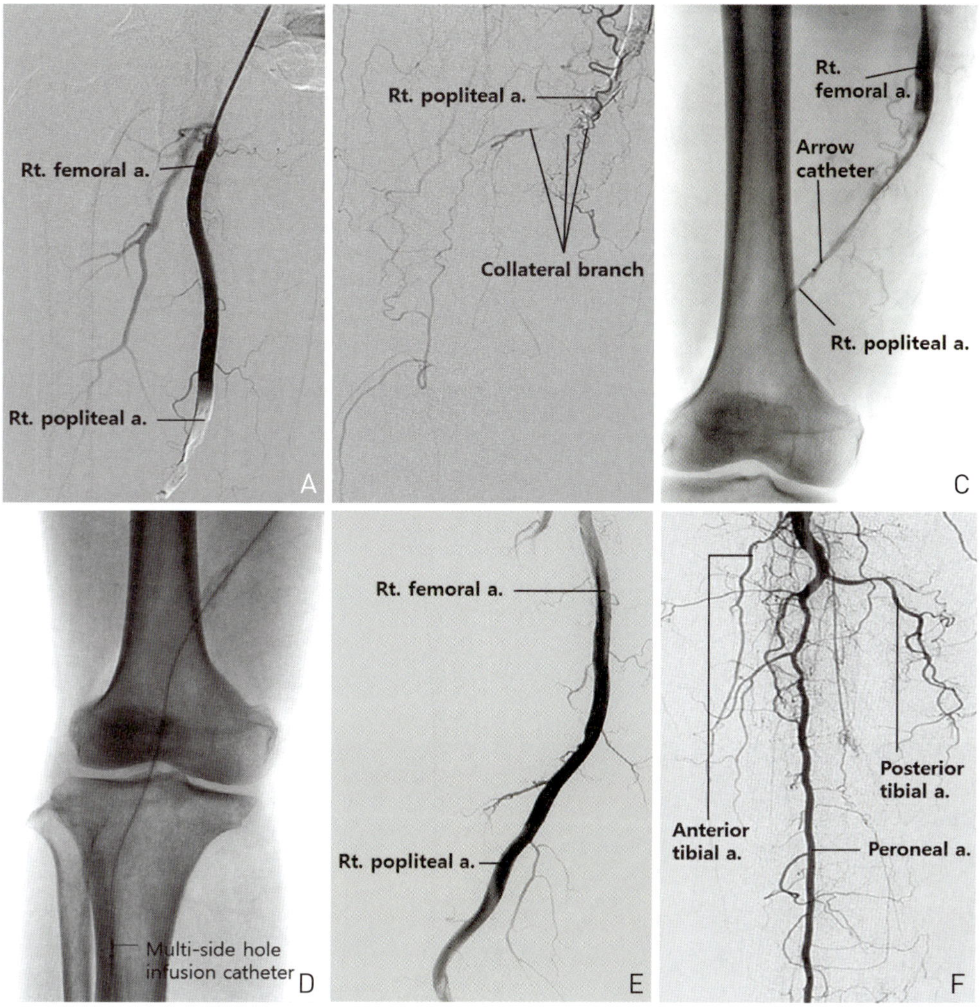

그림 6-3-23 넙다리동맥 혈전용해술(femoral artery thrombolysis)

A. 환자는 알 수 없는 원인에 의해 오른 넙다리와 종아리에 심한 부종과 통증으로 CTA와 Rt. femoral angiography를 시행하였다. B. Rt. femoral angiography 상에서 Rt. popliteal artery 상방에 혈전이 가득 찬 소견을 보인다. popliteal artery 아래로는 혈류 흐름이 없고 collateral branch로 순환 되는 것을 확인할 수 있다. C. 6F arrow catheter를 이용하여 혈전흡입술을 여러번 반복 시행하였으나 잔여혈전들이 아직 많이 남아 있음을 확인하였다. catheter를 전진하여 조영제를 주입하여 혈전증의 범위를 측정한다. D. Multi-side hole infusion catheter를 오금동맥을 지나 정강동맥까지 전진한다. sheath로는 헤파린을 유지하고, infusion catheter에는 urokinase를 4시간 동안 100,000 unit 투여하였다. E. Multi-side hole infusion catheter를 제거하고 혈관조영검사를 실시하여 iliac artery와 popliteal artery의 혈전이 완전히 녹은 것을 확인하였다. F. Anterior tibial artery, posterior tibial artery 와 peroneal artery의 혈류가 회복된 것으로 확인할 수 있다.

심화 6) 다리동맥내 죽종절제술(lower extremity artery atherectomy)

Femoral artery나 popliteal artery의 atherosclerosis로 인한 협착 질환의 인터벤션 시술은 PTA나 stent insertion을 시술하는 것이 일반적이었다. 이 방법은 혈관 안쪽에서 방사상(radial direction)으로 물리적으로 압력을 가하여 혈관벽을 확장 또는 팽창 시키는 방법을 이용하였다. PTA나 stent insertion 많은 장점이 있으나, 혈관벽에 손상을 주어 탄성반발(elastic recoil)이나 혈관벽을 박리(dissection)등이 발생할 수 있고, 혈관 내막(intima)의 평활근 세포증식이 발생되는 문제점이 대두되고 있다. 이런 문제점을 해결하고자 다양한 시술기구와 재료가 개발되고 있으며, 그 중에 하나가 다리동맥내 죽종절제술이다.

Atherectomy기구의 종류는 크게 directional atherectomy, laser atherectomy로 나눌 수 있으며 간략히 소개한다.

(1) 직접적인 죽종제거술(directional atherectomy)

Directional atherectomy 기구는 탄소합금 소재로 만들어진 회전하는 칼날을 이용하여 대패와 비슷한 원리로 죽상경화반을 잘라내고 제거한다. 이 회전하는 칼날은 일반적으로 기구 내에 숨겨져 있고 기구를 작동시킬 때 기구 밖으로 나와 플라크를 제거하는 역할을 한다.

이름에서 유추할수 있듯, 이 칼날을 술자가 의도한 방향으로 회전시킬 수 있다는 장점이있어서 원치 않는 혈관벽 손상을 방지할 수 있고, 동심성(concentric) 병변보다는 편심성(eccentric) 병변에 더 효과적이다.

단점으로는 플라크를 충분히 제거하기 위해서는 병변을 여러 번 기구로 통과시켜야 한다는 점이며, 제거된 플라크들을 코뿔(nose cone)에 모아놓기 때문에 서너 번만 atherectomy를 시행하면기구를 체외로 꺼내어 비워줘야 한다. 기구에는 죽종절제와 동반된 흡인 기능이 없고 따라서 원위부 색전의 가능성을 반드시 염두해야 하며, 특히 심한 석회화 병변에선 이를 막기 위해 원위부에 색전방지 기구(embolic protection device) 설치가 거의 필수적이다.

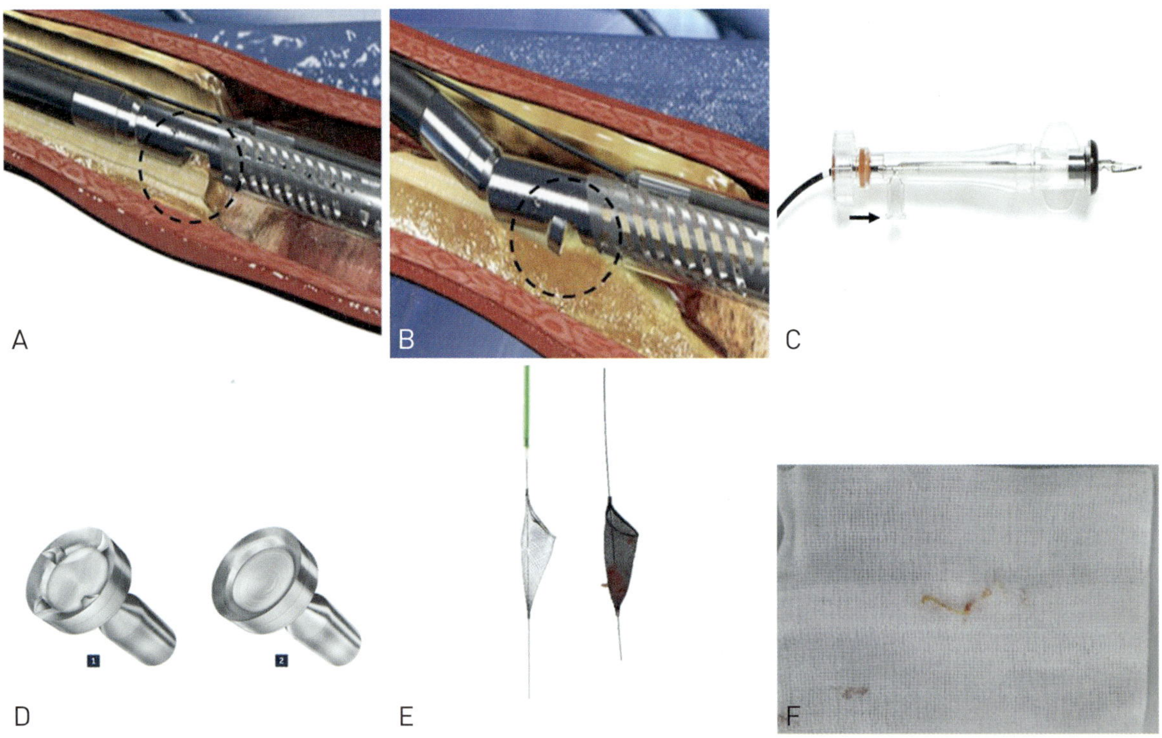

그림 6-3-24 죽종절제술(lower extremity artery atherectomy)용 atherectomy device Turbohawk 시술기구의 설명

A. 죽상경화반부위를 마이크로 와이어를 passing후 블레이드 부분을 위치시킴(점선원) B. 핸들 손잡이에서 on을 시작해 블레이드가 작동하도록 함(점선원) C. 죽종제거술 후 atheroma를 제거하는 기구를 장착하여 주사기로 flusing한다(화살표). D. 절차상의 필요성과 병변 형태에 따라 커터를 선택할 수 있으며, high-efficiency는 중간 정도의 석회화된 병변을 처리하며, smooth cutter 는 부드러운 석회화에서 가벼운 석회화 치료에 권고된다. E. 죽종제거술 실시 전 죽종제거 시 파편이 원위부로 날아가는 것을 방지하기 위해 색전방지 기구를 하는 것을 권고(설치 전과 후의 모습) F. 죽종제거술 후 카테터 팁에서 뽑아낸 죽종의 실제 사진 모습

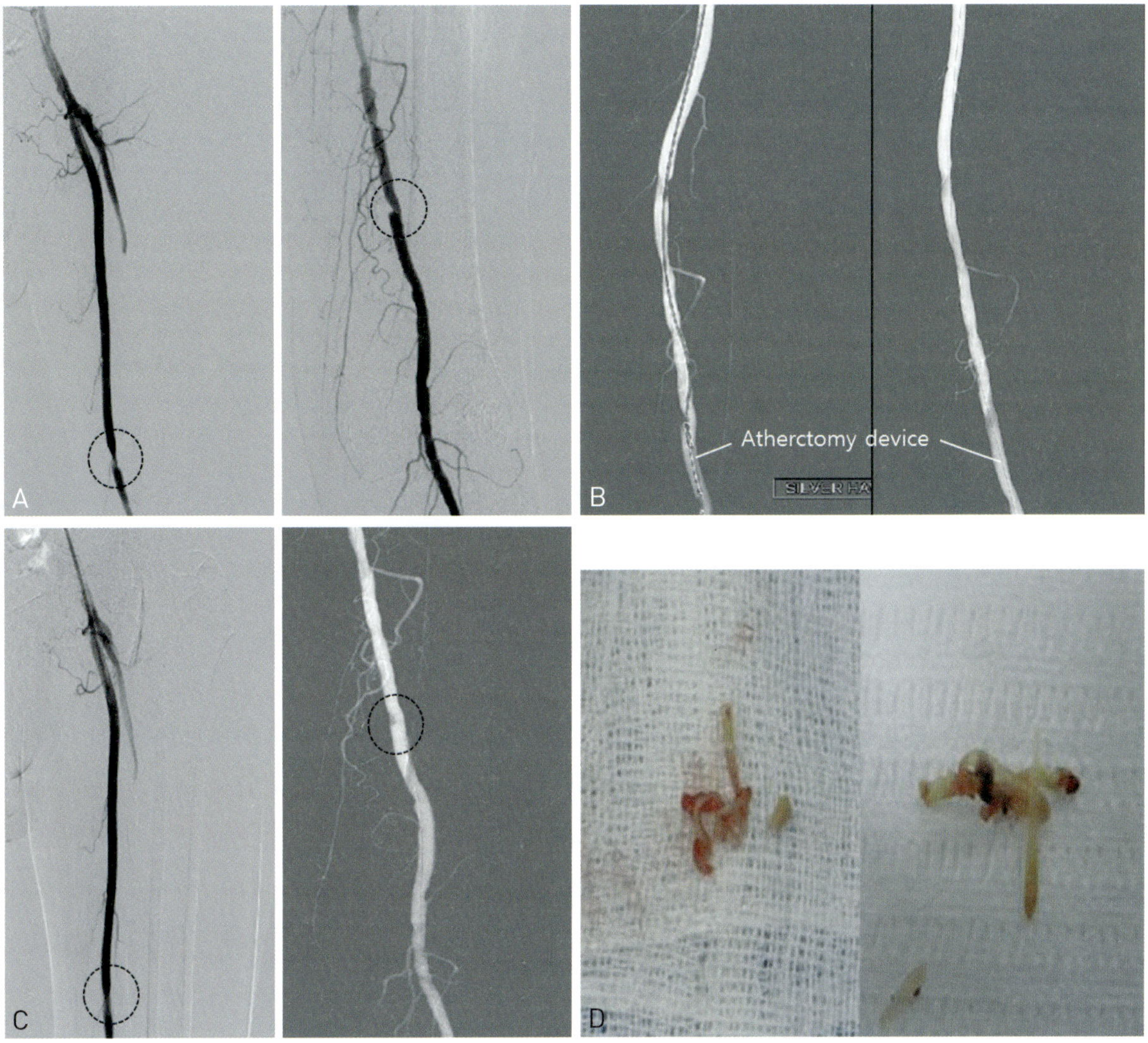

그림 6-3-25 다리동맥내 죽종절제술(lower extremity artery atherectomy)

A. femoral artery 의 atheroma에 의한 협착 소견(점선 원). B. atherectomy device를 이용하여 죽종제거술 시행. C. 죽종절제술 후 혈관조영상. D. 제거된 죽종(atheroma)

0.014 inch 유도철사를 사용하며 8000rpm의 tungsten carbide 회전칼날로 죽종(atheroma)를 직접 감량(debulking)한다. 시술 시 원위부로 파편이 떨어져 나가 색전의 위험성이 다소 높으므로 색전 예방 여과기(embolic protection device)를 사용하는 것이 권고된다.

(2) 회전 죽종 제거술(rotational atherectomy)

Rotational atherectomy는 특수하게 제작되어 회전하는 첨단 또는 칼날을 이용하여 죽상경화 조직을 동심성으로 제거하는 기구이다. 따라서 내경 확보는 이 첨단 또는 칼날 부분의 직경과 직접적으로 상관관계가 있다. 어떤 rotational atherectomy 기구는 내경 확보를 극대화하기 위해서 추가적인 칼날이 달려있는 경우도 있다. 한국에서 사용할 수 있는 Jetstream이 그러하다.

Jetstream은 2008년 처음 개발되어 기능향상과 단점 보완을 거듭한 끝에 2013년 최근 세대 모델이 현

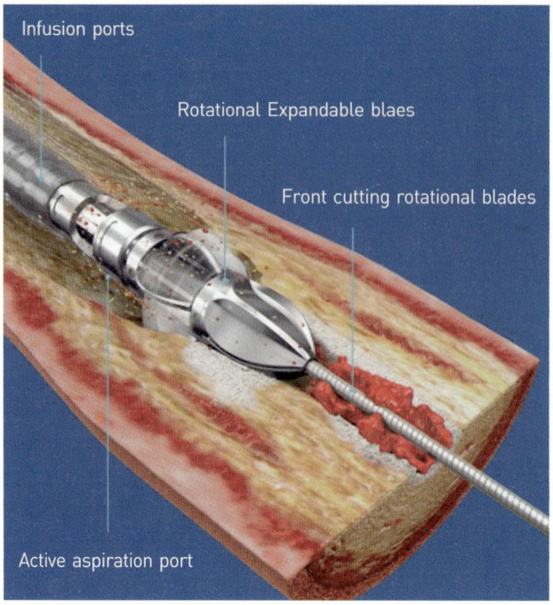

그림 6-3-26 Jetstream의 카테터와 control pod 및 바톤 수집 bag의 모식도

재 사용되고 있다. 흡인 기능을 동반하기 위해 대형 콘솔과 catheter를 연결하여 사용하는 방식이라, 따로 콘솔을 구매해야 한다는 단점이 있지만 죽종 제거와 흡인이 동시에 이뤄지기에 아급성 동맥 패색 같은 혈전성 병변이 동반되었을 때 특히 효과적이다.

7 Fr 기반의 플랫폼으로 2가지의 catheter를 사용할 수 있는데, 상기한 바와 같이 첨단 부위에 한 개의 칼날을 가지고 있는 SC atherectomy catheter(2.50~2.75 mm)와 첨단 부위 외에도 추가적으로 옆에 칼날이 달려있는 XC atherectomy catheter(3.0~4.5 mm)가 있다.

(3) 레이저 죽종제거술(laser atherectomy)

308nm 파장의 ultraviolet light(excimer laser)를 사용하는 flexible optic catheter로 athroma를 관통하고, 용해(dissolve)하여 파괴(disrupt)하여 plaque를 제거한다.

최근에 주로 스텐트내 재협착(instent restenosis) 치료에 사용되거나 drug coated balloon catheter와 병합하여 사용한다.

7) 약물방출 스텐트(drug eluting stent)

약물방출 스텐트에는 paclitaxel 또는 rapamycin(sirolimus)등의 약제를 코팅한 제품이다. 혈관 내에 삽입하면 약제가 방출되면서 혈관의 내막 증식 intimal hyperplasia을 줄여 시술 후 혈관의 개통률을 높이는 기구로, 관상동맥에 삽입했을 때 결과가 매우 좋다. 1세대 DES에는 시롤리무스(sirolimus) 또는 파클리탁셀(paclitaxel)로 코팅된 스테인리스 스틸이었고, 2세대 DES는 에베롤리무스(everolimus) 또는 조타롤리무스(zotarolimus)를 운반하는 시스템이다.

2세대 DES에는 다양한 polymer 코팅이 있는 코발트 크롬 스캐폴딩(scaffolding)이 있어 스텐트 지

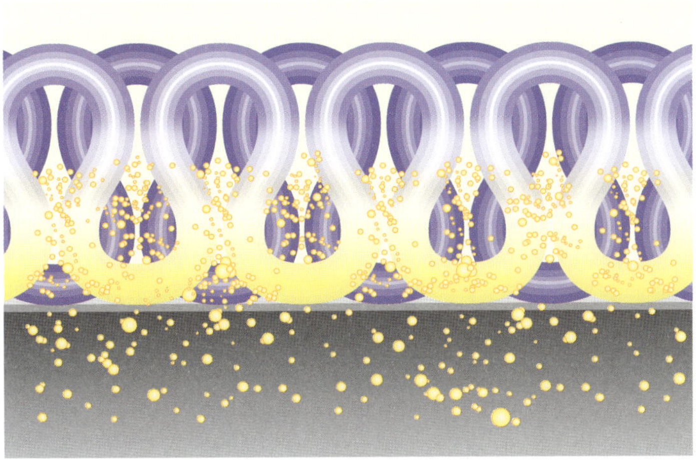

그림 6-3-27 Stent 표면에 약물이 도포되어 있는 영상

http://www.snuh.org/board/B003/view.do?viewType=true&bbs_no=5459

지대(strut) 두께 감소, 유연성 향상, 전달성 향상, 생체 적합성 향상 및 우수한 재내피화를 가능하게 했다. 생체 분해성 polymer 또는 완전히 생체 흡수성 scaffolding을 사용하는 3세대 DES는 이제 막 임상 테스트를 진행 중이다.

현재 관상동맥 및 다리혈관에 삽입되는 대부분의 스텐트는 금속 합금으로 만들어지며, 현재 임상 시험 및 연구 분야에서 일정 기간 동안 재흡수되도록 설계된 비금속 재료로 만들어진 스텐트가 있다.

스텐트는 크게 베어메탈(bare metal) 스텐트와 약물 용출 스텐트(drug eluting stent)로 나뉜다. 스텐트에 재협착 위험을 최소화하도록 설계된 약물이 코팅되어 있는지 여부를 의미한다. 스텐트가 관상 동맥 및 다리혈관에 배치될 때마다 치유 반응이 유발되고 주변 조직이 스텐트를 덮어 증식한다.

어떤 경우에는 이러한 증식 또는 치유 반응이 과도하여 스텐트 내에서 상당한 재협착을 초래한다. 이 경우 혈관 폐색 같은 환자의 증상이 다시 나타날 수 있다. 이 과정을 재협착이라고한다. 약물 용출 스텐트는 스텐트 표면에서 주변 조직으로 소량의 항증식성 약물을 방출하여 재협착을 최소화하기 위해 개발되었다. 따라서 스텐트 세그먼트 내에서 증식하고 성장하는 조직의 양이 줄어든다.

8) 약물방출 풍선카테터(drug eluting balloon catheter)

고식적인 풍선카테터의 개념에 drug eluting stent처럼 paclitaxel등의 intimal hyperplasia를 줄일 수 있는 약물방출 방식을 접목한 것으로서, 고식적 풍선혈관성형술의 기대에 못 미치는 개통률을 극복하면서 스텐트 설치술과 같이 체내 특정 삽입물을 인체에 남기지 않아 매우 이상적이 치료방법이다.

고식적 풍선혈관성형술과 약물방출 풍선카테터를 비교한 실험에서 약물방출 풍선카테터군이 통계적으로 의미있게 개통률이 우수한 보고가 있으며,시술 시 고식적 풍선카테터로 시술하기 전에 predilatation을 시행하여야 하며, 인체내로 삽입준비 시 약물이 도포된 balloon shaft를 만져서는 안되며 약물이 알맞게 방출되도록 풍선확장 후 30~60초간 유지한다. stricture나 죽종이 완전히 제거되지 않았을 경우 최대 3분까지도 inflation을 유지하기도 한다.

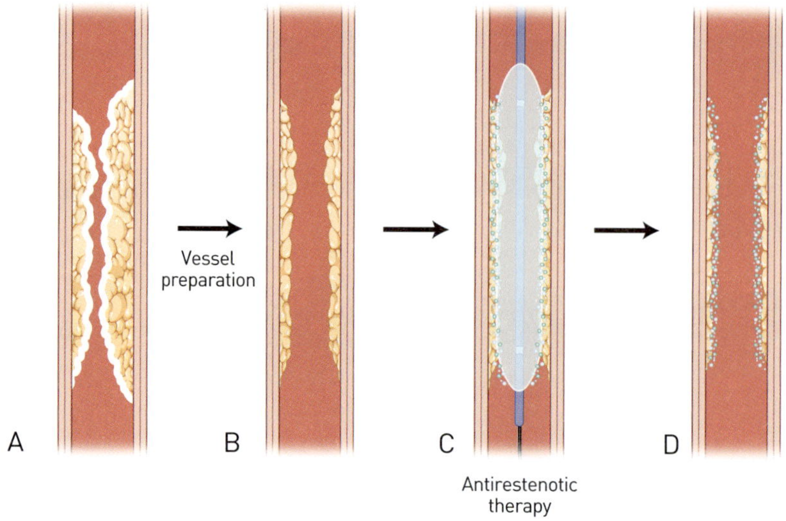

그림 6-3-28 죽종절제술 및 약물 코팅 풍선 혈관 성형술

대한영상의학회지 2021;82(3):551–561
A. 석회화 조직을 손상없이 제거. B. 죽종제거술 결과 모식도 C. 박리 가능성과 스텐트 삽입의 필요성을 줄이기 위한 저압풍선 혈관 성형술 D. 혈관벽으로의 약물 전달이 증가하여 장기적으로 재협착 가능성이 낮아짐

제 07 장 간쓸개(간담도계) 인터벤션 (Hepatobiliary Intervention)

학습목표

1. 간내담관, 담낭담관, 췌장담관, 총담관의 해부학적 구조를 이해하고 십이지장과의 관계를 설명할 수 있다.(1)
2. PTBD의 시술 목적을 이해하고 영상을 설명할 수 있다.(1)
3. PTBD의 외류법과 외류내류법의 특징과 영상을 설명할 수 있다.(1)
4. Biliary stent(PTBD의 내류법)의 특징과 영상을 설명할 수 있다.(1)
5. PTGBD의 시술 목적과 영상을 설명할 수 있다.(1)
6. 배액용 pigtail catheter의 종류와 사용 목적에 대하여 설명할 수 있다.(2)
7. Biliary stone removal의 시술 과정과 사용 기구를 설명할 수 있다.(2)
8. PTBD를 ENBD 또는 ERBD와 비교하여 설명할 수 있다.(2)

01 간쓸개이자(간담췌계)의 해부생리(anatomy of hepatobiliary system)

간(liver)은 인체에서 가장 큰 장기이며 횡격막(가로막, diaphragm) 아래의 복강(abdominal cavity) 내 우상복부(right upper quadrant abdomen: RUQ)에 위치하고 무게는 1200~1500 g 정도이다. 간은 8구역으로 구분하며 중간 간정맥(middle hepatic vein) 선상의 겸상인대(falciform ligament)로 왼쪽 엽(좌엽)과 오른쪽 엽(우엽)으로 나뉘고 오른쪽 간정맥(right hepatic vein)은 간우엽을 앞(전)구역(anterior segment: S5, S8)과 뒷(후)구역(posterior segment: S6, S7)으로 구분한다. 또한 왼쪽 간정맥(left hepatic vein)은 간 좌엽의 바깥(외측) 구역을 윗(상)구역(superior segment: S2)과 아랫(하)구역(inferior segment: S3)으로 구분하며 하대정맥(inferior vena cava)의 왼쪽에 미상엽(caudate lobe: S1)이 위치한다(그림 5-1-9).

좌엽과 우엽 내에 위치한 왼쪽 간담관(left hepatic duct)과 오른쪽 간담관(right hepatic duct)이 합쳐져 온간쓸개관(총간담관, common hepatic duct: CHD)을 이루고 이는 간 밖에서 쓸개주머니관(담낭관, cystic duct)과 합류하여 온쓸개관(총담관, common bile duct: CBD)을 형성한다. 총담관은 췌장관(pancreatic duct)과 만나 십이지장 유두(duodenum papilla)를 통하여 쓸개즙(담즙, bile juice)을 십이지장 내(2nd portion of duodenum)로 배출한다. 쓸개즙의 생성은 간이 하지만 저장하는 기관은 쓸개이다. 쓸개

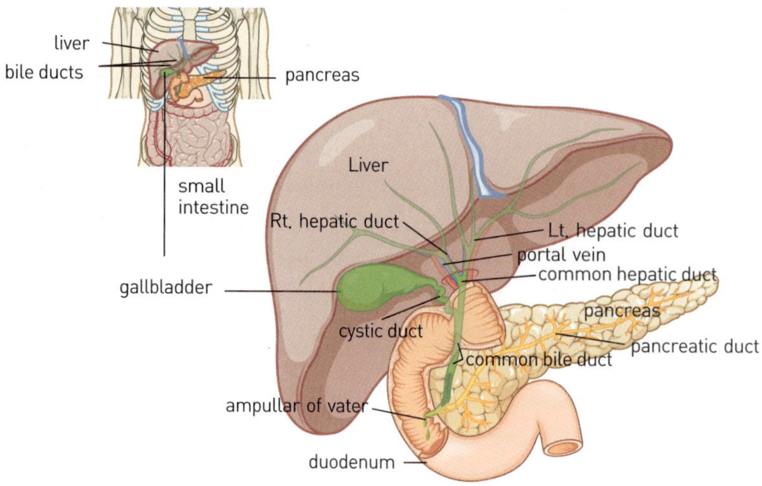

그림 7-1-1 간쓸개 해부도(간담도계, hepatobiliary system)

(담낭, gallbladder: GB)는 간의 뒤의 아래쪽에 위치한 주머니로서 하루에 1리터씩 생산하는 쓸개즙을 저장, 농축하였다가 필요시(지방이 함유된 음식물이 십이지장을 지날 때) 배출하여 소화를 돕는다(그림 7-1-1).

담관암(cholangiocarcinoma) 또는 폐쇄성 담관염(cholangitis) 등에서 빌리루빈(bilirubin) 수치가 높아지면 황달(jaundice)이 일어난다. 황달은 쓸개관이 막혀 쓸개즙이 십이지장을 통해 배출이 되지 않는 상태에서 꾸준히 생성되는 쓸개즙이 막힌 쓸개관에 계속 쌓이게 되면 쓸개관 내의 압력이 높아지면서 쓸개즙이 다시 간의 혈액속으로 흡수가 되는 현상이다. 황달은 피부나 눈의 흰자가 노란색을 띄게 되는데 이것은 수명이 다 된 적혈구가 비장(spleen)에서 파괴되면서 붉은색의 헤모글로빈(hemoglobin)이 대사되어 노란색의 빌리루빈으로 변하기 때문이다.

02 피부 간경유 쓸개관조영술(경피경간 담도조영술, percutaneous transhepatic cholangiography: PTC)

(1) 검사 목적

과거에는 진단적 cholangiogram를 목적으로 소화관 폐색이나 십이지장 유두부의 협착 등에 의해 내시경적 접근(endoscopic retrograde cholangiopancreatography: ERCP)이 불가능할 경우 단독으로 시행하는 경우도 있었으나, 최근에는 독립적으로 시행하는 경우는 극히 드물고 여러 중재시술에서 하나의 과정이다. 일반적으로 PTBD에서 Chiba needle을 이용한 담도 선택(ductal selection)의 PTC는 시술 전, yellow sheath를 통한 PTC가 시술 중, drainage catheter를 통한 PTC가 시술 후 cholangiography가 되겠다. 시술의 수일 후에 외부 배액관으로의 쓸개즙(담즙, bile juice) 배출량이 현저히 줄거나 빌리루빈 수치가 다시 상승할 경우 쓸개관(담관, 담도, bile duct)의 다시 막힘 또는 배액관의 기능 상실 등의 원인을 의심하고 PTC를 시행하며 배액관의 위치를 조정하거나 새 배액관으로 교체하는 판단을 할 수 있다.

(2) 검사 과정

- 사전에 시행한 검사영상(liver CT 등)을 보고 천자(puncture)부위를 결정하여 병변의 특성에 따라 초음파 유도 하에 각각의 bile duct를 확인한다.
- 담도 확장(ductal dilatation)이 가장 현저한 담도를 목표로 draping을 시작한다. 방사선 투시 하에 Chiba needle을 사용하여 천자를 시도하고, 흡인(aspiration)을 통하여 담즙이 배액되면 담도 진입의 성공을 확신한다. 천자부위는 다음과 같다.

심화

  - Rt. puncture: Rt. 11th intercostal space, 1~2 cm posterior to Rt. mid-axillary line.
  - Lt. puncture: subxiphoid approach.
- 우측 천자 시 천자 부위는 갈비뼈사이 신경(늑간 신경, intercostal nerve)의 주행을 따라 천자 부위와 전후 약 1~2 cm에 2% lidocaine을 피하주사하며 천자 부위의 상방의 늑간 신경의 주행을 따라서도 동일한 방법으로 시행한다.
  - 좌측 천자 시 천자 부위의 주위를 적당히 변형하여 주사한다.
- PTC 바늘 삽입후에 스타일렛(stylet)을 뺀 후 주사기로 regurgitation(주사기를 역방향으로 잡아당기는 행위)을 시행하여 담즙의 색깔이나 양을 확인 및 기록한다.
- 담도의 말초부를 천자하고 최대한 많은 담도가 조영제로 충만되어 간내담관 및 총담관이 잘 보이도록 여러 방향에서 촬영한다.

03 간담도계 인터벤션(hepatobiliary intervention)

1) 피부 간경유 쓸개관 배액술(경피경간 담즙배액술, percutaneous transhepatic bile drainage: PTBD)

(1) 시술 목적

쓸개관의 폐쇄성 황달(obstructive jaundice)의 치료를 목적으로 피부를 천자하고 간을 통하여 쓸개관 안에 배액관(drainage tube)을 삽입하는데 배액관을 통해 쓸개즙을 몸 밖으로 배출하면 쓸개관 내의 압력을 감소되어 증상이 나아진다.

(2) 적응증

진행성 악성 종양(progressive malignant tumor)에 의한 협착이나 수술 전 담관 내 감압(decompression)의 목적으로 폐쇄성 황달(obstructive jaundice) 환자에 대하여 쓸개즙 배액술(bile drainage)을 시행한다. 2차적인 진단 시술로 조직 검사(생검, biopsy)가 가능하며 2차적인 치료 시술로 쓸개 돌 제거술(담석제거술, biliary stone removal, cholelithotomy), 협착된 쓸개관의 확장술(bile duct balloon dilatation), 쓸개관내 그물망 설치술(biliary stent insertion) 및 내부 방사선 조사(irradiation)를 할 수 있다.

(3) 시술 전 처치

사전 영상진단을 통하여 PTBD를 결정하게 되며 쓸개관의 폐쇄와 확장 정도를 진단하고 쓸개관의 해부학적인 위치를 파악하며 천자 시 피해야 할 혈관과의 위치 관계를 미리 알기 위해 복부 CT를 추천한다. 시술 전 최소 4시간 이상 금식(nil per os: NPO)이 필요하며 환자나 보호자에게 시술 과정과 통증 및 진정요법에 관하여 자세하게 설명하고 동의서를 받는다.

심화 시술 도중 발생할 여러 상황에 대비하여 수액 공급을 위한 정맥 혈관을 확보해야 하며 이 경로를 통하여 시술 30분 전 atropine sulfate 또는 진통제(염산페치딘, pethidine hydrochloride: demerol)등의 근육주사(intramuscular injection) 및 전신마취제(미다졸람, midazolam)나 마약성 진통제(펜타닐, fentanyl) 등을 정맥주사(intravenous injection: IV injection)하여 진정과 통증 완화를 계획한다. 또한 쓸개관염(담관염, cholangitis)이나 시술 중 감염된 쓸개즙의 유출이 혈관으로 역류되어 발생하는 패혈증(sepsis)에 대비하여 광범위 항생제를 사용한다.

(4) 금기증

절대적 금기증은 없으나 상대적 금기증으로는 혈소판 수(platelet count)가 50,000/mm^3 이하이거나 프로트롬빈 시간(prothrombin time)이 50% 이하일 경우 수혈이나 약물의 조절이 필요하다. 그밖에 다발성 간낭종(multiple hepatic cysts), 과다혈관 종양(hypervascular tumor), 혈관기형(맥관기형, vascular malformation), 다발성 전이(multiple metastasis)가 있는 경우는 병변과 겹치지 않는 경로가 있다면 가능하다.

다량의 복수(ascites)가 있는 경우 PTBD의 천자 부위로 복수 유출(ascites leakage)이 염려되므로 내시경적 쓸개즙 배액술(endoscopic bile drainage)이 우선이지만, 불가능할 경우 간 좌엽을 목표로 천자하면 복수유출을 줄일 수 있다.

(5) 시술 재료

- Chiba needle(ductal puncture)
- Yellow sheath
- Guide wire(0.035 inch)
- Dilator(dilation)
- Pigtail drainage catheter(8.0/8.5/10/10.2 Fr.)

(6) 시술 과정

① 유도(guide)

- 초음파 유도는 특히 간 좌엽에서 더 유리하며, 시술자와 환자의 불필요한 방사선 피폭 선량을 줄일 수 있고 정확히 천자할 수 있다.
- 원하는 쓸개관을 천자하고 투시 하에 배액관(pigtail catheter)을 같은 경로로 삽입한다.

② 마취(anesthesia)

- 진정과 함께 충분한 마취가 필요하며 2% lidocaine으로 간 표면(liver surface)의 아래쪽 실질(paren-

chyma)까지 국소 마취(local anesthesia)한다.
- 간 우엽을 천자할 경우 늑간신경을 따라 시행한다.

③ 천자(puncture)

- 일반적으로 좌엽에서는 Couinaud 분류의 S2, S3, 우엽에서는 S5, S6에서 시행하는데 접근은 오른쪽이 용이하지만 가슴막 공간(흉막강, pleural cavity)을 통과하지 않도록 주의한다.
- 간 실질을 통과하는 거리를 줄이기 위하여 쓸개관의 말단부를 천자하는 것이 유리하고 천자 횟수를 줄이도록 노력하여야 한다.
- 21G. Chiba needle을 사용하여 천자하는데 천자의 성공 여부를 확인할 때는 소량의 조영제를 사용하고, 조영제가 고압력으로 주입될 경우 감염된 쓸개즙이 혈관 내로 유입되어 패혈증이 발생할 수 있다.

④ 배액관 삽입(drainage tube insertion)

- 천자침(Chiba needle)에 0.018 hair wire를 삽입하고 11번 수술용 칼로 피부를 절개한다.
- 천자침을 제거하고 고정된 hair wire를 따라 yellow sheath를 삽입한 후 바깥쪽 catheter만 남기고 sheath를 따라 0.035inch guide wire를 삽입한다.
- 사용할 배액관에 맞는 크기의 확장기(dilator)를 사용하여 피부 경로를 확장하고 환자에게 필요한 크기의 배액관을 삽입한다.
- 배액관의 원위부를 돼지꼬리(pig tail) 모양으로 말리게 실을 당겨 고정하고 tube를 통해 PTC를 시행한다.

⑤ 고정(fixation)

- 배액관의 위치가 변하지 않도록 고정기구를 이용하여 피부에 부착하는데 경우에 따라서는 봉합을 하여 배액관을 피부에 고정하고 쓸개즙 주머니를 연결하여 원활한 배액을 확인한다.

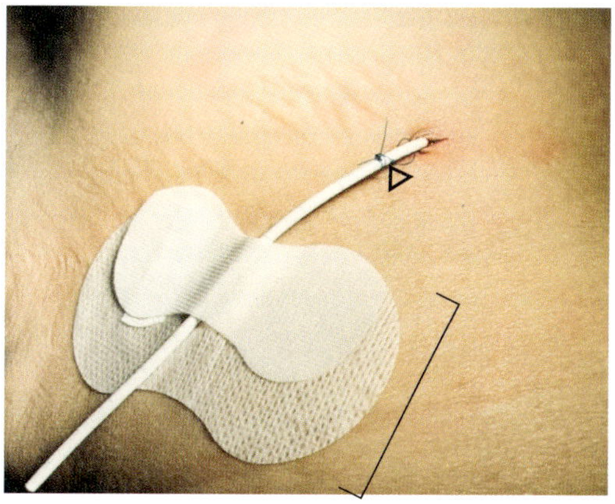

그림 7-3-1 배액관의 고정 방법

봉합사를 이용하여 천자부위의 피부와 배액관을 묶어서 고정하고(△) 접착식 고정 장치( ])를 이용하여 배액관의 유지를 돕는다.

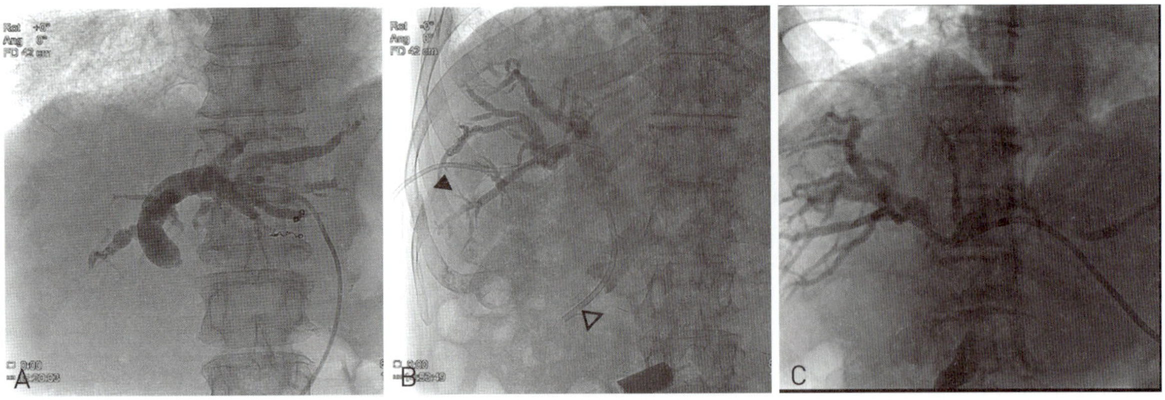

그림 7-3-2 External Drainage of PTBD

A. 간 좌엽의 좌측 담도로 접근한 외류 배액관. B. 간 우엽의 우측 담도로 접근한 외류 배액관(▲). 수 개월 전에 설치했던 ERBD tube(△)가 기능을 상실해 있다. C. 간 좌엽의 좌측 담도로 접근하여 우측 담도까지 배액관을 위치한 외류 배액관. 외류 배액법(external drainage)은 A, B, C에서 담도만 조영되고 십이지장 및 공장이 관찰되지 않는다.

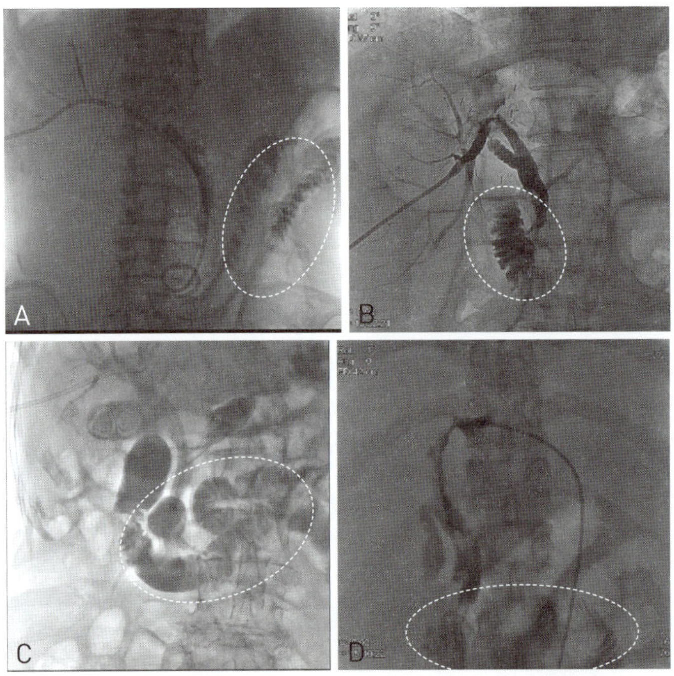

그림 7-3-3 External-Internal Drainage of PTBD

A~C. 간 우엽의 우측 담도로 접근한 담즙배액술의 외류-내류 배액(external-internal drainage). D. 간 좌엽의 좌측 담도로 접근한 외류-내류 배액. A, B, C, D에서 담도의 조영제가 십이지장(duodenum) 또는 공장(jejunum)까지 진행한 것으로 내류 배액을 판단할 수 있다(점선의 동그라미들).

⑥ 배액법(drainage method)

- External drainage(외류 배액)는 배액관을 통하여 쓸개즙을 체외로 배출하는 방법으로 보편적이고 시술이 간단하다. 기능부전으로 인한 배액관 교체가 용이하지만 배액관과 연결된 쓸개즙 주머니를 휴대하는 불편함이 있다.
- Internal drainage(내류 배액)는 관내장치나 stent를 협착부위에 삽입하는 것이며 external-internal drainage(외류-내류 배액)는 쓸개즙의 샘창자(십이지장, duodenum)내 배액이 가능하므로 체내에서

쓸개즙의 기능을 할 수 있다.

심화 – 외류내류법은 tube가 쓸개관의 막힌 부분을 통과해야 하지만 폐색의 정도가 심하여 불가능할 경우 일단 외류법으로 삽입하여 쓸개관 내의 압력을 낮추고 수일 내에 다시 시도한다.

(7) 합병증

- 통증(pain)
- 혈흉(혈액가슴증, hemothorax)
- 기흉(공기가슴증, pneumothorax)
- 배액관 이탈에 의한 쓸개즙 누출(bile leakage)
- 감염(infection)에 의한 발열(fever) 및 패혈증(sepsis)
- 동맥/정맥의 출혈(hemorrhage) 및 혈담즙증(hemobilia)
- 흉막강의 천자에 의한 쓸개관가슴막샛길(담관흉막루, biliopleural fistula))

2) 피부경유 쓸개주머니 배액술(경피경간 담낭배액술, percutaneous transhepatic gall bladder drainage: PTGBD, 경피적 담낭루술, percutaneous cholecystostomy)

(1) 시술 목적

쓸개주머니관(cystic duct) 폐쇄로 인한 쓸개즙(bile juice)의 자연 배액이 어려울 경우 배액관을 통해 염증성 쓸개즙(inflammatory bile juice)을 체외로 배출하는 시술이다. 초음파 또는 CT를 통하여 사전에 파악된 급성 쓸개염(급성 담낭염, acute cholecystitis)은 영상에서 쓸개가 배출되지 못한 쓸개즙으로 인해 팽대하고 쓸개벽이 두꺼워져 있다. 쓸개 돌(담석, GB stone)이 있는 경우 외과적 수술인 쓸개절제술(cholecystectomy)을 하기 전에 염증을 가라앉히는 목적으로 시술하며 무결석쓸개염(acalculouscholecystitis)일 경우 수술이 필요 없으므로 단일 치료법이 될 수 있다.

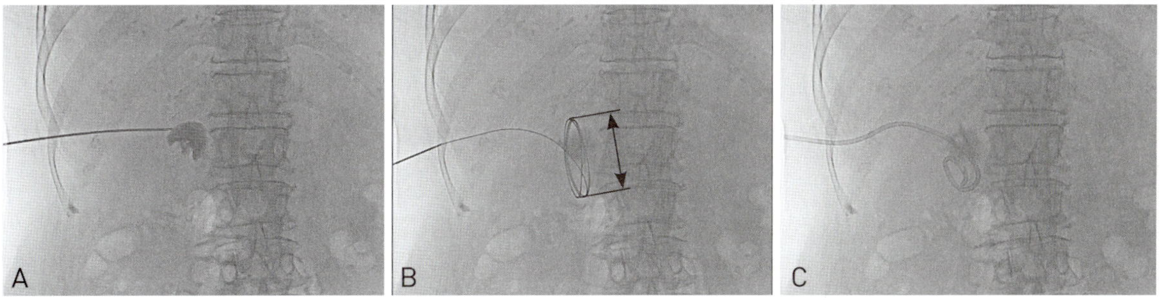

그림 7-3-4 Cholecystostomy, PTGBD

A. 갈비뼈 사잇공간(intercostal space)을 통해 21G Chiba needle로 간을 경유하여 담낭을 천자하고 투시하에 조영제를 주입하여 그 성공 여부를 확인한다. B. 담낭으로의 진입이 확인되면 천자침(Chiba n.)을 통하여 guide wire를 삽입하여 담낭 내부에 충분히 감기게 한다. 이때 wire가 말리는 직경이 담낭의 실제 크기이다(양방향 화살표). 조영제 주입은 담즙(bile juice)과 희석되어 정확한 크기 판단이 되지 않는다. C. Guide wire를 통해 배액관을 삽입하고 wire를 제거한 다음 배액관의 끝으로부터 연결된 실을 잡아당겨 그 끝을 돼지꼬리 모양으로 만든다. 배액관 삽입 후 충분히 담즙을 배출하여 담낭내의 압력을 줄여주면 환자의 통증을 경감할 수 있다.

(2) 적응증

쓸개고름(쓸개농양, gallbladder empyema), 쓸개수종(gallbladder hydrops), 쓸개파열(쓸개천공, gallbladder perforation) 등에서도 시행하고 온쓸개관(총담관, common bile duct: CBD) 폐쇄가 있을 경우 일시적인 쓸개관 배액 목적으로 할 수 있다.

(3) 금기증

혈소판이 5,000/mm^3 이하이거나 프로트롬빈 시간이 15초 이상의 출혈경향인 경우 절대적 금기이며, 상대적으로 다량의 복수에 의한 혈복강과 쓸개즙 유출에 의한 복막염을 초래할 위험이 있는 경우이다.

(4) 시술 재료

PTBD 시술에 사용되는 재료와 동일하다.

(5) 시술 과정

시술방법은 PTBD와 동일하며, 천자부위만 쓸개주머니(담낭)를 표적으로 한다. 접근 경로에 따라 간경유(transhepatic)와 복막경유(transperitoneal)로 나눌 수 있다. 간경유 접근은 간에 부착된 쓸개면으로의 접근이므로 쓸개의 움직임이 적어 천자가 쉽고 간에 의한 압박으로 쓸개즙 유출을 줄일 수 있지만 간실질을 통과하는 과정에서 출혈 가능성이 높다. 복막경유 접근은 출혈 가능성이 낮아 큰 경로로의 확장이 유리하지만 쓸개의 움직임으로 천자가 쉽지 않고 Seldinger technique에서 guide wire가 쓸개 밖에서 말릴 수 있다.

투시하에서 천자침을 통해 조영제를 주입했을 때 담낭의 음영은 담즙과 많이 희석되어 담낭의 크기와 형태 및 쓸개주머니관(담낭관, cystic duct)의 구조가 잘 관찰되지 않는다. 대신 guide wire가 담낭 내에서 말리게 되는 직경이 담낭의 실제 직경이며 배액관 삽입 후에 충분한 쓸개액(담즙, bile juice)을 배액하여 담낭의 내부 압력을 줄여주고 희석하지 않은 조영제를 주입하면 보다 선명한 담낭의 형태와 담낭 내의 돌 등의 관찰이 수월하다.

3) 쓸개관 풍선 확장술(담관 풍선 확장술, biliary balloon dilatation)

(1) 시술 목적

미리 PTBD를 시행한 환자에게 할 수 있다. PTBD의 경로를 따라 풍선도관(balloon catheter)를 사용하여 쓸개관의 협착부위를 넓히는 시술이다.

(2) 적응증

수술이나 쓸개관돌(담관석, biliary stone), 담관염 등에 의한 협착이 발생하였을 경우 또는 스텐트 유도 장치(stent introducing system)가 통과할 수 있도록 미리 확장술을 시행하거나 스텐트 설치술을 마치고 약 일주일 후에도 stent가 완전히 팽창되지 않을 때 이를 고려할 수 있다.

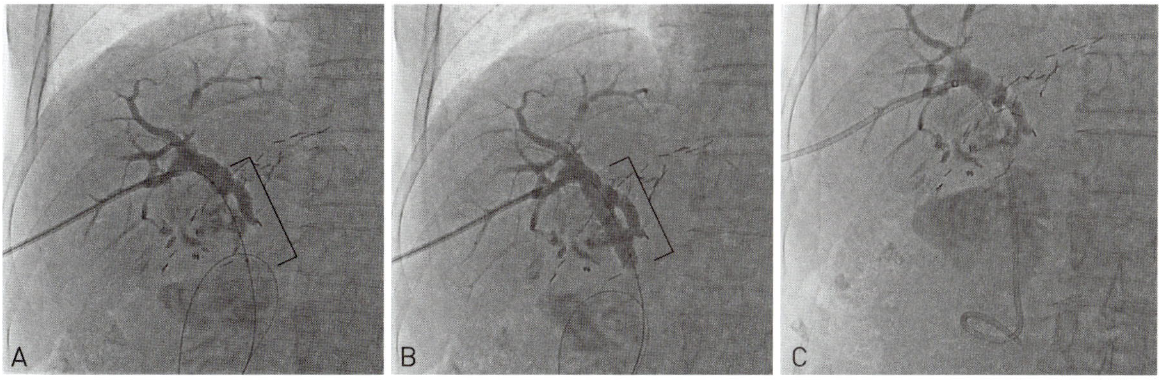

그림 7-3-5 **Biliary Balloon Dilatation**

A. PTBD tract으로 guidewire가 Rt. hepatic duct–common bile duct(RHD–CBD)를 통해 duodenum까지 진행하고 balloon catheter를 협착부(], CBD)에 위치한다. B. Balloon catheter를 팽창하여 협착부를 확장힌다( ]). C. 확장된 CBD를 통해 PTBD를 삽입하고 합병증과 재시술에 대비하여 배액관을 수일 이상 유지한다.

(3) 시술 과정

풍선 확장이 진행되는 동안은 극심한 고통이 수반되므로 시술 전 진정(sedation)이 필요하다. 시술에 사용되는 재료는 기본적인 PTBD 시술의 사용물품을 준비하며, 추가로 적정한 길이의 balloon catheter를 준비한다. 바로 스텐트 설치술을 이어서 할 수 있고 단독적인 풍선 확장술로 마칠 때에는 배액용 도관을 삽입하여 추후 재시술에 대비한다.

4) 쓸개관 스텐트 설치술(담관 스텐트 설치술, biliary stent insertion)

(1) 시술 목적

쓸개관 폐쇄에 의한 폐쇄성 황달(obstructive jaundice) 환자의 쓸개즙 배액 치료는 PTBD가 대표적이지만 체외 배액술(external drainage)로 인한 배액관의 휴대는 환자의 삶의 질을 떨어뜨리고 주기적인 관리가 필요하며 염증이나 쓸개즙 누출, 부주의로 인해 빠질 경우 새로운 관으로 교체해야 하는 번거로움이 있다. Stent는 폐쇄된 쓸개관 부위에만 위치하여 쓸개즙이 장내로 자연 배액되므로 환자에게 만족감을 주지만 수 개월 이내에 다시 폐쇄되며 재료가 고가이므로 환자 여명 등을 고려하여(기대 수명이 짧거나 악성 종양 환자 또는 둘 다 해당하는 경우에서 시행하며 그 외에는 급여 대상이 아니다.) 신중하게 선택하여야 한다.

심화

(2) 적응증

수술이 불가능한 악성 쓸개관폐쇄 환자의 경우이며 PTBD의 금기증이 아니면 가능하다. 쓸개관암(bile duct cancer), 쓸개암(gallbladder cancer), 이자암(pancreatic cancer), 간십이지장 인대(hepatoduodenal ligament)로의 악성 림프절 전이(malignant lymph node metastasis)이다. 근치적 수술(curative surgery)이 가능한 경우, 생존 기간이 3개월 미만인 경우, 쓸개즙 배액술 후에도 빌리루빈(bilirubin)이 감소하지 않거나 쓸개관 누출(bile duct leakage), 샛길(fistula)이 있는 경우는 효과적이지 않다.

(3) 시술 과정

– Stent가 폐쇄된 부위로 통과가 수월하고 쓸개관 내에 혈종(hematoma), 고름(농, pus), 찌꺼기(sludge) 등이 없으면 PTBD를 하면서 동시에 시행할 수 있다. 하지만, 대부분의 쓸개관 폐쇄 환자는 황달이 심하며 쓸개관 내에 염증(담관염, cholangitis)을 동반하므로 먼저 PTBD를 시행하여 쓸

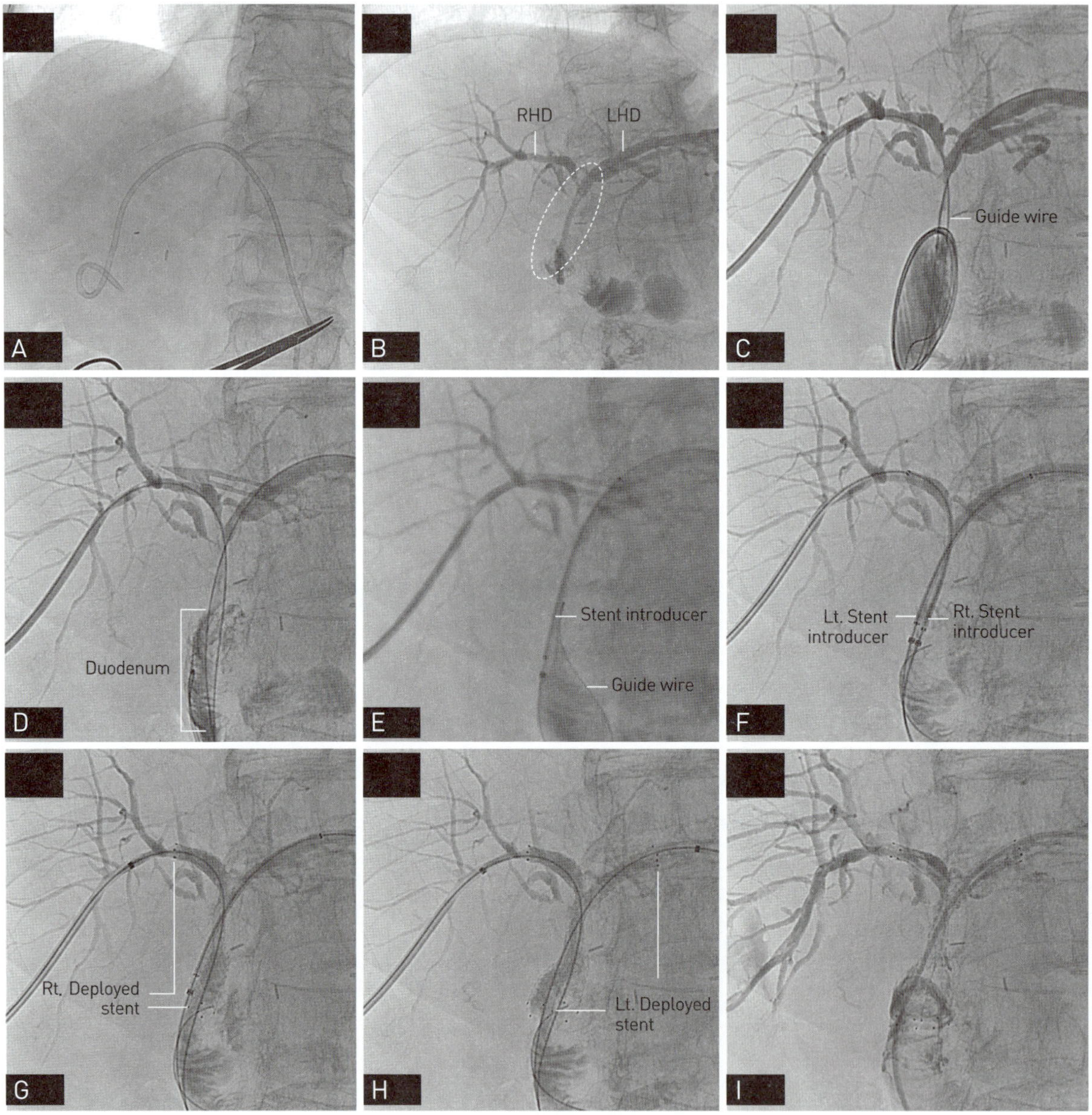

그림 7-3-6 Y-type stentig in biliary tract(RHD-CBD, LHD-CBD)

A, B. 담관 내 감압을 목적으로 수일 전 시행한 Lt. PTBD catheter가 총담관에 위치해 있고(동그라미) 이를 통해 cholangiogram을 하여 stent의 직경과 길이, 설치 위치를 계획한다. C. Cholangiogram의 도움으로 distal Rt. hepatic duct를 천자하여 guidewire를 duodenum까지 진입하고 기존 Lt. PTBD를 통하여 guidewire를 duodenum까지 진입하고 catheter를 제거한다. D. Wire가 곧게 펴지면서 cholangiogram에 사용되었던 조영제가 duodenum으로 배출되는 것이 보인다. E. Lt. hepatic duct(LHD)와 common bile duct(CBD) 사이에 stent를 위치하였다.- stent 팽창 전 F. RHD와 CBD 사이에 stent를 위치하였다.- stent 팽창 전 G. RHD-CBD stent가 stent introducer로부터 분리되었다.- stent 팽창 후 H. LHD-CBD stent가 stent introducer로부터 분리되었다.- stent 팽창 후 I. Stent 설치 후 cholangiogram으로 시술의 성공 여부를 확인하며, 합병증과 재시술에 대비하여 양측 stent를 통과하는 PTBD catheter를 삽입하고 stent로의 배액 기능을 평가하기 위해 catheter는 잠근다.

개관내 압력을 낮추고 염증의 치료가 이루어지면 협착부위의 부종이 완화되어 stent의 통과가 쉬워진다.

- PTBD의 경로를 따라 안내철사와 쓸개관 조영을 위한 도관을 샘창자(십이지장, duodenum)까지 충분히 위치하고 조영제를 주입하여 협착부위를 확인하면서 stent의 직경과 길이를 선택한다. Stent는 펴질(팽창, expanding) 때 길이의 단축(shortening)이 발생하므로 이를 염두하고 협착부위를 충분히 포함할 수 있는 길이의 선택이 필요하다.
- 온쓸개관(총담관, common bile duct: CBD)이 폐쇄되었을 경우 stent는 바터 팽대부(ampulla of vater)를 통과하여 샘창자까지 설치하는 것이 바람직하다. 또한 간문부(hepatic portal)의 폐쇄로 좌우 쓸개관이 서로 분리되었을 때에는 양쪽에 모두 배액이 이루어질 수 있도록 Y형(그림 7-3-6) 또는 T형(그림 7-3-7)으로 2개 이상의 stent를 설치할 수 있다.
- 시술을 마치고 체외 배액관을 연결하여 합병증과 재시술에 대비하는데 약 일주일 후 배액관을 통한 쓸개관 조영술로 평가하고 배액관을 제거한다.

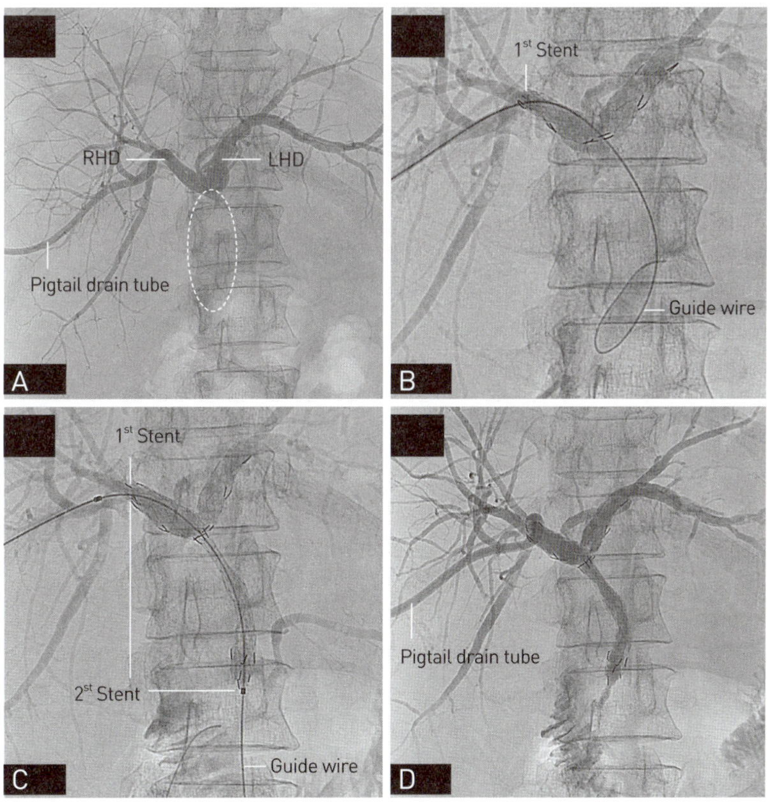

그림 7-3-7 T-type stentig in biliary tract(RHD-LHD, RHD-CBD)

A. 담관 내 감압을 목적으로 3일 전 시행한 Rt. PTBD catheter가 proximal CBD에 위치해 있고 이를 통해 cholangiogram을 시행하였을 때 RHD/LHD 만 관찰되고 CBD(동그라미)와 bowel이 관찰되지 않는다. B. PTBD tract를 통해 1st stent를 RHD–LHD에 설치하고 2nd stent 설치를 위해 guidewire를 distal CBD까지 진행시켜 위치한다. C. Wire를 따라서 2nd stent를 RHD–CBD에 설치하였다. D. Stent 설치 후 cholangiogram으로 시술의 성공 여부(조영제를 통한 distal CBD~duodenum의 관찰)를 확인하며, 합병증과 재시술에 대비하여 처음 위치했던 우측에 PTBD catheter를 삽입하고 stent로의 배액 기능을 평가하기 위해 catheter는 잠근다.

5) 피부경유 쓸개관 돌제거술(경피적 담석제거술, percutaneous biliary stone removal, percutaneous biliary stone extraction)

(1) 시술 목적

증상을 유발하는 담석증(cholelithiasis)이 있을 때에 1차적인 치료는 수술이다. 그러나 대부분의 쓸개외 담석증은 여러 개의 돌이 bile duct 내에 위치하여 단 한 번의 수술로 모든 담석을 제거하기 힘든 경우가 있다. 대부분의 치료를 요하는 담석증에서는 담석에 의한 쓸개관 폐쇄가 있으며, 쓸개즙의 배액을 목적으로 PTBD를 시행한다. 이어서 수술 후에 남아있는 담석이 있는지 확인하기 위하여 대개의 경우 남겨 놓은 PTBD를 이용한 cholangiogram을 얻게 된다. 이때 담석이 남아 있다면 PTBD tract으로 접근하여 남아있는 담석의 제거를 시도할 수 있다. 대개 쓸개돌 제거용 기구 등의 특수한 기구를 사용하여 담석을 깨뜨린 후, 이를 PTBD tract을 통해 제거하거나, 바터 팽대부를 통해 샘창자로 밀어내기도 하고 돌을 방치하여 원위부 온쓸개관(distal CBD)을 통해 장(intestine)으로 자연 배설되기를 기대할 수도 있다.

(2) 적응증

- 수술 후 잔류 담석(residual stone after bile duct stone surgery)
- 수술이 불가능한 담석(unresectable or inoperable biliary stone)
- 쓸개 내의 담석은 대개의 경우 그 적응증이 아님.

(3) 금기증

- 출혈 소인(bleeding tendency)
- 중증 빈혈(severe anemia)

(4) 시술 재료

기본적으로 PTBD에 사용하는 재료와 동일하며 쓸개돌 제거용 기구(stone basket)이 필요하다.

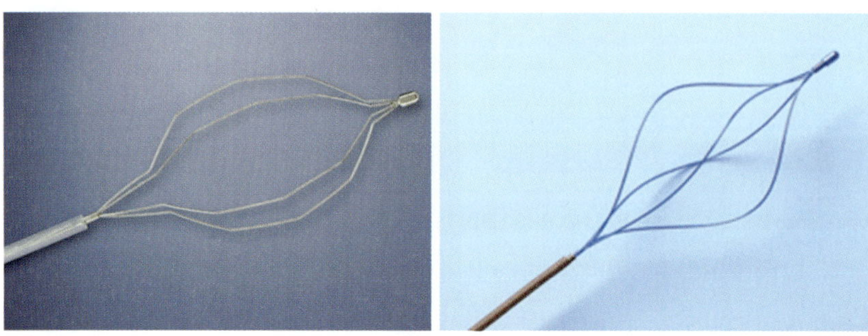

그림 7-3-8 Stone basket

심화 (5) 피부경유 쓸개관돌 제거술(경피적 담석제거술, percutaneous biliary duct stone removal)의 시술 과정

- 간 피막에 가깝고 쓸개관 돌(bile duct stone)에 접근하기 쉬운 PTBD의 경로를 선택하며 시술자로부터 쉬운 오른쪽 쓸개관을 우선적으로 시도하지만, 오른쪽 간에 간경변이 있거나 오른쪽 쓸개관에 돌이 있는 경우는 왼쪽으로 접근한다.
- 쓸개관 조영술을 시행하고 0.035인치 guide wire(필요에 따라서 stiff guide wire 사용)를 위치하고 12 Fr. Dilator를 이용하여 경로를 확장한다.
- 12 Fr. sheath를 삽입하고 그 경로를 따라 쓸개돌 제거용 기구(stone basket)로 포획, 분쇄, 제거한다. 이 시술은 담즙의 배액을 도와 쓸개관염(cholangitis)의 치료효과를 기대할 수 있고 내시경이나 쓸개관경을 이용한 시술에 비하여 팽대부 괄약근과 간쓸개관의 손상을 최소화하여 부작용이 적고 시술기간이 짧다.

심화 (6) 피부간경유 쓸개주머니돌 제거술(경피경간 담낭석 제거술, percutaneous transhepatic cholecystolithotomy)의 시술 과정

- 쓸개주머니돌(gallbladder stone, GB stone)의 재발률을 고려했을 때 가장 좋은 치료법은 복강경(laparoscope)을 통한 쓸개 적출술(laparoscopic cholecystectomy)이지만, 다른 기저질환으로 수술 및 전신마취가 불가능하거나 고령으로 재발을 염두하지 않을 때 행하는 시술이다.
- PTGBD의 경로로 천자하며 쓸개즙 배액술로 쓸개 내부의 감압을 우선하고 쓸개관돌 제거술과 같이 12 Fr. sheath catheter를 삽입하고 stone basket 등으로 분쇄하여 제거한다.

6) 피부경유 알코올 주입술(경피적 알코올 경화술 또는 경피적 알코올 주입술, percutaneous alcohol sclerothrapy, percutaneous ethanol injection therapy: PEIT)

(1) 시술 목적

고농도의 알코올(ethanol)은 피부 각질 혹은 일부 점막(mucosa)으로 보호되어 있지 않은 신체 조직과 접하였을 때 그 조직의 괴사와 섬유화(fibrosis)를 야기한다. 이러한 기전을 적용하여 체내의 악성 종양(malignant tumor) 혹은 물혹(낭종, cyst) 등에 ethanol을 주입하여 그 조직의 괴사(necrosis) 혹은 폐색(obliteration)을 기대하는 시술이다.

심화 (2) 적응증

- 장기(organ)의 기능에 지장을 주거나 혹은 종양(mass)이 너무 커서 주변 장기를 압박하는 양성 낭종성 병변
- 2cm 미만, 3개 이하의 간세포암(hepatocellular carcinoma)의 경우에 적응증이나, 간동맥 화학색전술(trans hepatic artery chemo embolization: TACE)나 경피적 고주파 열치료술(radiofrequency ablation: RFA)에 우선하지 않는다.

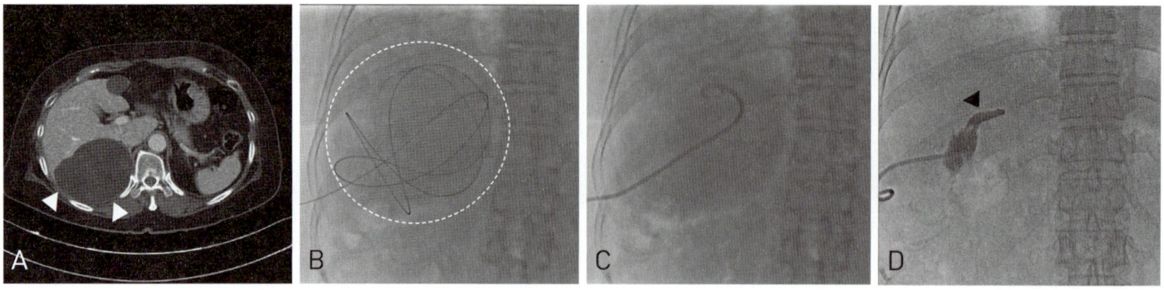

그림 7-3-9 Percutaneous ethanol injection, Alcohol sclerotherapy

A. Enhanced Liver CT에서 segment 5~6에 거대한 hepatic cyst가 관찰되고(△) PEI 전에 반드시 필요한 검사이다. B. 간 우측의 갈비뼈 사잇공간으로 천자하고 배액관을 넣을 때 고정이 되도록 guidewire가 충분히 말리게 삽입한다. 이때 guidewire가 말리는 직경으로 cyst의 크기를 가늠할 수 있다(동그라미). C. Wire를 따라서 배액용 pigtail catheter를 삽입하고 조영제로 삽입관의 위치를 확인한다. 시술의 효과를 높이기 위해서 최대한 배액 후 ethanol을 주입하여 점막과의 접촉을 도모한다. D. 이틀에 걸쳐 PEI를 3회 시행한 결과 cyst의 크기가 현저히 줄어들었고(▲) 배액관을 제거한다.

(3) 금기증

- 종양(mass)이 큰 경우
- 상대적 금기증으로 낭성 병변 내의 내용물을 충분히 배액할 수 없는 경우, 알코올을 주입하면 기존 내용물과 희석되어 치료 효과를 기대하기 어렵다.
- 절대적 금기증으로 낭성 종양 또는 낭성 병변이 담도 혹은 요로(urinary tract) 등의 정상적인 관성 구조물(tract system)과 교통(communicating)하는 경우, 주입한 알코올이 정상적인 tract를 괴사 또는 폐색할 수 있다.

7) 쓸개관 조직검사(담관 생검, bile duct biopsy)

(1) 시술 목적

쓸개관(bile duct)에 발생한 병변에 대하여 PTBD의 tract을 통해 생검 겸자(biopsy forceps)를 이용해서 원하는 조직을 직접 채취하는 방법으로 조직학적 또는 미생물학적 확진을 필요로 할 때 시행한다.

(2) 적응증 및 금기증

PTBD와 동일하다.

(3) 시술 과정

- 전일 시행한 PTBD catheter에 guide wire를 빠지지 않도록 충분히 삽입
- Guide wire를 잘 고정한 채로 PTBD catheter를 제거
- Guide wire를 따라서 생검을 목적하는 위치까지 biopsy catheter를 삽입
- Guide wire를 제거하고 조직의 채취 실패에 대비하여 3~4회 생검
- 다시 guide wire를 삽입 및 고정하고 biopsy catheter 제거
- Guide wire를 따라서 합병증에 대비하여 PTBD catheter를 삽입
- PTBD catheter를 일주일 이상 유지하고 이상 없을 때 제거

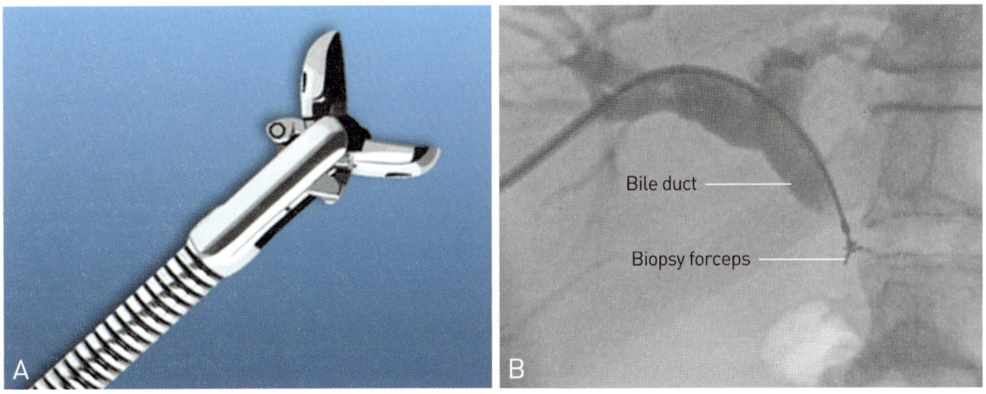

그림 7-3-10 쓸개관 생검술에 사용되는 생검겸자, B. 쓸개관 생검술(담관생검술, biliary biopsy)

제 08 장 소화기계 인터벤션(Digestive System Intervention, Gastrointestinal Intervention)

학습목표

1. 소화기계의 해부학적 구조물을 이해한다.
2. 소화기계 인터벤션의 작용기전과 영상을 이해한다.
3. 소화기계 인터벤션에 사용되는 기구 및 재료들을 이해한다.
4. 소화관 스텐트 시술 목적과 영상을 설명할 수 있다.(1)
5. 소화관 스텐트의 제한점을 설명할 수 있다.(2)

01 소화기계 해부생리

소화(digestive)란 음식물 중에 들어있는 영양소를 체내로 흡수할 수 있는 상태로 만드는 과정이다. 저작(mastication), 유동(peristalsis), 분절운동(segmentation) 등의 기계적 작용과 소화선 및 위장 점막에서 분비되는 소화효소(digestive enzyme)들에 의한 화학적 작용에 의해 탄수화물(carbohydrate)은 단당류(monosaccharide), 단백질(protein)은 아미노산(amino acid), 지방(fat)은 지방산(fatty acid)과 글리세롤(glycerol)로 분해되어 흡수된다. 또한 음식물과 수분을 섭취하고 소화과정에서 형성된 노폐물을 배출한다. 저분자 물질로 분해된 음식물은 주로 작은창자(소장, small intestine)에서 흡수된다.

소화관은 입에서 항문에 이르는 거리가 약 9 m의 관으로, 입(mouth)－인두(pharynx)－식도(esophagus)－위(stomach)－소장(small intestine)－대장(large intestine)－직장(rectum) 등으로 되어 있다. 소화관은 각각 특별한 형태를 가지고 있으며 소화관 벽의 구조는 점막(mucosa), 점막밑층(submucosa), 근육층(muscle layer), 장막층(serosa)의 4층으로 구성되어 있다.

Stomach은 식도에 이어지는 주머니 모양의 근육성 기관(muscular organ)으로 그 부분은 복강(배안, abdominal cavity)의 상방에서 정중선보다 약간 왼쪽으로 치우쳐 있다. 위 기시부(origin of stomach)는 식도가 가로막(횡격막, diaphragm)의 식도구멍(esophageal hiatus)을 관통한 부위, 즉 들문부분(분문부, cardiac part)이며, 여기서 좌상방으로 팽대된 부분은 바닥(기저, fundus)이고 그 우하방부로 향하는 넓은 부분을 위몸통(gastric body)이라고 한다. 위가 끝나고 샘창자(십이지장, duodenum)로 이어지는 부분을 날문부분(유문부, pyloric part)이라고 한다.

십이지장은 길이가 25 cm로 모양은 C자형이다. 대부분이 뒤 복벽(abdominal wall)에 붙어 있으므로 운동성이 거의 없으며 L1–L3의 오른쪽에서 C자형으로 구부러져 있다. C자 내에는 이자머리(췌두, head of pancreas)를 단단히 싸는 형태를 취하고 있다. 샘창자는 그 주행에 따라서 윗부분(superior part), 내림부분(descending part), 수평부분(horizontal part) 및 오름부분(ascending part)의 4부분으로 구분된다. 특히 descending part의 내벽측에는 세로로 가는 점막주름(mucosal fold)이 있는데 이것을 샘창자 세로주름(십이지장종주름, longitudinal duodenal fold)이라 하고, 그 아래에는 큰샘창자 유두(대십이지장유두, greater duodenal papilla)가 있으며 여기에는 온쓸개관(총담관, common bile duct)과 이자관(췌장관, pancreatic duct)이 개구하고 있다. 또 총담관의 개구부에는 오디조임근(오디괄약근, sphincter of Oddi)의 팽대조임근(담췌관팽대부괄약근, sphincter m. of hepatopancreatic ampulla)이 있다.

곧창자(직장, rectum)는 총 잘록창자(결장, colon) 중에서 악성 종양이 가장 흔하게 발생하는 부위이다. 결장은 배막뒤공간(배막뒤공간, retroperitoneal cavity)에 위치하며 배안 밖의 구조물로서 구불잘록창자(S상결장, sigmoid colon)와 항문(anus)을 잇는 관상 구조물(tubular structure)이다.

소화관의 부속 소화기관으로는 침샘(타액선, salivary gland), 간(liver), 이자(췌장, pancreas) 등이 있으며, 각각의 도관을 통해 분비물이 소화를 돕는다.

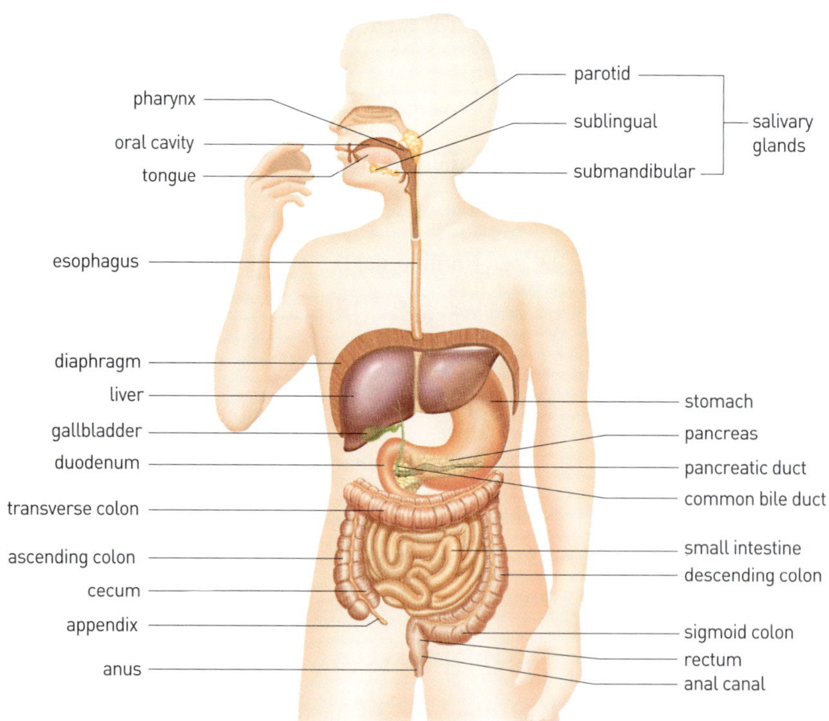

그림 8-1-1 소화기계 해부도

02 소화기계 인터벤션

1) 식도조영술(esophagography)

(1) 검사 목적

식도의 게실(esophageal diverticulum), 식도암(esophageal cancer), 식도염(esophagitis), 식도 궤양(esophageal ulcer), 식도경련, 이물질(foreign body) 등을 관찰할 목적으로 시행하며, 인터벤션 시술 전·후의 협착된 식도의 개통성 유무를 확인하기 위하여 시행한다.

(2) 검사 전 처치

시술 전일 자정 이후 금식한다.

(3) 검사 재료

Barium sulfate, Gastrografin, 생리식염수(normal saline)

(4) 검사 과정

- 환자의 자세는 supine position으로 하고 chest PA를 촬영한다.
- 환자의 삼키는 정도를 구두로 확인하고, 삼키기 어려운 경우에는 수용성조영제(water-soluble contrast media, Gastrografin)를 10~15 cc 정도로 조금씩 삼키도록 하고 식도의 연하운동을 관찰하면서 촬영한다.

Tip

환자의 식도 협착이 심하면 조영제를 조금씩 먹이면서 폐로 흡인되는 정도를 평가한 후 본격적인 검사를 시행한다. 이때 조영제가 환자의 폐로 흡입되어 흡인성 폐렴(aspiration pneumonia)을 유발할 수 있으니, 환자의 상태를 주시하면서 검사한다.

(5) 검사 후 처치

검사 후 수분을 섭취하여 barium의 배설을 돕는다.

2) 식도 풍선 확장술(esophageal balloon dilation)

부지법(확장법, bougienage)은 1821년부터 시작되었으며 1966년 Dr. Benedict 등에 의해 보고된 결과에 의하면 수술로 치료하는 것보다 효과가 우수하고 안전한 치료법이라고 하였다.

풍선 확장술은 1974년 Dr. Gruntzing 등이 동맥경화에 의해 좁아진 혈관을 성형하는 데 최초로 적용한 이후 여러 가지 병적 협착을 치료하는 데 이용되었고, 1981년 London 등에 의해 식도 협착에 적용하기 시작하였다. Dr. Starck 등의 식도 협착에서 확장법과 balloon dilation의 효과를 비교한 논문에 의

하면 balloon dilation은 부지법(bougienage)보다 식도 협착을 치료하는 데 효과적이고 안전한 방법이라고 하였고 특히, 식도 협착의 치료 중 가장 심각한 합병증인 식도 파열(esophageal rupture)에 관해서는 식도에 미치는 응력(shear stress)이 풍선 확장술에서보다 통계학적으로 유의할 만큼 커서 식도파열을 발생시킬 수 있는 확률이 높은 것으로 Dr. McLean 등이 그들의 실험논문에서 밝힌 바 있다. 즉, 풍선 확장술에서는 풍선이 식도 협착부분에 방사상으로 팽창력이 작용하기 때문에 더 넓은 margin of safety를 가지며, 따라서 식도파열의 확률도 감소하게 되는 것이다.

(1) 시술 목적

식도협착증 환자를 대상으로 협착부위를 balloon cathrter로 확장 시켜 음식물 섭취가 가능하도록 하기 위하여 시행한다.

(2) 적응증

부식성 식도염(corrosive esophagitis), 식도염(esophagitis), 식도궤양(esophageal ulcer), 수술후의 식도협착(post operative strictures), 식도 무이완증(esophageal achalasia)등에 의한 식도협착

(3) 시술 전 처치

- 시술 전날 자정 이후부터 금식을 요한다.
- 필요시 진정제를 투여한다.

(4) 시술 재료

명칭(영문명 또는 상품명)	제원	비고(용도)
시술용 set		
Lidocaine	5 cc	국소마취용
Guide wire	0.035″ Guide wire, Superstiff	
Catheter	Angio catheter(HN1), Sizing catheter	
Balloon catheter	Balloon 직경 소아: 6~14 mm, 성인: 8~25 mm	

(5) 시술 과정

1] 환자의 자세는 supine position으로 하고 환자의 입속에 국소마취제 lidocaine을 뿌리거나 입안에 넣고 15분 정도 삼키지 말도록 하고 chest AP 사진을 촬영한다.

2] 국소마취제를 삼킨 후 식도조영술을 시행하여 병변의 위치와 상태를 확인한다. 촬영은 1~2 frame/sec로 non subtraction으로 시행한다.

3] 시술자는 환자에게 barium을 한 모금씩 삼키도록 하고 식도의 연하운동(삼킴운동, deglutition movement)을 관찰하며, 병소와 여러 부위를 투시상에서 호흡법을 이용하여 식도조영술을 시행한다.

4] Guide wire를 구강을 통하여 위의 stomach fundus까지 삼키게 하고 guide wire를 따라 balloon catheter를 협착부위의 중앙에 위치시키고 풍선확장술(balloon dilatation)을 시행한다.

5] 풍선확장술(balloon dilatation)을 시행한 후 식도조영술을 시행하여 시술 전 · 후의 식도의 개통성을 확인한다.

(6) 합병증

- 시술 중 통증
- 출혈(hemorrhage)
- 식도파열(esophageal rupture)
- 흡인성 폐렴(aspiration pneumonia)재발 가능성

(7) 시술 후 처치

- 시술 후 2시간 후부터 유동식으로 식사를 시작하도록 한다.
- 음식물은 잘게 썰어서 꼭꼭 씹어 먹는 습관을 들이도록 한다.

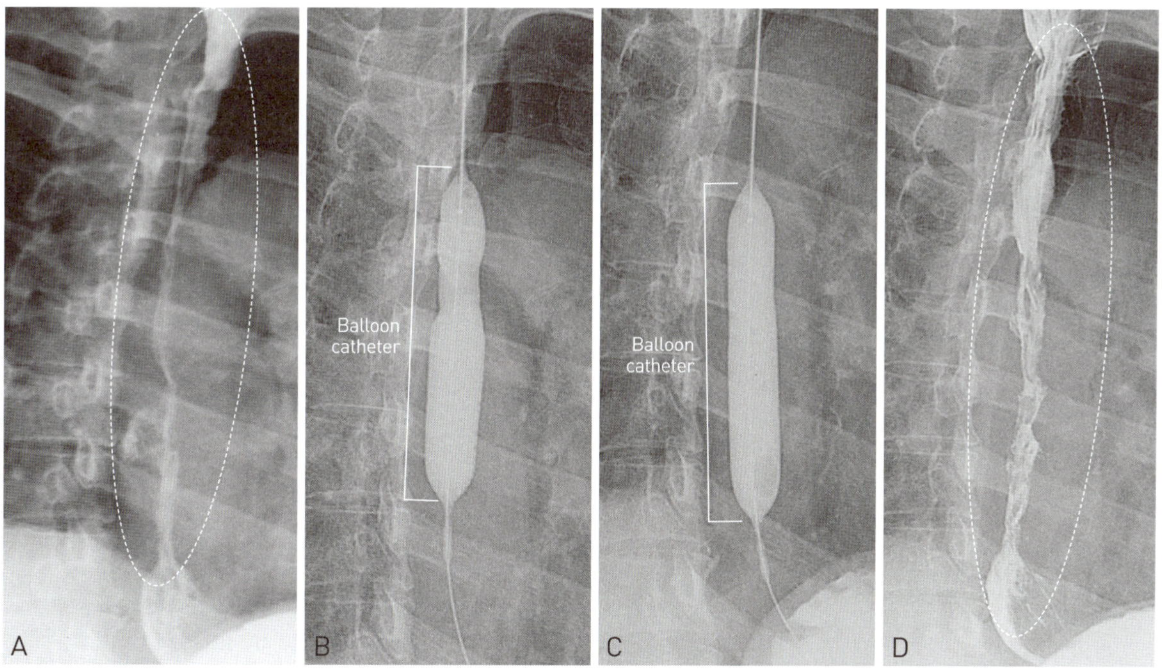

그림 8-2-1 식도 풍선 확장술(esophageal balloon dilation)

A. 식도조영술상, 식도 전체의 협착 소견을 보임(corrosive stricture–점선 원). B. 상부 식도의 풍선 확장술. C. 하부 식도의 풍선 확장술. D. Esophageal balloon dilation 후 조영상, 협착부의 개통성이 회복된 소견을 보임(점선 원)

3) 식도 스텐트설치술 및 제거술(esophageal stent insertion & stent removal)

식도암(esophageal cancer) 환자의 90% 이상에서 연하곤란(삼킴곤란, dysphagia)이나 체중감소의 증상을 보인다. 연하곤란은 식도 내경이 1/2에서 1/3 이상 좁아질 때 발생하며, 이외에도 연하통증(삼킴통증, odynophagia), 쉰 목소리(애성, hoarseness), 기침(cough) 등의 증상을 동반한다.

연하곤란의 치료는 근치적 수술법(curative surgery)과 고식적 요법(conservative treatment)이 있다. 근치적 수술법은 광범위하게 식도암을 절제하는 것을 의미하며, 식도의 전체 혹은 일부를 제거한다. 그러나 연하곤란을 호소하는 식도암 환자의 60% 이상에서는 식도암의 진행으로 근치적 수술법이 적합하지 않다. 이러한 경우 우회술(bypass surgery), 방사선치료, 엔디야그레이저(neodymium-doped yt-trium aluminium garnet; Nd:Y3A15012: Nd-YAG Laser)를 이용한 치료, 스텐트 설치술 등의 고식적 요법(conservative treatment)의 치료를 시행한다. 우회술(bypass surgery)은 수술에 의한 사망률이 높고, 방사선치료는 60~80%에서 연하곤란을 호전시키는데 효과가 있지만 증상이 호전되기까지 2~6주 정도의 시간이 필요하므로 이 기간 동안 환자에게 영양공급을 해줄 수 있는 방법이 필요하다. 또한 치료 후에 약 25%에서 방사선치료에 의한 식도협착으로 연하곤란이 초래될 수 있다. 엔디야그레이저를 이용한 치료는 가격이 비싸고 개통성을 유지하기 위하여 반복적으로 시행하여야 하며 시술 후 재발이 많은 단점이 있다. 이에 반해 스텐트 설치술은 악성종양에 의하여 발생한 연하곤란을 간단하고 신속하게 해결할 수 있는 치료방법이다.

(1) 식도 스텐트설치술(esophageal stent insertion)

① 시술 목적

식도암이나 식도암 수술 후 재발에 의한 협착 등의 협착증 환자, 기관식도샛길(기관식도누공, tracheoesophageal fistula)이 발생한 환자, 반복적인 풍선 확장술(repeated balloon dilatation)에도 치료 효과가 나쁜 환자를 대상으로 협착부위에 stent를 삽입하여 음식물 섭취가 가능하도록 하기 위하여 시행한다.

② 적응증

- 수술 전 또는 방사선치료 전에 영양 공급이 필요한 경우
- 외부 종괴(extrinsic mass)에 의한 식도 압박의 경우
- 8~10mm 이상의 풍선확장술로 넓혀지지 않는 심한 폐색이 있는 환자
- 내시경 도중에 발생한 식도천공(esophageal perforation)의 경우
- 풍선확장술의 효과가 없는 경우(풍선확장술 후 자주 재발되는 benign esophageal stricture)
- 수술을 할 수 없는 경우(병변을 제거할 수 없거나, 환자의 수술 거부)
- 악성 식도 협착으로 식도호흡기샛길(식도기관지루, esophagorespieratory fistular: ERF)이 있는 경우
- Stent insertion 후에 발생하는 stent의 형태 변화 및 위치 변동, 통증 발현 시에는 stent를 제거한다.

③ 금기증

- 창자폐쇄(장폐쇄, intestinal atresia)의 경우

- 성대(vocal cord) 주변이 심하게 폐쇄된 경우
- 6주 이내에 고농도 항암제치료 및 방사선치료를 받은 경우
- 임종을 앞둔 질환의 말기 환자(환자의 여명이 많지 않은 경우)
- 암이 복강 내 전이에 의하여 작은창자폐쇄가 같이 동반된 환자
- 조절 불가능한 bleeding diathesis(hemophilia, leukemia, liver cirrhosis 등)

④ 시술 재료

기본적인 시술 재료 및 기구는 식도 풍선확장술(esophageal balloon dilation)과 동일하며, Balloon catheter 대신에 Esophageal Stent Set이 사용된다.

명칭(영문명 또는 상품명)	제원	비고(용도)
Radiopaque marker	0.035" Guide wire, Superstiff	협착 길이 표시용
Catheter	Sizing catheter	
Esophageal Stent Set	Introducer system mounted esophageal stent	

⑤ 시술 과정

1] 환자는 left anterior oblique 또는 supine으로 하고 환자의 입속에 국소마취제을 뿌리고 15분 정도 삼키지 말도록 하고 chest AP 사진을 촬영을 한다.

2] 국소 마취제를 삼킨 후 guide wire를 구강을 통하여 위내(into the stomach) 위치하도록 한다.

3] Guide wire를 따라 sizing catheter를 협착부위에 위치시키고 조영제를 주사하여 협착 길이를 측정한다. 이때, guide wire는 sizing catheter 내에 위치한다.

4] 협착 길이에 맞게 스텐트의 길이를 결정하고, guide wire를 따라 협착부위의 중앙에 스텐트삽입관(stent introducer)을 위치시켜 스텐트를 설치한다.

Tip

스텐트의 길이는 협착 길이보다 2~6 cm 정도 더 길어서 협착부위를 충분히 포함하여야 한다. 악성협착으로 스텐트를 설치한 경우는 대부분 영구적으로 생각하나, 스텐트의 이동이나 심한 통증으로 참기 어려울 때는 제거를 고려한다.

5] Stent insertion 후 식도조영술을 시행하여 시술 전 · 후의 식도의 개통성을 확인하며, 시술 3~5일, 1개월, 6개월 후에 추적 식도조영술을 시행한다.

⑥ 합병증

식도파열(esophageal rupture), 출혈(hemorrhage), 통증(pain), 스텐트 막힘(stent obstruction), 스텐트 이동(stent migration), 위.식도의 역류(gastroesophageal reflux), 목부분 식도에 삽입할때의 이물감(foreign body sensation).

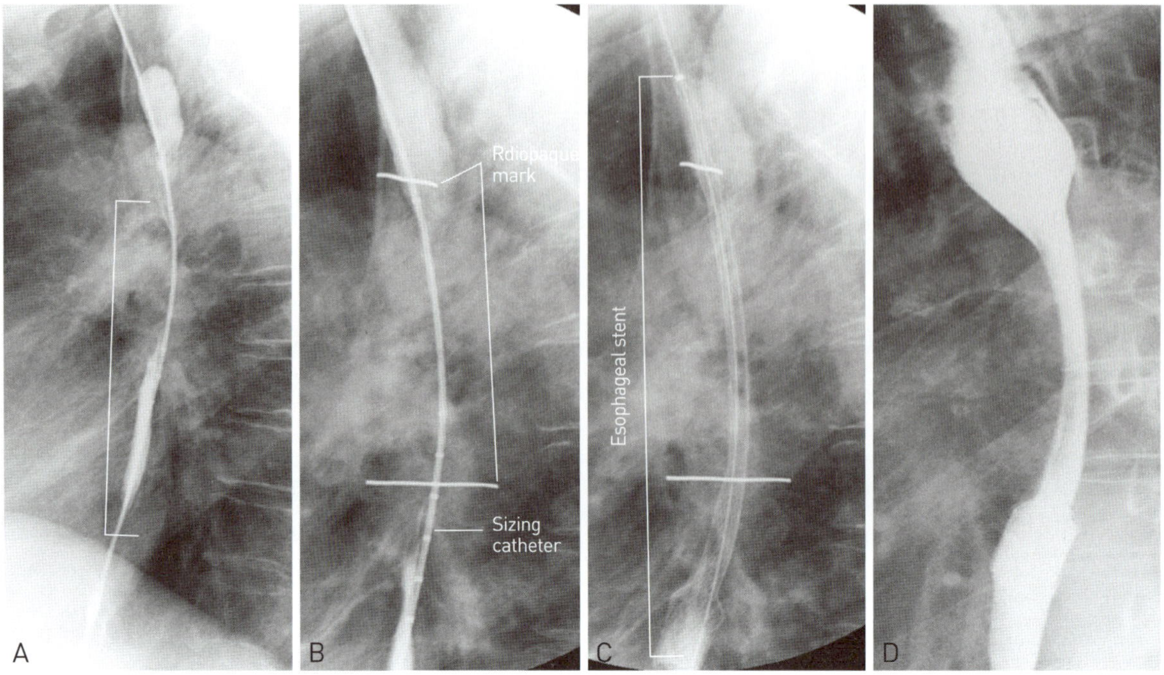

그림 8-2-2 식도 스텐트설치술(esophageal stent insertion)

A. 시술 전 식도조영술상 협착 소견이 관찰됨(점선 원). B. Sizing catheter를 사용하여 협착 길이를 측정함. C. 식도 스텐트설치 중 영상. D. Stent insertion 후 식도조영술영상

⑦ 시술 후 처치

- 음식물 역류를 막기 위해 30° 정도 상체를 올린 체위를 취한다(위-식도 이행부위에 스텐트가 장치된 경우).
- 음료수나 물을 마셔서 stent에 음식이 저류되지 않도록 한다.
- 수면 2시간 전부터 금식한다.
- 음식물은 잘게 썰어서 충분히 씹어 먹도록 한다.
- Stent expansion 확인을 위해 1~3일 후 식도조영(esophagogram)을 시행한다.
- 갑자기 심한 통증이 발생하여 참기 힘들 때는 식도 파열 가능성이 있으므로 가까운 병원의 응급실을 방문하도록 교육한다.

(2) 식도 스텐트제거술(esophageal stent removal)

① 시술 목적

Esophageal stent를 삽입한 후 증상이 재발되거나 약물 치료요법이나 방사선 치료요법을 시행한 지 3~4주 정도 되는 환자에서 증상 호전과 치료체계를 맞추기 위해 시행한다.

② 시술 전 처치

시술 전일 자정 이후 금식한다.

③ 시술 재료

기본적인 시술 재료 및 기구는 esophageal stent insertion과 동일하며, esophageal Stent Set 대신에 스텐트 제거용 기구를 사용한다.

명칭(영문명 또는 상품명)	제원	비고(용도)
Stent Retrievable Set	Sheath, Dilator, Hook	

④ 시술 과정

1] 환자는 스텐트설치술때와 동일한 자세를 하고 환자의 입속에 국소마취제 lidocaine을 뿌리거나 입안에 넣고 15분 정도 삼키지 말도록 하고 chest AP 사진을 촬영을 한다.

2] 국소 마취제를 삼킨 후 guide wire를 구강을 통하여 위내에 위치하도록 한다.

3] Guide wire를 따라 stent retrieval sheath를 통과시킨다. sheath에서 dilator를 제거하고, hook을 삽입한다.

4] Hook을 이용하여 스텐트의 근위부에 부착된 당김줄(drawstring)을 걸어 잡아당긴다. sheath의 끝까지 잡아당겨 스텐트근위부를 수축시킨 후 sheath와 hook과 stent를 몸 밖으로 제거한다.

5] Stent를 제거한 후 식도조영술을 시행하여 시술 전후의 식도의 개통성을 확인한다.

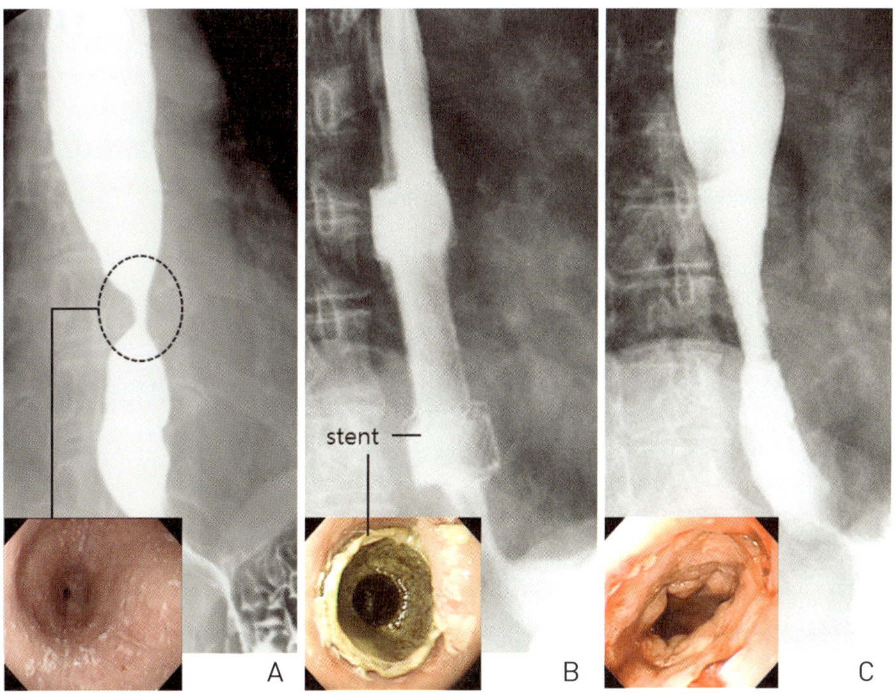

그림 8-2-3 식도 스텐트제거술(esophageal stent removal)

A. 스텐트설치 전 식도조영술과 내시경 검사영상(점선 원-협착부위). B. 스텐트설치 후 식도조영술과 내시경 검사영상. C. 스텐트설치 후 식도조영술과 내시경 검사영상.

ㅇ 식도 파열의 종류와 임상적 의의

- 식도 점막의 파열(intramural rupture): 식도조영술에서 소량의 조영제가 점막 하로 누출되었다가 다시 식도 내강으로 배액되는 경우.
- 식도벽 전층의 파열(transmural rupture): 식도조영술상 조영제가 식도벽 밖으로 누출되지만 abdominal cavity, pleural cavity, 세로칸공기종(종격동기종, mediastinal emphysema)으로 퍼지지 않고 식도주위에 국한되어 있는 것으로 정의함.
- 식도벽 전층의 파열과 조영제의 누출이 심한 경우(mediastinal leakage): 식도조영술상 조영제가 식도벽 밖으로 누출되어 종격기종, abdominal cavity, pleural cavity를 심하게 오염시키는 경우로 정의함.

식도는 장막(serosa)이나 늑막(pleura)에 둘러싸여 있지 않은 얇고 손상되기 쉬운 장기이다. 또한 혈액공급도 빈약하고, 식도 내부에 오염된 물질이 들어있어 파열되었을 때 치명적인 결과를 초래한다.

식도파열 시 치료는 보존적인 방법 또는 수술로 치료하게 되는데 상부식도 파열의 경우 수술을 시행했을 때(14%:20%) 사망률이 높으며, 식도의 중상부 파열의 경우에는 보존적 치료와 수술 간(36%:33%)의 사망률이 비슷하며, 하부식도 파열의 경우 보존적 치료를 했을 때(55%:20%)의 사망률이 훨씬 높다. 그러나 이러한 사망률은 식도 파열 후 24시간이 지나면 3배 이상 증가하므로 식도파열이 초래된 경우에는 즉시 진단하여 적절한 치료를 시행하는 것이 매우 중요하다. 수술을 결정하기 위해서는 식도파열 환자에서 공기가슴증(기흉, pneumothorax), mediastinal emphysema, 가슴막삼출(흉막삼출, pleural effusion), 조직패혈증(systemic sepsis), 호흡기능상실(호흡부전, respiratory failure), 충격(shock)이 동반되면 수술을 해야 한다. 반대로 식도벽 밖으로 누출된 바륨이 식도 내강으로 잘 배액되는 경우, 임상증상이 경미한 경우, 임상적으로 패혈증으로 증거가 없는 경우에는 보존적으로 치료한다. 보존적 치료에는 항생제(antibiotics), 정맥내수액(intravenous transfusion), 코위흡인(nasogastric suction)등의 방법이 있다. 또한 식도파열이 발생한 후 계속 임상증상이 악화되면 수술을 시행하여야 한다.

4) 위·샘창자 풍선 확장술 및 스텐트설치술(위·십이지장 풍선 확장술 및 스텐트설치술, gastroduodenal balloon dilatation & stent insertion)

(1) 위 · 샘창자 풍선 확장술(위 · 십이지장 풍선 확장술, gastroduodenal balloon dilatation)

① 시술 목적

양성 위 날문부 협착(benign stricture of gastropyloric stenosis), 양성 샘창자협착(양성 십이지장 협착, benign duodenal stenosis), 수술 후 연결부위의 재협착 환자에 있어서 개통성을 일시적으로 확보하고자 시행한다.

② 시술 전 처치

- 시술 전날 자정 이후부터 금식을 요한다.
- 필요시 진정제를 투여한다.

③ 사용재료

명칭(영문명 또는 상품명)	제원	비고(용도)
시술용 set		
Lidocaine	5 cc	국소마취용
조영제	Barium sulfate, Gastrografine	
Guide wire	0.035″ Guide wire, Superstiff	
Catheter	HN1, Sizing catheter	
Balloon catheter		

④ 시술 과정

1] 환자의 목 마취: 4% lidocaine 5 cc를 5분 정도 머금게 하고, 가글(gargle)시킨다.

2] Chest AP, simple abdomen을 촬영한다.

3] Guide wire를 구강을 통해 위(stomach)까지 삽입시키고 환자의 위(stomach)모양에 적당한 catheter를 이용하여 guide wire를 duodenal 3rd portion까지 충분히 삽입한다.

4] Sizing catheter를 이용하여 조영제를 1 frame/sec 으로 주입하면서 촬영하고 협착부위의 위치와 길이를 측정한다.

5] 측정이 끝나면 sizing catheter를 통해 super stiff guide wire로 교체한다.

6] Super stiff guide wire를 통해 협착 길이에 적당한 balloon catheter를 협착부위까지 삽입하고 풍선을 확장한다.

7] 위장조영술(upper gastrointestinal series)을 실시하여 협착된 부위의 개통성을 확인한다.

⑤ 합병증

위 파열(gastric rupture), 출혈(hemorrhage), 시술 중 통증, 재발 가능성

⑥ 시술 후 처치

– 시술 후 2시간 후부터 유동식으로 식사를 시작하도록 한다.

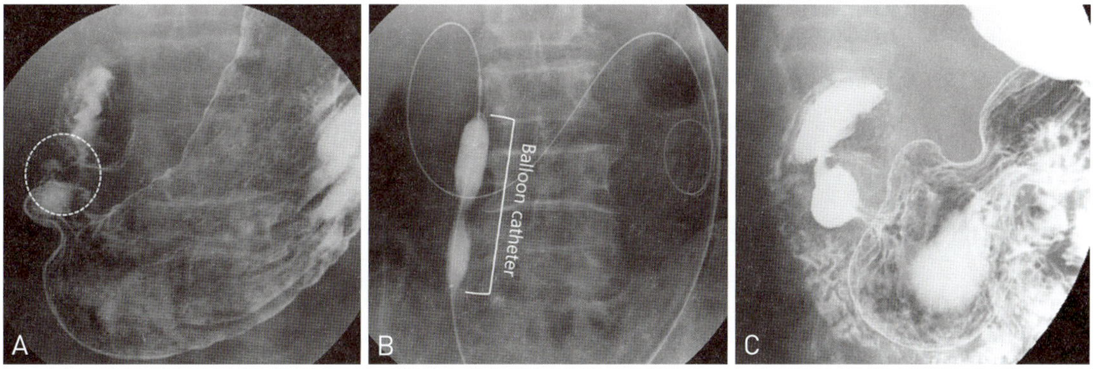

그림 8-2-4 위 · 샘창자 풍선 확장술(위 · 십이지장 풍선 확장술, gastroduodenal balloon dilatation)

A. 위장관조영상 위날문부 협착(stricture of gastropyloric stenosis) 소견을 보임(점선 원). B. 직경 15~20 mm balloon catheter를 이용하여 풍선 확장술을 시행함. C. 풍선 확장술 후 위장관조영상

– 음식물은 잘게 썰어서 꼭꼭 씹어 먹는 습관을 들이도록 한다.

(2) 위 · 샘창자 스텐트설치술(위 · 십이지장 스텐트설치술, gastroduodenal stent insertion)

① 시술 목적

악성 위 날문부(pyloric portion)의 협착 또는 악성 샘창자 협착(malignant duodenal stenosis)을 동반한 수술이 불가능한 위암(gastric cancer)환자에서 유동식조차 먹지 못하고 지속적인 구토(vomiting)와 영양결핍을 동반하는 경우 실시한다.

② 적응증

기대수명이 1개월 이상인 경우, 내시경검사(endoscopy)와 스텐트설치술(stent insertion)에 견딜 정도의 전신상태를 가지고 있는 경우, pyloric region of stomach 또는 duodenal stenosis 이외에 작은 창자 등 삽관이 불가능한 위치에 협착이 없는경우

③ 금기증

위장관출혈(gastrointestinal bleeding)등의 중요한 합병증이 없어야 하고 위 몸통(gastric body)부위에도 암종(carcinoma)이 침윤되어 내시경적 위루술을 시행하기 어려운 환자나 복수가 심한 환자는 제외된다.

④ 시술 전 처치

기본적인 시술 재료 및 기구는 풍선 확장술과 동일하며, Balloon catheter 대신에 Stent Set이 사용된다.

⑤ 시술 재료

명칭(영문명 또는 상품명)	제원	비고(용도)
Radiopaque marker	0.035″ Guide wire, Superstiff	협착길이 표시용
Catheter	Sizing catheter	
Stent Set	Introducer system mounted stent	

⑥ 시술 과정

1] 환자의 목 마취: 4% lidocaine 5cc를 5분 정도 머금게 하고, 가글(gargle)시킨다.

2] Chest AP, simple abdomen을 촬영한다.

3] Guide wire를 구강을 통해 위(stomach)까지 삽입시키고 환자의 위(stomach)모양에 적당한 catheter를 이용하여 guide wire를 duodenal 3rd portion까지 충분히 삽입한다.

4] Sizing catheter를 이용하여 조영제를 1 frame/sec 으로 주입하면서 촬영하고 협착부위의 위치와 길이를 측정한다.

6] 측정이 끝나면 sizing catheter를 통해 super stiff guide wire로 교체한다.

7] Super stiff guide wire를 통해 협착부 길이에 적당한 스텐트를 준비하여 스텐트를 설치한다.

8] 협착부위에 스텐트설치가 끝나면 유도철사를 제거하고, upper gastrointestinal series을 실시하여 스텐트의 개통성을 확인한다.

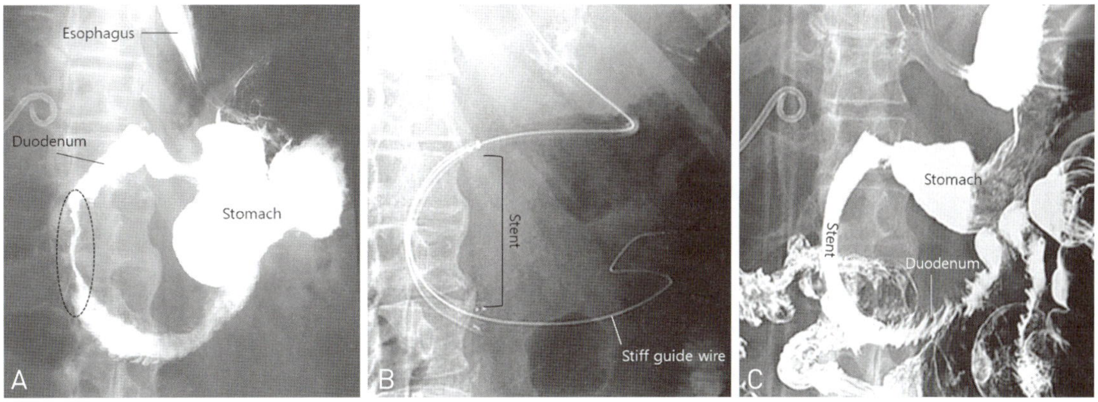

그림 8-2-5 위 · 샘창자 스텐트설치술(위 · 십이지장 스텐트설치술, gastroduodenal stent insertion)

A. 위장관조영상 십이지장 하행부의 협착 소견을 보임(점선 원). B. 스텐트설치술을 시행함. C. 스텐트설치술 후 위장관조영상

⑦ 합병증

창자 파열(intestinal rupture), 출혈(hemorrhage), 복통(abdominal pain), 스텐트 막힘(stent obstruction), 스텐트 이동(stent migration), 스텐트 재협착(stent restenosis)

5) 피부경유 위장루 및 위빈창자루설치술(경피적 위루술 및 위공장루술, percutaneous gastrostomy & percutaneous gastrojejunostomy)

(1) 피부경유 위장루설치술(경피적 위루술, percutaneous gastrostomy)

수술적 위루설치술(surgical gastrostomy), 경피적 내시경적 위루설치술(percutaneous endoscopic gastrostomy: PEG)과 함께 영양공급을 위한 음식물의 투입 경로를 개통하는 중재적 시술이다.

① 시술 목적

환자 스스로 저작이나 음식물을 삼키지 못할 때 장기적인 영양공급을 필요로 하는 모든 경우에 시행하며, 복강내 종양 등으로 인해 위의 아래쪽에 폐색이 발생한 경우 위장 내 감압의 목적으로도 시행한다.

② 적응증

- 단장증후군(short gut syndrome)
- 심한 구개열(cleft palate) 등의 구개안면이상
- 신경성 식욕부진(anorexia nervosa), 우울증(depression)
- 심한 화상(severe burn), 말기 암(endstage cancer) 환자
- 뇌혈관질환(cerebrovascular disease), 뇌손상(brain injury)
- 낭성섬유증(cystic fibrosis), 다기관 부전(multiple organ failure)
- 두경부 종양(head and neck tumor), 식도 종양(esophageal tumor)
- 근위축성 측삭경화증(루게릭병, amyotrophic lateral sclerosis: ALS)

– 방사선장염(방사선창자염, radiation enteritis), 크론병(Crohn's disease) 환자

③ 금기증

출혈소인 및 이에 따른 질환인 경우 피하와 gastrointestinal bleeding을 야기하며 문맥압항진증(portal hypertension)의 경우 위정맥류에 의한 출혈 위험이 있으므로 금기한다.

위식도역류가 있을 경우, 위전벽에 염증 또는 종양이 있는 경우에 피부경유 위장루설치술(경피적 위루술, percutaneous gastrostomy)은 금기이나 피부경유 위빈창자루설치술(경피적 위공장루술, percutaneous gastrojejunostomy) 또는 공장루술(jejunostomy)을 대체 시행할 수 있고 복수(ascites)가 있는 경우 복수를 배액하여 위 전벽이 복벽에 밀착한 후 시행하면 된다. 뇌실복강단락(ventriculoperitoneal shunt)의 경우 복강내 감염이 발생하면 뇌실 감염까지 우려되므로 금기증이며 일반적으로 여생이 30일 미만인 경우 시행하지 않는다.

④ 시술 재료

명칭(영문명 또는 상품명)	제원	비고(용도)
시술용 set		
Lidocaine	5 cc	국소마취용
Chiba needle, hair wire		
Anchor set		
Dilator	7, 8, 10, 12, 14F	
Guide wire	0.035″ Guide wire	
Gastrostomy Set		
조영제	Iohexol 300	

⑤ 시술 과정

1] 환자는 supine position으로 하고 chest AP를 촬영한다.

2] 시술부위를 소독한 후 시술포를 덮어 시술준비를 한다. 천자부위인 복부의 전측벽(anterior–lateral wall)이나 전위벽(anterior gastric wall) 부위를 통하여 위 내강(gastric lumen)까지만 들어가거나 위 유문(pylorus)을 거쳐 공장 근위부(proximal jejunum)까지 feeding catheter(tube)를 설치하기도 한다.

3] 위내부에 미리 설치된 L–tube(levin tube, nasogastric tube)를 통해 공기를 주입하여(약 100~300 cc) 위를 팽창시킴으로 방사선 투시상 확인이 용이하도록 한다.

Tip

L–tube가 없는 환자는 입이나 코로 catheter를 삽입하여 위 내부로 공기를 주입한다.

4] 방사선 투시하에 위내부가 공기로 확장된 것을 확인하고 천자 위치를 결정하며, 위의 원위부(distal body)이면서 복벽동맥(epigastric artery)을 피할 수 있는 복부의 정중선 또는 복직근의 측면을 선택한다.

5] Anterior wall을 향해 18~21G Chiba needle로 천자하여 조영제 주입으로 위내에 위치한 것을 확인한다.

6] 천자한 Chiba needle안으로 hair wire를 통과시키고 dilator를 삽입하여 위루관이 통과되기 용이하도록 피부와 stomach wall을 확장하며, 충분히 넓힌 다음 anchor set을 이용하여 위벽과 복벽을 봉합(suture)하여 고정한 후 gastrostomy tube를 설치한다.

7] Gastrostomy tube를 설치한 후 gastric leakage를 확인하기 위해 조영제를 주입하여 촬영하고 tube를 피부에 고정한다.

8] 시술에 사용된 anchor는 시술 1주일 후에 추적검사 후 제거하며, 6개월, 1년 간격으로 추적검사(fallow-up tubogram)를 시행한다.

⑥ 시술 후 처치

합병증 여부를 주의 깊게 관찰하며 복부 일반 촬영(abdomen supine trans-lateral view), 혈액검사 등을 시행한다. 이상이 없을 경우 12~24시간 이후 튜브를 통해 영양 공급이 가능하다. 튜브의 교체 주기는 6개월이며 경로가 헐거워져 누액(oozing)이 동반될 경우 이전보다 굵은 튜브로의 교체가 필요하다.

⑦ 합병증

공기배증(기복증, pneumoperitoneum)은 가장 흔하게 발생하며 ascites를 동반할 수 있다. 다량의 기복증은 diaphragm을 압박하여 respiratory failure을 일으킬 수 있고 복부 일반 촬영으로 확인한다. 시술 도중에 위액이 누출되거나 시술 후 튜브가 위장 밖으로 빠진 상태에서 영양공급이 이루어지면 복강 내로 이물질이 유입되어 배막염(복막염, peritonitis)이 발생할 수 있는데 이는 복부 CT를 통해 확인이 가능하다. 천자 시 주변 혈관의 손상으로 출혈이 발생할 수 있으며, 위식도 역류증(gastroesophageal reflux) 환자에서 흡인성 폐렴(aspiration pneumonia)이 발생할 수 있다.

(2) 피부경유 위빈창자루설치술(경피적 위공장루술, percutaneous gastrojejunostomy)

① 적응증

Gastroesophageal reflux 환자에서 경피적 위루술을 시행할 경우 발생하는 aspiration pneumonia를 피하기 위하여 시행하며 위부전마비(위무력증, gastric atony), 위날문부 협착(stricture of gastropyloric stenosis)이 있거나 부분적 위절제술(subtotal gastrectomy)을 받은 경우에도 경피적 위루술보다는 경피적 위공장루술이 바람직하다.

② 시술 과정

시술방법과 재료는 전반적으로 경피적 위루술과 동일하며 튜브는 샘창자걸이근(트라이츠인대, treitz ligament)를 지나는 부위까지 위치하여야 duodenum으로의 위치 변동이 없다.

③ 영양공급

경피적 위루술은 최소 12시간 이후에 영양공급이 가능하지만, 경피적 위공장루술은 튜브가 공장까지 삽입되어 있으므로 시술을 마치고 4시간 후에 영양공급을 시작한다.

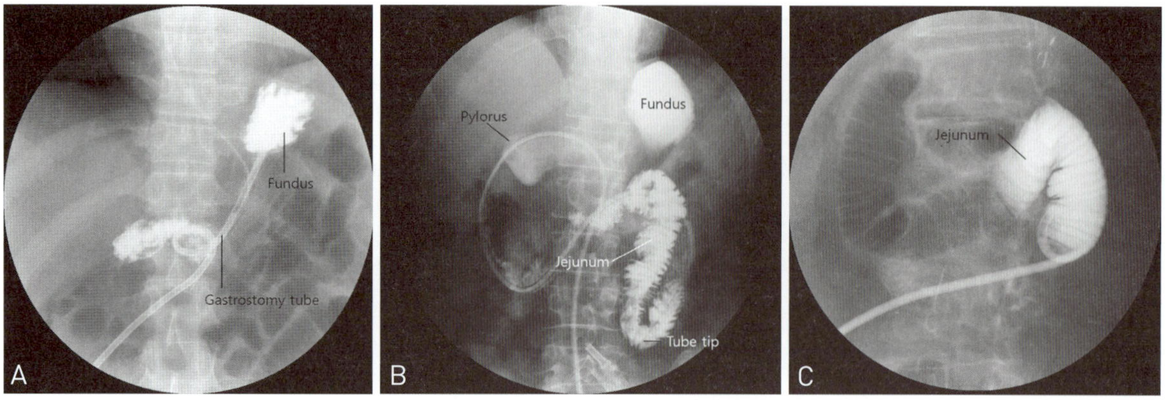

그림 8-2-6 A. gastrostomy, B. gastrojejunostomy, C. jejunostomy

ㅇ 샘창자걸이근(트라이츠 인대, treitz ligament)

Duodenum과 diaphragm을 잇는 구조물이며, 최초로 발견한 체코의 병리학자 이름(VáclavTreitz)을 따서 붙여진 이름이다. 트레이츠인대를 기준으로 duodenum과 jejunum을 나눌 수 있으며, 상부위장관(upper GI tract)과 하부위장관(lower GI tract)을 구분하는 경계가 된다.

6) 결·직장 풍선 확장술과 스텐트설치술(colorectal balloon dilatation & stent insertion)

(1) 시술 목적

악성종양 등으로 인한 결·직장 협착 및 폐색증 환자를 대상으로 결·직장관의 감압(colorectal decompression) 또는 보존적 치료(palliative therapy)를 위하여 시행한다.

(2) 전 처치

- 시술 전일 자정 이후 금식한다.
- 필요시 진정제를 투여한다.

(3) 시술 재료

명칭(영문명 또는 상품명)	제원	비고(용도)
Guide wire:	0.035″ ×260 cm stiff guide wire	
Sizing catheter		협착 길이 측정용
Guiding sheath	직경: 4, 8 mm	
Radiopaque marker		협착부 표시용
풍선 확장술(balloon catheter) 스텐트설치술(stent introducer system mounted GI Stent)	풍선(balloon catheter) 직경: 24mm 스텐트(stent introducer system mounted GI Stent) 직경: 24mm	
조영제	barium sulfate, Iohexol 300	

(4) 시술 과정

1] chest AP와 simple abdomen 사진을 촬영하고, 환자의 자세는 lateral position(left down)을 취하여 항문부위를 0.05% chlorhexidine으로 소독한다.

2] 항문을 통해 foley catheter를 삽입하고 고정한 후 조영제와 생리식염수(normal saline)을 1:1의 비율로 희석하고 결 · 직장조영술을 시행하여 협착부위와 주위의 해부학적 구조를 관찰한다.

3] Foley catheter 옆으로 giude wire를 삽입하여 협착부위를 통과시키고, guide wire를 따라 colon의 해부학적 굴곡을 극복하기 위하여 guiding sheath를 삽입한다.

4] Guiding sheath 내의 guide wire를 따라 sizing catheter를 삽입하고, 협착부위를 통과시킨다.

5] Sizing catheter를 이용하여 조영제를 1 frame/sec 으로 주입하면서 촬영하고 협착부위 의 위치와 길이를 측정한다.,

6] 측정이 끝나면 협착부위의 위치를 표시하기 위하여 radiopaque marker를 환자 피부에 부착하고, sizing catheter를 통해 guide wire를 stiff guide wire로 교체한다.
Stiff guide wire를 통해 풍선확장술의 경우 balloon catheter를 스텐트설치술의 경우 stent introducer system mounted GI Stent를 협착부위의 중앙에 위치시키고, 풍선확장술(스텐트설치술)을 시행한다.

7] 풍선확장술(스텐트설치술) 시술 1~3일, 1개월 후에 결.직장조영술 추적검사를 실시하여 협착부위의 개통성을 확인한다.

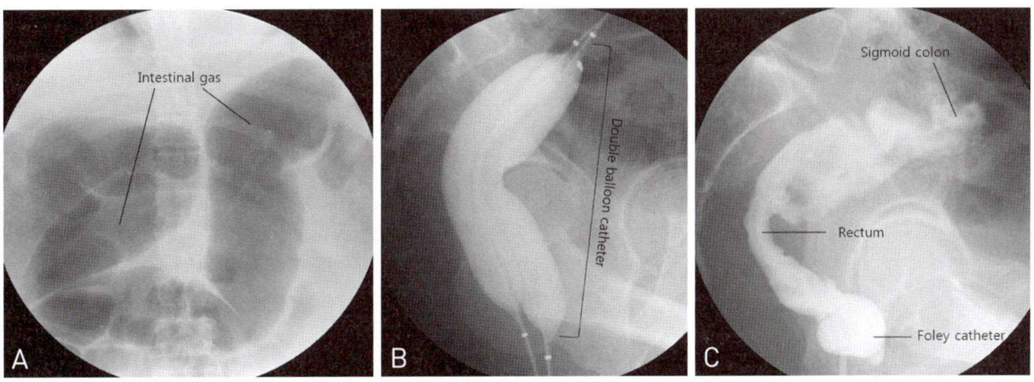

그림 8-2-7 **결 · 직장 풍선 확장술(colorectal balloon dilatation)**

A. 아래 결 · 직장 협착으로 인해 결장 내에 가스 차고 확장된 소견을 보임. B. 직경-15 mm balloon catheter 2개를 사용하여(double balloon technique) 동시에 풍선 확장술을 시행함. C. 풍선 확장술 시행 후 영상

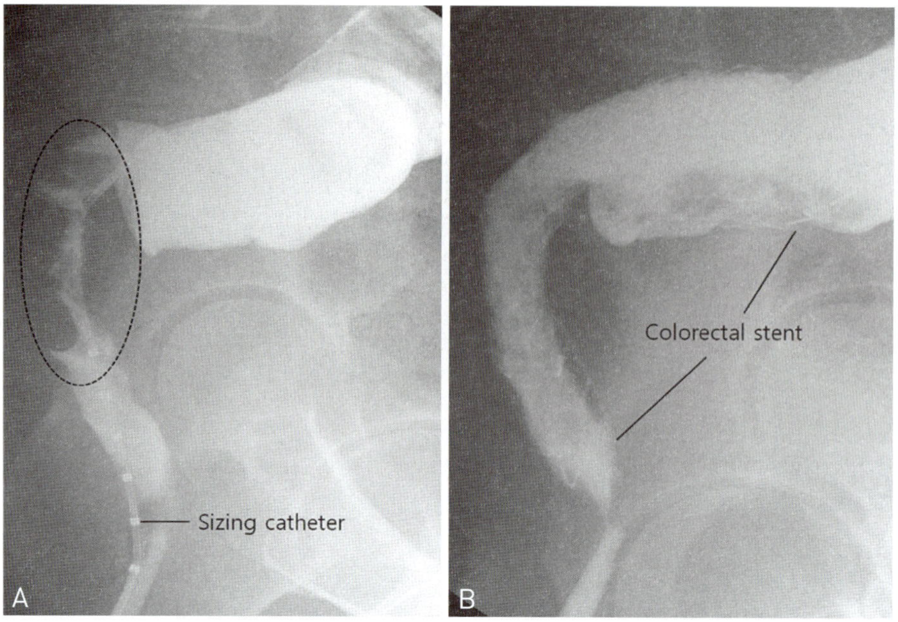

그림 8-2-8 **결 · 직장 스텐트설치술(colorectal stent insertion)**

A. 시술 전. 결 · 직장(colo–rectum)의 협착 소견을 보임(점선 원). B. 스텐트설치술 후 영상

제 09 장 호흡기계 인터벤션 (Respiratory Intervention)

학습목표

1. 호흡기 장기의 해부학적 구조와 관련 질환을 이해하고 숙지한다.(1)
2. 호흡기계 질환의 중재시술에 맞는 적응증을 이해하고 그 과정을 숙지한다.(1)
3. 허파생검술과 lung CT의 관계를 이해하고 시술 과정과 합병증을 숙지한다.(1)
4. 배액용 pigtail catheter의 종류와 사용 목적에 대하여 설명할 수 있다.(1)
5. 기관지 중재시술의 과정과 풍선카테터와 스텐트의 길이 측정 방법을 이해한다.(2)

01 호흡기계 해부생리(anatomy of respiratory system)

호흡기계는 산소를 혈액에 실어 온몸으로 전달하기 위해 외부로부터 체내로 산소를 끌어들이고, 에너지 생산과정에서 생성된 부산물인 이산화탄소나 다른 기체성 노폐물을 몸 밖으로 배출시키는 기능을 담당하는 모든 기관들이 모인 곳으로서 코(nose), 후두(larynx), 기관(trachea), 기관지(bronchus), 허파(폐, lung)로 구성된다. 숨길(기도, respiratory tract)은 폐의 혈관과 함께 lung의 외형을 유지하는 기본 골간을 이루며, 외부로부터 산소를 효과적으로 공급하고 내부의 탄산가스를 배출하는 역할을 한다. 기도의 가까운 쪽은 공기를 전달하는 전달 기도(conducting airway)이고, 먼 쪽은 공기 전달과 호흡기능을 같이 가지는 호흡 기도(respiratory airway)로 구성된다.

기관은 정 중앙에 위치한 곧은 관상 구조물(luminal structure)로 아래로 갈수록 약간 뒤에 위치한다. Trachea는 C6부터 T5 높이(from 6th cervical spine to 5th thoracic spine)까지 위치해 있으며 말발굽 모양의 연골과 후방으로 근섬유막(endomysium)으로 구성된다. 일반적으로, 한국인 성인 대상으로 trachea의 길이는 남자는 12.6 cm, 여자는 11.6 cm로, 앞뒤의 직경은 남자는 18.9 mm, 여자는 15.5 mm로 알려져 있다. T5 높이에서 좌우로 갈라져(기관 분지부, tracheal bifurcation, carina) 직경이 약 10 mm의 좌, 우 주기관지(main bronchus)가 되고, 그 후 호흡세기관지(respiratory bronchiole)로 연계되어 호흡 기능과 공기전달 기능까지 할 수 있는 bronchiole로 17~19차례 더 분지한다(그림 9-1-1).

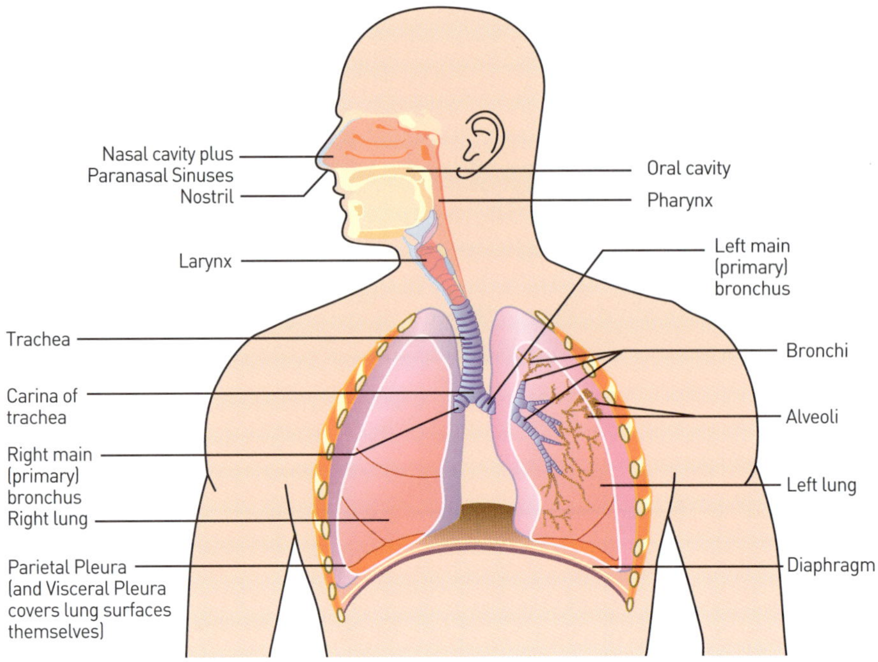

그림 9-1-1 호흡기계의 기본해부도

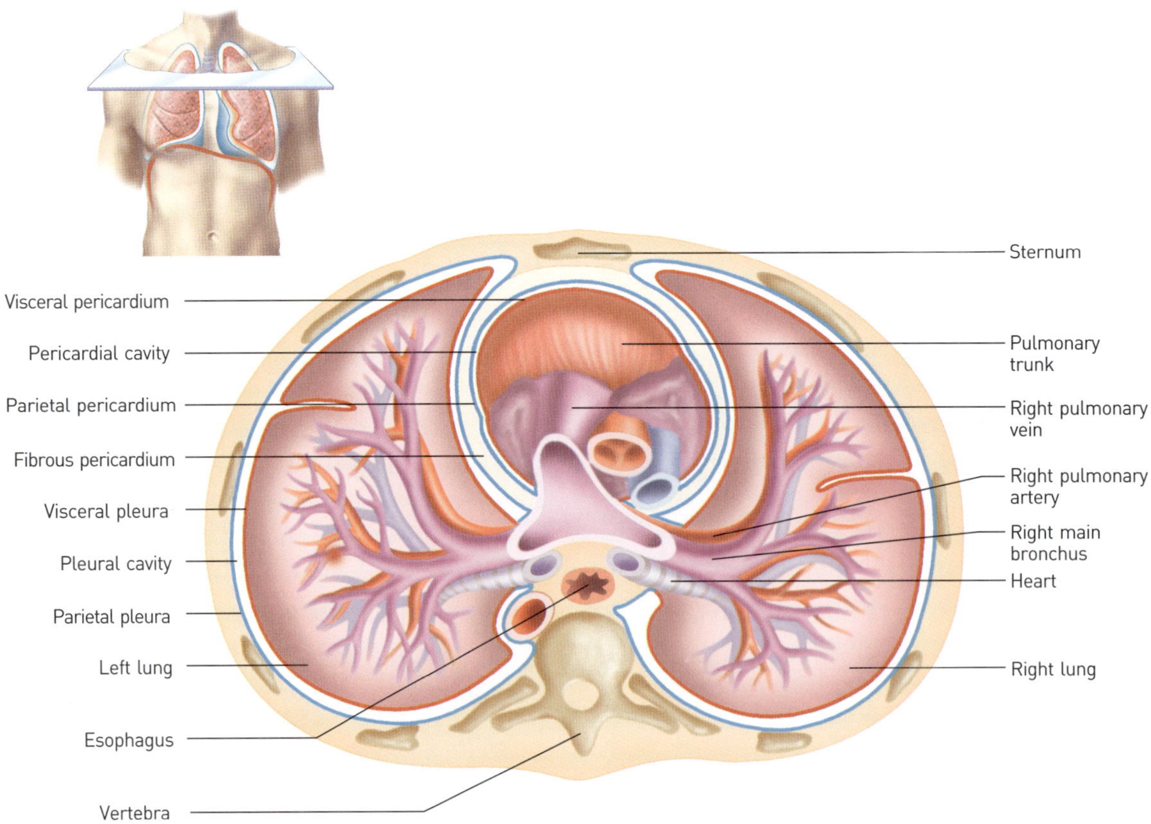

그림 9-1-2 가슴안(흉강, thoracic cavity)의 가로 단면도

허파는 가슴 안(흉강, thoracic cavity)에 위치하지만 실질장기로서 가슴막 안(흉막강, pleural cavity)에 좌우 허파가 각각 위치한다. 피라미드 형태로 위 끝은 뾰족한 허파 꼭대기(폐첨, apex of lung)를 형성하고, 아래는 넓은 허파 바닥(폐저, base of lung)을 형성한다. 허파문(폐문, hilum)이 있어 혈관, 기관지 등이 가슴세로칸(종격, mediastinum)에 연결된다. 호흡기계의 주요 기능은 체내의 기체 교환이다. 산소(O2)를 체내에 공급하고 생성된 이산화탄소(CO2)를 체외로 배출하는 기능을 수행하며, larynx에는 성대(vocal cord)가 소리를 낼 수 있는 발성에 관여한다. 코에서는 후각을 담당한다. 호흡을 통하여 체내 이산화탄소를 배출하여 우리 몸의 pH를 일정하게 유지하며, 일정량의 수분과 열을 공기 중으로 내보냄으로써 항상성을 유지한다.

호흡기계에서 발생할 수 있는 주요 질환은 결핵, 수술 후 협착, 기관 절개 후 협착, 폐암 등에 의한 기관(지)의 협착성 질환과 악성종양, 염증성 질환이 있다. 또한 심장이나 폐 질환 등에 의해 흉막강에 체액(가슴막 삼출액, pleural effusion)이 차오르는 경우, 그리고 외상 등에 의해 피가 고이거나 흉강으로 스며든 공기가슴증(pneumothorax)은 환자의 폐를 압박하여 원활한 호흡을 방해하는 경우 등이 있다.

02 호흡기계 인터벤션

1) 허파 조직검사(폐 생검, lung biopsy)

(1) 시술 목적

국소적 폐 질환(pulmonary disease), 흉막질환(pleural disease) 및 종격동 질환(mediastinal disease) 등이 있을 때, 기관지 내시경(bronchial endoscope)으로 쉽게 접근할 수 없거나 내시경을 할 수 없는 경우 병리학적 진단을 위하여 경피적으로 흉곽을 통해 병변에서 생체 조직을 얻는 시술이다.

(2) 적응증

- 원인불명의 폐경화(pulmonary sclerosis)
- 진단 전의 종격 종괴(undiagnosed mediastinal mass)
- 폐종양(lung cancer) 또는 외흉부의 악성종양의 병기 결정
- 폐의 단일 결절 또는 종괴(solitary pulmonary nodule or mass)
- 비후된 흉막 또는 흉막 종괴(hypertrophic pleural cavity or pleural mass)
- 농양 또는 감염 부위 표본 추출(sampling of suspected focal infectious lesions or abscess)

(3) 금기증

특별한 금기증은 없으나, 아래의 경우에서 검사의 진행을 고려한다.

- 인공 호흡기 환자

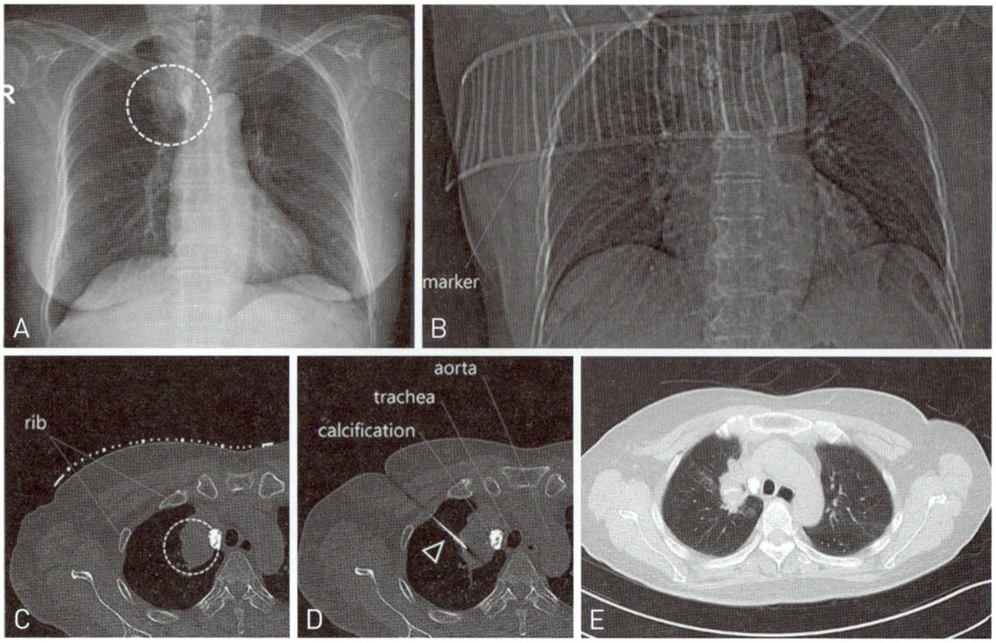

그림 9-2-1 Lung biopsy

A. 일반촬영(chest PA)에서 의심 병소(동그라미)가 관찰된다. B. 바로 누워 양팔을 거상한 자세에서 목적하는 생검 부위(의심 병소)에 일정한 규격의 표시기구(marker)를 부착한다. C. 눈금자가 부착된 부위의 단층 영상. 입사점으로부터 목표점(동그라미)까지의 거리와 각도를 계획한다. D. 생검 바늘(△)이 병소까지 도달한 단층 영상. 흉곽 내의 주요 장기 및 혈관을 피하여 갈비뼈 사이로 진입한다. E. 시술 후 기흉, 혈흉 등의 합병증을 확인하기 위하여 lung CT(lung setting) 또는 fluoroscopy로 확인한다.

- 난치성 기침(intractable cough)
- 폐고혈압증(pulmonary hypertension)
- 반대측 전폐절제술(contralateral pneumonectomy)
- 혈관 이상 병변(vascular lesion: such as AVM, aneurysm)
- Echinococcus(일종의 기생충)일 확률이 있는 낭(possible echinococcal cyst)
- Bleeding diathesis international normalized ratio(INR) > 1.3,
- 혈소판 수치(platelet rate) < 50,000/mm^3
- 심한 기종(severe emphysema) 또는 생검(biopsy)시 예상되는 경로에 중요한 혈관 구조물이 있는 경우
- 검사 시 비협조적인 요인: 바로(supine) 또는 옆으로(lateral) 눕지 못하는 환자, 검사를 위해 일시적으로 숨 참기가 어려운 환자

(4) 시술 전 처치

사전 검사로 chest(lung mediastinum) CT의 MPR(multi planar reconstruction)을 이용하여 다각적인 위치 정보를 파악할 수 있다. 이는 생검바늘(biopsy needle)의 입사 위치, 입사 각도, 입사 거리 및 환자의 자세 등 생검에 필요한 계획을 세우는 데에 매우 유리하다. 환자 및 보호자에게 시술 과정과 시술 후 합병증에 대한 충분히 설명하고 동의서를 받는다.

(5) 시술 재료

- 생검술용 침(21G, 15cm)
- 단층촬영용 표시기구(marker)

(6) 시술 과정

검사 전 시행한 CT 영상을 바탕으로 생검술용 침(biopsy needle)의 접근이 유리한 자세(바로 누운 자세, 엎드린 자세 또는 비스듬히 누운 자세)와 needle의 입사 지점을 결정한 후 시행할 생검 대상의 깊이와 입사 각도를 계획한다. Biopsy needle이 지나는 경로와 주변 혈관의 해부학적 위치를 미리 파악하고, biopsy를 시행할 부위의 피부를 소독한다. Biopsy needle을 이용하여 앞서 예상한 지점을 천자하고, 계획대로 biopsy needle을 진행시켜 위치한 후 목적했던 검체조직(specimen)을 얻었는지 육안으로 확인한다. 확보된 조직은 임상병리과에 검사를 의뢰하고, 조직 검사 후 가슴 X-ray 촬영 및 rotation CT를 하여 아래 기술된 검사와 관련된 합병증을 반드시 확인하고 모든 검사를 종료한다.

(7) 합병증

시술 부위 통증은 대부분 수 시간 내에 가라앉지만 지속되거나 심해지는 통증에 대하여 추가 X-ray 또는 chest CT가 필요하다. 영상에서 별다른 이상 징후가 없는 경우에는 진통제 및 항생제를 투여하여 통증과 감염증에 대비한다. 발열은 감염의 가장 대표적인 증상으로 열이 지속된다면, 혈액검사 등으로 염증 수치 등을 확인하고 항생제를 조절한다. Lung biopsy의 가장 흔한 합병증은 공기가슴증(기흉, pneumothorax)과 혈액가슴증(혈흉, hemothorax)이다. 기흉은 대부분 시술 중에 발생하고 호흡 곤란에 의한 산소포화도(saturation of percutaneous oxygen, SpO2)의 급감 등으로 그 여부를 발견하기 쉽다. 우선적으로 환자에게 산소를 주입하여 체내 산소포화도를 90% 이상으로 유지하고 기흉이 발생한 반대 반향을 바닥으로 하는 옆으로 누운 자세(와위, decubitus)에서 trans AP 또는 trans PA(앞뒤 관통 영상 또는 뒤앞 관통 영상)방향으로 투시촬영하면 흉곽 내에 작아진 폐의 경계와 공기가 새어 들어간 공간이 잘 구분되어 보인다. 흉곽 내에 공기가 차있는 공간을 목표로 갈비뼈 사이(늑간, intercostal)를 통하여 경피적 도관 배액술(percutaneous catheter drainage, PCD)을 시술하여 공기가 흉곽 외부로 배출되므로 폐기능의 회복을 기대한다. 이 때 PCD는 bile bag보다는 증류수를 담은 bottle을 사용하는 것이 공기 역류 방지에 효과적이며, 빠른 공기 배출을 위해 환자에게 기침을 유도하는 것이 바람직하다. 혈흉은 조직검사 이후에도 천자 부위에서 피가 멈추지 않거나 다량 또는 지속적인 피가래(객혈, hemoptysis)가 발생할 경우 의심할 수 있다. 흉곽 내의 모세혈관이나 정맥의 손상으로 인한 출혈은 그 양이 많을 때 역시 PCD를 통해 회복을 모색할 수 있겠으나, 주요 동맥의 손상이 의심스러울 경우, 기관지동맥 색전술(bronchial artery embolization: BAE)을 통해 출혈 부위의 직접적인 치료를 할 수 있다[5장의 BAE 참고].

심화

2) 피부유도 가슴막삼출액 배액술(경피적 흉막삼출액 배액술, percutaneous pleural effusion drainage, percutaneous catheter drainage: PCD)

(1) 시술 목적

심화

일반적인 흉수는 벽쪽 가슴막(벽측 흉막, parietal pleura)에서 만들어지며 모세혈관의 정수압(hydrostatic pressure, 정지하고 있는 유체에 의하여 일어나는 압)과 삼투압의 차이 및 림프관으로의 배출 등을 통해 일정한 양이 유지된다. 이렇게 흉수의 일정한 생성과 흡수의 기전에 변화가 생기면 흉수가 증가하는데 그 발생 기전에 따라 여출성(transudates)과 삼출성(exudates)으로 나눌 수 있다. 여출성 흉수는 전신적인 요인에 의해 발생하며 심부전, 신부전, 간경변증 등에 의한 이차적인 결과로 나타나지만, 삼출성 흉수는 흉막 자체의 국소적인 요인에 의해 직접적으로 발생하는 것으로 세균성 폐렴, 결핵, 악성 종양 등에 수반되어 나타난다.

이렇게 흉막 내에 흉수가 고이게 되면 상대적으로 폐의 활동 용적이 줄어들게 되어 체내 가스 교환이 감소하므로 산소 부족에 의한 호흡 곤란 증세가 나타나게 되므로 고여있는 흉수를 몸 밖으로 배출하기 위해서 빠른 시간 내에 배액용 관을 삽입해야 된다.

(2) 적응증

- 혈액가슴(hemothorax)
- 가슴고름집(empyema)
- 암죽가슴증(chylothorax)
- 공기가슴증(pneumothorax)
- 악성삼출액(malignant effusion)
- 부폐렴삼출액(parapneumonic effusion)

(3) 금기증(contraindications)

- 출혈소인(bleeding tendency)
- 광대한 전이성 흉막 소결절(extensive metastatic pleural nodules)

(4) 시술 전 처치

사전에 영상 검사를 통해서 미리 흉수의 위치와 양을 예상할 수 있는데 일반 단순 흉부 X-ray(앉거나 서서 촬영한 chest PA 또는 흉수가 의심되는 가슴이 아래쪽으로 향하여 옆으로 누워 PA로 촬영하는 chest decubitus)와 흉부 CT는 충분한 정보를 제공할 수 있다. 바로 누운 자세에서의 흉부 X-ray는 공기보다 무거운 흉수가 중력 방향인 폐의 후면 전체에 퍼져 보이므로 흉수를 구별하는 데는 도움이 되지 않는다. 또한 시술실에서 배액관을 삽입하기 직전에 흉부 초음파를 통해 흉수의 유무를 확인하므로 사전 영상 정보 없이 배액관을 삽입하는 경우는 드물다. 환자 및 보호자에게 시술 과정과 합병증에 대해서 충분히 설명한 후 동의서를 받고 최소 5시간 이상 금식을 유지한다.

(5) 시술 재료

- Puncture needle: Chiba needle(21G) or Angio-catheter needle(18G)
- Guide wire(0.035inch)
- Dilator(8~10 Fr.)
- Drainage tube: Pigtail catheter(8.0/8.5/10.0/10.2 Fr.)

(6) 시술 과정

- 천자: 미리 확인한 사전 영상 검사에서 그 위치(좌우)와 양을 확인하고 초음파 유도 하에 천자한다. 2% lidocaine으로 삽입 부위와 흉막까지 국소 마취(local anesthesia)한다. 천자 바늘은 일반적으로 angio catheter needle을 사용하지만 흉수가 고인 위치가 천자 부위로부터 깊을 경우에는 Chiba needle을 사용하고, 흉수가 소량이거나 환자의 숨을 멈추기 힘들 때는 micro puncture set를 사용하는 것이 안전한 시술에 도움이 된다.
- 환자 자세: 흉벽을 관통하여 접근하기 위해서 바로 누운 자세에서는 옆구리의 갈비뼈 사이로 천자하고, 옆으로 누운 자세에서는 등쪽의 갈비뼈 사이를 통하여 천자하는데 등쪽이 앞쪽에 비하여 동맥의 분포가 적으므로 출혈 예방에 유리하다. 초음파 영상에서 물의 양의 적을 경우 환자에게 양해를 구하고 앉은 자세로 바꾸면 가슴 아래쪽에 흉수가 모이면서 안전하게 천자할 수 있다. 환자가 옆으로 누운 자세이거나 앉아있는 자세에서의 시술은 삽입 과정에서 통증이나 압박 등에 의해서 자세가 흔들릴 수 있으므로 삽입 반대편에서 환자를 고정하도록 한다. 천자 바늘을 삽입할 때 반드시 주사기를 결합하는데 이는 바늘을 통하여 외부의 공기가 흉막 안으로 유입되면 기흉이 발생할 수 있기 때문이다.

심화

- 배액관 삽입: 바늘이 달린 주사기에 음압을 가하면서 삽입을 천천히 진행하면 흉막을 관통하는 순간 음압 상태의 주사기 내부로 흉수가 차오르는 것을 확인할 수 있다. 바늘의 내침을 제거하고 바로 안내철사(guide wire)를 진입하는데 micro sheath를 사용한 경우는 미리 hair wire를 통해 introducer로 교체한다. 투시 영상에서 0.035 inch guide wire가 흉막 내에서 충분히 말리는 것을 확인하고 wire를 제외한 모든 것을 제거한 다음 확장기(dilator)를 통해 배액관이 들어갈 통로를 넓히는데

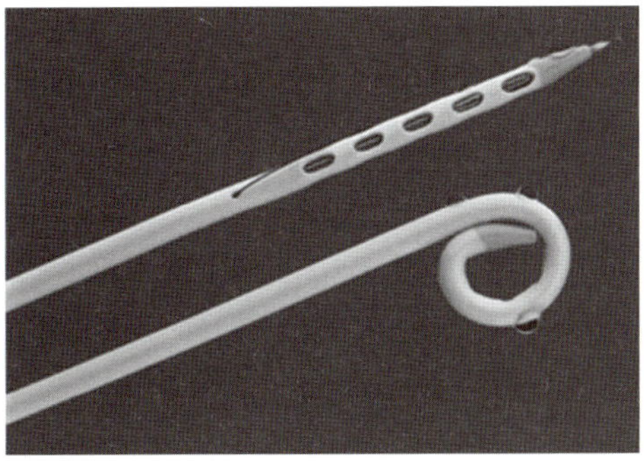

그림 9-2-2 피부유도 가슴막삼출액 배액술에 사용되는 pigtail drainage catheter

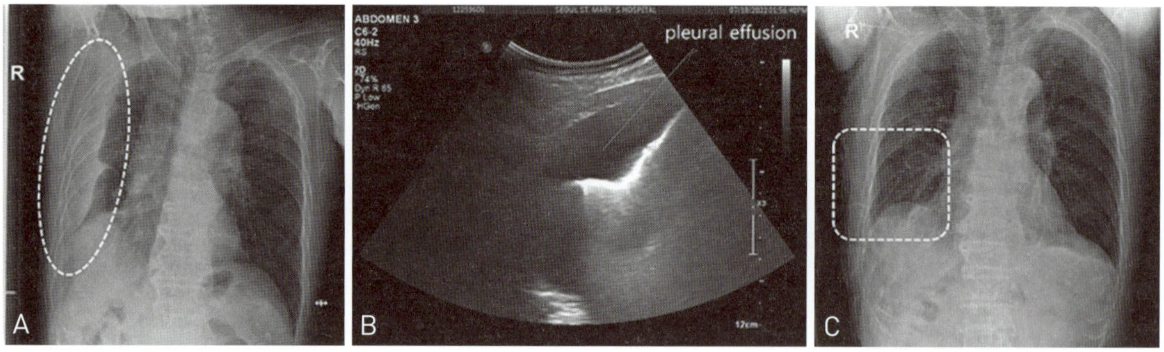

그림 9-2-3 Percutaneous Pleural Effusion Drainage

A. 일반촬영(right down chest decubitus PA)에서 공기보다 무거운 흉막삼출액(동그라미)이 바닥면에 깔려 있는 것이 관찰된다. B. 초음파의 convex probe를 통해 배액관을 넣을 목적으로 갈비뼈 사이의 물이 가장 많은 공간에 천자를 계획한다. C. PCD 후 2일째 일반촬영(chest PA)에서 effusion 양이 확연하게 줄어 있다. 갈비뼈 사잇공간(intercostal space)을 통하여 오른쪽 흉강 내에 돼지꼬리 모양의 배액관이 삽입되어 있다(네모).

dilator의 삽입이 안될 경우 한 단계 얇은 확장기를 삽입하거나 외과용 11번 blade를 사용하여 절개(incision)하고 원래의 확장기를 재삽입한다. 이어서 확장기를 제거하고 배액관을 넣는데 배액관의 끝은 종류에 따라 직선형, 돼지꼬리형(pigtail), 두개의 돼지꼬리형 등이 있고 배액관의 굵기는 8, 8.5, 10, 10.2 Fr. 등이 많이 사용된다. 투시 영상을 보면서 배액관의 실을 잡아당겨 돼지꼬리 모양으로 만들고 배액관의 적당한 위치를 조정한 다음 배액주머니를 연결한다.

- 배액관 고정: 배액관의 삽입부 주변을 깨끗하게 소독하고 배액관 고정장치를 이용하여 배액관이 빠지지 않도록 유지한다. 삽입부를 통해 흉수가 새거나 출혈이 있을 경우 피부에 봉합한다.

(7) 합병증

통증(pain), 발열(fever), 기흉(pneumothorax)

3) 기관(지) 풍선 확장술 및 스텐트 삽입술(tracheobronchial balloon dilatation & stent insertion)

(1) 시술 목적

기관(trachea)이나 기관지(bronchus)에서 양성 또는 악성 협착을 가진 환자에서 수술이 불가능할 경우, 좁아진 기관(지)의 안쪽에 풍선 도관을 이용하여 기계적 팽창을 일으켜 협착된 부위의 직경을 넓히거나 인체 내강 확장용구인 stent를 삽입하여 좁아진 기관(지) 직경을 다시 확보하는 시술이다.

(2) 풍선 확장술의 적응증(양성 기도 협착증)

- 수술 후 문합부 협착
- 기관 삽관 후 협착
- 방사선 치료 후 협착
- 결핵에 의한 육아종성 염증협착

- 외상에 의한 기관지 협착

(3) 스텐트 설치술의 적응증(악성 기도 협착증)

- 폐암에 의한 기도 협착
- 양성 질환이지만 풍선확장술의 효과가 없을 경우
- 기관지결핵에 의한 협착
- 수술이 불가능한 기관기관지 연화증(일시적 적응증)

(4) 풍선 확장술의 금기증

- 출혈 소인
- 선천성 기관기관지 연화증(congenital stenosis caused by tracheobronchial malacia)
- 급성 염증 소견

(5) 스텐트 설치술의 금기증

- 출혈 소인
- 혈관에 의한 기도 외부 압박
- 기대 여명이 짧은 중증 환자
- 기도의 심한 급성 염증

(6) 시술 전 처치

기관지 풍선 확장술 및 스텐트 삽입술을 계획하기 위해서 단순 흉부 X-ray 및 기관지 내시경, 흉부 CT가 필요하다. 특히 CT는 3D 재구성 영상에서 협착의 정도와 길이 등에 대한 정확한 정보를 얻을 수 있고 balloon이나 stent의 선택에 결정적이다. 시술 전 최소 8시간 금식한다.

(7) 시술 재료

- Balloon dilatation catheter: 소아에게는 주기관지 및 기관에 6mm 직경의 풍선도관을 사용하고 성인의 경우 기관지에 10~12mm, 기관에 14~20mm의 풍선 도관을 사용한다.
- Stent delivery system: 자가팽창형 금속 스텐트는 비피막형(uncovered) 스텐트와 피막형(covered) 스텐트가 있다. 기관에 16~18mm, 기관지에 10~12mm의 삽입관을 사용한다.
- Guide wire: 일반 0.035inch, 필요에 따라서 stiff type
- Indeflator: 풍선 확장 기구

(8) 시술 과정

- 바로 누운 자세에서 환자의 입을 통하여 인후두부에 리도카인(lidocaine)을 스프레이하여 국소마취한다. 진정제를 투여하면 고통을 덜어주어 시술에 도움이 되지만 혈중산소포화도(SpO2)를 시술 내내 관찰해야 한다.

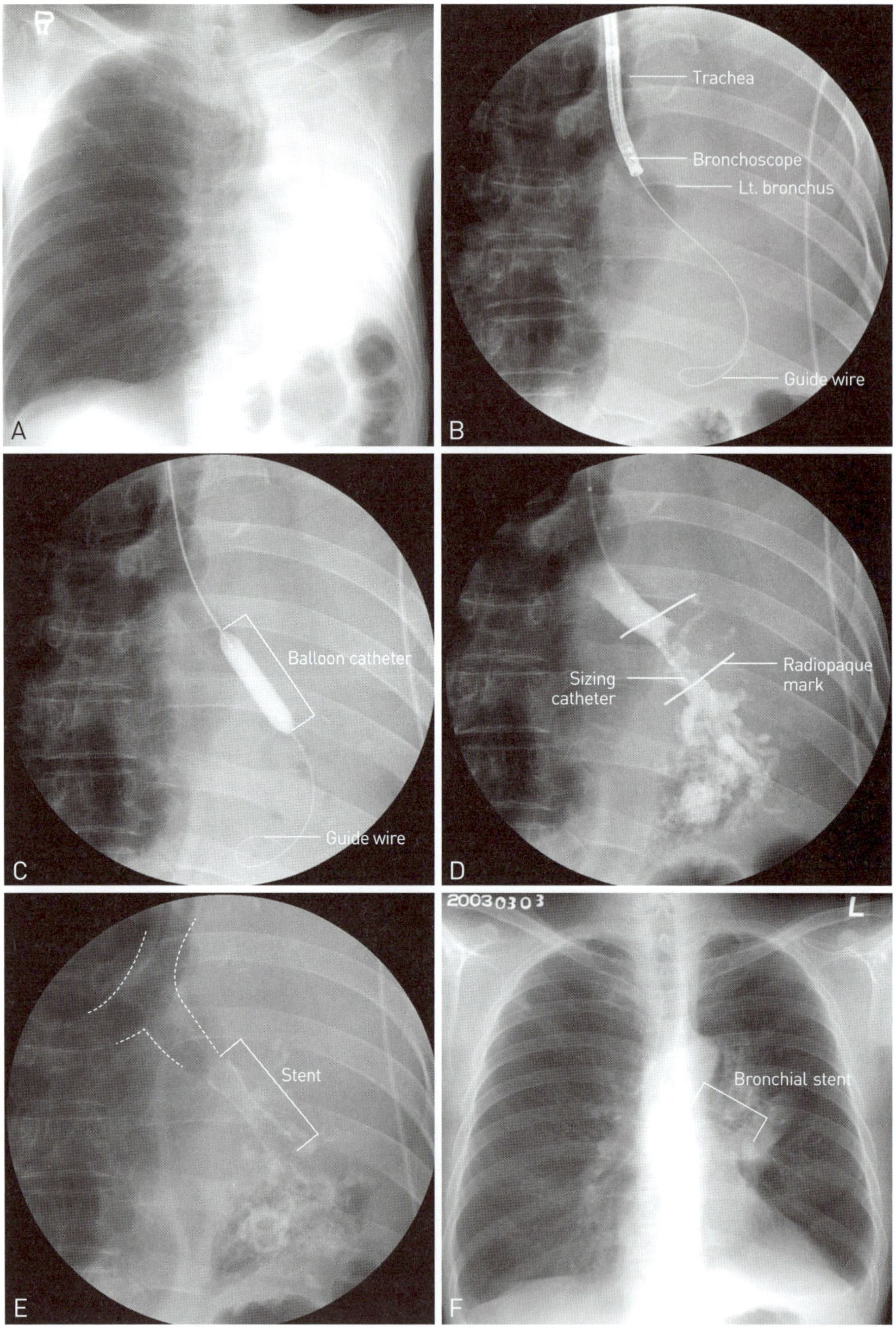

그림 9-2-4　왼쪽 기관지 풍선 확장술과 스텐트삽입술

A. 시술 전 가슴검사(Chest PA) 영상, B. 기관지경(bronchosope)을 이용하여 guide wire를 Lt. bronchus로 유도, C. Guide wire를 따라 balloon catheter를 진입하여 balloon dilation을 시행, D. Sizing catheter를 사용하여 협착 길이를 측정, E. Stent 삽입술 후 영상, F. 시술 종료 후 가슴검사영상

- 투시하에서 0.035 inch 유도철심으로 기관지 협착부를 통과하는데 어려울 경우 기관지경을 사용한다. 유도선을 따라 5 Fr. 길이 측정용 카테터(sizing catheter)를 병변 부위까지 진행한다.
- 삽입한 카테터를 통해 비이온성 수용성 조영제와 2% lidocaine을 1:1로 희석하여 기관조영술을 시행하여 정확한 협착 부위를 확인한다.
- 가. 풍선 확장술: Sizing catheter를 제거하고 guide wire를 따라서 기관(지)조영술에서 확인된 협착 부위까지 풍선카테터를 위치하고 풍선 확장술을 시행한다.
- 나. 스텐트 설치술: Sizing catheter를 제거하고 기관(지)조영술에서 확인된 협착 부위에 방사선 표시자(radiopaque marker)를 부착하여 위치를 표시한다. 그리고 guide wire를 따라서 협착부까지 스텐트를 위치하여 설치한다.
- 가. 또는 나. 를 시행한 후에 sizing catheter를 통하여 조영제와 2% lidocaine을 희석하여 기관(지) 조영술을 시행하고 필요할 경우 전후 촬영, 사방향, 측방향 촬영을 한다.

(9) 합병증

- 통증(pain)
- 발열(fever)
- 기관(지) 파열
- 기관(지) 스텐트 이동(migration)
- 기관(지) 스텐트 비팽창(non- expansion)에 의한 스텐트 막힘

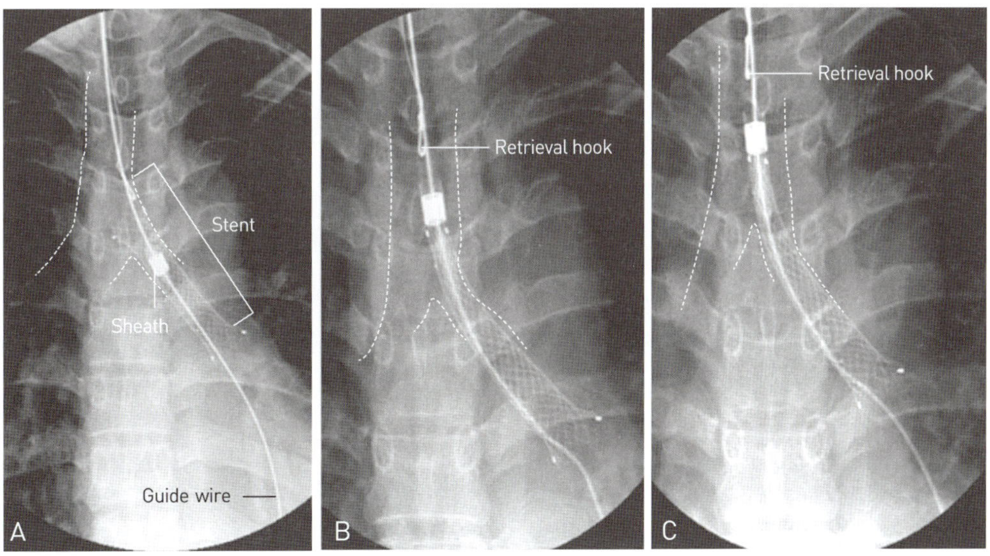

그림 9-2-5 기관 스텐트 제거술 과정

4) 기관(지) 스텐트 제거술(trancheobronchial stent removal)

(1) 시술 목적

기관(지) 스텐트 설치술 후, 증상이 재발하여 stent 내부가 좁아졌거나 합병증으로 인해 호흡곤란증(dyspnea)이 재발한 환자의 증상 해결을 위하여 시행하며, 치료를 마치고 더 이상 stent의 기능을 하지 못할 때 제거한다.

(2) 적응증

스텐트 설치술 이후 재협착 및 스텐트의 이동 등의 합병증 및 부작용

(3) 금기증

출혈 소인

(4) 시술 전 처치

시술 전 8시간 이상 금식

(5) 시술 재료

- Guide wire: Stiff wire, 0.035inch
- Sheath/dilator
- Retrieval hook

(6) 시술 과정

- 바로 누운 자세에서 정면을 바라보게 한다.
- 환자의 입 안에 lidocaine을 뿌리거나 입안에 넣고 15분 정도 유지하여 국소마취하고 chest AP 영상을 얻는다.
- Guide wire를 입을 통해 기관(지) stent가 설치된 구간을 통과시킨다. 이어서 guide wire를 따라 stent retrieval sheath를 통과시킨다. Sheath로부터 dilator를 제거하고, retrieval hook를 삽입한다.
- Hook를 사용하여 stent의 근위부에 부착된 당김줄(drawstring)을 걸어 잡아당긴다. Sheath의 끝까지 잡아당겨 스텐트의 근위부로부터 수축시킨 후 sheath, retrieval hook, stent를 함께 몸 밖으로 제거한다.
- 기관(지) 스텐트 제거술 후, sizing catheter를 통하여 조영제와 2% lidocaine을 1:1로 희석하여 기관(지)조영술을 시행하고 여러 각도에서 영상을 얻는다.

(7) 합병증

- 통증
- 객혈(hemoptysis)

제 10 장 비뇨기계 인터벤션 (Urinary Intervention)

학습목표

1. 경피적 신루술의 시술목적과 영상을 설명할 수 있다.(1)
2. 요관 스텐트설치술의 시술목적과 영상을 설명할 수 있다.(1)

01 비뇨기계 해부생리(anatomy of urinary system)

콩팥(신장, kidney), 요관(ureter), 방광(urinary bladder), 요도(urethra)의 순서로 구성된 비뇨기계는 혈액의 여과기능(filtering technique)과 노폐물의 배출기능을 담당하며 체액의 전해질(electrolyte)과 산염기의 평형(acid−base equilibrium)을 유지한다.

콩팥은 후복막장기(retroperitoneal organ)이며 좌우 한 쌍으로 우측은 간 아래에, 좌측은 지라(비장, spleen) 아래에 위치한다. 크기는 종축이 10~13 cm, 횡축이 5~7.5 cm으로 컴퓨터의 마우스 크기와 비슷하고 구조는 바깥으로부터 콩팥겉질(신피질, renal cortex), 콩팥속질(신수질, renal medulla)로 구성된 콩팥실질(신실질, renal parenchyma)과 콩팥술잔(신배, renal calices), 콩팥깔때기(신우, renal pelvis)로 구성된 콩팥동굴(신동, renal sinus)로 구분할 수 있다. 신피질의 콩팥소체(신소체, renal corpuscle) 내 사구체에서 여과된 요(urine)는 콩팥세관(요세관, renal tubule)을 통하여 수질내의 집합세관인 콩팥피라미드(신추체, renal pyramid)에서 수집하고 작은콩팥잔(소신배, minor calyx)과 큰콩팥잔(대신배, major calyx)을 통해 신우를 형성하여 요관으로 연결된다.

요관은 신장으로부터 요를 방광까지 이행하는 관으로서 길이는 약 25~30 cm 정도이며 점막층(mucous layer), 근육층(근층, muscle layer), 섬유층(fibrous layer)의 3겹으로 되어 있고 배설 시 연동운동을 한다. 요관깔때기이음부(요관신우접합부, ureteropelvic junction: UPJ)와 총장골혈관(common iliac vessels)과의 교차부위, 요관방광이음부(요관방광접합부, ureterovesical junction: UVJ)의 생리적 협착부위를 갖고 있다.

방광은 요를 저장 배출하고 그 용량은 약 500 mL이다. 벽은 점막(mucous layer), 점막하층(submucous

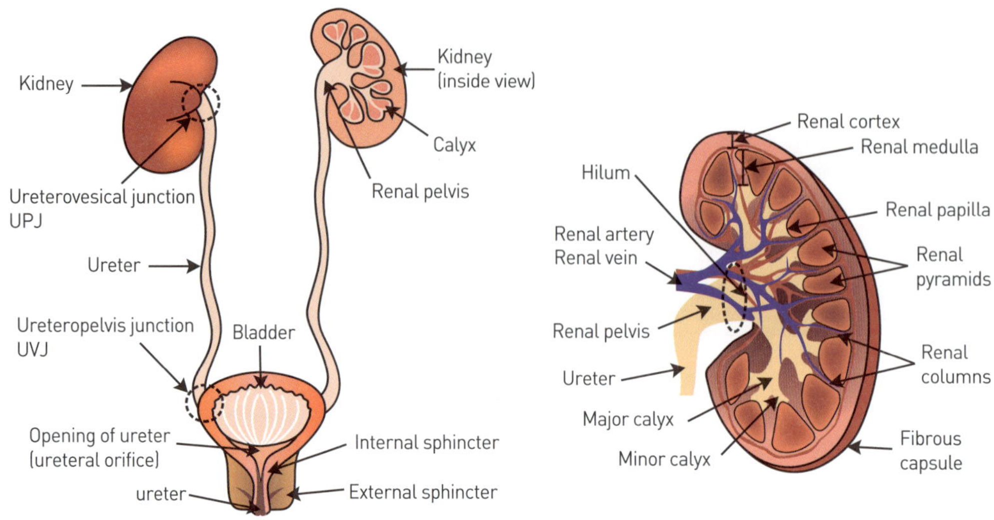

그림 10-1-1 비뇨기계와 콩팥 해부도

layer), 근층(muscle layer), 장막층(serosa)의 구조로 되어있고 수축과 이완이 뛰어나다. 요도는 괄약근(sphincter) 형태의 좁은 근점막관으로 요를 체외를 배출시키는 통로이며 길이는 여성은 3~4 cm, 남성은 15~20 cm이다.

02 비뇨기계 인터벤션

1) 피부경유 콩팥창냄술(경피적 신루술, percutaneous nephrostomy: PCN)

요로폐쇄(urinary tract obstruction) 환자를 대상으로 하는 시술로서 합병증이 적고 시술 시간이 빠르며 가격이 저렴하고 전신마취를 피할 수 있으므로 효율적이다. 요로결석(요석, urinary stone)의 제거 또는 요관 스텐트설치술(ureteral stent insertion)과 병행하여 시술할 수 있으며 초음파 유도하에 천자하여 투시 유도하에 시행한다.

(1) 적응증

- 요관돌(ureter stone)에 의한 양성 요로폐쇄와 방광, 전립샘(전립선, prostste), 자궁목(자궁경부, cervix uteri) 등에 발생한 암에 의한 악성 요로폐쇄가 있는경우(일반적으로 배출되지 못한 urine이 정체하여 물콩팥증(수신증, hydronephrosis)이 동반됨)
- 주변부 암조직으로 인한 외부 압박으로 요로폐쇄가 발생한 경우
- 외과 수술이나 내시경 시술 중 발생한 요관손상의 경우
- 고름콩팥증(화농신장, pyonephrosis)에 의한 급성 폐혈증(acute sepsis)이나 급성 폐쇄요로병증

(acute obstruction uropathy)으로 인한 급성 콩팥기능상실(acute renal failure: ARF)의 경우 응급으로 PCN을 시행하여야 한다.

(2) 금기증

1] 절대적 금기증: 혈소판이 5,000mm³이하이거나 프로트롬빈(prothrombin) 시간이 15초 이상인 출혈 경향이 있는 경우

2] 상대적 금기증: 폐혈증이지만 화농신장에 의한 패혈증일 경우 PCN만이 환자의 생명을 유지할 수 있으므로 시술 전 항생제를 사용하고 최소조작으로 시술

(3) 시술 재료

명칭(영문명 또는 상품명)	제원	비고(용도)
시술용 set		
Chiba needle	18G~21G	천자용
Hair wire	0.018″	
Neff set, 또는 Yellow sheath		
Guide wire	0.035″	
Dilator	8 Fr	피부 확장용
Pigtail Drainage Catheter(PCN tube)	8 Fr, 8.5 Fr	오줌 배액용
Urine bag		

(4) 시술 과정

① 조영술

깔때기조영술(신우조영술, antegrade pyelography)은 calyx와 renal pelvis, 그리고 ureter를 조영하여 시술 계획을 세울 수 있으며 조영제의 주입으로 calyx가 확장되어 PCN의 접근이 쉬워진다. 또한 hydronephrosis에 의해 확장된 renal pelvis의 감압을 시도할 수도 있다.

② 유도

대부분의 시술은 초음파와 투시 유도하에 천자한다.

단, 잘록창자(결장, colon), 간(liver) 또는 지라(비장, spleen)가 콩팥보다 뒤쪽에 있거나 12번 갈비뼈가 없는 경우, pleural cavity가 아래로 처져 있는 경우 CT를 이용하여 위험을 줄일 수 있다.

③ 천자

초음파 유도하에 18~21 G 천자침(Chiba needle)을 원하는 위치까지 도달 후 조영제를 주입하여 renal pelvis와 calyx를 확인하고 hydronephrosis가 심하면 소변과 희석되어 잘 보이지 않으므로 소변을 배액 후 조영하거나 조영제를 충분히 주입한다. PCN만 시행할 경우 하부(lower pole)의 calyx로 접근하는 것이 일반적이다. 이는 콩팥의 상부(upper pole)를 천자할 경우 발생할 수 있는 출혈과 공기가슴증(기흉, pneumothrax) 또는 횡격막(가로막, diaphragm)의 호흡운동에 의한 배액관 이탈과 같은 합병증을 방지하기 위해서이다. 환자의 엎드린 자세(prone position)에서 수직선상으로부터 콩팥의 외측으로

30~40도 눕힌 각으로 천자하며 lower calyceal system을 겨냥할 경우 바늘은 머리쪽(caudocranial)으로 향한다.

④ 배액관 삽입

초음파로 확인한 부위를 피부에 표시하고 국소마취(local anesthesis)한다. 상기 방법으로 천자하고 식염수를 채운 주사기를 연결하여 소변이 나올 때까지 음압(regurgitation)을 주면서 천천히 뺀다.

소변이 주사기로 나오면 투사하에서 천자침을 통해 미세유도안내선(hair wire)을 신우에 자리잡고 11번 칼로 피부를 절개한다.

Hair wire를 고정한 상태에서 Chiba needle을 제거하고 hair wire를 따라 sheath를 삽입한다. sheath를 고정하고 hair wire를 제거한 다음 0.035" guide wire를 삽입하는데 renal pelvis안에서 둥글게 말리거나 요관 아래쪽까지 충분히 통과하여 guide wire를 안전하게 유지시킨 후 sheath를 제거한다.

Guide wire를 따라 확장기(dilator)로 피부 경로를 확장하고 배액관을 선택하여(8 Fr 또는 8.5 Fr) 삽입한다.

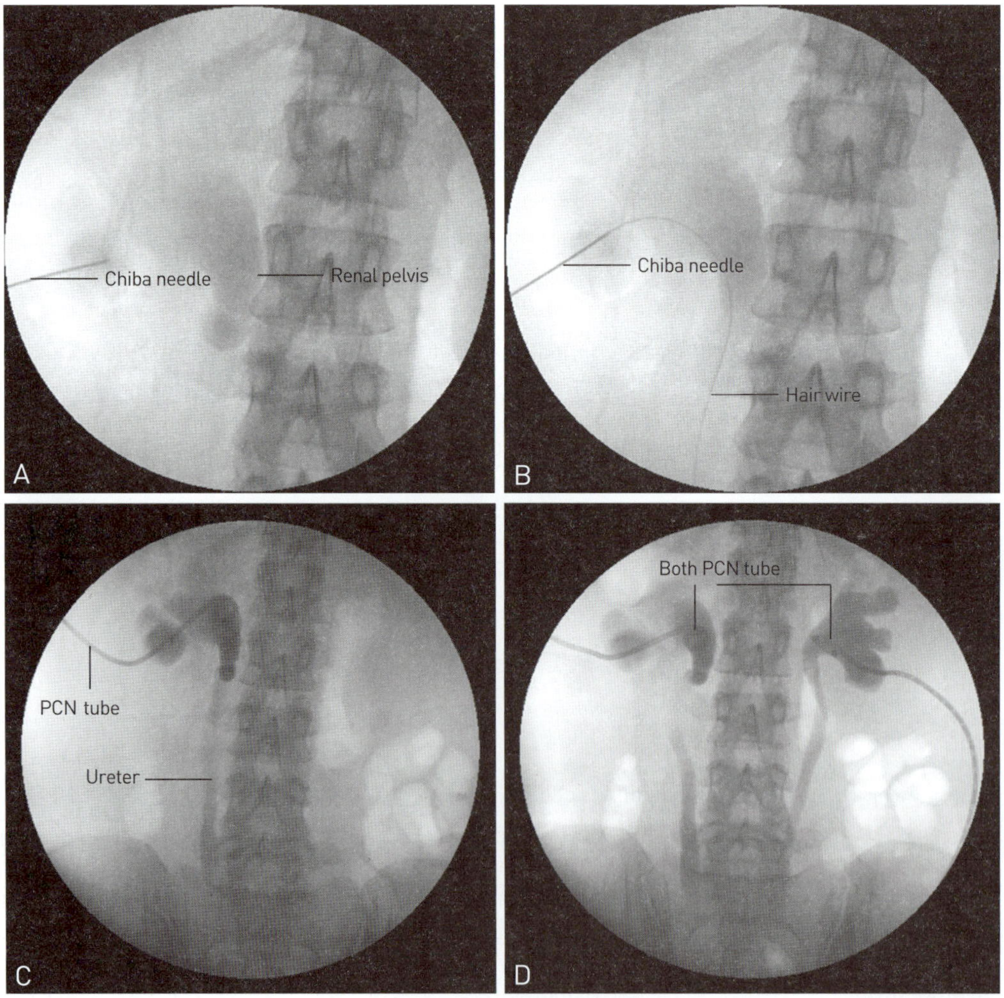

그림 10-2-1 피부경유 콩팥창냄술(경피적 신루술, percutaneous nephrostomy: PCN)

배액관 삽입 시 투시상에서 그 끝이 콩팥 내에 도달하면 진행을 멈추고 금속 속심(metal cannula)을 분리하고 배액관만 밀어 넣어 신우 안에 위치한다.

Metal cannula를 제거하고 배액관 허브의 실을 당겨 배액관의 끝을 돼지꼬리(pigtail)모양으로 만든다.

⑤ 고정과 관리

배액관의 고정은 환자가 바로 누웠을 때 등에 눌리지 않도록 주의하며 봉합사로 피부를 꿰매어 고정하거나 접착고정기구를 이용할 수도 있다. 배액관을 장기간 유지하는 경우, 특별한 이상이 없더라도 3개월마다 교체하여야 한다.

(5) 콩팥이식(kidney transplantation: KT) 환자에서의 PCN

콩팥 이식수술 직후에 요관방광접합부(ureterovesical junction: UVJ)의 부종으로 인한 urinary tract obstruction이 발생할 수 있으며 단기간 배액을 위해 필요하다. 이식된 콩팥은 정상인의 경우보다 피부표면에 가깝게 위치하므로 시술이 쉽고 바로 누운 자세(supine position)에서 시행한다.

2) 요관 풍선확장술 및 스텐트설치술(ureteral balloon dilatation & stent insertion, double J stent insertion)

요관스텐트(ureteral stent)는 비뇨기과에서 방광경(cystoscope)을 통해 역방향(retrograde)으로 시술을 진행하는데 종양 등이 ureterovesical junction을 침범하였거나 요도 협착이 있을 경우에는 시술이 불가능하므로 PCN의 경로를 통하여 순방향(antegrade)으로의 인터벤션 시술을 할 수 있다.

(1) 시술 목적

요관 풍선확장술은 양성 또는 악성 요관 폐쇄 환자의 협착치료로 시행한다. 또한 요관 스텐트설치술을 시행하기 전에 내시경이나 스텐트 안내도관(introducer)이 들어가기 어려울 정도로 좁아져 있을 경우 미리 통로를 확보하는 목적으로 시행한다.

요관 스텐트설치술은 요관 풍선확장술후 지속적인 요관협착이 발생하거나 요관 개통수술 후 폐쇄 방지를 목적으로 시행한다.

(2) 적응증

- 양성 또는 악성 요관 폐쇄
- 요관 개통 수술 후 폐쇄 방지
- 신장 결석 제거술 후 결석의 배출이 필요할 때
- 요관의 샛길(누공, fistula)에 의한 요로 변경(urinary diversion)

(3) 금기증

- PCN 후의 혈뇨(hematuria)
- 방광샛길(방광루, vesical fistula)

– 방광 출구 폐쇄(bladder outlet obstruction)
– 경련성 또는 비순응성 방광(spastic or non−compliant bladder)
– 요로감염(urinary tract infection) 또는 고름콩팥증(화농신장, pyonephrosis)

(4) 시술 재료

경피적 신루술에 사용되는 재료와 요관스텐트가 필요하다. 필요시 balloon catheter도 사용된다.

(5) 시술 과정

1] PCN을 시행한 2~3일 후에 충분한 배뇨 및 합병증 유무 등을 확인한 후 시행한다.
2] 환자는 엎드린 자세에서 배액관을 통하여 관조영술(tubogram)을 시행하고, 전체적인 ureter의 모습을 확인한다.
3] Guide wire와 sheath, cobra catheter 순으로 삽입하고 cobra catheter의 경우 방광까지 삽입한다. 협착부위가 있는 경우 balloon catheter을 이용하여 요관스텐트 D−J stent가 들어갈 수 있도록 ureter를 확장한다.

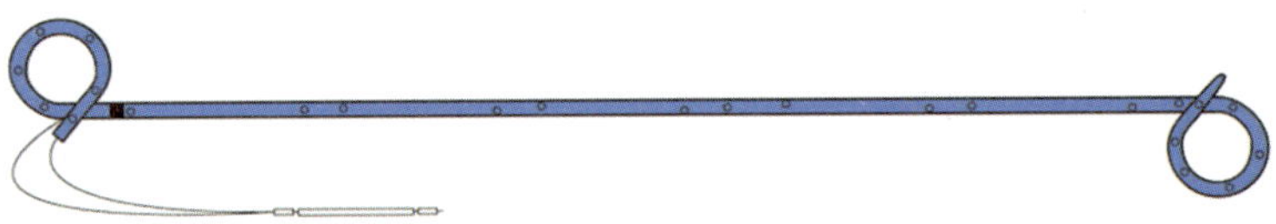

그림 10-2-2 임상에서 사용되는 double J Stent의 구조

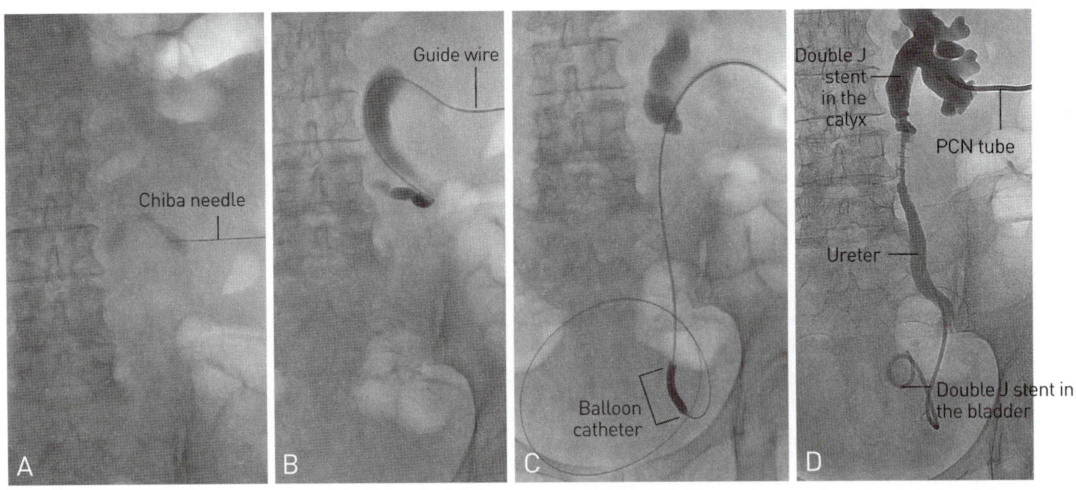

그림 10-2-3 요관 스텐트설치술(ureteral stent insertion, double J stent insertion)

A. 초음파 유도하에 천자바늘(18 G 또는 21 G Chiba needle)로 천자하고 조영제를 주입하여 신우(renal pelvis)와 신배(renal calyx)를 확인한다.
B. 천자바늘을 통하여 guide wire를 삽입하고 sheath를 설치하고 ureter를 따라서 guide wire를 전진한다.
C. Ureter의 협착부가 있어서 catheter의 진입이 어렵다고 판단되면 balloon dilation을 시행하여 통로를 넓혀준다. 직경–5 mm X 길이–40 mm balloon catheter를 사용하여 ureterovesical junction(UVJ)의 협착부를 확장하고 있다.
D. Double J catheter의 설치가 완료되면 PCN catheter를 삽입하여 합병증 등에 대비하지만, 절대 배액하지 않고 잠가두어 Double J catheter의 기능 여부를 관찰한다. PCN catheter를 통하여 조영술을 실시하고 ureter를 통하여 bladder까지 소변이 이동하는 것을 확인한다.

4] Guide wire를 따라 renal pelvis에서 urinary bladder까지 D–J stent을 삽입하고, guide wire를 따라 신우에 8 Fr 또는 8.5 Fr PCN catheter를 삽입한다.

5] PCN catheter를 통하여 조영술을 실시하고 조영제가 요관을 통해 방광까지 내려가는 것을 확인하고 시술을 종료한다.

6] PCN catheter는 배액하지 않은 상태에서 2일간 유지하며 조영술을 통해 기능이 정상이고 통증이 없으며 혈뇨가 멈추면 제거한다.

(6) 합병증

시술 시 생기는 천공, D–J stent의 위치 변형, 출혈에 의한 스텐트 막힘, 스텐트 길이 선택 오류에 의한 방광자극, 감염 등이 있다.

(7) 스텐트의 제거(stent removal)

요관 협착이 치료되었거나 합병증 발생 시 D–J stent를 제거하는데 cystoscope를 통해 요도로 제거하는 것이 우선이나 방광 수술 등의 이유로 해부학적 구조가 변형되었거나 cystoscope으로 stent가 보이지 않을 때 PCN 경로로 제거한다.

3) 콩팥낭종경화술(신낭종경화술, renal cyst sclerotherapy)

신장 낭포증(renal cystic disease)은 물혹(낭종, cyst)을 싸고 있는 상피세포(epithelial cell)의 증식에 의해 나타나며, 가장 흔한 것이 단순 신낭종(simple renal cyst)이다. 일반적으로 단발성(solitary)으로 생기는 경우가 대부분이지만 다발성(multiple)으로 생길 수도 있으며, 대부분은 증상이 없고 복부 초음파 검사나 복부 CT에 의해 우연히 발견되는 경우가 많다. 단순신낭종은 대부분 치료나 보조적인 검사가 필요하지 않지만, renal cyst에 의한 옆구리 통증(flank pain), 위장관 증상(gastrointestinal symptoms), 혈뇨(hematuria), 고혈압(hypertension)과 같은 증상이 있거나 폐색이 동반된 경우, renal function의 저하가 우려되는 경우에는 치료가 필요하다.

(1) 적응증

- 림프주머니(림프낭, lymphatic cyst)
- 복막안 거짓낭(peritoneal pseudocyst)
- 증상이 있는 콩팥낭(신자낭, renal cyst with symptom)
- 상염색체 우성 다낭성 신종(autosomal dominant polycystic kidney disease: ADPKD)

(2) 금기증

출혈경향(bleeding tendency)이 있는 경우

(3) 시술 과정

① NBCA(N–butyl–2–cyanoacrylate(histoacyl®, glue)를 이용한 cyst ablation

- 초음파유도하 천자침을 원하는 cyst에 정확하게 천자한다.
- Cyst내의 액체(fluid)를 최대한 흡입하여 빼낸다.
- 소량의 포도당 5% 용액을 천자침에 주입한다.
- Acrylic glue와 lipiodol의 혼합액을 주입하고 천자침을 뽑는다.

Tip

Acrylic glue는 엄청난 접착력을 가지고 있으므로 그 조작에 특히 유의해야 한다.

② 배액관(percutaneous cyst drainage: PCD tube) 설치 후 sclerotherapy

- 일반적인 PCD와 마찬가지 방법으로 PCD tube를 설치한다.
- Cyst에서는 나오는 fluid의 양을 정확하게 측정한다.
- 99% ethanol 혹은 betadine solution을 적당량 주입한다(fluid양의 약 1/3 이하 주입).
- PCD tube의 끝을 막고 5분마다 한번씩 환자의 position change을 하고 3회 반복 시행한 후 PCD tube의 끝을 열고 시술을 종료한다.
- 다음 날 배액되는 fluid의 양을 check한다.

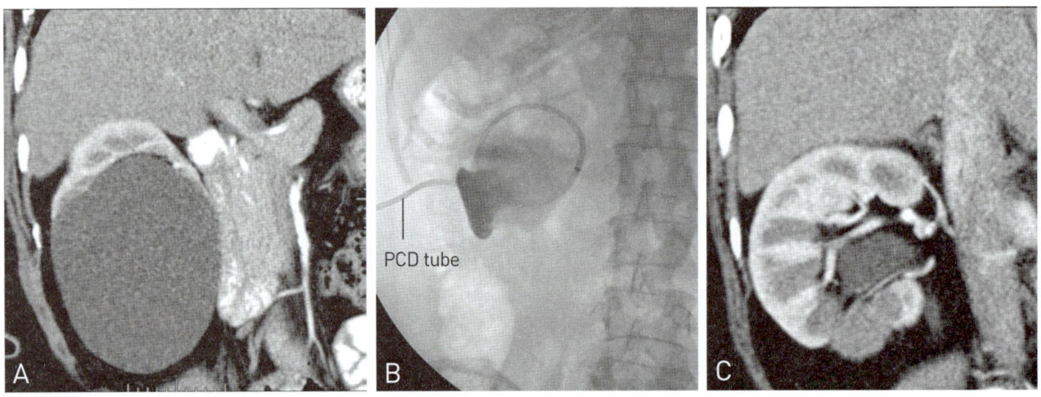

그림 10-2-4 배액관(percutaneous cyst drainage: PCD tube) 설치 후 sclerotherapy

A. Rt. kidney에 great renal cyst 소견을 보임(점선 원). B. PCD tube를 사용하여 99% ethanol을 주입하는 영상. C. 시술 4개월 후 CT 영상

제 11 장 통증관리 및 척추계 인터벤션 (Pain control and Vertebral Intervention)

학습목표

1. 척추의 해부학적구조물을 이해한다.
2. 척추통증의 인터벤션 작용기전과 영상을 이해한다.
3. 척추통증의 인터벤션에 사용되는 약물들을 이해한다.
4. 척추체성형술 시술 목적과 영상을 설명할 수 있다.(2)

01 통증관리

경부(cervix)의 통증(pain)이나 허리통증(요통, low back pain)은 모든 사람에게 한번쯤은 찾아오지만 대개는 자연적으로 치유된다. 그러나 10% 정도의 환자는 고식적인 치료(palliative treatment)에도 불구하고 호전이 없어 결국에는 상당한 정도의 일상생활의 장애와 이로 인한 사회적 손실을 야기한다. 이러한 급, 만성적인 통증에 비수술적이고 침습적인 치료 방법으로 국소 주사 요법(local injection therapy)이 있다. 흔히 조그마한 병원에서 뼈주사를 맞는다고 표현하나 이는 잘못된 표현이며 local injection therapy는 통증을 유발시키는 국소 부위에 국소 마취제(local anesthetic)나 스테로이드(steroid) 또는 두 가지 약제를 동시에 주사하는 것으로, 통증의 조기 감소와 신체 기능의 조기 회복, 재발(recurrence)과 만성화(chronic)를 방지하고, 약 복용을 줄일 수 있는 효과를 가져올 수 있다. 이 치료법은 일반적으로 보존적 치료(conservative treatment)와 수술적 치료(surgical treatment)의 중간적 치료형태로 간주되어 보존적 치료가 실패하였지만 수술의 단점을 피하고자 할 때 시도 된다.

영상장비를 이용한 척추 인터벤션은 투시 및 혈관 조영기기, CT 등의 영상장비 유도하에 경피적으로 척추 병소에 도달하여 여러 가지 시술을 시행하는 것을 말하며, 그 적용분야가 늘어가고 있다. 투시장비는 실시간 영상이면서 뼈의 윤곽이 뚜렷하게 보이고 다양한 방향으로 투시 할 수 있는 장점이 있어 척추 인터벤션에서 가장 널리 사용되고 있다.

1) 통증관리 시술에 사용되는 약물

(1) 국소마취제(iocal anesthetic)

국소마취제(local anesthetic)는 신경세포막(neuronal cell membrane) 내에 있는 나트륨 이온 통로(sodium channel)를 역전 가능한 형태로 차단하여 신경자극 전도를 방해함으로 마취효과를 나타내게 된다.

마취 작용 시간은 주사부위에서의 흡수 정도에 의존한다. 그래서 주사부위의 혈액 공급이 더 풍부한 (피하(subcutaneous) > 늑간(intercostal) > 미추(coccygeal vertebra) > 경막외(epidural) > 말초신경(peripheral nerve) > 경막내(intradural)) 곳에서 약물이 더 쉽게 혈류에 흡수되고, 분포하고, 대사되어 배출된다. 국소마취제의 대사는 대부분 간에서 이루어지므로 간기능 이상 환자에서는 주의를 요한다.

국소마취제의 독성(toxicity)은 마취제에 첨가된 방부제나 첨가물에 의한 과민반응이 있을 수 있고, 과량 투여로 인한 전신 독성이 나타날 수 있다. 중추신경계 독성(central neurotoxic)은 초기에는 이명, 머리가 흔들거림, 혼돈(착란, confusion), 입주위의 저린감(numbness), 경련 발작(convulsive seizure) 등 흥분성으로 나타나고 국소마취제의 용량에 따라 의식상실(apsychia), 호흡마비(respiratory paralysis) 등의 억제성 반응으로 이행한다. 심혈관계 독성(cardiovascular toxicity)은 나트륨 통로 억제에 의한 부정맥(arrhythmia)을 일으키고 심한 경우 심혈관 허탈(cardiovascular collapse)을 일으키며, 부작용이 나타나면 특별한 치료제나 치료법이 없으므로 국소마취제 과용량, 혈관내 주사 등 부작용을 일으킬 수 있는 인자에 대한 사전적 예방조치가 가장 중요하다.

표 11-1-1 자주 사용되는 국소마취제의 약리학적 특성

	리도카인(lidocaine)	부피비카인(bupivacaine)	로피비카인(ropivacaine)
작용시작(onset)	1-5분	5-20분	5-13분
지속시간(duration)	1-2시간	2-5시간	3-5시간
통상 사용량	10-2000mg	20.5-20mg	20-40mg
	최대 500mg 까지 사용	최대 2mg/kg 까지 사용	
독성 용량	경막외 : 400mg	경막외 : 100-400mg	혈관내 : 30mg
	혈관내 : 250mg	혈관내 : 80mg	
비고	피부마취나 진단적 선택적 신경근 차단일 경우 주로 사용	경막외 주사나 후관절 주사, 요부 교감신경차단 등에 사용	부피비카인보다 심장독성이 덜하고 선택적인 감감신경 차단작용

표 11-1-2 Glucocorticoid의 약리학적 특성(mineralocorticoid 효과가 없는 순수한 항염증성 스테로이드가 이상적이다)

약제	반감기(hr)	항염증성 역가 (anti-imflammatory potency)	Mineralocorticoid성 역가 (salt-retaining potency)
Hydrocortisone	8-12	1	1
Triamcinolone	12-36	5	0
Methylprednisolone	12-36	5	0.5
Dexamethasone	36-72	25	0
Betamethasone	36-72	25	0

(2) 스테로이드(steroid)

자연계의 스테로이드제는 무기질코르티코이드(mineralocorticoid), 당질코르티코이드(glucocorticoid), 부신안드로겐(adrenal androgen) 세가지로 분류한다. Glucocorticoid(corticosteroid)는 원래 당대사에 관여한다고 하여 생긴 이름으로, 임상 통증치료에서 사용되는 스테로이드이다.

스테로이드의 통증 경감효과의 작용기전은 프로스타글란딘(prostaglandine)과 류코르티엔(leukotriene) 등의 통증을 일으키는 물질의 생산을 차단하고 손상부위에서 유리되는 염증 매개체의 생성을 억제하여 부종을 감소시키는 동시에 항 염증작용을 나타내며, 신경 활동 전위의 역치를 감소시켜서 세포막 안정작용을 하여 통증을 감소시키게 된다. 대부분의 스테로이드에 의한 부작용은 간헐적인 주사로 사용되는 경우에는 미약하고 일시적이며, 단기보다는 장기노출, 저용량 보다는 고용량에서 발현할 가능성이 높다. 그 외에도 체액 저류(fluid retention), 혈압상승(hypertension), 혈당상승(hyperglycemia), 전신홍반루프스(systemic lupus erythematosus: SLE lupus) 혹은 얼굴홍조(face flush), 월경불규칙(월경불순, menstrual irregularity), 시상하부(hypothalamus) –뇌하수체(pituitary) –부신의 억제, 쿠싱증후군(cushing's syndrome), 뼈의 광물질제거(bone demineralization), 위염(gastritis) 혹은 위궤양(gastric ulcer), 스테로이드 근병증(steroid myopathy), 과민반응(allergy) 등이 나타날 수 있다.

(3) 조영제

조영제는 방사선 투시 하에 해부학적 구조와 바늘의 위치를 보여줌으로 진단과 치료에 유용하다. 척추에 주사 시 뇌척수액(cerebrospinal fluid: CSF), epidural, 척추 주위 조직에서 신속히 혈액내로 흡수된다. 주사 후 1시간 내에 혈장에서 측정 가능한 정도가 되어 24시간에 전신순환으로 남은 양이 흡수된다. 이들은 주로 콩팥을 통해(90% 이상) 배설되고, 소량이 대변으로 배출된다.

조영제와 관련된 부작용은 화학독성(chemical toxicity), 삼투압(osmotic pressure)관련, 알레르기 반응 등이 있다. 심한 부작용은 조영제 사용 후 15분 이내에 나타난다. 과민반응이 의심되면 즉각적인 치료가 필요하며, 이전에 조영제 알레르기를 보인 환자는 전처치를 통하여 이를 최소화 하도록 해야 한다.

2) 척추 경질막바깥주사(척추 경막외주사, epidural injection)

(1) 경막외의 해부학적 구조

경질막바깥공간(경막외공간, epidural space)은 척추관(spinal cana)을 형성하는 뼈(bone)와 인대(ligament) 그리고 척수(spinal cord)와 신경뿌리(신경근, nerve root)를 싸고 있는 경질막(경막, dura mater)사이에 존재한다. 성인에서 경질막주머니(경막낭, dural sac)는 큰구멍(대공, foramen magnum)에서 S2까지 이어진다. 그러나 경막외공간은 bone으로 된 엉치뼈관(천골관, sacral canal)까지 내려가 S4 또는 S5의 엉치뼈틈새(천골열공, sacral hiatus)에서 끝난다. epidural space는 전방과 후방으로 나뉜다.

epidural space는 지방조직(adipose tissue), 느슨한 젖꽃판(유륜, areola)조직, 동맥(artery), 림프관(lymphatic vessel), 풍부한 정맥얼기(정맥총, venous plexus)가 존재한다. 각각의 척수신경(spinal nerve)은 신경구멍(신경공, neuropore)에서 나오며 신경공은 앞쪽으로 척추뼈몸통(척추체, vertebral body), 척

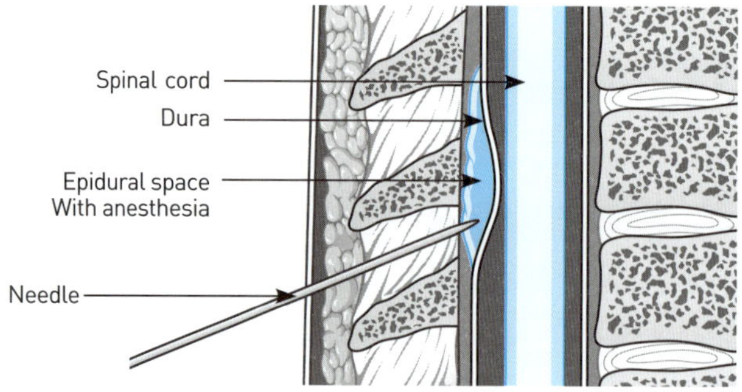

그림 11-1-1 경막외의 해부학

추사이원반(추간원반, intervertebral disc), 뒤쪽으로 척추사이관절(추간관절, intervertebral joint), 위아래로는 각각 인접 척추뼈(척추골, vertebrae)의 뿌리(줄기, 다리, pedicle)로 되어있다.

Dura mater의 슬리브(소매, sleeve)는 dural과 거미막(지주막, arachnoid)으로 되어 있고 epidural을 따라 척추사이구멍(추간공, intervertebral foramen)까지 nerve root를 동반하여 나온다. 이 위치에서 dural은 얇아져서 spinal nerve 근위부의 신경바깥막(신경외막, epineurium을 형성한다. neuropore에서 후근(posterior root)과 복근(ventral root) nerve root가 하나가 섞이게 되어 spinal nerve가 된다.

(2) 경막외 스테로이드 주사법(eidural steroid injection: ESI)의 작용기전

통증을 유발하는 기전은 nerve root 압박과 같은 물리적인 요소, 신경뿌리염(신경근염, radiculitis)을 일으키는 화학적인 요소, 자가면역 반응(autoimmune reaction) 등의 여러 기전들이 복합적으로 작용하는 것으로 알려지고 있다. 이러한 요통의 발생 기전 중 주로 화학적인 요소로 인한 기전을 차단하는 것이 epidural steroid injection이다.

ESI의 효과는 문헌마다 다양하게 보고되고 있지만 70~80% 정도의 효과가 있는 것으로 보고되고 있고, 장기간(수년)보다는 단기간(수 주-수개월) 효과가 있는 것으로 보고되고 있다. 하지 마비나 위약감 등의 신경학적 증상이 없는 환자에게 수술 전 우선적으로 시행할 수 있다. 하지만 대부분의 low back pain은 시간이 지나면 자연적으로 호전되는 경과를 보인다는 점과 대조군을 두고 연구하기 어렵다는 점 때문에 ESI 효능의 정확한 정도를 밝히기는 어렵다.

Intervertebral disc, 추골동맥신경(척추신경, vertebral nerve), intervertebral joint 등의 구조물들에 어떤 손상이 가해지면 염증 매개 물질이 유리된다. 염증반응(inflammatory response)은 통증을 발생시키고, 신경기능에 변화를 가져와 작은 압박에도 아주 민감하게 반응하게 한다. 스테로이드는 이러한 inflammatory response를 차단하고 신경주변의 부종을 감소시켜 물리적 압박효과를 감소시켜준다.

일반적으로 환자들은 시술 직후 증상 호전을 경험하게 되는데, 이것은 같이 주입한 국소마취제(local anesthetic) 때문이다. 스테로이드 효과는 2~6일째 보이게 되며, 호전 정도는 환자마다 다양하다. 어떤 환자의 경우 첫 번째 주사에서는 효과가 없었으나 두 번째 또는 세 번째 주사에서 통증호전을 보일 수도 있다.

ESI은 만성통증의 경우보다 급성통증에 효과적인데, 이것은 섬유화(fibrosis)와 흉터(반흔, scar) 형성

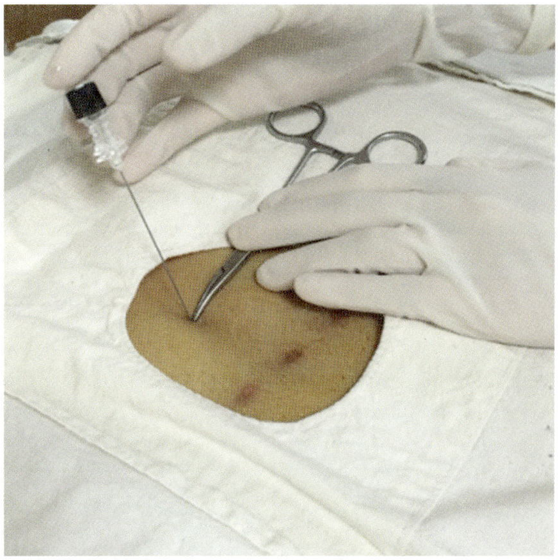

그림 11-1-2 스테로이드 주사 사진

이전에 inflammatory response를 억제하기 때문이다.

(3) 경막외 스테로이드 주사법(eidural steroid injection: ESI)의 접근법

ESI은 대부분 투시 유도하에 시행하며, 경막외공간에 척추침(spinal needle)의 끝이 제대로 위치하였는지 확인하기 위해서 조영제를 사용한다. 투시장비 없이 시술자의 느낌만으로 주사할 경우 잘못된 위치에 바늘을 위치시키게 될 수도 있다.

환자가 호소하는 통증부위의 신체 피부분절(피부절, dermatome)에 따라 선택적으로 주사 부위를 결정한다. Eidural space에 주사하는 방법에는 크게 선택적으로 nerve root에 의한 통증을 차단함으로써 진단 목적으로도 사용될 수 있는 구멍통과 접근법(transforaminal approach), 제 3~4요추 레벨 이상의 상위 요추부 척추관협착증이나 요통이 주된 증상일 때 시행되는 판간 접근법(추궁판간 도달방법, interlaminar approach), 요추 척추관협착증(spinal stenosis)에 의해 양 하지 부챗살통증(방사통, radiating

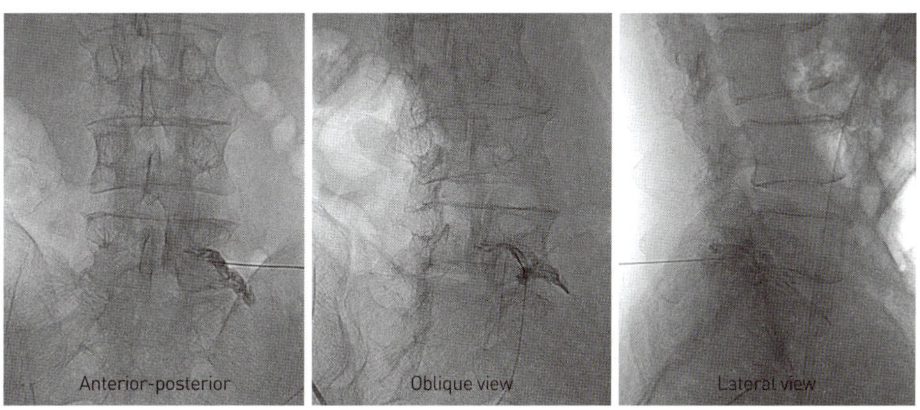

그림 11-1-3 구멍통과 접근법(transforaminal approach, lumbar spine)

pain)이 있거나 여러 부위에 병변이 있고 복합적인 증상이 있을 때 시행 되는 미추 접근법(caudal approach)의 세가지 접근법이 있다.

(4) 적응증

척추수술후증후군(failed back surgery syndrome), intervertebral disc 질환(퇴행성과 탈출)에 의한 acute 혹은 chronic 신경뿌리병(신경근병, radiculopathy), spinal stenosis로 인한 low back pain이나 radiating pain, acute 혹은 아급성(subacute) 대상포진(herpes zoster)과 대상포진후 신경통(postherpetic neuralgia)

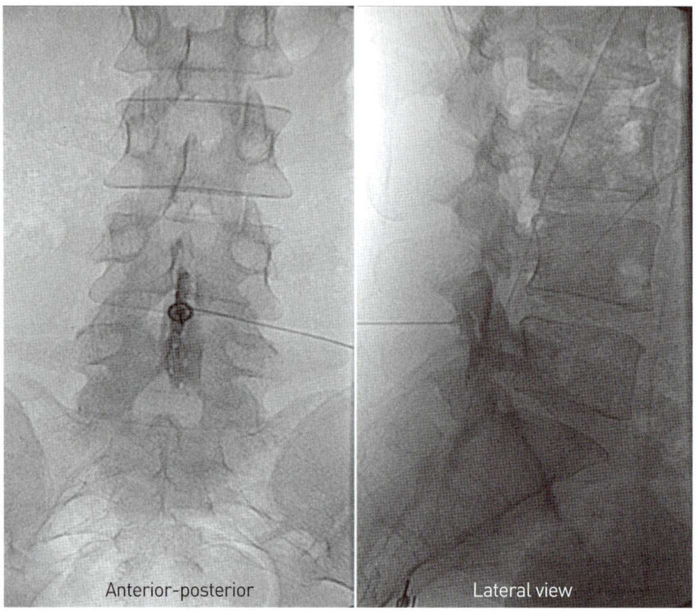

그림 11-1-4 판간접근법(interlaminar approach, lumbar spine)

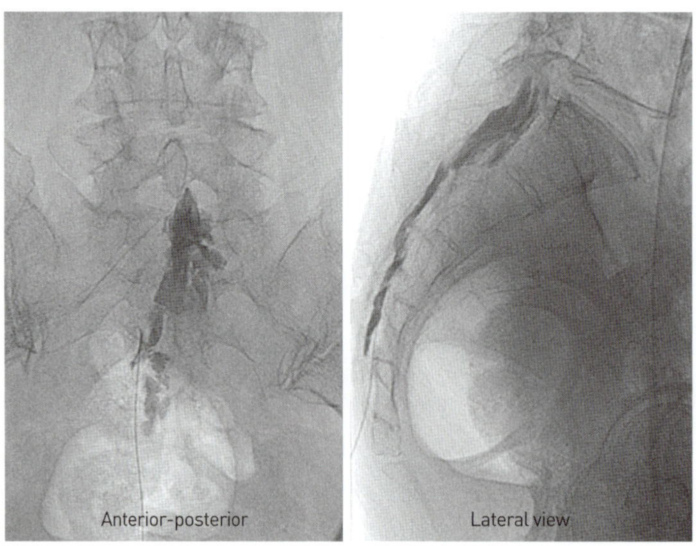

그림 11-1-5 미추 접근법(caudal approach)

등 척추신경근의 감염에 의한 염증 등의 경우에 적응증이 된다. 주사부위는 환자가 통증을 호소하는 통증부위의 신체 dermatome에 따라 선택적으로 주사 부위를 결정한다.

꼬리블록(미추차단, caudal block)은 여러 레벨에 병변이 있고 증상이 복잡할 경우, 증상이 한쪽에 치우치지 않았을 때 혹은 원인불명의 방사통 유사증상 등 비교적 광범위한 적응증에 시행한다.

(5) 금기증

- 임신(pregnancy)
- 혈액 응고병증(coagulopathy)
- 사용 약제에 대한 과민반응(allergy)
- 스테로이드의 사용량을 초과한 경우
- 전신감염(systemic infection)이나 천자부위의 국소적 피부염(local dermatitis)

3) 척추후관절 주사(facet joint injection)

척추후관절 질환(facet joint disease)을 유발하는 가장 흔한 원인은 뼈관절염(골관절염, osteoarthritis)으로 퇴행성 질환이다. 척추후관절(facet joint)과 주위조직을 지배하는 감각신경(sensory nerve) 말단들은 염증 과정에 의해 자극을 받을 수 있으며 결과적으로 통증을 유발하게 된다. 화학전달 물질이나 면역학적 요소들이 통증 발생에 중요한 역할을 한다.

과다굽힘(과굴곡, hyperflexion), 과다젖힘(과신전, hyperextension)이나 비트는(distortion) 동작은 facet joint disease를 유발한다. 추간판 협착(intervertebral disc stenosis) 또한 facet joint disease를 초래하기 쉽다. 선천성 기형(congenital malformation), 예를 들면, facet tropism 또는 척추굳음증(척추증, spondylosis)도 facet joint disease에 중요한 원인이 될 수 있다.

(1) 척추후관절의 해부학적 구조

Facet joint disease는 척추 관절 양측 기둥의 양쪽 끝에 유리연골(초자연골, hyaline cartilage)을 가진 원뿔형의 돌출물이다. 인접 척추들의 척추후관절들은 활막으로 싸인 관절강을 형성하고 있는데 이는 진성 윤활막 관절(synovium-lined joint)이다.

(2) 척추후관절 주사법의 작용기전

Facet joint는 척추를 굽히거나 펴거나 회전할 수 있게 해주는 윤활막(활막, synovium)이 있는 관절로, 퇴행성 관절염(degenerative arthritis)이 흔히 발생하며, 이 경우 facet joint를 지배하는 sensory nerve가 염증에 의해 자극되어 통증이 발생한다. 이때 마취제와 스테로이드 약물을 척추후관절강 내로 주사하여 통증을 완화시켜주게 된다.

척추후관절에 기인한 통증이 여러 번 재발하게 되면 척추후관절을 지배하는 신경인 등쪽가지(dorsal ramus의 medial branch)의 고주파 열 응고술(RF ablation)을 고려할 수도 있다.

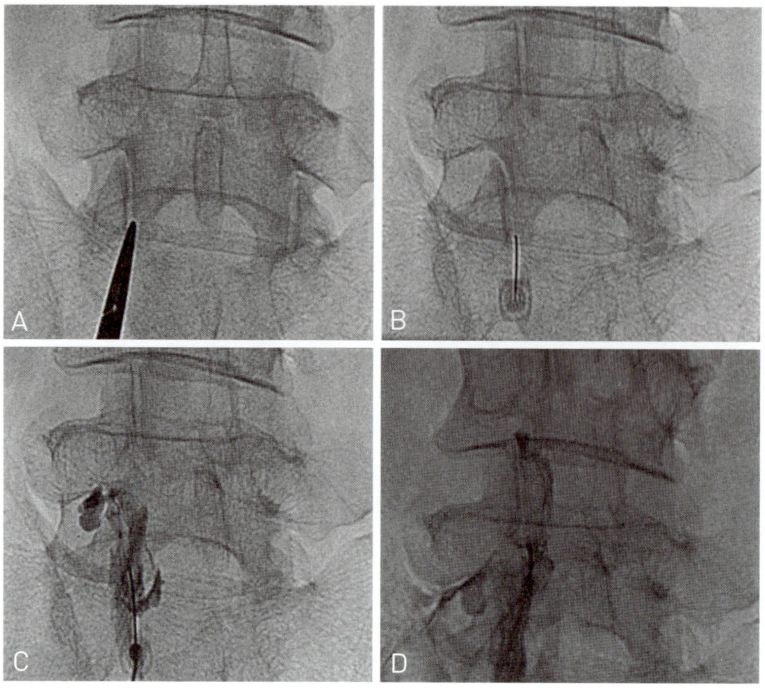

그림 11-1-6 척추후관절 주사법(facet joint Injection)

A. 시술할 부위 marking함, B. spinal needle로 approach함, C. 조영제로 위치확인 함, D. 약물을 주입함

(3) 척추후관절 주사법의 접근법

요추 후관절은 축상(axial) 컴퓨터 단층촬영 영상에서 아치 형태로 보이며 "C"형태의 요면이 내측으로 접한다. 요추 후관절의 후면은 좀더 시상면(sagittal)으로 전면은 관상면(sagittsl)향하고 있다. 이런 아치형의 구조 때문에 "C"자 형의 앞쪽 plane에 맞게 비스듬히 방사선이 조사되면 실제로 후외측에서 접근했을 때 관절 내로 진입이 안 되는데도 마치 관절내가 훤히 열려져 있는 것처럼 보인다. 따라서 관절후면에 접근하기 위해서는 시술 측으로 C-arm을 틀어서 후관절의 후면이 열려 보이도록 조사하는 것이 시술을 쉽게 하기 위해서 매우 중요하다. 척추후관절의 위치에 따라서 C-arm 각도를 조정하여 접근한다.

(4) 적응증

임상적 소견을 근거로 주사할 facet joint를 선택한다. 촉지 시 최대 압통부위와 통증 감각의 표재 분포를 고려하여 관절을 선택한다. 후관절에서 기인하는 통증은 심한 관절염이 있는 경우뿐만 아니라 정상으로 보이는 후관절에서도 발생 가능하기 때문에 단순 방사선 사진이나 컴퓨터 단층 촬영 사진으로 후관절에서 기인하는 통증을 예측하기 어렵다. 또한 연골의 일차적 질병도 척추후관절통(facet joint pain)과 관련이 있을 수 있다.

① 요추 후관절 증후군

- 침에 뻣뻣한 경우

- 신경학적 검사가 정상인 경우
- 침범된 후관절 부위에 압통이 있는 경우
- 하지 직거상 검사에서 방사통이 없는 경우
- 통증이 회전운동에 의해서 악화되는 경우
- 앉은 자세에서 일어날 때 통증이 악화되는 경우
- 척추 옆 요통이 어떤 자세든 가만히 있을 때 더 악화되는 경우
- 서있거나 걷거나 반복적인 활동을 통해서 통증이 경감되는 경우
- 허리 신전(extension) 시에 통증이 심하고 굴곡(flexion) 시에 통증이 완화되는 경우
- 깊은 둔통(dull pain)이 허리에 국한되고 다리 쪽으로는 피부분절(dermatome) 분포와 다르게 방사되는 경우

② 경추 후관절 증후군

- 척추옆 목의 통증이 있는 경우
- 목의 운동범위가 감소되어 있는 경우
- 국소적 압통(local tenderness)이 있는 경우
- 위쪽 경추의 경우에는 두통으로 나타날 수도 있다.
- 피부분절 분포와 다른 연관통(referred pain)이 있는 경우

(5) 금기증

- 임신(pregnancy)
- 반사 소실(areflexia)
- 운동 위축(amyotrophy)
- 혈액 응고병증(coagulopathy)
- 긴신경로징후(long tract sign)
- 사용 약제에 대한 과민반응(allergy)
- 스테로이드의 사용량을 초과한 경우
- 전신감염(systemic infection)이나 천자부위의 국소적 피부염(local dermatitis)
- 광범위한 외측 또는 후외측 융합(fusion) 때문에 목표 척추후관절 또는 내측지의 경피적 접근이 불가능한 경우

(6) 합병증

- 약물 과민반응(allergy)
- 출혈(bleeding), 감염(infection)
- 흉부에 시술 시 공기가슴증(기흉, pneumothorax)
- 시술 후 하지통(melosalgia) 또는 배부통증(dorsodynia)
- 척수강 천자 및 이로 인한 두통

– 혈관미주신경 반응과 소실(vasovagal reaction and ataxia)(특히 경추부 시술시)

4) 어깨 유착관절낭염의 강압 교정(capsular distension of adhesive capsulitis – brisement force)

어깨의 유착관절낭염(adhesive capsulitis)은 관절주머니(관절낭, articular capsule)의 염증으로 인해 활막이 두꺼워지고 위축되어 관절 주머니 내측 부위를 달라붙게 만든다. 그래서 능동적, 수동적 어깨운동이 제한 받고 심한 통증이 나타나는데, 주로 40~70대 연령층에서 발생하는 질병이며, 50세 이후에 특별한 원인없이 나타나는 것이 특징이기 때문에 오십견(굳은어깨, 동결견, frozen shoulder)이라 불리기도 한다. 그러나 그보다 젊은 연령층에도 생길 수 있으며, 팔을 많이 사용하는 사람이나 주부에게 많이 발생하는 경향이 있다.

강압교정(capsular distension: brisement force)은 좁아진 관절낭내로 식염수를 주입하여 강제로 articular capsule을 넓혀주는 것으로, 운동범위의 회복과 통증 완화에 효과적이며, 스테로이드 주사를 병행하는 것도 치료 효과를 늘리는데 도움이 된다. 1년 이상의 병력이 있는 만성적인 예보다는 3~9개월 이내의 환자에게서 좀 더 효과가 좋은 것으로 보고되고 있다. 시술 후 물리치료(physiotherapy)를 병행하거나 어깨 관절 운동을 병행해야 한다.

5) 무릎 관절에 대한 히알루론산 주사(hyaluronic acid Injection of the knee joint)

히알루론산(hyaluronic acid)은 관절액(활액, joint fluid) 내에 정상적으로 존재하는 다당류(polysaccharide)로써 연골바탕질(연골기질, cartilage matrix)내에 존재하는 프로테오글리칸(proteoglycan)의 핵심체이다. 골관절염(osteoarthritis)에서 일어나는 초기 생화학적 변화가 proteoglycan의 감소이며, hyaluronic acid의 관절내 주사(intraarticular injection)는 synovium 점도의 증가와 관절 윤활의 증강 등 점도 보충(viscosupplementation)이 그 주요한 작용기전으로 알려져 있으며, 이외에 연골기질의 분해 감소, proteoglycan의 분해에 관여하는 금속단백분해효소(metalloproteinase)의 억제 등에 관여하여 전체적으로는 연골 보호 효과가 있는 것으로 알려져 있다. 약품 제제에 따라 주 1회씩 3~5회 주사한다.

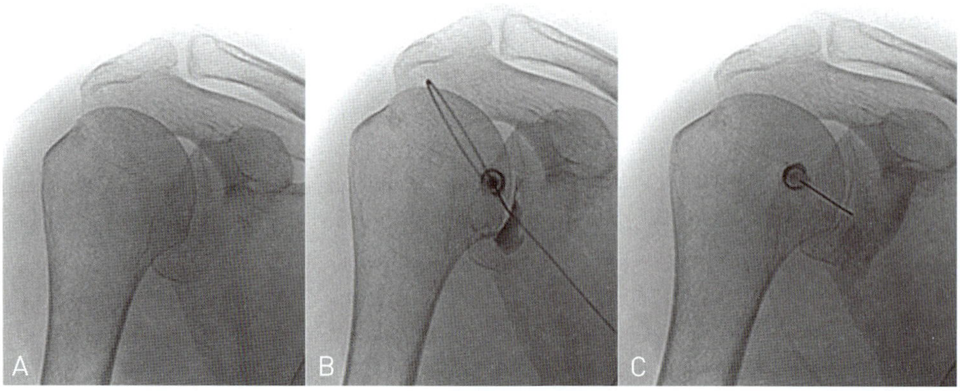

그림 11-1-7 어깨 관절강내 주사(intraarticular Injection of shoulder).

A. 관절강이 잘 보이도록 position함. B. spinal needle을 이용하여 조영제로 위치 확인함. C. 약물을 주입함

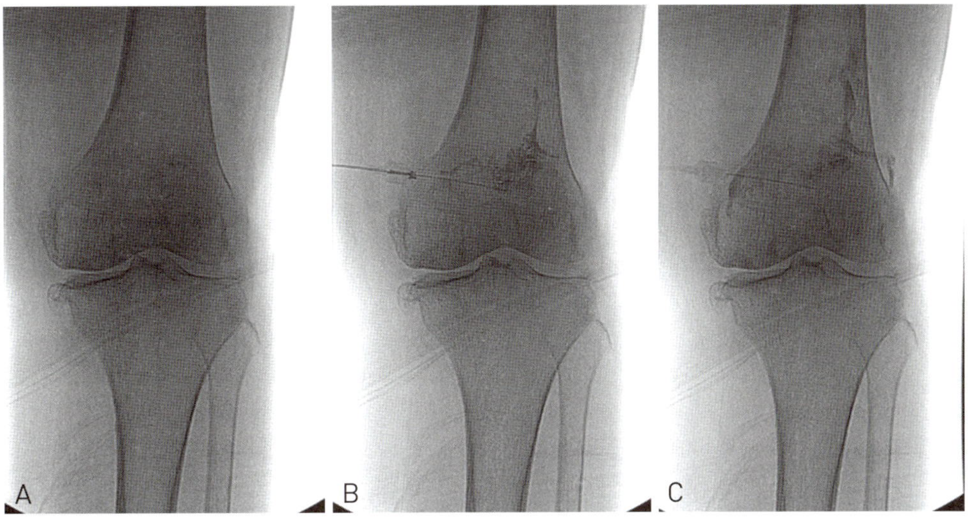

그림 11-1-8 **무릎 관절에 대한 히알루론산 주사.**

A. 관절강이 잘 보이도록 position함, B. spinal needle을 이용하여 조영제로 위치 확인함, C. 약물을 주입함

투시 하에 무릎 뼈의 중간부분을 목표로 하여 무릎 관절 내(윤활공간, synovial cavity)로 주사침을 삽입한 후 조영제를 주입하여 위치를 확인하고 hyaluronic acid를 투여한다.

02 척추계 인터벤션

1) 뼈조직 검사(골생검술, bone Biopsy)

뼈에서 발생한 병변에 대하여 조직학적(histologic) 또는 미생물학적(microbiologic) 확진이 필요시 조직을 직접적으로 얻기 위한 방법이다.

(1) 골의 해부학

우리 몸의 골은 그 발달 기전에 따라 사지를 구성하는 관상골(tubular bone)과 머리뼈(skull), 척추(vertebrae), 골반(pelvis), 갈비뼈(rib)와 같은 판상골(valvular bone)로 나눌수 있다. valvular bone의 경우 뼈끝(골단, epiphysis), 뼈몸통끝(골간단, metaphysis) 뼈몸통(골간, diaphysis)으로 위치를 구분할 수 있다. 골은 외부의 뼈단위(골단위, osteon)를 기본구조로 갖는 겉질뼈(피질골, cortical bone)와 뼈잔기둥(골소주, bony trabecula)으로 이루어진 내부의 골수로 구분 할 수 있고 흔한 병변의 위치는 metaphysis의 골수(bone marrow)이다.

(2) 검사 목적

악성 골 병변이 의심되거나, 양성 골 병변이 아닐 가능성이 있는 골 병변에 대하여 조직학적으로 확진이 필요할 경우에 시행한다. 그 외 골수 감염에서 미생물 배양을 위한 시료 채취의 목적이나 골연화

증에서 뼈모세포 촉진작용(골모세포 촉진작용, osteoblastic activity)을 정량적으로 측정할 목적으로 시행 할 수 있다.

(3) 적응증

골종양(osteosarcoma) , 골전이(bone metastasis), 골수염(osteomyelitis), 심한 골연화증(severe osteomalacia), 기타 대사성 골 질환

(4) 검사 전 처치

- No need of NPO, check result of lab, check previous imaging work up
- Get permission and explanation
- Pre-medication: demerol IM before 30 minute of procedure
- Keep 18G IV -line

(5) 금기증(contraindication)

- Bleeding tendency
- Poor patient cooperation
- Possibility of fracture
- Hypervascular lesion

(6) 검사 재료

명칭(영문명 또는 상품명)	제원	비고(용도)
Caliper		
Spinal needle	21G	
Biopsy needle		
Biopsy specimen bottle, Slide for smear, Culture bottle		
lidocaine 10%		

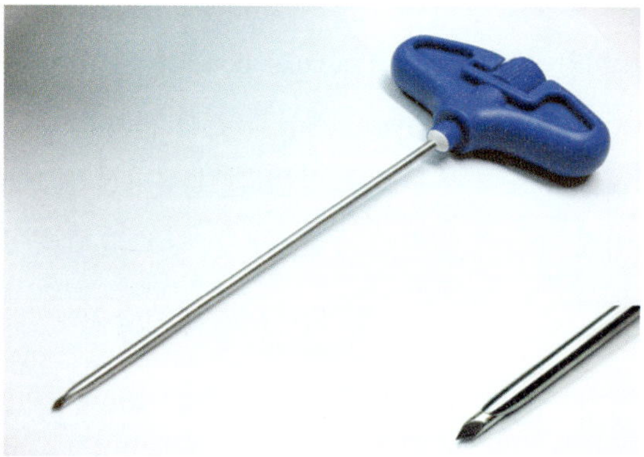

그림 11-2-1 임상에서 사용되는 biopsy needle

www.pricon.co.in에서 인용

(7) 검사 방법

1] 이전에 시행한 image work up을 보고 biopsy site를 결정한다.

2] 병변의 위치와 병변 특성에 따라 CT guided biopsy를 시행할지 DSA 또는 fluoro-guided biopsy를 시행할지를 결정한다.

3] 병변을 imaging tool을 이용하여 신경혈관다발(neurovascular bundle) 이나 중요한 organ 또는 anatomical structure를 피해서 biopsy path를 결정한다.

4] 적절한 biopsy needle을 선택한다. biopsy site를 소독 후 적절한 local anesthesia 시행 후 biopsy를 시행한다.

5] Biopsy 후 적절한 표본(specimen)이 얻어졌는지 확인한다.

6] Biopsy와 관련된 complication의 발생 여부를 확인한다.

7] Biopsy site에 적절한 suture와 dressing을 시행한다.

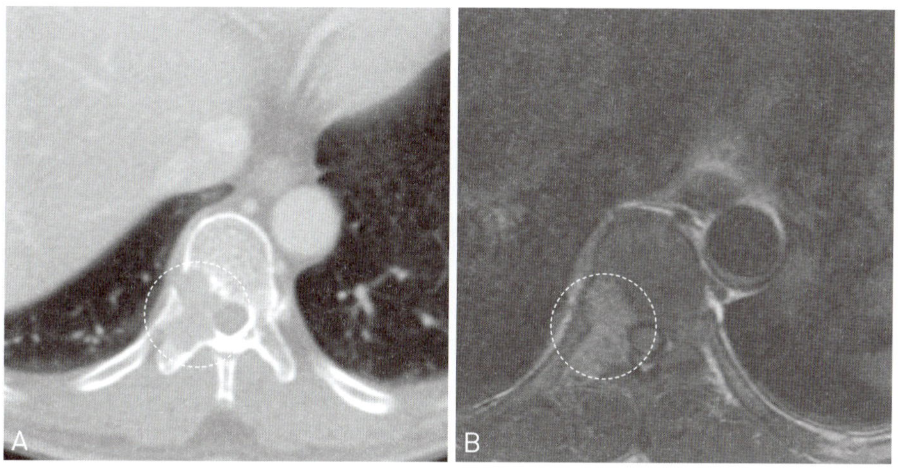

그림 11-2-2 뼈 변성 영상.

A. CT image, B. MR image

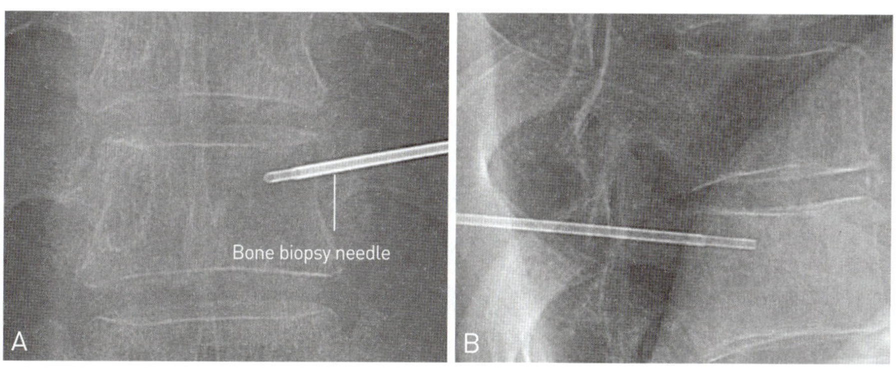

그림 11-2-3 뼈조직 검사(골생검술, bone biopsy).

A. AP view, B. Lateral view

2) 추간판조영술(spinal discography)

조영제가 블록침을 통하여 경피적으로 추간판내(internal disc)의 속질핵(수핵, nucleus pulposus)에 주입되어 영상을 통해 간판의 형태와 통증의 직접적인 관련성을 평가하여 추간판성 통증(discogenic pain)을 평가할 수 있는 유일한 방법이다. Vertebrae는 각각의 뼈는 앞에서 척추사이원반(추간판, intervertebral disc)이라는 연골(cartilage)로 뒤에서 후관절로 위, 아래뼈가 연결되어있다. Vertebrae의 앞부분과 뒷부분 사이에는 척수강이 있어서 뇌에서 연결된 spinal cord가 내려오고 각각의 vertebrae 사이에서 nerve root이라는 신경가지(신경지, branches to nerve)가 나와서 목에서는 팔로, 허리에서는 다리로 간다. Vertebrae 사이에 있는 원형의 intervertebral disc는 바깥부분은 고리인대(윤상인대, annular ligament)로 싸여있고, 그 안에는 수핵이라는 겔(gel) 상태의 물질이 있어서 충격을 흡수하고 척추의 운동이 가능하게 한다.

수핵은 80%의 수분과 프로테오글리칸(proteoglycan)이라는 단백물질로 구성되어 있는데 과도한 하중이나 노령화에 의해 수분이 줄어들고 탄력성이 떨어지는 퇴행 변화가 발생하면 충격흡수 기능이 떨어지고 수핵의 퇴행은 더욱 가속된다. 섬유테(섬유륜, annulus fibrosus)은 특히 회전력에 매우 취약하여 작은 회전력에 의해서도 손상을 받고(요추부염좌, lumbar sprain) 수핵의 충격흡수 기능이 떨어짐에 따라 반복적으로 손상을 받는다.

3) 피부경유 척추성형술(경피적 척추성형술, percutaneous veterbroplasty)

추체내로 골 대체물질을 삽입하여 척추체를 보강, 안정화 시키고 통증을 우선적으로 치료함으로써 가능한 빠른 시일 내에 수술 이전의 일상생활로 복귀할 수 있도록 하는 데 있다.

(1) 해부학적 구조

각각의 척추는 두 부분으로 이루어져 있다. 전방부는 vertebral body이다. 이 실린더 모양의 뼈들은 하나 위에 다른 하나가 올려지는 형태로 머리와 몸통을 지지하는 기둥을 구축한다. C1과 odontoid

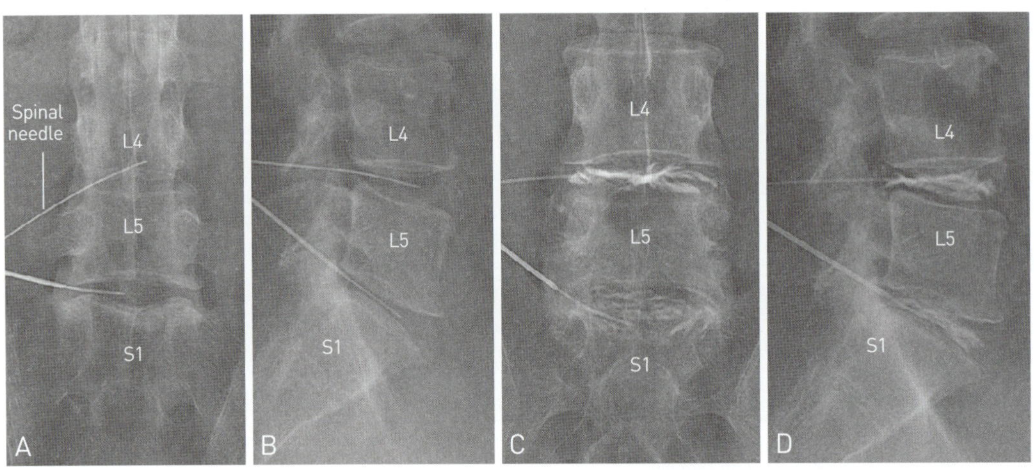

그림 11-2-4 조영제 주입 전[AP(A)와 lateral view(B)] 영상과 주입(discography) 후 영상[AP(C)와 lateral view(D)]

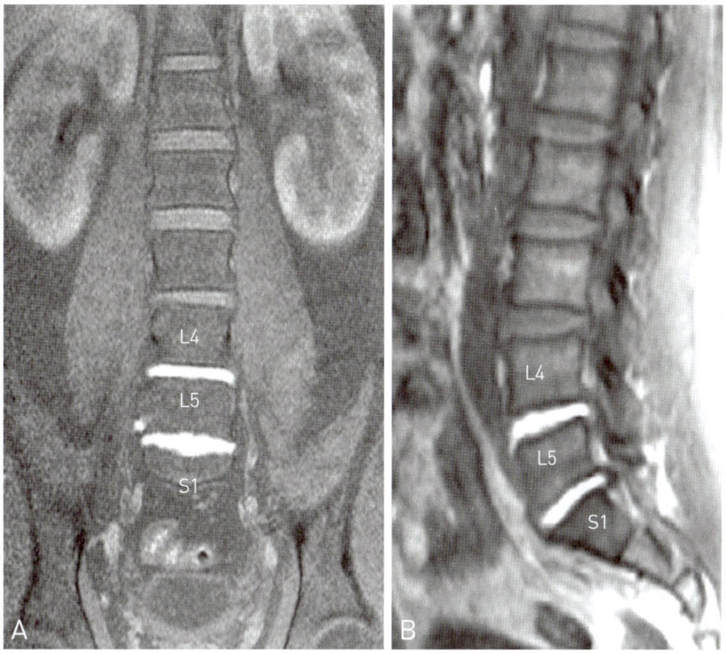

그림 11-2-5 MR discography image. AP(A)와 lateral view(B)

process를 가진 C2를 제외하면 모든 vertebral body의 모양은 비슷하며 추체들은 경추에서 요추로 갈수록 점점 크기가 커진다. 척추의 후방은 후궁(arch)을 만든다. 이러한 차골모양(wishbone-shaped)의 뼈는 여러 부분으로 이루어져 있는데, 척수와 경막을 주변으로부터 보호하는 궁(arch)을 이룬다. 이 궁은 척추강의 양측 바깥을 이루는 횡돌와 궁의 후면을 이루는 추궁(laminar)으로 이루어진다. 다른 구조물에 후관절 돌기가 있는데 이것은 흉추부에서는 갈비뼈가 붙는 위치이기도 하며 척추사이에 후관절을 이룬다. 척추 정맥의 주행은 척추강 주변을 둘러싸고 있는 종주동(longitudinal sinuses)과 주행을 같이하며 전방 경막외에 위치한 경막정맥총이 포함된다. 이 정맥총은 척추의 중앙부에 있는 척추뼈몸통(basivertebral) 정맥과 외측으로 배출되는 추간 및 요추정맥과 연결되어 있다. 이러한 정맥들은 모두 대정맥 또는 기정맥(azygous)로 흘러 들어간다. 따라서 척추 및 척추 주변 정맥들은 합병증 발생의 소인이 될 수 있으며 뼈 시멘트를 주입할 때 항상 주의하여야 한다.

(2) 시술 목적

척추 성형술의 일차적인 목표는 통증해소이다. 그러나 뼈 시멘트는 시술 후의 일정 정도의 척추의 안정성을 보강해준다. 이러한 추가적인 안정성은 종양의 경우에 더 중요할 수도 있지만, 치료한 척추의 시술 후 추가적인 골절의 진행이나 붕괴(collapse)를 막아준다는 면에서 골다공증성 골절(osteoporotic fracture)에서도 역시 유용하다.

(3) 적응증

- 골다공증(osteoporosis) 또는 종양에 의한 압박골절

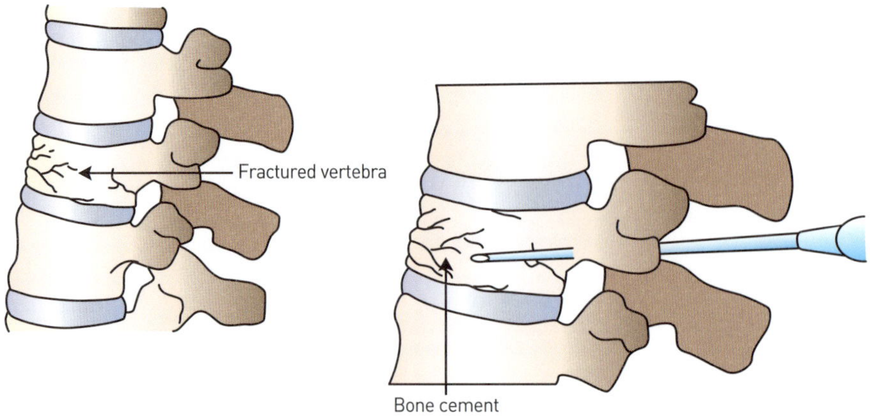

그림 11-2-6 피부경유 척추성형술(경피적 척추성형술, percutaneous veterbroplasty)의 시술 개요

- 통증이 있는 척추체 혈관종
- 악성종양의 척추체 전이
- 다발성 골수종

(4) 시술 전 처치

- 금식 필요(at least 4hrs before operation)
- 혈액검사 확인(check result of lab.)
- 시술 전 영상 확인
- 동의서 및 설명
- pre medication
- 정맥 18G 확보
- 항생제 피부반응 검사(항생제를 사용할 경우)

(5) 금기증

- 출혈소인(bleeding tendency)
- 척수관 협착 및 척수의 압박소견
- 척추높이의 80% 이상 찌그러진 골절은 척추 성형술에 잘 반응하지 않음.
- 후방으로 골절된 조각으로 인해 척추강 협착이 진행된 경우
- 통증부위가 명확하지 않은 환자나 골절레벨과 통증부위가 일치하지 않은 환자
- 시술할 부위의 피부에 전신적 또는 국소적인 감염
- 시술 종료될 때까지 적어도 30분–45분 가량 엎드려 누워있을 수 있어야 한다.

(6) 시술 재료

명칭(영문명 또는 상품명)	제원	비고(용도)
Vertebroplasty needle	11G, 13G	
Bone cement		
사기 종지		Bone cement와 경화제 혼합시 사용
소독된 설압자		
Spinal needle	22G	
항생제		

(7) 시술 과정

1] 골밀도 측정 및 bone scan 또는 MR image를 guide로 병소의 위치를 확인한다.

1] 흉추(thoracic vertebra)와 요추(lumbar vertebra)에서 접근하는 위치인 pedicle에 접근하는데 좋은 복와위 자세를 취한다.

2] 전후상에서 위쪽과 아래쪽의 종판이 일직선으로 위치해야 하고 양쪽 pedicle이 보이고 극돌기가 정중앙에 위치하여야 한다(Tip: rib, pedicle, 신경궁, 척추의 위쪽 구조들이 측면상에서 잘 겹쳐지도록 조정한다).

3] 바늘 진입 전 과정에서 pedicle이 가장 잘 보이게 하는 각도를 맞춰 한쪽 pedicle로 척추의 양측으로 시멘트를 채울 수 있도록 조정한다. 만일 척추가 한쪽에만 약간 찌그러진 정도라면 바늘은 찌그러진 쪽으로 진입시키고 압박정도가 심하면 처음 들어가는 바늘은 척추가 덜 찌그러진 쪽으로 진입시킨다(Tip: 중앙부위가 심하게 붕괴되었다면 한개의 pedicle 만을 시술하는 방법은 PMMA가 중간을 넘어서 퍼지지 않는 경우가 많기 때문에 양쪽으로 시술하는 것이 필요하다.).

4] 위치 조정 후 진입점에 피하 마취하고 spinal needle의 방향은 pedicle을 향하도록 잘 잡아서 pedicle의 골막부위에 마취를 충분히 하여 큰 직경의 vertebroplasty needle의 진입시에도 환자가 불편이 없도록 한다.

5] 메스로 약간 피부절개 후 vertebroplasty needle이 pedicle의 상외쪽에 위치시키고 척추내로 pedicle을 따라 조심스럽게 진행시킨다. needle은 척추내에 진입할때까지는 pedicle의 내측 피질보다는 외측으로 위치해야한다.

내측피질이 통과되면 경막손상 또는 척수손상, 경막정맥이 찢어지는 결과가 발생할 수 있다.

6] 바늘의 목표지점은 끝이 척추의 앞과 중간 3분의 1지점에 위치시켜 가능한 한 위나 아래나 측면으로나 가운데에 가깝게 위치시킨다.

7] 본 시멘트는 PMMA(polymethylmethacrylate)분말과 항생제와 액체형 메탈크릴레이트 단일제와 섞어 정제된다. 시멘트는 발열성제품이라 실내 온도에 따라 주입하는 시간, 경화되는 시간이 제각각 다르다.

8] PMMA 혼합제의 주입은 직접 투시영상을 보면서 시행하며 PMMA가 뒤로 빠져 추골정맥으로 새거나 경막외강의 틈을 통해 새는지 특별히 주의하면서 측면상을 보면서 주입한다.

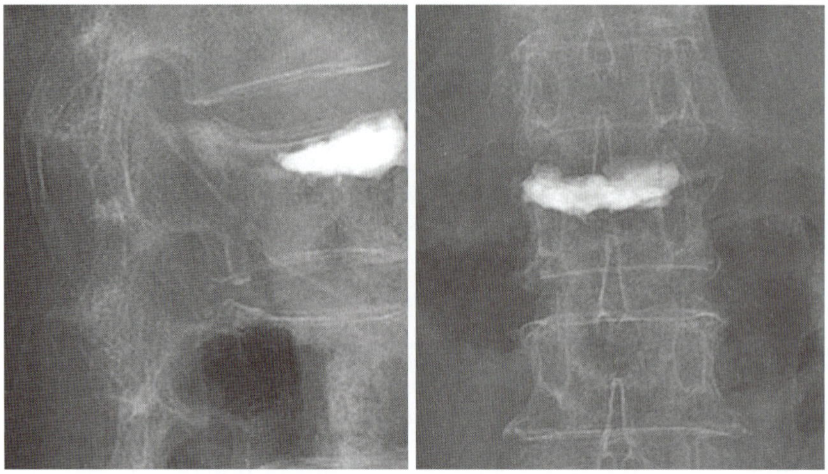

그림 11-2-7 피부경유 척추성형술(경피적 척추성형술, percutaneous veterbroplasty)

9] 마지막 주입 후 10~15분의 굳는 시간을 기다렸다 바늘을 서서히 돌려 제거한다.

10] 시술 후 단순 방사선 검사나 컴퓨터 단층촬영으로 누출 여부를 확인한다.

(8) 합병증

비교적 안전한 시술로 알려져 있으나, 1~6%의 보고가 되고 있다.

- 감염
- 일시적 발열
- 일시적 동통 악화
- 갈비뼈골절
- 시멘트 폐색전증
- 신경근 및 척수 압박

∘ 통증 소실기전

- 아직은 불명확하나, Dr. Weil 등: 골시멘트에서 methylmetharylate의 세포독성 효과에 의한 신경말단의 파괴와 고정작용이 통증을 감소시킨다.
- Dr. Mathils 등: PMMA의 국소적인 화학적, 방열적 효과가 통증감소에 관여한다고 한다.

∘ 풍선 척추 성형술

척추 내에 골절을 복원시키고 그 곳에 시멘트를 보강하는 최근에 개발한 척추의 압박골절을 치료하는 방법이다. 그러나 척추 풍선 성형술은 더 큰(9G-10G) 바늘이 필요하고 양측 pedicle로의 접근이 필요하다. 또한 중간 흉추와 요추레벨에 한정하여 시행한다. 풍선은 coaxial으로 들어가서 투시하에 부풀려서 압박골절을 복원시키고 PMMA주입을 위한 포켓을 만든다. 매우 진한 PMMA가 주입 압력을 낮게 해서 포켓내로 채운다. 장점으로 척추체의 높이를 복원하고 후굴을 개선시킬 수 있다. 하지만 시술면에서 복잡하고 적응증이 적다.

4) 경막외 유착용해술(epidural adhesiolysis)

(1) 해부학적 구조

경막외는 척추관을 형성하는 bone과 ligament, 그리고 spinal cord와 nerve root을 싸고 있는 경막 사이에 존재한다. 성인에서 경질막주머니(경막낭, dural sac)는 큰 구멍(foramen magnum)에서 S2까지 이어진다. 그러나 epidural은 뼈로 된 천추관(sacual niatus)까지 내려가 S4 또는 S5의 천골열공에서 끝난다. 경막외에는 지방조직, 느슨한 유륜(areola)조직, artery, lymphatic vessel, 풍부한 venous plexus이 존재한다. 각각의 vertebral nerve은 intervertebral foramen 사이에서 나오며 경막의 sleeve는 dural, arachnoid로 되어 있고 epudural을 따라 intervertebral foramen까지 nerve root를 동반하여 나온다. intervertebral foramen 내에서 후근과 복근 nerve root가 하나가 섞이게 되어 척추신경이 된다. 추간공이 많이 좁아진 경우에는 epidural에 투여된 약제가 의도된 위치로 이동되지 않을 수가 있다.

(2) 시술 목적

수술과 수술 후 치료과정에서 생긴 경막외강의 출혈, 외과적 중재술, 디스크파열등으로 경막외 섬유화가 발생하여통증을 만들고 스테로이드제제가 의도된 위치까지 갈 수 없게 만드는 공간점유병소를 생산한다. 또한 섬유화로 인하여 신경이 눌리고 염증반응을 일으켜 통증을 유발하게 된다. 이것을 경막외 유착이라 하며 이 섬유화를 용해하여 통증을 경감시키고 신경을 decompression하여 다른 증상들을 완화하는데 목적이 있다.

(3) 적응증

- 척추수술 후 통증이 계속 지속된 경우
- 추간판 탈출증(원반탈출증, herniation of intervertebral disc) 수술후 추간판 파열(rupture of intervertebral disc)
- 만성 방사통
- 퇴행성 관절염(degenerative arthritis)
- 척추 압박 골절(compression fracture)
- 신경학적 결손이 없어야 하며 보존적 요법에도 불구하고 계속 통증이 있는 경우

(4) 시술 전 처치

- 금식 필요(at least 4hrs before operation)
- 혈액검사 확인(check result of lab.)
- 시술 전 영상 확인
- 동의서 및 설명
- Pre medication(pain control)
- 정맥 18G 확보

(5) 금기증

- 출혈소인(bleeding tendency)
- 시술할 부위의 피부에 전신적 또는 국소적인 감염
- 시술 종료될 때까지 적어도 1시간이상 엎드려 누워있을 수 있어야 한다.

(6) 시술 재료

명칭(영문명 또는 상품명)	제원	비고(용도)
Epidural cath		
Epidural needle		

ㅇ 시술약제

- Triamcinolone 1 cc + N/S 4 cc, Bupivacaine 2 cc + N/S 3 cc, Hyaluronidase + N/S 10 cc
- 10% hypertonic saline 10 cc, (NACl 20 ml + 증류수 3.4 cc = 2.34 g/23.4 ml : 10% saline)

(7) 시술 과정

1] 경막외조영술을 실시하여 유착된 병변의 위치를 파악한다.

2] Hyaluronidase와 생리식염수 10 cc정도 섞어 주입한다.

3] 유착된 조직이 hyaluronidase에 의하여 분리되고 5분후 조영술을 실시하여 확인한다.

4] 스테로이드제제와 국소마취제를 혼합하여 약 10 cc정도 섞어 주입한다. 20분 후 국소마취제효과가 나타나기 시작할 때 조영술을 다시 시행하여 경막외주입확인, 고삼투압 식염수의 주입여부를 확인한다.

5] 고삼투압 식염수를 contineous하게 infusion pump를 통해 30분 동안 10 cc를 주입하여 염증이 생긴 신경 및 섬유화 사이의 부종을 완화시키고 유착된 것을 더욱 더 용해시킨다.

(8) 합병증

- 출혈
- 잠재적인 감염
- 영구적 신경손상
- 경질막 천자와 이에 관련된 두통
- 과민반응(allergy)

5) 척추후관절 고주파열응고술(facet joint RF ablation)

목통증이나 요통의 원인은 다양하며 척추 후관절도 이러한 통증을 유발 할 수 있다. 이러한 후관절 지배신경의 열응고술로 통증을 사라지거나 감소하게 만들기 위함이다.

(1) 척추후관절의 해부학적 구조

척추후관절은 후지(dorsal ramus)의 내측지(medial branch)에 의해 지배된다.

각 척추후관절은(C3~4하방으로부터) 두개의 신경공급을 갖는데 해당 관절의 하나 위 후근신경절과 하나 아래 후근신경절에서 각각 신경분지가 나온다. 경추와 요추에서의 후지 내측지에 대한 명칭이 서로 다르다는 것을 이해하는 것이 또한 중요하다. 요추와 흉추에 있는 내측지는 각 신경들이 각 해당 부위의 상부의 후근신경절로부터 나오기 때문에 그들이 주행하는 횡돌기의 숫자와는 서로 차이가 있음을 주목해야 한다. 예를 들면 좌측 제 4~5요추간 척추후관절은 좌측 제 3요추 내측지, 좌측 제 4요추내측지가 있게 된다. 하지만 경추는 제 4경추부의 관절기둥 주위로 분포하는 내측지는 제 4경추 내측지이다. 제 2~3경추 척추 후관절에는 신경학적 분포가 거의 없어 시술시에는 third occipital nerve를 탈신경하면 된다.

(2) 시술 목적

척추 후관절에 기인한 통증으로 통증 경감기간을 보통 길게 하거나 또는 영구적으로 통증을 해소하기 위한 목적으로 시행한다. 수술보다는 덜 침습적으로 시행하며 극소량의 진정제만을 사용하여 외래방문으로도 시술되어 질 수 있기 때문에 적절한 시술이라 할 수 있다.

(3) 적응증

- 병력청취와 이학적 검사는 척추후관절 증후군과 일관되어야 한다.
- 척추 후관절에 대한 일련의 시술(척추 후관절 주사요법이나 내측지 블록)로써 통증이 80% 이상 경감되어야 한다.

(4) 시술 전 처치

- 금식 불필요(no need of NPO)
- 혈액검사 확인(check result of lab)
- 시술 전 영상 확인(check previous imaging work up)
- 동의서 및 설명(permission and explanation)
- 정맥 18G 확보(keep 18G IV line)
- 시술당일은 약물 복용 중단

(5) 금기증

- 출혈소인(bleeding tendency)
- 임신 및 전신적 또는 주사부위의 피부 감염
- 최대용량의 스테로이드를 투여 받은 환자
- 척추융합술(spine fusion)을 시행 받아 해당 내측지에 대한 경피적 접근이 어려운 환자
- 운동기능의 약화, 반사반응이 없거나 long tract sign이 나타나는 환자

(6) 시술 재료

명칭(영문명 또는 상품명)	제원	비고(용도)
고주파 발생기		
접지용 패드		
무균상태의 접속 케이블		
흉요추 probe 및 cannulae(100 mm, 145 mm), 경추 probecannulae(54 mm)		

(7) 시술 과정

1] 시술전 환자의 내측지 블록(lidocaine만 injection하며 통증이 해소된 환자)한 위치를 영상에서 확인한다.

2] 환자를 복와위로 눕게 한 후 블록침 삽입을 횡돌기 부위에서 약간 위쪽이며, 상관절 돌기의 내측연에 대해 외측이다. 이곳은 내측지의 노출이 극대화되고 접근이 용이한 위치이다.

3] 1% lidocaine으로 표재성 마취후 블록침을 횡돌기, 상관절돌기 그리고 pedicle의 접합부에서 접촉이 이루어지게 하여 내측지 주행을 따라 블록침을 위치시킨다.

4] 블록침이 만족할 만한 위치에 있는 것으로 여겨지면 stylet을 제거하고 적합한 전극을 삽입한다. 우선 저항 값을 확인하고 감각과 운동자극을 시행한 후 열응고를 시행한다.

5] 저항값은 다양한데 수분이나 공기는 매우 낮은 값을 가지며 뼈는 매우 높은 교류 저항값을 가진다. 탈신경 결과를 얻기 위해서는 교류 저항은 250~500 ohm 정도로 떨어져야만 한다.

6] 저항값이 정상범위 내로 떨어지면, 감각신경 검사를 시행하는데 0~1 volt 범위 내에서 50 Hz로 시행한다. 자극이 없는 상태에서 시작하여 환자가 증상을 느끼거나 최대 전압에 이를 때까지 전압을 서서히 올리면서, 어떤 것이던 유발되는 증상에 대해 세심하게 질문을 한다. 블록침의 위치는 평상시의 통증과 일치하는 통증이나 압력을 느끼면서, 방사통이나 하지통이 유발되지 않을 때까지 변화 시켜야 한다. 또한 낮은 전압에서 증상을 느낄수록, 블록침의 위치는 보다 더 정확하게 목표점에 위치하는 것을 의미한다.

7] 감각신경 검사가 끝나면 운동신경 자극을 시행하는데 운동신경 자극은 0~2 volt사이에서 2 Hz로 시행한다. 감각신경 자극시 처음 증상을 유발한 전압의 적어도 두 배까지 아주 서서히 전압을 증가시킨다. 어떤 것이던 유발되는 통증이나 압력에 대해, 그리고 그것들의 분포양상과 강도에 대해, 다시 한 번 환자에게 세심하게 질문을 해야 한다. 환자가 목이나 허리 부위에 강력한 박동(thumping)이나 허리 부위에서 주기적인 박동 증상을 느끼는 것이 통상적이며 시술자는 이와 같은 주기적인 수축을 관찰해야 한다. 이와 같은 박동감각은 후지 내측지 신경에 의해 지배되는 뭇갈래(다열, multifidus)의 수축을 나타내며 정상이다.

8] 운동신경 자극이 끝나면 환자의 통증을 최소화하기 위해 고주파 전극 주위에 국소마취제를 투여한다. 열 응고전에 블록침의 위치를 전후방과 측면 촬영을 한 후 열 응고를 위해 80도, 90초 설정하고 lesion mode를 시행한다.

만약 상하지의 통증이나 수축이 있다면 즉시 멈추고 블록침 위치를 재조정하여야 한다.

9] 시술이 종료되면 전극을 제거하고 시술 후 수일간 있을 수 있는 통증과 염증을 감소하기 위하여 steroid와 국소마취제를 주입한다.

(8) 합병증

- 출혈, 감염
- 경질막 천자와 이에 관련된 두통
- 과민반응(allergy)
- 흉추부 척추 후관절 블록 후의 기흉의 위험성
- 경추부 블록후의 혈관미주신경 반응
- 운동실조
- 척수 신경의 영구적 손상

제 12 장 코눈물관 및 기타 인터벤션 (Nasolacrimal and Other Intervention)

학습목표

1. 눈물관조영술의 영상을 설명할 수 있다.(2)
2. 코눈물관 해부학 구조와 관련 질환을 이해한다.
3. 코눈물관 관련 시술의 기본 과정에 대해 이해하며, 설명할 수 있다.
4. 코눈물관 관련 인터벤션 시술에 대해 이해하며, 설명할 수 있다.

01 코눈물관 인터벤션(비루관 인터벤션, nasolacrimal intervention)

1) 코눈물관(비루관) 해부생리

눈물샘(누선, lacrimal gland)은 눈물을 분비하는 기관으로 안와의 상외측에 위치하며, 눈물을 분비하고 누선에서 분비된 눈물은 코눈물관계(비루관계, nasolacrimal system)를 통하여 배액된다. 눈물의 배액이 정상적으로 배액되지 못하는 증상을 유루증(epiphora)이라 하며, 염증, 외상, 선천적 원인 등으로 눈물이 비루관계를 통하여 배출되지 못하고, 눈에 고이거나 눈 밖으로 흐르는데 이는 비루관계의 폐색 및 협착으로 인한다.

– 유루증(epiphora)의 치료 방법

(1) 소식자법(probing)

Probe로 좁아지거나 막힌 곳을 뚫어주는 것.

(2) 누낭비강문합술(dacryocystorhinostomy: DCR), 결막비강문합술

뼈를 뚫고 누낭과 비강 사이를 연결해 주는 시술. 1904년 Toti가 그 기반을 설정하였고 성공률은 89~96.8%로 현재 가장 좋은 치료 방법으로 인정되나 수술이 어렵고 많은 경험이 필요하다. 얼굴에 흉터가 남으며 전신 마취하에서 시술하므로 입원이 필요하다.

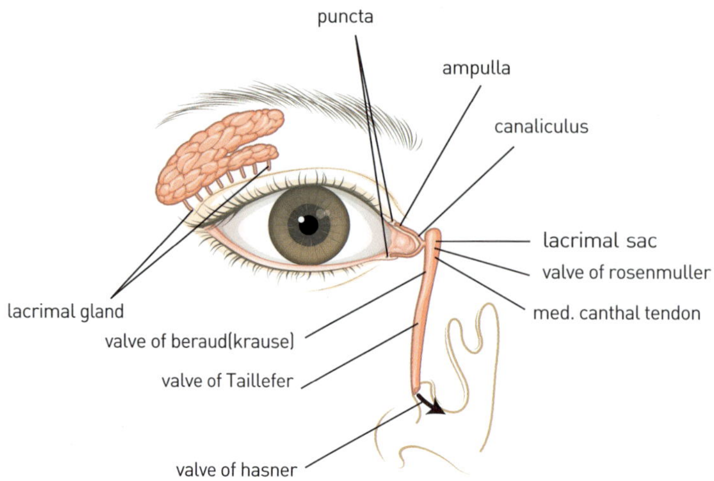

그림 12-1-1 코눈물관(비루관)의 해부도

(3) 레이저 누낭비강문합술(endonasal laser dacryocystorhinostomy)

Massaro 등에 의해 처음 보고되었으며 가격이 비싸고 재발이 잦다.

(4) 보조관(prosthesis)을 이용한 삽관술, 그리고 풍선 확장술

1944년 Summerskill이 누낭을 절개한 후 폴리에틸렌관을 막힌 비루관 내에 삽입, DCR보다 간단하지만 누낭을 절개하고 수술을 실시해야 하기 때문에 번거롭고 얼굴에 흉터가 남으며, 관이 막히면 재수술로 관을 제거해야 한다. 1966년 Gibbs는 Quicker 소식자를 이용하여 상누점과 하누점을 통하여 외경 0.64~11.19 mm의 실리콘관을 삽입했으나 유루증 치료의 성공률이 25~60%에 지나지 않고 실리콘관에 의한 누점미란, 주위 조직에 염증, 이물감 등의 합병증이 30%에서 보고되었다. 최근에는 수술을 실시하지 않고 유루증을 치료하는 풍선 카테터법이 소개되었고 누액배출계에는 1989년 Becker 등이 처음 사용하였다(순행적인 풍선 확장술). 1990년에는 Munk가 하누점을 통하지 않고 코를 통하여 풍선 확장술을 시행하였다(역행적 풍선 확장술).

2) 눈물주머니조영술(누낭조영술, dacryocystography: DCG)

(1) 검사 목적

유루증(epiphora) 환자를 치료하기 전에 누관계 폐색부위의 위치와 유형 등을 알아보기 위한 검사 또는 외부적인 충격에 의한 누관계의 변형 유무를 알아보기 위해 검사를 실시한다.

(2) 검사 재료

명칭(영문명 또는 상품명)	제원	비고(용도)
DCG용 구멍포		
DCG needle	30G.	
조영제		
Punctal dilator		누점(punctum) 확장용

(3) 검사 방법

1] 환자를 바로 누운 자세(supine position)로 하여 시술 table에 눕힌다.

2] 환자의 머리를 고정하고 국소 마취제안약(alcane)을 점안해준 후 DCG용 구멍포를 덮는다.

3] 30G. DCG needle을 준비하여 양쪽 하누점에 삽입한다. 주의할 점은 needle tip이 하누소관과 총누소관의 중간부분에 위치하도록 하고 너무 깊이 삽입하지 않도록 주의한다. 삽입 후 needle이 빠지지 않도록 surgical tape로 고정한다.

4] 5 cc syringe에 조영제를 4 cc씩 준비하여 DCG needle에 연결한다.

5] Subtraction image로 정면촬영을 한다. 이때 조영제가 하비도(inferior meatus)까지 흐르는 것을 확인 후 촬영을 중지하고 10 cc syringe에 normal saline을 채워 충분히 세척한 후 사방향 촬영(15°)을 양쪽으로 동일한 방법으로 실시한다.

6] 10 cc syringe에 normal saline을 채워 충분히 세척한다.

7] 세척이 모두 끝나면 눈을 소독(0.05% chlorhexidine)액으로 깨끗하게 닦아준다.

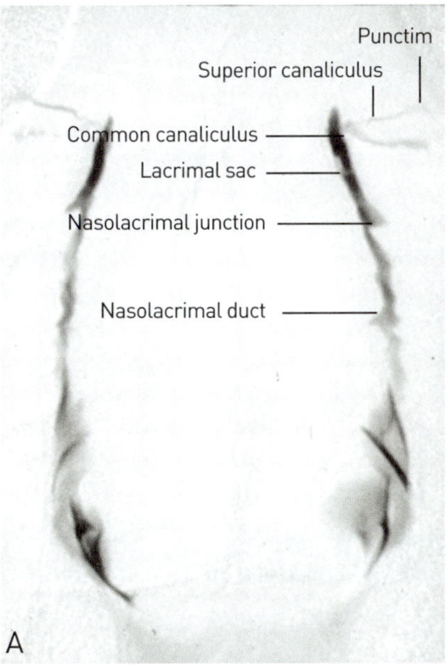

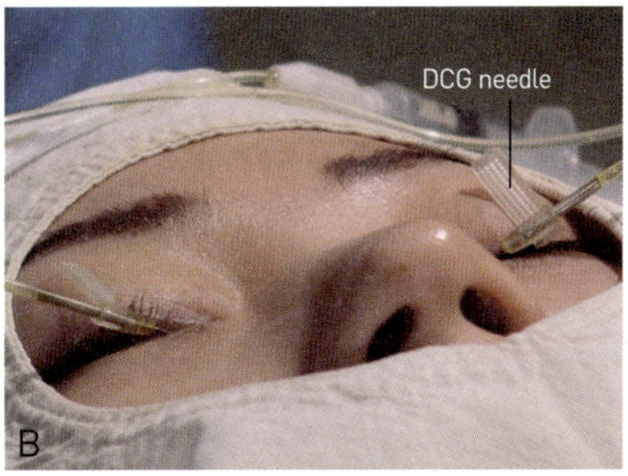

그림 12-1-2 눈물주머니조영술(누낭조영술, dacryocystography: DCG)(A)과 검사 전 환자에게 DCG needle을 삽입한 모습(B)

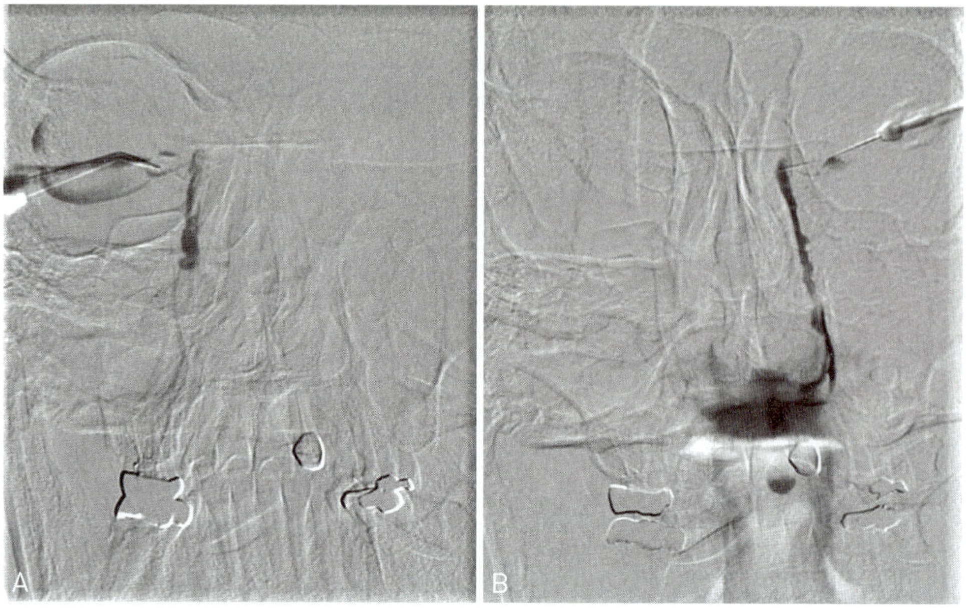

그림 12-1-3 오른쪽 코눈물샘이 막힌 누낭조영술(A)과 정상 누낭조영술

3) 코눈물관 풍선 확장술(비루관 풍선 확장술, nasolacrimal duct balloon dilatation)

(1) 검사 목적 및 적응증

눈물관의 부분적인 폐색으로 인한 유루증 환자를 치료하기 위하여 협착부위에 balloon catheter를 이용하여 확장술을 시행함으로써 눈물의 정상적인 배액을 유도한다.

(2) 금기증(contraindications)

특별한 금기증은 없다.

(3) 시술 전 처치

- 1주일 전부터 항생제 투여
- 영상체크: 시술에 필요한 시술 전 검사 정보 확보
- 동의서: 환자와 보호자에게 시술에 관한 설명

(4) 시술 재료 및 기구

명칭(영문명 또는 상품명)	제원	비고(용도)
DCG 검사용 공포		천자부위 국소마취용
수정체보호용 차폐체(eye ball shielder)		
수용성조영제		
생리식염수(normal saline)		
Bolic sponge		지혈용

명칭(영문명 또는 상품명)	제원	비고(용도)
Xlyocaine spray		국소마취
Speculum		
Sialography needle	25,30G	
누점 확장기(punctile dilator)		
Bal1 tip guide wire		
Wire cutter		bal1 tip 제거용
Balloon dilatation catheter	직경: 3 mm~누소관 협착 시, 직경: 4 mm~비루관 협착 시	
Hook		bal1 tip guide wire 유도용
Alcone alcaine		

(5) 시술 과정

1] 환자를 검사대에 바로 눕게 하여 bolic sponge에 xylocaine spray(10% lidocaine)를 희석한 후 speculum과 bayonet forceps을 이용하여 아래콧길(하비도, inferior meatus)을 5분 이상 국소 마취한다.

2] 시술을 시행하기 전에 dacryocystography를 시행하여 협착부위와 해부학적 구조를 관찰한다. 검사장비를 lateral로 setting한 후 다시 환자에게 움직이지 말 것을 주지시키고 투시영상으로 촬영하고 영상을 reference monitor로 옮겨 시술 시 참고할 수 있도록 한다. 이때, 코눈물관 내는 세척하지 않는다.

3] 2% lidocaine을 근육주사 방법으로 아래도르래신경(하활차신경, infratrochlear nerve)과 앞벌집신경(전사골신경, anterior ethmoidal nerve)을 마취시킨다.

4] Ball tip guide wire를 superior punctum에 삽입하여 lacrimal sac과 nasolacrimal duct를 통과하여 inferior meatus까지 도달하게 한다.

5] Inferior meatus에 위치한 ball tip wire를 hook을 이용하여 코 밖으로 걸어내고, 걸어낸 ball tip wire를 wire cutter를 이용하여 ball 부분을 잘라낸다.

6] Ball 부분이 잘린 ball tip wire를 통하여 balloon catheter를 삽입한 후 폐색부위에 위치시키고 풍선을 확장시킨 후 1분 정도 확장 상태를 유지한다.

7] 2~3분 정도 확장상태를 유지한 후 balloon catheter와 ball tip guide wire를 제거한 후 다시 정면과 측면에서 dacryocystography를 실시한다.

8] 누낭조영술에서 조영제가 비루관을 통하여 잘 흐르는 것을 확인한 후 비루관 내를 세척하고 시술한 눈에 alcaine액을 2방울 정도 떨어뜨린 후 시술을 마친다.

(6) 합병증

통증(pain), 출혈(bleeding)

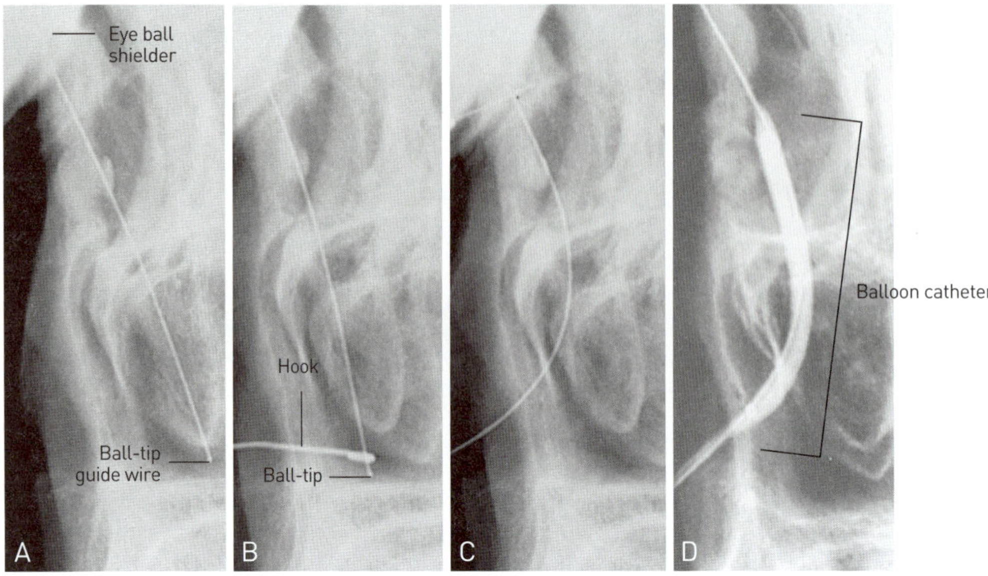

그림 12-1-4 코눈물관 풍선 확장술(비루관 풍선 확장술, nasolacrimal duct balloon dilatation)

4) 코눈물관 스텐트삽입술(비루관 스텐트삽입술, nasolacrimal duct stent insertion)

(1) 검사 목적 및 적응증

누관계의 부분적인 폐색, 반복적인 balloon dilation 또는 기타 치료에도 치료효과가 없는 경우에 협착부위에 stent를 삽입하여 눈물의 정상적인 배액을 유도하기 위하여 시행한다.

(2) 금기증(contraindications)

특별한 금기증은 없다.

(3) 전 처치

NLD balloon dilation과 동일

(4) 시술 재료 및 기구

NLD balloon dilation과 동일하며 balloon catheter 대신 비루관 스텐트(nasolacrimal stent)를 사용

명칭(영문명 또는 상품명)	제원	비고(용도)
4 Fr. 확장기(4 Fr. dilator)		
비루관 스텐트(NLD stent	stent, sheath+dilator, pusher, stent loader	

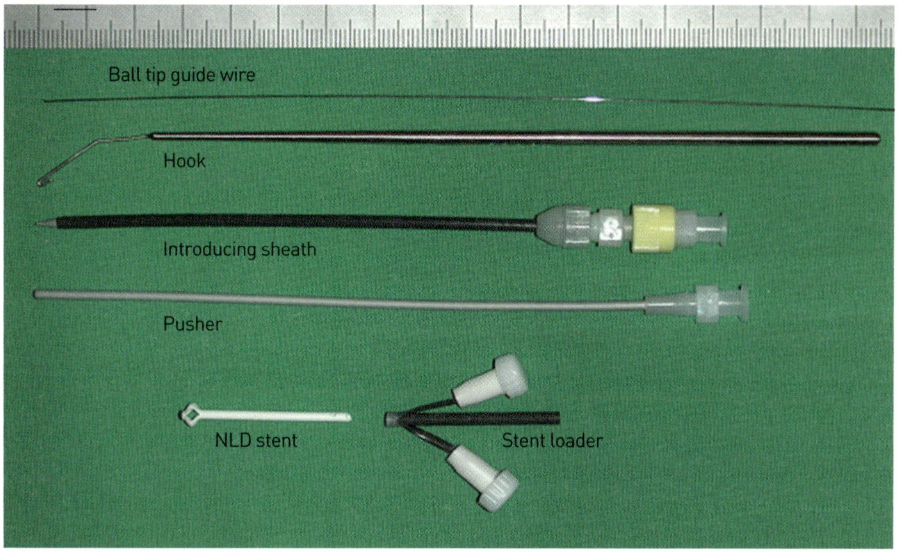

그림 12-1-5 비루관 스텐트와 삽입기구

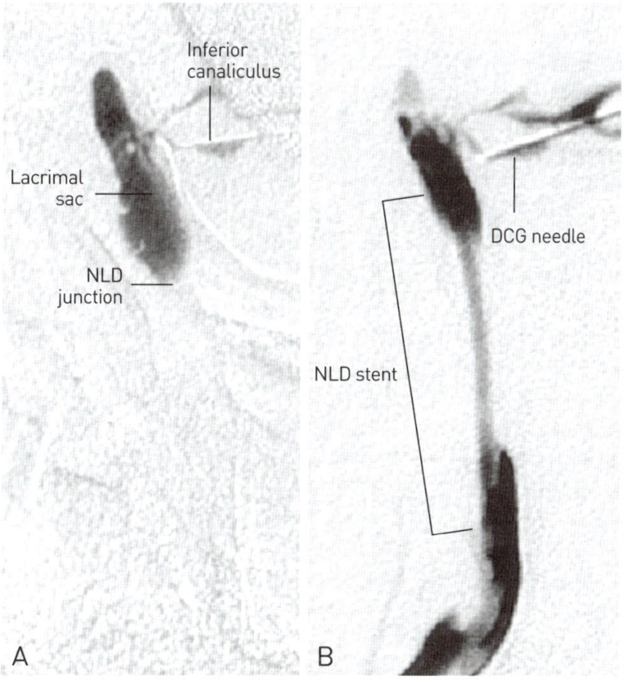

그림 12-1-6 코눈물관 스텐트삽입술(비루관 스텐트삽입술, nasolacrimal duct stent insertion) 시술 전(A)과 후(B) 영상

NLD junction 부위에 협착 소견 있으며, NLD stent insertion 후 조영제 흐름이 원활해 개통성을 회복하였다.

(5) 시술 과정

1] – 7] 비루관 풍선 확장술과 동일

8] 시술은 측변상(lateral view)에서 시행하며, DCG에서 조영제가 비루관을 통하여 잘 흐르는 것을 확인한 후 세척을 하고 시술한 눈에 alcaine액을 2방울 정도 떨어뜨린 후 시술을 마친다.

9] 4 Fr. dilator를 이용한 확장술을 시행한 후 ball 부분이 잘린 ball tip wire를 통하여 sheath set(sheath+dilator)를 삽입하여 폐색부위까지 위치시킨 후 sheath set에서 dilator를 제거하고 stent를 loader에 장착하고 sheath와 연결시켜 pusher로 밀어 폐색부위까지 위치시킨다.

10] Pusher를 고정시킨 상태에서 sheath를 후진시켜 stent를 장치한다(원하는 위치와 stent의 malecot 부분이 잘 펴졌는지 확인한다).

11] 정면과 측면상으로 DCG를 실시하여 조영제가 stent의 관내로 잘 흐르는지 확인한 후 세척을 하고 시술한 눈에 alcaine액을 2방울 정도 떨어뜨린 후 시술을 마친다.

5) 코눈물관 스텐트제거술(비루관 스텐트제거술, nasolacrimal duct stent removal)

(1) 시술 목적

NLD stent를 설치한 지 1년이 경과한 환자 또는 stent를 설치한 후 총누소관(common canaliculus)의 재협착, stent migration, 스텐트 내의 폐색 등 여러 원인에 의해 epiphora가 재발된 환자에서 stent를 제거하기 위하여 시행한다.

(2) 전 처치

1주일 전부터 항생제를 투여한다.

(3) 시술 재료

기본적으로 누낭조영술 검사 재료와 stent removal hook을 준비한다.

(4) 시술 과정

1] 장비 setting 후 환자를 검사대에 바로 눕게 하여 bolic sponge에 xylocaine spray(10% lidocaine)를 뿌려 섞은 후 speculum과 bayonet forceps을 이용하여 하비도를 5분 이상 마취시킨다.

2] 시술 전 누낭조영술을 시행하며, 이때 세척은 하지 않는다.

3] 2% lidocaine으로 infratrochlear nerve과 anterior ethmoidal nerve를 마취시킨 후 stent removal hook을 이용하거나 nasal endoscope와 lucae forceps을 이용하여 stent를 제거한다.

4] Stent removal 후 정면과 측면으로 DCG를 실시하여 조영제가 잘 흐르는지 확인하며, 세척을 하고 시술한 눈에 alcaine액을 2방울 정도 떨어뜨린 후 시술을 마친다.

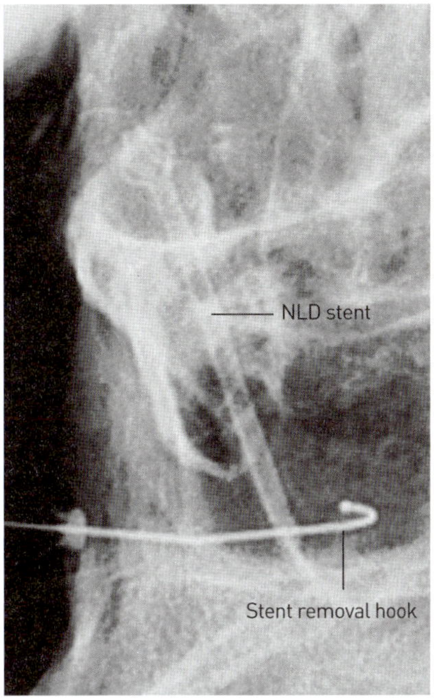

그림 12-1-7 코눈물관 스텐트제거술(비루관 스텐트제거술, nasolacrimal duct stent removal)

02 투시유도하 이물질제거술(fluoroscopic guided foreign body removal)

혈관 또는 비혈관계에 시술 도중의 잔여물이나 혹은 외부병원 이물질(outside foreign body)이 있는 경우 거위목 모양의 올가미(goose neck snare) 또는 기타 기구를 이용하여 이물질(foreign body)을 제거하는 시술이다.

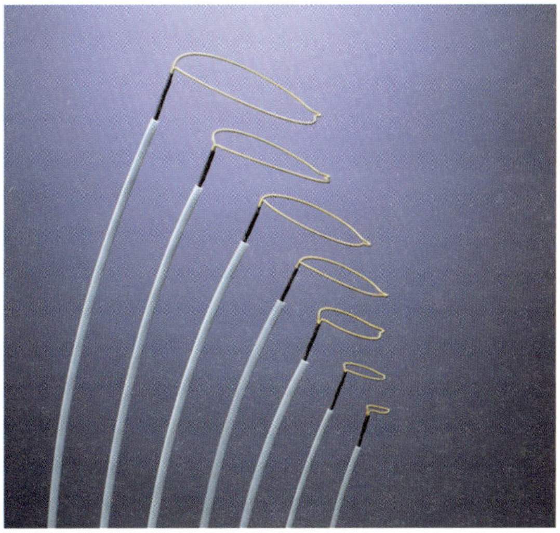

그림 12-2-1 임상에서 사용되는 거위목 모양의 올가미(goose neck snare)

www.ev3.net에서 인용

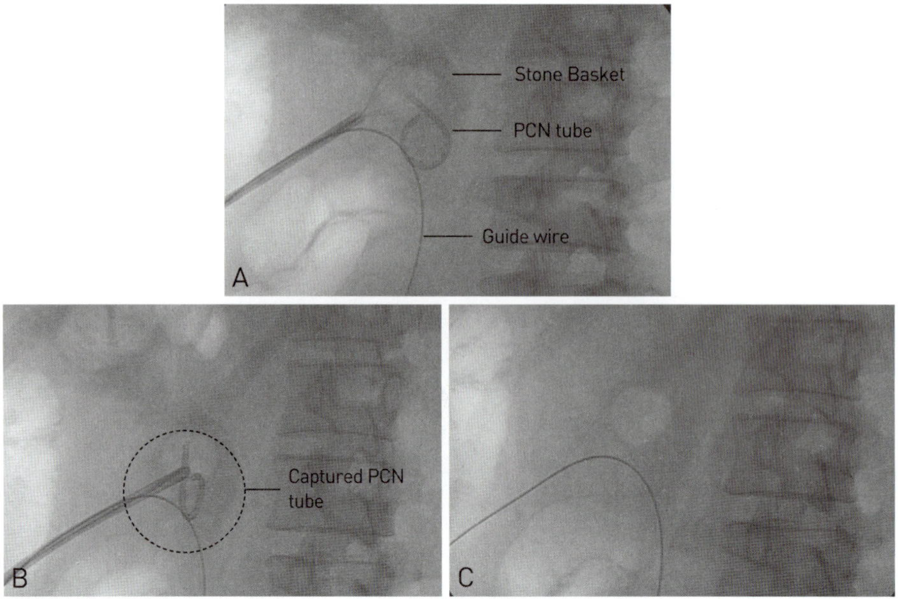

그림 12-2-2 체내에서 절단된 PCN tube를 stone basket을 사용하여 제거하는 과정

제 13 장 혈관조영 및 중재시술 장비의 정도관리 (Quality Control of Angiography and Interventional Radiology Equipment)

학습목표

1. 매일, 매주, 분기, 6개월, 1년 주기검사의 항목을 이해하고 숙지한다.(1)
2. 장치의 성능평가인 관전압, 관전류, 반가층 시험을 이해하고 숙지한다.(1)
3. 장치의 화질 및 선량평가의 항목을 이해하고 숙지한다.(1)
4. NEMA Standard XR-21 Phantom의 사용법을 이해하고 숙지한다.(2)
5. 혈관조영술 및 중재시술 중 선량 저감화 방안에 대해 이해하고 숙지한다.(2)

1. 서론

의료용 방사선은 현대의학에서 질병과 사고로부터 인간의 건강을 보호하고 의학을 발전시키는데 중요한 역할을 하고 있어 앞으로도 그 사용 빈도와 적용 범위도 확대될 전망이다. 최근 의학의 발전과 함께, 방사선 중재시술(intervention)은 외과적 수술에 대치하거나 우선할 수 있는 새로운 치료법으로서 점차 주목을 받고 있다.

방사선 중재시술은 다양한 환자마다 시술 과정의 변칙성과 간단하지 않은 과정때문에 시술 시간이 증가하고, 이로 인해 환자와 작업자가 받게 되는 피폭선량은 기존의 단순촬영 및 투시조영에 비해 상당히 높다. 따라서 인터벤션에 사용되는 IVR(interventional radiology) 장치의 성능평가와 안전관리는 점차 그 관심과 필요성이 증대되었다. 적절하지 못한 관리와 성능이 기준에 못미치는 IVR 장치의 지속적인 사용은 방사선에 의한 피폭을 증가시킬 뿐 아니라, 영상의 질 저하로 인하여 중재시술을 시행하는 의료진에게 왜곡된 영상 정보를 제공함으로써 치료에 실수를 야기하는 등의 심각한 결과를 가져올 수 있다. 이에 IVR 장비를 적절한 시기에 맞게 안전한 과정을 거쳐 정도관리할 수 있도록 그 방법을 제안하고자 한다[중재적 방사선 시술장치 성능평가 기술정보;식품의약품안전평가원(KFDA), 대한영상의학회(KSR), 대한인터벤션영상기술학회(KSCVIT) 도움].

2. 목적

IVR 장치의 평가 항목은 장치의 성능평가와 화질 및 선량평가로 구분할 수 있다. 이 중 장치의 성능에 대해서 관전압, 관전류, 반가층 시험을 통해 평가하며, 화질 및 선량은 표준팬텀을 이용하여 관리한다.

3. 이론

현재 진단용 방사선 안전관리 검사기준에 투시관련 항목은,

- 접지설비 확인시험, 외장 누설전류 시험
- 조사선량의 재현성 시험, 타이머 시험
- 조사야 일치도 시험(투시장치): 수상면의 중심과 X선 조사야의 중심의 오차는 SID(source to image receptor distance)의 ±2% 이내이어야 한다.
- 관전압(단위: 킬로볼트피크, kilovolt peak: kVp), 관전류(단위: 밀리암페어, milli Ampere: mA)시험
- 입사조사 선량률 시험(투시장치): 피검자에 입사하는 이용선의 중심점에서 입사조사 선량률은 자동 노출 제어기가 있는 경우 10R/min(10R=2.58x10^{-3}C/kg) 이상으로 가져올 수 있는 관전압과 관전류의 어떠한 조합에서도 작동되지 아니하여야 한다.
- 반가층시험: 측정 관전압 80kVp에서 최소 반가층은 2.3mm Al(알루미늄) 이상으로 규정되어 있다. 이 시험검사에서 X-선 발생장치는 최초 또는 정기검사 등에 적용되는 기준으로 IVR 장치의 특징에 맞는 검사 방법이 필요하다.

IVR 장치의 성능평가는 미세혈관의 구조를 명확히 구분하며 장시간 사용으로 인한 환자선량의 평가를 목적으로 한다. 이를 위하여 공인된 표준팬텀인 NEMA Standard XR-21 Phantom을 이용하여 화질 및 선량을 평가한다. 본 연구에 사용된 NEMA Standard XR-21 Phantom은 2000년 8월 SCAI(The Society for Cardiovascular Angiography and Intervention)에서 Cardiovascular Fluoroscope 측정기준으로 임상시험을 위한 영상의 평가 및 영상이 획득되는 동안에 환자가 받는 에너지 측정을 위하여 객관성이 인정된 팬텀이다.

4. 측정 주기 별 검사 항목

주기	검사항목
매일	1. 테이블 이동 점검 2. C-arm 및 L-arm(biplane)작동 점검 3. 데이터 저장장치 작동 점검 4. 조영제 자동주입장치 작동 점검 5. 항온 항습기 작동 점검 6. 환자 monitor장치 작동 점검 7. Emergency kit 상태 점검 8. Wall suction 및 산소공급장치 작동 점검
매주	1. 조영제 보관온도 점검(35~39도) 2. IVR시술 약품 점검
3개월	1. 임상영상 평가 2. 영상에서의 측정치와 실 측정치의 비교 평가
6개월	1. 관전압 시험 2. 관전류 시험 3. 반가층 시험 4. 표준팬텀을 이용한 시험
1년	방호용구 상태 점검(apron 등의 균열정도를 투시장치로 점검)

5. 시험 항목에 따른 사용 기기 및 재료

시험항목	측정기구
관전압 시험	kVp meter
관전류 시험	직류 전류계
반가층 시험	Multi meter
조사야 일치도 시험(image field geometry test)	NEMA Phantom
공간 해상력 시험(spatial resolution test)	NEMA Phantom
저대조도 분해능 시험(low-contrast iodine detectability test)	NEMA Phantom
입사표면 선량 시험(phantom entrance dose test)	NEMA Phantom, ionization chamber
와이어 분해능 시험(wire resolution test)	NEMA Phantom

심화 6. 표준팬텀의 검사 방법

(1) 표준팬텀의 검사 과정

1] SID는 100cm으로 설정한다.

2] 팬텀 표면과 디텍터 사이 거리는 50mm로 설정한다.

3] 환자 테이블 위의 패드(매트리스)를 제거한다.

4] C-arm의 RAO/LAO 및 CRA/CAU을 0°로 설정한다.

5] 측정조건은 복부 조건으로 설정한다(관전압 80kVp, 관전류 20mA). 장비의 구비 조건상 기본 촬영조건을 정확히 준수할 수 없는 경우 가장 근접한 조건으로 검사하고 이를 명시한다.

6] 해상력 차트는 모니터 주사선 및 그리드의 영향을 최소화하기 위하여 45°로 위치한다.

7] 모니터 영상의 평가는 4 feet(120cm) 거리에서 3인 이상이 육안으로 관찰하여 평균을 구한다.

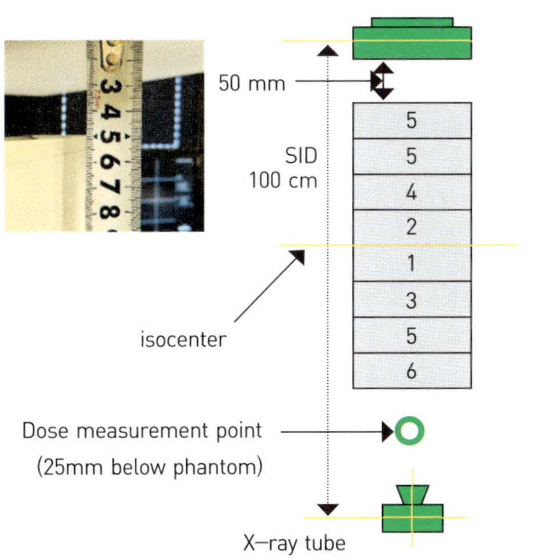

그림 13-1-1 NEMA phantom의 기본설정

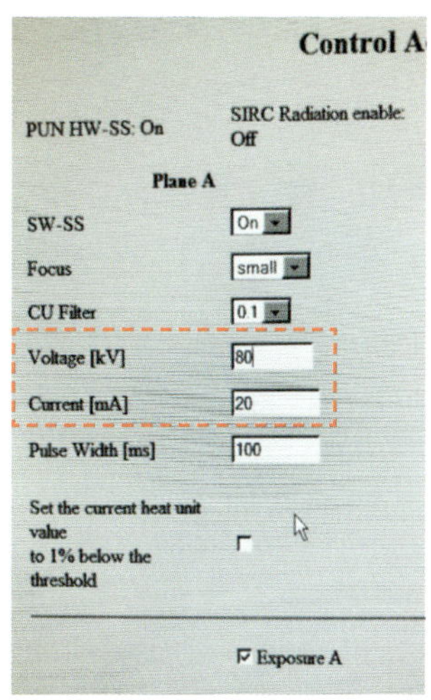

그림 13-1-2 NEMA phantom의 측정 조건

복부 촬영 조건으로 수동 입력하며 관전압 80kVp, 관전류 20mA로 조절한다.

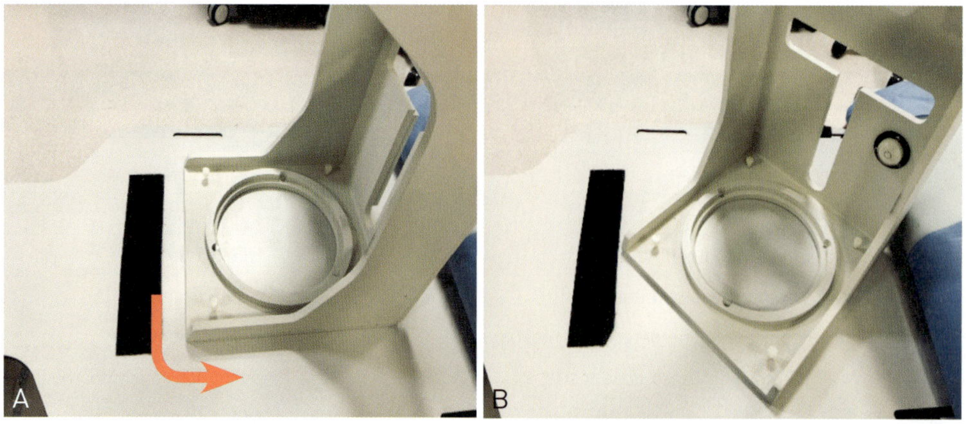

그림 13-1-3 해상력 차트의 방향은 정방향(A)으로부터 45도 기울게(B) 위치

(2) 표준팬텀의 평가항목

가. Image-field geometry test, 조사야 일치도 시험

- 시험 과정

1] 복부의 두께를 기준으로 하기 위하여 20cm 두께로 팬텀을 올려 놓는다.

2] 팬텀은 번호를 확인하여 아래쪽으로부터 6-5-3-1-2-4-5-5번 순서로 설치한다.

3] Field size plate를 팬텀의 위쪽에 위치시킨다.

4] 방사선 불투과성의 점모양의 물질이 들어있는 plate를 팬텀의 바닥부분에 위치시킨다.

5] 두 개의 cross wire가 서로 교차되도록 gantry 또는 table을 움직인다.

6] 영상을 평가한다.

나. spatial resolution test & low-contrast iodine detectability test, 공간 해상력 시험 및 저대조도 분해능 시험

- 시험 방법

1번 plate의 내부에는 공간 해상력을 평가할 수 있는 해상력 차트와 저대조도 분해능을 평가할 수 있는 크기와 깊이가 다른 4개의 hole group이 들어 있으며, 이 hole group들은 4가지 iodine 함량에 따라 패턴(200, 100, 50, 25mg/cc)으로 이루어져 있다.

- 시험 과정

1] 맨 위에 위치했던 field size plate를 제거한다.

2] Central plate(01)를 이용해서 공간 해상력과 저대조도 분해능을 구한다.

3] 해상력 측정을 위해 팬텀을 45°로 위치하면 그리드의 영향을 최소화할 수 있다.

4] 3인 이상이 4feet 거리에서 확대율에 따라 영상을 평가한다.

5] 해상력은 해상력 차트를 확대율에 따라 기록하며 저대조도 분해능은 각 단계에서 1개라도 보이면 측정이 가능한 것으로 인정한다.

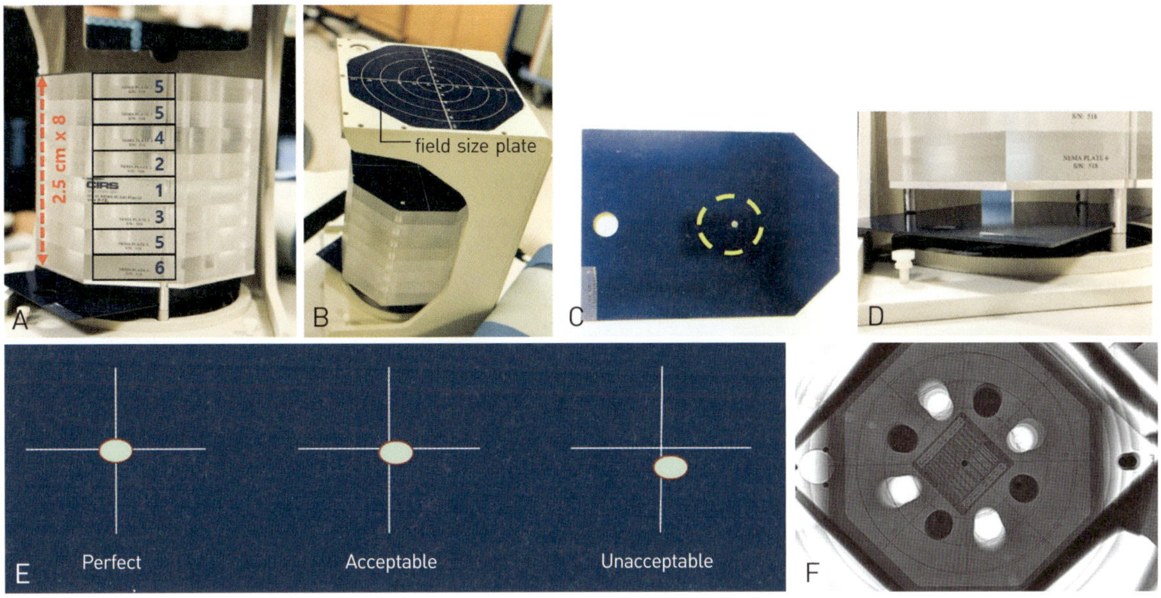

그림 13-1-4 Image–field geometry test

A. 팬텀의 두께는 복부 기준으로 20cm(2.5cm짜리 plate가 8개)이고, 아래부터 6–5–3–1–2–4–5–5의 순서에 주의한다.
B. 팬텀의 맨 위에 설치한 field size plate
C. 방사선 불투과성 점(노란 동그라미)이 있는 plate
D. C를 팬텀 밑 부분에 설치한 모습
E, F. 두 개의 교차점에 방사선 불투과성 점의 중앙부가 겹치는 정도를 판단한다.

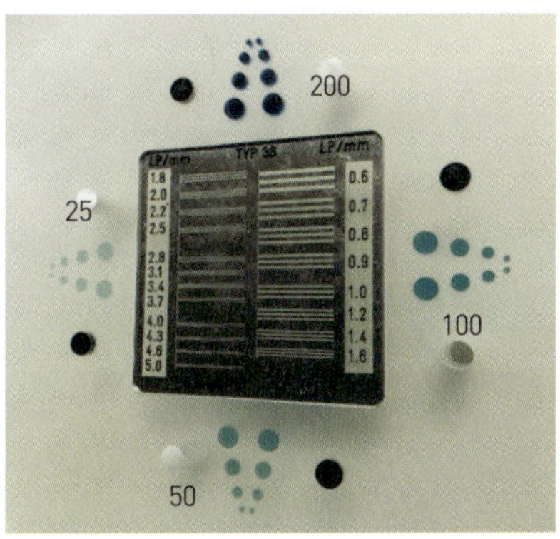

그림 13-1-5 NEMA phantom의 1번 plate

아래로부터 4번째 순서로 설치하며 해상력 차트와 4가지의 hole group이 있다.

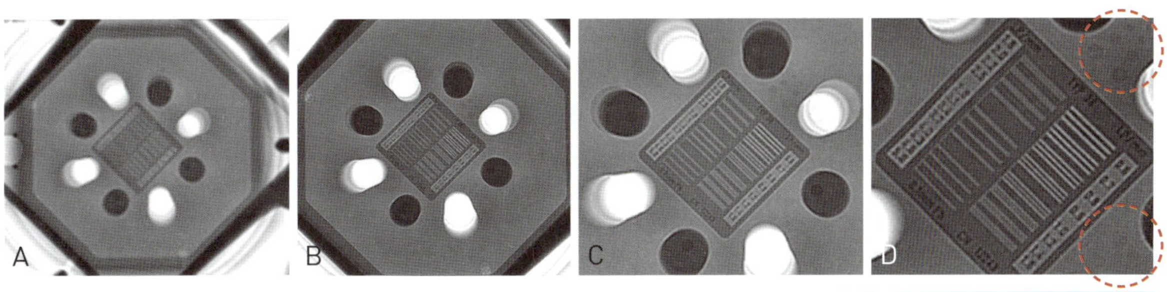

그림 13-1-6 Spatial resolution test & low-contrast iodine detectability test

A(확대 없음), B(1회 확대), C(2회 확대), D(3회 확대)의 영상에서 해상력 차트와 hole group(빨간 동그라미)을 통해 평가한다.

다. wire resolution test, 와이어 분해능 시험

– 시험 방법

회전 바퀴 장치(rotating spoke device)를 이용하여 wire resolution을 평가하는데 바퀴를 멈추고 평가하고 바퀴를 회전시켜 움직이는 상태에서 평가한다. 이 장치는 두께가 다른 5개의 steel piano wire(0.022, 0.016, 0.012, 0.009, 0.005 inches)와 drive motor로 구성되어 있으며 motor의 회전 속도는 30RPM(revolutions per minute) 이상이다.

– 시험 과정

1] Rotating spoke device는 isocenter에 위치시킨다. 공간 해상력 시험과 저대조도 분해능 시험에 사용했던 1번 plate는 제거한다.

2] Drive motor는 FOV(field of view)에 포함하지 않는다.

3] Wire가 움직이지 않는 고정 위치에서 static wire resolution을 평가한다.

4] Drive motor에 220V 전원을 연결한 후 움직이는 영상에서, moving wire resolution을 확대율에 따라 각각 평가한다.

5] 3명의 관찰자가 4 feet 거리에서 확대율에 따라 영상을 평가한다.

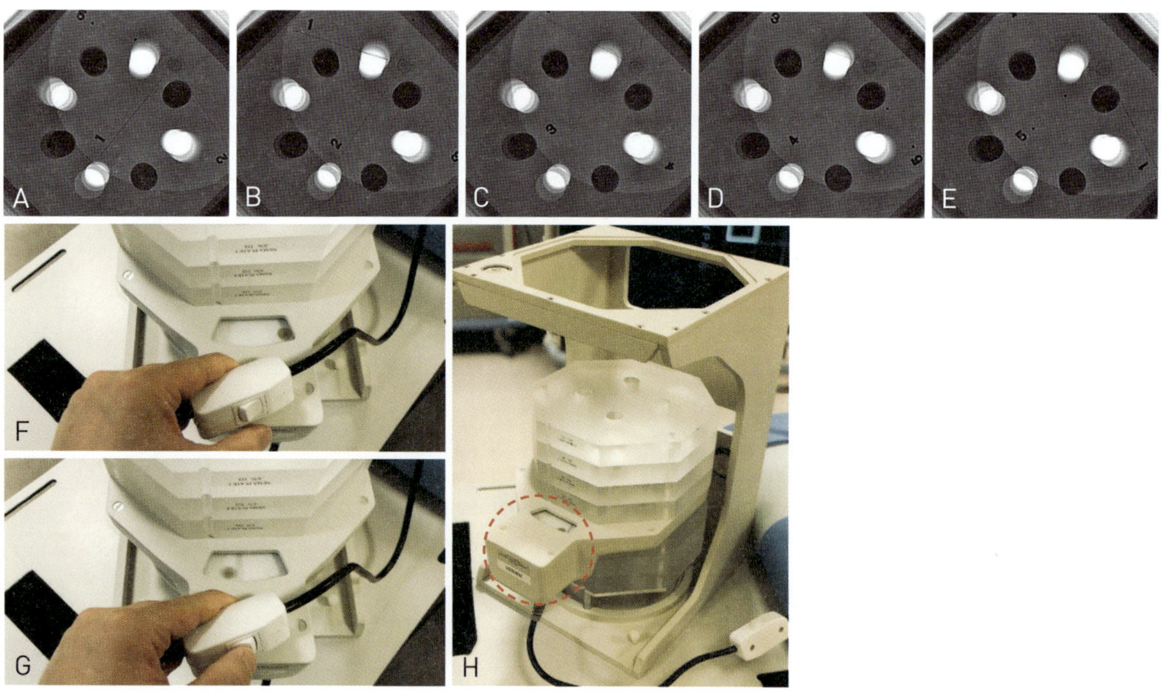

그림 13-1-7 Wire resolution test

A. 0.022(1번), B. 0.016(2번), C. 0.012(3번), D. 0.009(4번), E. 0.005(5번) inches' piano steel wire
F. Rotating spoke device가 멈춘 상태에서 static wire resolution 평가
G. Rotating spoke device가 작동하는 상태에서 moving wire resolution 평가
H. Rotating spoke device와 drive motor(빨간 동그라미)

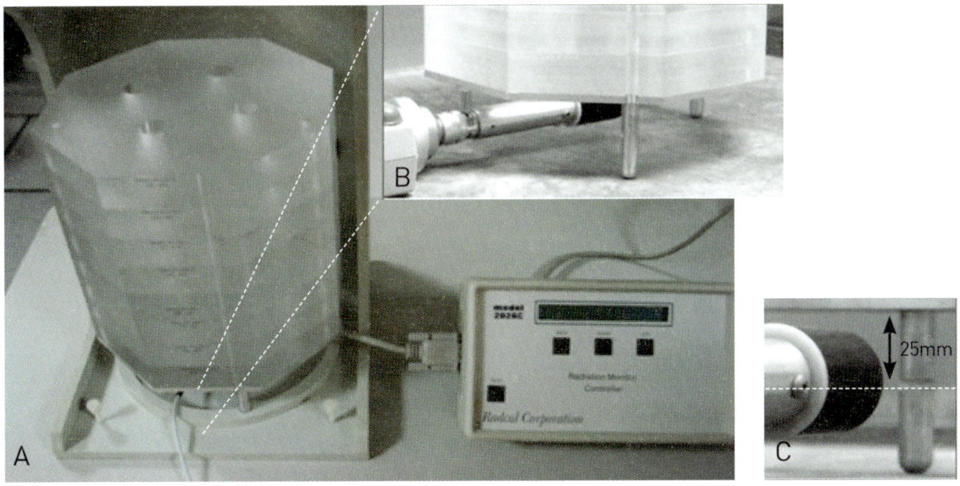

그림 13-1-8 Phantom entrance dose test

A. 선량 측정기를 전원에 연결한 다음
B. Ionization chamber를 팬텀의 맨 아래에 위치하고
C. 맨 아래 팬텀(6번 plate)으로부터 25mm 아래에 ionization chamber의 중앙부가 오도록 설치한다.

라. Phantom entrance dose test, 입사표면 선량 시험

– 시험 과정

1] Ionization chamber는 일차선을 측정하기 위하여 60cc 이하를 사용한다.

2] 측정기는 전원을 연결 후 자체 검교정(calibration)을 실시한다.

3] 스위치를 On 위치에 놓은 후 온도 및 기압에 적응하기 위하여 20분 후에 측정을 실시한다.

4] Ionization chamber는 팬텀 바닥부분으로부터 25mm 아래에 위치시킨다.

5] 확대율에 따라 선량률(R/min)을 측정한다.

6] 이동형 ionization chamber를 사용하는 경우, 6개월 간격으로 교정을 시행하여야 한다.

심화 7. 평가 허용 범위

항목	적합기준		
Beam alignment	Acceptable 기준 이상		
Spatial resolution	I.I type field size(cm)	34–40	0.8(lp/mm)
		28–33	1.0(lp/mm)
		22–27	1.2(lp/mm)
		16–21	1.4(lp/mm)
		10–15	1.5(lp/mm)
Spatial resolution	F.D type field size(cm)	Over 45	0.8(lp/mm)
		40–45	1.0(lp/mm)
		28–33	1.2(lp/mm)
		22–27	1.4(lp/mm)
		16–21	1.5(lp/mm)

항목	적합기준	
Low contrast iodine detectability	최소농도 200mg/cc까지 보여야 함	
Phantom entrance dose	10R/min 초과 금지(진단용 방사선 발생장치 안전규칙)	
Wire resolution	Static	최소 0.012 inch(3번 wire)까지 보여야 한다.
	Moving	최소 0.022 inch(1번 wire)까지 보여야 한다.

8. 혈관조영술 및 중재시술 중 선량 저감화 방안

1] 환자 테이블의 높이를 높인다(환자와 X-선관과의 거리를 멀리한다).

2] 환자와 디텍터의 거리를 최대한 근접한다(환자와 디텍터를 가깝게 한다).

3] 영상의 확대를 지양한다.

4] 목적장기에 적극적인 콜리메이션을 시행한다.

5] 사방향(oblique)검사를 지양한다.

6] 투시시간을 최소로 줄인다.

7] 투시 촬영에서 pulse rate를 줄인다.

8] DSA 촬영 시 frame rate를 줄인다.

9] 사용 관전압을 높인다(에너지가 증가함에 따라 흡수선량은 감소한다).

10] 환자선량을 기록하고 모니터링을 시행한다.

11] 소아환자에서는 그리드를 제거하고 검사를 시행한다.

12] 시술 시간이 긴 경우 X-선 입사면의 결정적 영향을 방지하기 위하여 X-선의 입사각도에 변화를 준다.

13] 중재시술 중 결정적 영향(deterministic effect, 방사선 피폭에 의한 필연적 손상 및 장해)이 발생 가능한 시술의 경우 환자 및 보호자에게 방사선 장해에 대하여 설명을 시행한다(피부선량 3Gy 이상).

14] 방사선 장해가 발생 가능한 환자는 상담 및 추적관찰을 시행한다.

찾아보기

한글

ㄱ

ㅇ

ㅈ

B

C

D

E

Q

R

V

W

Y

기타

저자와의
협의로
인지생략

혈관조영 및 인터벤션 영상기술학 제2판

발 행 일 2023년 1월 3일 2판 인쇄
2023년 1월 20일 2판 발행

저　　자 대한인터벤션영상기술학회

발 행 인 김재민

발 행 처 정문각 JMK
서울특별시 마포구 백범로 104, 봉화빌딩 4층

출판등록 2011년 1월 19일 제 313–2011–35호

전　　화 02)713-0421~3

팩　　스 02)704-6265

전자우편 jmk@jmkp.co.kr

홈페이지 www.jungmunkag.co.kr

정　　가 50,000원

ISBN 979-11-6260-266-9 93510